Terapéutica en Medicina Interna
Tomo III

Agustín **Caraballo Sierra**
Marcos **Troccoli Hernández**

Terapéutica en Medicina Interna
Tomo III

Título de la obra: **Terapéutica en Medicina interna**
Tomo III

Editores: José Agustín **Caraballo Sierra**, MD,PhD, Internista. Profesor de Medicina. Universidad de Los Andes. Mérida-Venezuela,
Marcos **Troccoli Hernández,** MD, FACP, Médico internista. Director del postgrado de Medicina Interna. Hospital General del Este "Dr. Domingo Luciani". Caracas - Venezuela
Coeditores: José R. **Cedeño Morales,** MD. Internista - Infectólogo. Profesor de Medicina. Universidad Centro Occidental Lisandro Alvarado. Barquisimeto-Venezuela.
Adrianna **Bettiol M.** MD, Internista. Profesor de Medicina. Universidad de Los Andes. Extension San Cristóbal, estado Táchira - Venezuela.

Colección: Ciencias de la Salud
Serie: Medicina
1ª edición. 1991
2ª edición. 1995
3ª edición. 2004
1ª reimpresión de la 3ª edición. Corregida y actualizada. 2005
4ª edición. 2015

Hecho el depósito de ley
Depósito legal LF ME2016000019
ISBN-13: 978-1543269161
ISBN-10: 1543269168

A los estudiantes de medicina, a los médicos noveles
y a nuestros pacientes, que nos enseñan diariamente
sobre las enfermedades. Al pilar omnipresente de la familia.

Al doctor *Carlos Chalbaud Zerpa* (+), pionero de esta
Terapéutica en Medicina Interna y ejemplo
para las futuras generaciones de escritores médicos.

Hoy en día poseemos instrumentos de precisión en número cada vez mayor, con los cuales nosotros y nuestros asistentes del hospital, a un costo no revelado, hacemos pruebas y observaciones. En su gran mayoría, estas son simplemente suplementarias y de ningún modo comparables al estudio cuidadoso del enfermo cuando lo lleva a cabo un observador sutil que sabe emplear sus ojos, oídos, dedos y unos pocos instrumentos auxiliares.

Harvey Cushing (1869-1939)

COLABORADORES

ARNALDO ACOSTA. Médico endocrinólogo. Profesor de Medicina. Universidad Nacional Experimental Francisco de Miranda. Coro. Estado Falcón

ZAIDA ALBARRACÍN. Médico gastroenterólogo. Oregon Health Sciences University. Or, USA.

HILARIÓN ARAUJO UNDA. Médico neurólogo. Profesor de la Facultad de Medicina de la Universidad de Los Andes. Coordinador del Postgrado y jefe de la unidad de Neurología del Hospital Universitario de Los Andes. Coordinador del Programa de Movimientos Anormales y de Neurología. Mérida. Estado Mérida.

TRINO BAPTISTA. Médico psiquiatra. Profesor titular jubilado. Departamento de Fisiología de la Facultad de Medicina. Universidad de Los Andes. Mérida. Estado Mérida.

RAFAEL BARILLAS ARAUJO. Médico internista. Docente del postgrado de Medicina Interna del Hospital Central de la Fuerza Armada Nacional "Dr. Carlos Arvelo". Caracas.

LUISA BETANCOURT DE ADARMES †. Médico internista reumatólogo. Profesora de la Universidad de Los Andes. Instituto Autónomo Hospital Universitario de Los Andes. Mérida. Estado Mérida.

ADRIANNA A. BETTIOL MENEGALDO. Médico internista. Profesora de la Universidad de Los Andes. Hospital Central. San Cristóbal. Estado Táchira.

MORELLA BOUCHARD. Médico internista inmunólogo clínico. Profesora de la Universidad de Los Andes. Instituto de Inmunología Clínica. Mérida. Estado Mérida.

MARÍA OLGA BRAVO ACOSTA. Médico internista neumonólogo. Profesora de la Universidad Nacional Experimental Francisco de Miranda. Coro. Estado Falcón.

MANUEL CAMEJO. Médico internista endocrinólogo. Docente de la Escuela de Medicina "Doctor Luis Razetti" (UCV). Hospital Universitario de Caracas.

JOSÉ AGUSTÍN CARABALLO SIERRA. Profesor titular emérito en la Facultad de Medicina de la Universidad de Los Andes. Médico internista adjunto ad honorem de la Unidad de Medicina Interna del Hospital Universitario de Los Andes. Mérida. Estado Mérida.

YOHAMA CARABALLO ARIAS. Médico especialista en Medicina Ocupacional. Profesora agregada de la Universidad Central de Venezuela. Caracas-Venezuela

CARLOS GUILLERMO CÁRDENAS D. Jefe del Postgrado de cardiología. Profesor de la Universidad de Los Andes.

JOSÉ R. CEDEÑO MORALES. Médico internista infectólogo. Profesor del Dpto. de Medicina. Decanato de Medicina de la Universidad Centrooccidental Lisandro Alvarado (UCLA). Barquisimeto. Lara.

JORGE A. CEDEÑO TABORDA. Médico endocrinólogo coordinador de la sección de Endocrinología Ginecológica del Centro de Investigaciones UNILIME. Hospital Universitario "Dr. Ángel Larralde" Coordinador de la Consulta de Osteoporosis en Hombre (UNILIME). Valencia. Estado Carabobo.

NATHALIE CHACÓN FONSECA. Médico inmunólogo. Profesora de la Universidad Central de Venezuela. Escuela "Luis Razetti". Sección de Geohelmintiasis. Instituto de Medicina Tropical. Caracas.

JOSÉ LUIS CEVALLOS G. Médico internista endocrinólogo. Profesor de Clínica Médica. Escuela de Medicina Luis Razetti. Universidad Central de Venezuela. Caracas.

MARÍA MAGDALENA CIERCO DE GUTIÉRREZ. Doctora en Ciencias Fisiológicas. Profesora titular de la Unidad Curricular de Farmacología. Universidad Nacional Experimental Francisco de Miranda. Coro. Estado Falcón.

Ramez Constantino Chahin. Médico internista adjunto al servicio de Medicina Interna del Hospital Universitario "Dr. Ángel Larralde". Profesor del Pregrado y Postgrado. Universidad de Carabobo. Valencia. Estado Carabobo.

Adalgis Dávila. Médico Psiquiatra. Profesor de Medicina. Universidad de Los Andes. Mérida - Venezuela

Carmen Julia Delgado Mosquera. Médico internista neumonólogo. Adjunta al departamento de Medicina Interna del Hospital General del Este "Dr. Domingo Luciani". IVSS. Caracas.

Yanett L. Flores T. Médico gastroentérologo. Hospital Universitarario de Los Andes. Profesora de la Facultad de Medicina de la Universidad de los Andes.Mérida - Venezuela

Orlando Flores Vielma. Profesor de neumología. Extensión Guanare. Universidad de Los Andes.

Antonio Franco Useche. Médico internista. Profesor del postgrado de Medicina Interna de la Universidad Centrooccidental Lisandro Alvarado (UCLA). Adjunto al servicio de Emergencia del Hospital Universitario "Dr. Antonio María Pineda". Barquisimeto. Estado Lara.

Abdel Fuemayor. Médico cardiólogo electrofisiólogo. Profesor titular del Instituto de Investigaciones Cardiovasculares "Dr. Abdel M. Fuenmayor P". Hospital Universitario de Los Andes. Mérida. Estado Mérida.

Carlos Gaínza. Médico internista gastroenterólogo. Clínica Albarregas. Mérida. Estado Mérida.

Nelsy C. González. Médico cardiólogo. Profesora de la Universidad de Los Andes. Mérida Venezuela.

Yorly Guerrero. Médico internista endocrinólogo. Hospital Universitario de Los Andes. Mérida. Estado Mérida.

Shirley Natty Güipe García. Médico nefólogo. Servicio de Nefrología en la unidad de Diálisis del Complejo Hospitalario Ruiz y Páez. Ciudad Bolívar. Bolívar.

LUIS ARTURO GUTIÉRREZ GONZÁLEZ. Médico internista reumatólogo. Servicio de Reumatología del Hospital Universitario de Caracas. Centro Nacional de Enfermedades Reumáticas (CNER). Caracas. Venezuela.

LUISA FERNANDA GUZMÁN MOLANO. Neurólogo del Hospital Militar Central. Universidad Militar de Nueva Granada. Bogotá. Colombia.

CARLOS HENRÍQUEZ. Médico internista nefrólogo. Profesor al servicio de Nefrología, Diálisis y Trasplantes. Hospital Universitario de Maracaibo. Universidad del Zulia. Maracaibo. Estado Zulia.

FRANCISCO LOPEZ. Profesor y jefe del servicio de oncología del Hospital Universitario de Los Andes.

VÁNEL RAFAEL MACHUCA. Médico internista. Profesor de Clínica Médica y Postgrado en Medicina Interna. Universidad Centrooccidental Lisandro Alvarado (UCLA). Adjunto al Servicio de Medicina Interna del Hospital Universitario Dr. Antonio María Pineda. Barquisimeto. Estado Lara.

CRISPÍN MARÍN VILLALOBOS. Médico internista nefrólogo. Profesor de la Universidad del Zulia. Departamento de Diálisis. Maracaibo. Estado Zulia.

MELANIA MARÍN. Médico internista. Profesora del Departamento de Medicina. Universidad de Oriente (UDO). Ciudad Bolívar. Estado Bolívar.

PEDRO LUIS MÁRQUEZ. Médico internista. Docente del postgrado en Medicina Interna. Hospital Central de la Fuerza Armada Nacional "Dr Carlos Arvelo". Caracas. Venezuela.

MARÍA DEL PILAR MATEO. Médico internista en Salud y Desarrollo del Adolescente. Profesora del Hospital Universitario "Dr. Ángel Larralde". Universidad de Carabobo. Valencia. Estado Carabobo.

OMAIRA MILELLA. Médico dermatólogo. Policlínica Santiago de León. Caracas. Venezuela.

JOSÉ EUGENIO MONTILLA. Profesor jubilado de la Clínica Médica, y de postgrado de Medicina Interna en la Universidad Centrooccidental Lisandro Alvarado (UCLA). Medicina Interna del Hospital Universitario "Dr. Antonio María Pineda". Barquisimeto. Estado Lara.

JOSÉ ERNESTO MORO GUÉDEZ. Médico internista. Profesor de Postgrado de la UCLA. Monitor R3. Barquisimeto. Estado Lara.

Francia Moy. Médico internista e infectólogo. Docente del postgrado en Medicina Interna del Hospital Central de la Fuerza Armada Nacional "Dr. Carlos Arvelo". Caracas.

Diorelis Mujica Salazar. Médico internista. Hospital Domingo Luciani. Caracas.

Erik E. Muñoz Rodríguez. Médico neurocirujano. Hospital Militar Central. Profesor de pre y postgrado de la Universidad Militar Nueva Granada y Clínica Universidad de la Sabana. Bogotá. Colombia.

Alida M. Navas C. Médico internista. Profesora de la Universidad de Oriente (UDO). Ciudad Bolívar. Estado Bolívar.

Alberto Noguera. Médico internista reumatólogo y doctor en Medicina. Profesor de la Universidad de Los Andes y fundador de la Unidad de Reumatología de Mérida (HULA). Master of Rheumatology, PANLAR 2012. Mérida. Estado Mérida.

Carlos Oberto. Médico internista. Postgrado de Medicina Interna. Hospital Central de la Fuerza Armada Nacional "Dr. Carlos Arvelo". Caracas. Venezuela

Alfonso Osuna Ceballos. Profesor titular emérito de la Facultad de Medicina. Universidad de Los Andes. Mérida. Estado Mérida.

Ángela Otero Villanueva. Médico internista. Adjunta al departamento de Medicina Interna del Hospital General del Este "Dr. Domingo Luciani". El Llanito. Caracas.

Érik Páez. Médico dermatólogo. Adjunta al Servicio de Dermatología Instituto de Biomedicina, Hospital Vargas de UCV. Caracas.

Alberto Paiba Rivodó. Médico internista. Profesor de postgrado. Hospital Central de la Fuerza Armada Nacional "Dr. Carlos Arvelo". Caracas- Venezuela

Genoveva Pedrique. Medico internista - Endocrinólogo. Postgrado en Endocrinología. Universidad de Los Andes. Hospital Universitario de Los Andes. Mérida. Estado Mérida.

Ana Zullys Piña Bueno. Médico internista. Profesora de la Unidad Curricular Práctica Médica I. Profesora agregada de Medicina. Universidad Nacional Experimental Francisco de Miranda. Coro. Estado Falcón.

MAGALY QUIÑONES. Médico internista. Hospital Universitario de Los Andes. Profesora de la Universidad de Los Andes. Mérida. Estado Mérida.

ROBIN RADA ESCOBAR. Médico internista neumólogo y jefe del servicio de Medicina Interna. Hospital Militar Central de Colombia. Coordinador académico de pre y postgrado en Medicina Interna. Universidad Militar de Nueva Granada. Bogotá. Colombia.

CLARA ISABEL RAMÍREZ. Médico neurólogo del Hospital Universitario de los Andes. Profesora de la Universidad de Los Andes. Mérida. Estado Mérida.

IVAN RIVAS. Internista - gastroenterólogo. Profesor de la Universidad de Los Andes

MARIO SALVADOR RIVERA PROSPERI. Médico infectólogo. Profesor de la Escuela de Ciencias de la Salud. Universidad de Oriente. Ciudad Bolívar. Estado Bolívar.

HILDEBRANDO ROMERO SANDOVAL. Médico hematólogo. Profesor de la Facultad de Medicina en la Universidad de los Andes. Jefe de la unidad de Hematología del Hospital Universitario de los Andes. Mérida. Estado Mérida.

NATILSE RONDÒN LÀREZ. Médico dermatólogo. Clínica Santa Sofia. Caracas.

ANTONIO JOSÉ RONDÒN LUGO. Médico dermatólogo. Profesor emérito del Instituto de Biomedicina. Universidad Central de Venezuela. Cátedra de Dermatología. Escuela Vargas. Clínica Santa Sofía. Caracas

MIGUEL RONDÒN NUCETE. Médico nefrólogo. Profesor de la Facultad de Medicina de la Universidad de los Andes. Adjunto de la Unidad de Nefrología del Hospital Universitario de los Andes.

VIRGINIA SALAZAR MATOS DE SILVA. Médico internista. Especialista en Patología Médica del Embarazo. Adjunta docente del postgrado de Medicina Interna del Hospital Central de la Fuerza Armada Nacional "Dr. Carlos Arvelo". Caracas. Venezuela.

MARISOL SANDOVAL DE MORA. Médico internista infectólogo. Profesora de la Escuela de Ciencias de la Salud. Universidad de Oriente. Ciudad Bolívar. Estado Bolívar.

JAMES YURGAKY SARMIENTO. Médico internista. Servicio de Medicina Interna de la Universidad Militar Nueva Granada. Bogotá. Colombia

OLGA SILVA DE CASTRO. Médico gastroenterólogo. Coordinadora del Postgrado de Gastroenterología. Centro de Control de Cáncer Gastrointestinal "Dr. Luis E. Anderson". San Cristóbal. Estado Táchira.

LUIS SOSA. Médico internista. Coordinador docente del Hospital Periférico de Catia.

LUIS ENRIQUE SOTO. Médico internista adjunto al Departamento de Medicina. Profesor de Medicina. UNEFM. Coro. Estado Falcón.

DAYANA STOJAKOVIC S. Médico Cardiólogo. Egresada del Instituto de Cardiología. Universidad de Los Andes. Mérida - Venezuela

LILIANA SUÀREZ B. Médico internista adjunta al servicio de Medicina Interna. Módulo B del Hospital General del Este "Dr. Domingo Luciani". El Llanito, Caracas.

MARCOS TROCCOLI HERNÀNDEZ. Médico internista. Director del postgrado de Medicina Interna. Hospital General del Este "Dr. Domingo Luciani". El Llanito. Caracas.

EMERSON USECHE. Médico internista gastroenterólogo. Profesor de la Universidad Centrooccidental Lisandro Alvarado (UCLA). Profesor del postgrado de Gastroenterología. Servicio de Gastroenterología del Hospital Universitario Dr. Antonio María Pineda. Barquisimeto. Estado Lara.

MARÍA A. VARGAS. Médico internista. Postgrado de Medicina Interna. Hospital Universitario "Dr. Alfredo van Grieken". Universidad Nacional Experimental Francisco de Miranda. Coro. Estado Falcón.

OLGA VIVAS. Médico internista. Colaborador docente del postgrado de Medicina Interna. Hospital Universitario "Dr. Alfredo Van Grieken". Universidad Nacional Experimental Francisco de Miranda. Coro. Estado Falcón.

OLGA ZERPA. Médico dermatólogo. Coordinadora de la sección de Leishmaniasis en el Instituto de Biomedicina. Ministerio de Salud. UCV. Caracas.

ÍNDICE GENERAL

TOMO II

TOMO III

INTRODUCCIÓN

Nuestro quehacer cotidiano en las salas de hospitalización, la experiencia adquirida en el consultorio, una cuidadosa revisión bibliográfica y el asesoramiento de especialistas, han permitido la realización de esta obra, en cuya elaboración se tuvieron en cuenta los siguientes y muy definidos objetivos:

1. Contenido actualizado, abreviado y pragmático
2. Ajuste a las condiciones epidemiológicas del ambiente tropical
3. Orientado a la terapéutica, con diferentes alternativas válidas y cónsonas con la realidad socioeconómica de nuestros países
4. Uniformidad de conceptos y semántica, criterios diagnósticos y terapéuticos
5. Se prescindió de controversias, hipótesis y especulaciones científicas que entorpecen la noble idea de ofrecer conceptos claros
6. Se excluyeron enfermedades que por su naturaleza, escasa frecuencia y difícil manejo corresponden al campo de las subespecialidades

Es nuestro deseo que esta obra constituya un valioso aporte para el ejercicio de nuestra profesión.

Los autores

6

DERMATOLOGÍA

LEISHMANIASIS TEGUMENTARIA AMERICANA

Antonio José Rondón Lugo

INTRODUCCIÓN

La leishmaniasis tegumentaria americana (LTA), o leishmaniasis cutáneomucosa (LMC) es una enfermedad producida por parásitos que pueden afectar la piel y las mucosas nasobucofaríngeas. Esta enfermedad constituye un serio problema de salud pública nacional y mundial. Si bien no es causa directa de muerte, constituye motivo de discapacidad física temporal y a veces definitiva. En Venezuela se calculan aproximadamente 4.000 nuevos casos anuales y se presentan casos autóctonos en todas las entidades federales menos en el estado Nueva Esparta. En el mundo se reportan 400.000 nuevos casos anuales. El incremento del número de pacientes se debe al establecimiento de nuevas vías de penetración y a la "invasión" del humano a zonas boscosas y construcción de nuevas aldeas. Puede aparecer a cualquier edad: 15% en menores de 15 años, 49% entre 15 y 44 años y 20% en individuos de 45 o más años. El sexo masculino tiene un ligero predominio de 57%. Para la aparición de la enfermedad es necesaria la presencia de reservorios infectados del parásito, los vectores y el huésped. Los reservorios son en su mayoría, perezas, zorros y roedores de los géneros *Heteromys, Proechymys, Zygodontomys, Didelphis marsupialis*. Entre los vectores se han demostrado varias especies de flebótomos.

El agente etiológico de la leishmaniasis tegumentaria americana es un parásito del orden *Kinetoplastida*. Existen dos grandes complejos (subgéneros *Leishmania* y *Viannia*), en los que se agrupan diversas especies con variadas respuestas en el huésped. El estado inmunológico del hombre es importante para el desarrollo de los diferentes cuadros clínicos, así como también el número de picaduras, el estado nutricional, la localización de las lesiones y las condiciones ambientales. Esta zoonosis presenta lesiones en la piel y mucosas; hay un espectro de respuesta que depende de las condiciones inmunológicas ante el parásito, de manera que puede ser cutánea localizada, cutáneo difusa, de zona intermedia o mucosa.

Leishmaniasis cutánea localizada (Fotagrafía 7). Se presenta en pacientes con buenas condiciones inmunológicas (leishmaniasis cutánea inmunocompetente). En el Nuevo Mundo es básicamente zoonótica y producida por *L. braziliensis, L. amazonensis y L. mexicana.* Se caracteriza por una o varias lesiones en la piel. La lesión es generalmente una úlcera de diferente tamaño que se inicia con una pequeña pápula que crece lentamente y se tiende a ulcerar en la zona central con bordes levantados y bien definidos, a veces está cubierta de costras y con frecuencia se infecta secundariamente. Pueden aparecer lesiones satélites de diferentes tamaños, trayectos linfáticos regionales visibles y palpables y nódulos que siguen estos trayectos linfáticos.

Esta forma de leishmaniasis puede simular otras enfermedades dermatológicas como esporotricosis (con úlceras o la forma linfangítica), cromomicosis, piodermitis, carcinoma basocelular o espinocelular y lupus cutáneo crónico. Estos pacientes tienen una buena inmunidad y responden excelentemente a los tratamientos habituales, incluso un 5-10% puede curar espontáneamente.

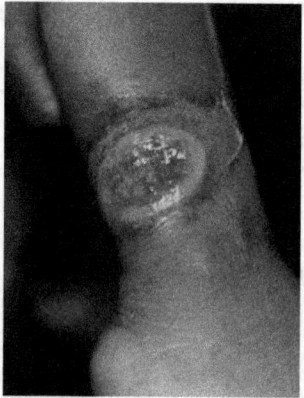

Fotografía 7. Leismaniasis cutánea localizada

Leishmaniasis cutánea difusa o leishmaniasis difusa anérgica (Fotografías 8A y 8B). Estos casos se encuentran en el otro extremo del abanico y no poseen inmunidad ante el antígeno leishmánico (1%). En Sudamérica es producida por *L. mexicana y L. amazonensis*, generalmente no hay úlceras y son muy raras las lesiones mucosas. La enfermedad comienza con una placa o nódulo, o múltiples lesiones pápulonodulares distribuidas en casi todo el cuerpo, de diferentes tamaños; en ocasiones aparecen nuevas lesiones que sugieren la diseminación hematógena. El diagnóstico diferencial se hace con la lepra lepromatosa, la xantomatosis y la neurofibromatosis. Estos pacientes presentan generalmente resistencia a las terapias habituales.

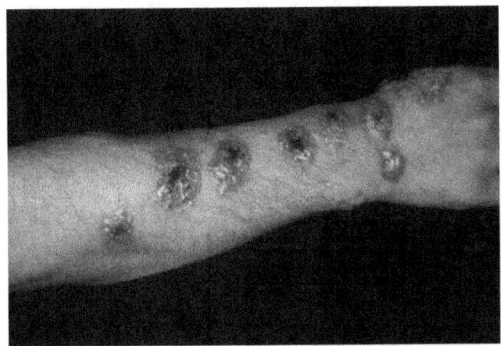

FOTOGRAFÍA 8A. LEHISMANIASIS CUTÁNEA DIFUSA

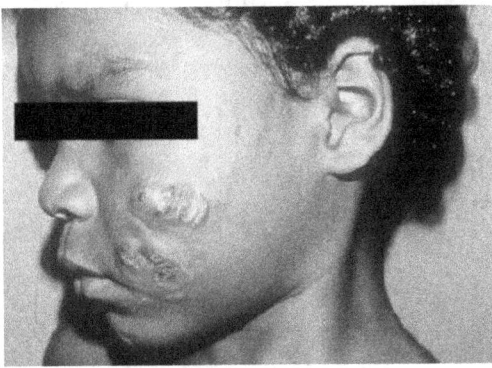

FOTOGRAFÍA 8B. LEISHMANIASIS DIFUSA ANÉRGICA. OBSÉRVENSE LAS MÚLTIPLES LESIONES PÁPULONODULARES

Leishmaniasisde zona intermedia (Fotografía 9). Se presenta en el medio de estos dos polos. Constituyen aquellos pacientes con lesiones generalmente crónicas, verrugosas y recidivantes después de los tratamientos. Sus características histopatológicas e inmunológicas difieren de los cuadros localizado y difuso.

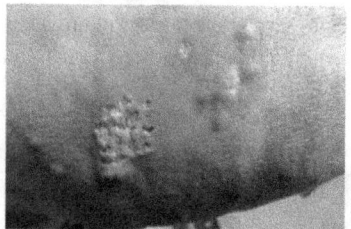 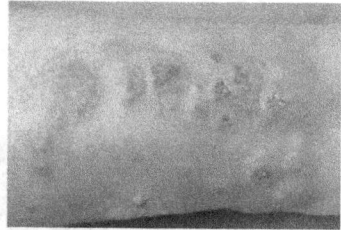

FOTOGRAFÍA 9. LEISHMANIASIS ZONA INTERMEDIA (LESIONES VERRUGOSAS)

Lesiones mucosas (Fotografía 10). Las lesiones mucosas ocurren entre el 5-10% de los pacientes que se infectan por *Leishmanias* del subgénero *Viannia,* especie *L. braziliensis.* Pueden aparecer simultáneamente con la lesión cutánea o hasta 45 años después de curada. Existen varios espectros 1) lesiones en la mucosa nasal, 2) nasal y paladar, 3) nasal, paladar y faringe 4) nasal, paladar, faringe, laringe y, 5) nasal, paladar, faringe, laringe y parte superior de la tráquea. En la mayoría de los casos hay pocos parásitos y la leishmanina es positiva fuertemente. El diagnóstico diferencial es principalmente con paracoccidioidomicosis y rinoescleroma. En muchos casos sucede perforación del tabique nasal que se debe diferenciar de la intoxicación por cromo, cocaína y paracocidioidomicosis.

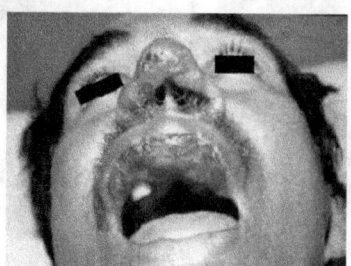

FOTOGRAFÍA 10. LEISHMANIASIS MUCOSA. NÓTESE LA PERFORACIÓN DEL TABIQUE Y LAS LESIONES DEL PALADAR

DIAGNÓSTICO

El diagnóstico de la leishmaniasis se basa en la epidemiología y la clínica; se comprueba mediante histopatología, respuesta inmunológica, prueba intradérmica y presencia del parásito por diferentes procedimientos (frotis, cultivo, inoculación y PCR). Los frotis se colorean con Giemsa y se usa el objetivo 100 x del microscopio para observar los amastigotes.

Histopatología. El estudio histológico es importante para el diagnóstico y como indicador de la respuesta parásito-huésped. Se observan ulceraciones, acantosis e hiperplasia pseudocarcinomatosa, así como exocitosis por células mononucleadas y polinucleadas. En la dermis se aprecia principalmente un infiltrado macrofágico con células linfoides, plasmáticas, multinucleadas gigantes tipo Langhans y a veces de cuerpo extraño. Los parásitos (amastigotes) son principalmente intracelulares (intramacrofágicos). En las formas intermedias hay menos diferenciación epitelioide y más alteraciones epidérmicas, encontrándose los parásitos en número variable. En las lesiones mucosas hay un infiltrado mixto linfoplasmohistiocitario generalmente difuso o en focos y con discreto o moderado grado de diferenciación epitelioide; los parásitos son escasos o no se encuentran. La leishmaniasis cutánea difusa muestra un cuadro similar a la lepra lepromatosa; la epidermis, generalmente es atrófica con rectificación dermoepidérmica y en la dermis hay un infiltrado macrofágico denso muy vacuolado con pocas o moderadas células linfoides y plasmáticas en los intersticios, situados entre las células vacuoladas (Fotografía 11).

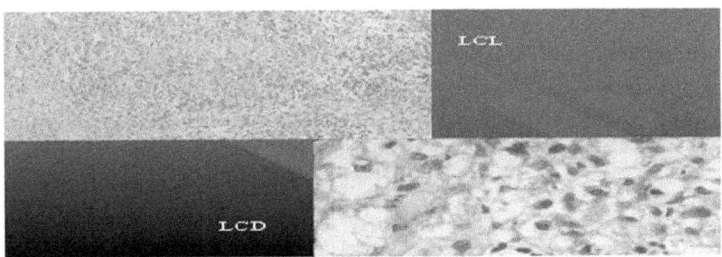

FOTOGRAFÍA 11. HISTOPATOLOGÍA DE LA LEISHMANIASIS CUTÁNEOMUCOSA

Respuesta inmunológica. Los pacientes con leishmaniasis cutánea localizada son inmunocompetentes y de leishmanina positiva, mientras que los que padecen leishmaniasis difusa son anérgicos ante el antígeno leishmánico (leishmanina negativa).

Prueba intradérmica (Leishmanina o reacción de Montenegro). Esta prueba se efectúa con una suspensión de promastigotes de leishmanias muertas por calor en una concentración de 6,25 x106. Evalúa la inmunidad mediada por células; la lectura se hace a las 48 horas y se utiliza la "prueba del bolígrafo", que se considera positiva cuando los valores son mayores de 10 mm; es negativa en los pacientes con leishmaniasis cutáneo difusa y permanece positiva de por vida en pacientes con leishmaniasis cutánea y mucosa.

TRATAMIENTO

La leishmaniasis tegumentaria americana pueden curar espontáneamente entre el 5-15%; las lesiones en miembros inferiores son más resistentes a la curación. Es conveniente el control de la infección bacteriana con medidas locales como antisépticos y antibióticos parenterales. Los medicamentos usados en esta enfermedad son antimoniales, anfotericina B, pentamidina, miltefosina, termoterapia, crioterapia e inmunoterapia (ver tratamiento en leishmaniasis visceral).

Inmunoterapia. En Venezuela se han desarrollado y publicado diversos trabajos con el empleo de una combinación de promastigotes muertos por calor o fenol más BCG, con resultados comparables al empleo de antimoniales y sin los efectos secundarios de estos, además de tener bajo costo y ofrecer facilidad de administración por el personal auxiliar. Se ha observado que la combinación de inmunoterapia y antimonial ofrece excelentes resultados en todas las variedades de leishmaniasis antes descritas. Se administra de forma intradérmica con dosis de BCG variable en la primera dosis y según el PPD; cuando este es menor de 10 mm se mezcla 0,2 mg de BCG; si es mayor de 10 a 20 mm, 0,02 mg; y si el PPD mayor de 20 mm, 0,01mg. La vacuna de Steven G. Reed también da buenos resultados.

REFERENCIAS

Amato VS et al. Mucosal leishmaniasis. Current scenario and prospects for treatment. Acta Trop. 2008; 105: 1.

CONVIT J, CASTELLANOS PL, ULRICH M, CASTES M, RONDÓN LUGO AJ. Immunotherapy of localized, intermediate and diffuse forms of American cutaneous leishmaniasis. The Journal Infect Dis 1989; 160: 104-15.

CONVIT J, RONDÓN LUGO A, ULRICH M, CASTELLANOS PL, ET AL. Immunotherapy versus chemotherapy in localized cutaneous leishmaniasis. Lancet 1987; 401-5.

CONVIT J, PINARDI ME, RONDÓN AJ. Diffuse cutaneous leishmaniasis: A disease due to an immunological defect of the host. Trans R. Soc. Trop Med Hyg. 1972; 66: 603-10.

REITHINGER R ET AL. Cutaneous leishmaniasis. Lancet Infect Dis. 2007; 7: 581.

REYES F, OSCAR. Histopatología de la Leishmaniasis. Derm Ven 1993 (Supl Leishmaniasis) 22-23.

RONDÓN LUGO AJ, REYES O, ULRICH M, TAPIA F. Leishmaniasis Cutáneo Mucosa. Derm Ven. 1985; 23: 11-24.

RONDÓN LUGO AJ, CONVIT J. Spectrum of American Cutaneous Leishmaniasis Dermatology in five continents springlerverlag. Berlin 1988; 789-92.

ACNÉ

Omaira Milella

INTRODUCCIÓN

El acné es una enfermedad inflamatoria crónica de etiología múltiple que compromete los folículos pilosebáceos. El acné vulgar se presenta por lo general en el sexo masculino y un85% de sus pacientes oscila entre los 12 y 24 años de edad. La consulta al médico es más frecuente y precoz en las mujeres que en los hombres en una proporción que varía entre el 70 y 80%. En la aparición del acné confluyen muchos factores: *genéticos,* predomina en personas con antecedentes familiares de haber padecido la enfermedad; *étnicos,* es más frecuente en caucásicos en comparación con negros o asiáticos; *dietéticos,* no está clara la relación con el consumo de alimentos, pero la ingesta excesiva de lácteos puede estar relacionada con enfermedades de tejidos y órganos sensibles a las hormonas como la piel; *hormonales,* se exacerba durante la menstruación o con el exceso de andrógenos; *climáticos,* la enfermedad empeora en el invierno, aunque en un buen número de pacientes ocurre en los climas calientes o húmedos y se le denomina "acné tropical"; *químicos,* pues se ha asociado el acné con el uso de cosméticos, medicamentos: yoduros, bromuros, hidracida, vitaminas B_6 y B_{12}, sedantes, corticoesteroides y anticonvulsivantes, y finalmente con *microorganismos* como el *Propionibacterium acnes*, bacilo difteroide anaeróbico presente en los folículos de estos pacientes.

MANIFESTACIONES CLÍNICAS

Las lesiones del acné se localizan donde existen folículos pilosebáceos (excepto en las palmas o plantas). Las manifestaciones características son comedones (cerrados o abiertos), pápulas inflamatorias, pústulas, nódulos y quistes; estas pueden coexistir y ser simétricas. Las lesiones cicatriciales residuales pueden estar dadas por un eritema o pigmentación; en los casos severos, a veces quedan verdaderas cicatrices deprimidas, crateriformes, hipertróficas y queloides. El acné se debe diferenciar de lesiones como las pápulas acneiformes de la sífilis secundaria, tuberculosis de la piel, lupus vulgar, erupciones por bromuros o yoduros, dermatitis perioral y pseudofoliculitis de la barba. El acné se puede clasificar, desde el punto de vista clínico, en vulgar o de la adolescencia, conglobata, pioderma facial, cosmético, ocupacional, debido al uso de corticoesteroides, tropical y rosácea.

Acné vulgar o de la adolescencia. Es frecuente en pacientes que padecen de piel seborreica en la cara y el cuero cabelludo; la *seborrea* se relaciona con la presencia de un número pequeño de folículos sebáceos con un grado elevado e inusual de producción de sebo. El acné vulgar es polimórfico, comedónico o pápulopustuloso. Los *comedones* se caracterizan por ser elevados, firmes y con puntos blancos (comedón cerrado), o pueden tener orificios dilatados con puntos negros, salida de material córneo y pigmentación oscura (comedón abierto). Las pápulas son elevaciones inflamatorias duras de la piel; las *pústulas* contienen pus, son dolorosas y con inflamación a su alrededor y el nódulo es la asociación de varios comedones, con afectación del tejido circundante. La ansiedad que producen estas lesiones impulsa al paciente a manipularlas, lo que agrava y perpetúa la afección.

Acné conglobata. Es una forma rara, crónica, progresiva, supurante y severa del acné, y puede aparecer súbitamente o tras otras formas de acné. Cursa con abscesos profundos y cicatrices queloides irregulares que afectan la cara, el tórax, las nalgas y los brazos, además de hidradenitis axilar e inguinal. Pueden existir formas agudas y dolorosas con fiebre y poliartralgias.

Pioderma facial. Es una variedad facial del acné conglobata, característico en mujeres entre los 20 a 35 años de edad. Es de curso crónico y está precedido por un aumento de la grasa de la cara y de traumas psíquicos prolongados: problemas familiares, muertes de seres queridos y dificultades en el trabajo.

Acné cosmético. Es una forma común en las mujeres por la aplicación de cremas en la cara; es leve y se manifiesta por comedones cerrados y ocasionalmente puntos negros, con escasa o nula respuesta inflamatoria.

Acné ocupacional. Es consecuencia del contacto con productos químicos en trabajadores del petróleo, refinerías, fábricas de cables, herbicidas y DDT. Las sustancias incriminadas son el aceite mineral, el petróleo crudo, el alquitrán de hulla, el clorobenceno y el cloronaftaleno. Aparece en la cara, dorso de los dedos, antebrazos y, en general, en las zonas expuestas. Se caracteriza por comedones, pápulas, pústulas y quistes que pueden confundirse con el acné conglobata. Las lesiones cicatrizan lentamente y dejan secuelas permanentes.

Acné por corticoesteroides. Se produce como consecuencia del uso oral o tópico de estos medicamentos y se observa en la cara y en el tórax. A diferencia del acné vulgar, los comedones se desarrollan posteriormente a la aparición de las pápulas.

Acné tropical. Es un acné de aparición súbita que se presenta en personas de climas templados que visitan zonas tropicales. Cursa con quistes y nódulos dolorosos, parecidos a los del acné conglobata, en el tórax, cuello y hombros (más raras veces en brazos, nalgas y muslos), y puede complicarse con infección por estafilococos. La evolución puede ser crónica y progresiva mientras el paciente permanezca en la zona tropical.

Rosácea. Afecta preferentemente a mujeres entre los 30 y 60 años de edad y raza blanca. Tiene una evolución crónica en la que alternan períodos de empeoramiento y remisión. Se desconoce su causa, aunque existen factores implicados en su patogenia: genéticos, constitucionales, vasculares, climáticos, degeneración de la matriz dérmica, anormalidades de la unidad pilosebácea, sustancias químicas, alimentos calientes y condimentados, alcohol y presencia del microorganismo *Demodex follicullorum*. La enfermedad comienza con un rubor facial, *flushing*, o eritema transitorio; luego, se convierte en un eritema congestivo purpúreo (eritema permanente) con telangiectasias, pápulas y pústulas. Se localiza de preferencia en la cara, pero en casos severos puede ocurrir en el cuello y el tórax. La erupción facial puede complicarse con blefaritis, conjuntivitis y queratitis. Cuando aparece hiperplasia crónica de las glándulas sebáceas y del tejido conectivo de la nariz, se le llama rinofima.

TRATAMIENTO

Medidas tópicas generales. Usar jabones a base de azufre, resorcina y ácido salicílico, dos veces diarias con agua tibia, o emplear jabones de baja alcalinidad dos veces diarias con agua a temperatura corriente.

Medicamentos queratolíticos tópicos en forma de lociones y cremas. Los medicamentos queratolíticos se deben usar con precaución; es conveniente iniciar con concentraciones suaves, una vez al día, sobre las zonas afectadas, y emplear asociaciones si la severidad del acné lo amerita. Una combinación recomendada es el peróxido de benzoilo en el día y el ácido retinoico en la noche. Los queratolíticos más empleados son:

Ácido salicílico en altas concentraciones (1 al 2%). Aplicar una vez al día preferiblemente por las noches (evitar el contacto en los ojos)

Peróxido de benzoilo al 2,5%, 4%, 5% o10%. Este inhibe el crecimiento de *Corynebacterium*, disminuye el porcentaje de ácidos grasos libres y acelera la reabsorción de las lesiones inflamatorias. Se aplica una a dos veces diarias en las zonas afectadas, previa limpieza de la piel (evitar en los ojos). Se debe evitar la exposición al sol mientras se use

Resorcina al 2 o 10%. Es bactericida, fungicida, astringente y queratolítico suave. Se usa en lociones, cremas y jabones. Se puede aplicar en las noches

Azufre (2 al 8%). Se usa como antiinflamatorio, en forma de lociones, cremas y jabones

Ácido retinoico al 0.01%, 0.025%, 0.05% y 0.1% (tretinoína o vitamina A ácida). Produce un fuerte eritema y tiene propiedades comedolíticas y profilácticas en la formación de nuevos comedones, además de ser un verdadero exfoliante en las lesiones papulosas y pustulosas. Se debe evitar en el embarazo o cuando haya altas posibilidades de gestación. Se presenta en cremas, geles, lociones y formulaciones magistrales. Las concentraciones de 0.01% y 0,025% se usan para el acné leve, y las de 0,05% y 0,1% para el severo. Se aplica en la noche una fina capa en toda la piel de la cara evitando la cercanía a la comisura labial o a los ojos; se lava la cara a la mañana siguiente y se recomienda siempre la utilización de protectores solares.

ANTIBIÓTICOS TÓPICOS

Eritromicina. Se usa especialmente para el acné pápulopustuloso. Se emplea una loción al 2% en alcohol etílico de 70° y propilenglicol al 5%.

Clindamicina. Se usan ampollas de 600 mg o cápsulas de 150 mg disueltas al 1 o 2% en una solución que contenga alcohol isopropílico 50%, agua destilada 25% y propilen glicol 5%.

Antibióticos sistémicos. Se emplean fundamentalmente para el acné papular, pustuloso, nodular, quístico y conglobata.

Tetraciclinas. Se usa la doxiciclina o la minociclina, 100 mg VO BID los primeros días y luego100 mg VO diarios de mantenimiento. También se emplea oxitetraciclina, 250 mg VO cada 6 horas y luego se reduce paulatinamente hasta 250 mg VO diarios según la respuesta del paciente. Limeciclina. Se usan 300 mg al día por dos semanas, luego, 300 mg interdiarios por cuatro a ocho semanas. En algunos casos se recomienda hasta por tres meses. Las tetraciclinas deben tomarse en ayunas y con abundante agua para facilitar su absorción. Deben evitarse en el embarazo y en la insuficiencia renal y hepática.

Azitromicina. Reemplaza a la doxiciclina a la dosis de 500 mg VO por tres días; luego, 500 mg semanal por 6 semanas.

Clindamicina: 300 mg VO cada 12 horas por 6 semanas

Antiinflamatorios. El ibuprofén se usa como antiinflamatorio sistémico, sobre todo en el acné nóduloquístico severo. También se puede usar la prednisona, 30 a 40 mg VO diarios, u otro esteroide equivalente, por 2 a 3 semanas hasta estabilizar el proceso y luego se reduce gradualmente. Se han usado corticoesteroides sistémicos e intralesionales en patologías nóduloquísticas.

MEDICAMENTOS ANTIANDROGÉNICOS

Espironolactona: 100 a 200 mg VO diarios

Acetato de ciproterona. Es el antiandrógeno prototipo, actúa por inhibición competitiva de la testosterona y DHT de los receptores androgénicos. Debe evitarse en el embarazo (produce un feto feminizado), lactancia, hepatopatías, ictericia y procesos tromboembólicos. En el hombre ocasiona reducción de la capacidad de fecundar y ginecomastia, y en uno y otro sexo (a dosis altas) reduce la función corticosuprarrenal. La dosis es de 50 a 100 mg VO diarios para el acné severo. En la mujer se administran entre los días 5° y 14° del ciclo y se añade una combinación de estrógeno-progestágeno como anticonceptivo. Existe también una presentación de 2 mg de ciprosterona más 0.035 mg de etinilestradiol para usar en mujeres en forma de ciclos regulares, una vez diaria por 21 días; se inicia a partir del quinto día de la menstruación, con una pausa intercalada de 7 días; por varios meses.

Isotretinoína. Es un derivado de la vitamina A ácida y se emplea para el acné nódulo quístico refractario a otras tipos de tratamiento. La dosis va progresivamente desde 0.5 hasta 2 mg/Kg, VO diarios hasta alcanzar la dosis de120 a 150 mg/Kg. Generalmente se observa un recrudecimiento del acné a las 4 semanas y un comienzo de la mejoría a las 8 semanas. Se debe evitar la exposición al sol y en vista de que es altamente teratogénico no se debe usar en el embarazo y solo permitir la gestación de 6 meses aun año después de haber culminado el tratamiento. Otros efectos secundarios importantes son queilitis, sequedad de la piel, mucosa nasal y bucal, prurito, artralgias, hiperkalemia, opacidad corneal e hipertensión endocraneana idiopática (pseudotumor cerebral). Las enzimas hepáticas y las lipoproteínas pueden elevarse considerablemente, por lo que es necesaria una evaluación periódica. Es importante recordar que ciertos medicamentos utilizados para el acné deben ser administrados bajo estricto control del dermatólogo.

Anticonceptivos orales. Ofrecen buenos resultados siempre que contengan más de 0.035 mg de etinilestradiol o su equivalente asociado a un progestágeno no androgénico como el norgestrel o el desogestrel, y, por lo menos, por 4 meses.

TRATAMIENTO DE LA ROSÁCEA

En estos pacientes se debe evitar la exposición prolongada al sol, la cercanía a fuentes de calor, los vientos helados, los alimentos muy condimentados, el café, tabaco, té y bebidas alcohólicas. Se recomiendan las siguientes medidas:

1. Utilizar limpiadores suaves, tipo *syndet* evitando astringentes y tónicos faciales

2. Emplear cremas a base de metronidazol al 0,75% y al 1%, para lesiones inflamatorias

3. Usar idealmente las bases de maquillaje livianas con protector solar incorporado en su formulación con un mínimo de spf 30. También se recomienda maquillaje con tonos verdes que actúan como camuflaje en las áreas enrojecidas para neutralizar el color rojo

4. Administrar antibióticos como la tetraciclina, 250 a 500 mg VO diarios; o doxiciclina, 100 mg VO diarios; o limeciclina, 300 mg VO por 6 a 12 semanas. Cuando se sospeche de infección sobreañadida por *Demodex folliculorum* se pueden formular preparados a base de crotamitonal 2% y asociar ivermectina por vía oral

5. Tratar las telangiectasias; hoy día se cuenta con la tecnología LASER (ND-Yag 1064 y algunos equipos de luz intensa pulsada (IPL); este disminuye, y en algunos casos ocluye, totalmente los vasos

6. En casos de rinofima se emplea la dermoabrasión, electrocirugía o LASER ablativo.

7. Cuando existan complicaciones oculares se debe consultar al oftalmólogo.

Tratamiento del acné vulgar comedónico (no inflamatorio). Se procura desobstruir el orificio del folículo pilosebáceo con queratolíticos como jabones y lociones a base de azufre, resorcinol y ácido salicílico, así como con exfoliantes como la vitamina A ácida y el peróxido de benzoilo; además, se deben los comedones oportunamente. También se pueden administrar procedimientos en el consultorio del especialista en dermatología, como *peelings* químicos y mecánicos que ayuden a la descamación controlada según cada caso en particular.

Tratamiento del acné pápulo-pustuloso (inflamatorio). Al tratamiento anterior deben añadirse antibióticos por vía oral o tópico, quimioterápicos como los derivados sulfónicos, AINES y, eventualmente, esteroides y antiadrógenos.

Tratamiento del acné conglobata profundo con pápulas, pústulas, quistes y abscesos. El tratamiento consiste en antibioticoterapia, vitamina A ácida, peróxido de benzoilo, esteroides intralesionales y ácido retinoico (isotretinoína) por vía oral a las dosis antes señaladas; asociar sulfas en algunos casos y, eventualmente, cirugía (criocirugía o drenaje de los quistes y abscesos).

Tratamiento del acné cicatrizado. Es frecuente la aparición de cicatrices en pacientes con acné vulgar severo, noduloquístico y acné conglobata. En los últimos años han aparecido nuevas técnicas avanzadas para el tratamiento de las cicatrices del acné y la combinación de estos procedimientos permite resultados alentadores. Así, tenemos algunas combinaciones:

Cicatriz hipertrófica queloide: parches oclusivos, resección quirúrgica, infiltración con esteroides, láser vascular para disminuir el componente telangiectásico y criocirugía

Cicatriz atrófica: subincisión, levantamiento con la técnica de *punch*, ATA desde 40% - 80% puntiforme y materiales de relleno

Cicatrices hipertróficas: Dermoabrasión con láser CO_2 o erbioláser (láserablativos).

REFERENCIAS

KAMINSKY A. Acné un enfoqueglobal. Colegio Ibero-Latinoamericano de Dermatología. Argentina. 2007.

BOLOGNIA JL, JORIZZO JL, RAPINI RP (EDS): Dermatology, 2nd ed. Philadelphia Mosby, 2009.

GRUPO COLOMBIANO DE ESTUDIO EN ACNÉ. Guías colombianas para el manejo del acné: una revisión basada en la evidencia por el Grupo Colombiano de Estudio en Acné. Rev Asoc Colomb Dermatol. 2011;19: 129-158.

PIQUERO MJ- Y MARTIN J. Rosácea y afecciones relacionada. Colegio Ibero-Latinoamericano de Dermatología. 2007.

WOLVERTON SE (ED): Comprenhensive Dermatology Drug Therapy 2nd ed. Philadelphia, Saunders, 2007.

ESCABIOSIS, PEDICULOSIS Y LARVA MIGRATORIA CUTÁNEA

Antonio José Rondón Lugo
Natilse Rondón Lárez

ESCABIOSIS

La escabiosis, escabiasis o sarna es una infestación de la piel producida por el *Sarcoptes scabiei* (*hominis* en el hombre), ácaro microscópico de forma globulosa provisto de cuatro pares de patas cortas y rudimentarias dotadas de cerdas. El *sarcoptes* hembra mide de 0.3 a 0.4 mm de longitud, y al efectuar la cópula con el macho en la epidermis se abre paso a través de un orificio y por medio de un "surco o galería" penetra el estrato córneo de la piel dejando detrás huevos y excrementos. Los ácaros hijos (ninfas) salen a la superficie cutánea y al convertirse en adultos se aparean nuevamente; los machos mueren y las hembras fecundadas vuelven a penetrar la piel para repetir el ciclo indefinidamente. El ciclo completo dura de 14-17 días y el parásito adulto solo vive de 24 a 36 horas fuera del huésped humano. La enfermedad es sumamente contagiosa, frecuentemente aparece en forma epidémica y afecta a varios miembros de la misma familia, a todas las edades y a uno y otro sexo. La promiscuidad, el hacinamiento y la falta de aseo corporal predisponen a la adquisición de la enfermedad, la cual se contrae por contacto directo y prolongado con la persona infectada, con sus ropas de vestir o de cama.

MANIFESTACIONES CLÍNICAS

Las lesiones aparecen en las áreas donde existen más glándulas apocrinas, como las regiones genitales, umbilical, interdigital y mamaria. La lesión característica es una pápula de consistencia sólida de 5 a 10 mm, muchas veces escoriada como producto del prurito; es muy orientador el "túnel o surco epidérmico", localizado en la superficie de la piel y de aspecto filamentoso, recto u ondulado, de color grisáceo, ligeramente levantado y hasta de 3 cm de longitud. Otras lesiones son las micropápulas y vesículas, notablemente pruriginosas, diseminadas en el abdomen, tórax, nalgas, mamas, genitales, pliegues de flexión de las extremidades y axilas. En el niño suelen observarse en la cara, cuero cabelludo, plantas de los pies y espacios interdigitales. Secundariamente se pueden producir escoriaciones por el rascado e infección bacteriana secundaria (piodermitis), a demás de impétigo, ectima, furunculosis, celulitis, paroniquia, liquenificación y eczematización de las lesiones. El prurito es más intenso durante la noche y se alivia con el baño. Las linfadenopatías no son frecuentes, salvo que persista la infección. El diagnóstico diferencial se plantea con la dermatitis atópica, dermatitis seborreica, mastocitosis, prúrigo, liquen plano y toxicodermias (Fotografías 12 y 13).

Una forma grave de infestación masiva por ácaros es la denominada "sarna noruega o costrosa", observada en pacientes desaseados, ancianos, desnutridos, con trastornos mentales o inmunosuprimidos, la cual, además de las lesiones clásicas se caracteriza por la presencia de placas purulentas y costrosas que pueden afectar tórax, abdomen, cara, cuero cabelludo, manos y uñas.

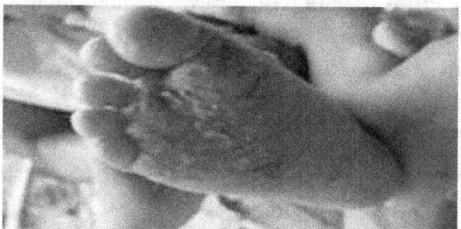

FOTOGRAFÍA 12. ESCABIOSIS EN PLANTA DEL PIE.

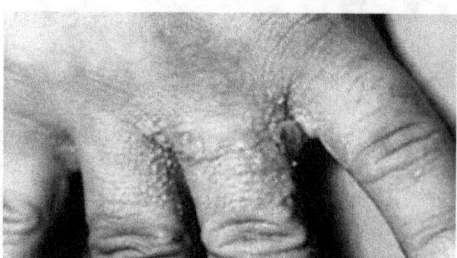

FOTOGRAFÍA 13. TÍPICAS LESIONES INTERDIGITALES

DIAGNÓSTICO

Con la ayuda de una lente de aumento se puede extraer el ácaro del surco con un bisturí romo, se raspan suavemente sin herir y decapitan las pápulas o lesiones de cualquier tipo y se mezcla el contenido con aceite mineral, agua o solución de NaOH o KOH sobre un portaobjetos y se observan los huevos o el ácaro al microscopio con menor aumento (Fotografía 14). La imposibilidad de hallar estos elementos no excluye el diagnóstico y se impone una prueba terapéutica.

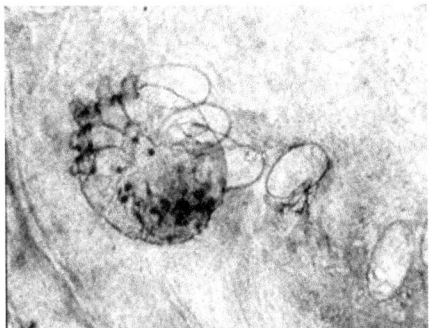

FOTOGRAFÍA 14. ÁCAROS Y SUS HUEVOS

TRATAMIENTO

El tratamiento consiste en la asociación de baños y la aplicación de medicamentos tópicos para el paciente y las personas potencialmente infectadas que conviven con él para evitar focos residuales; recordemos que los síntomas pueden persistir de 4 a 6 semanas después del tratamiento. El paciente debe dormir solo hasta que se cure y debe cambiar la ropa de vestir, las toallas y la ropa de cama diariamente, todas las cuales deben ponerse en agua bien caliente y, luego de secas, plancharlas con suficiente calor. En caso de brotes epidémicos se debe fumigar con un insecticida las costuras de cojines de muebles y colchones.

Antes de aplicar el medicamento hay que darse un baño muy recio en la noche con agua tibia y un jabón sulfuroso friccionando enérgicamente todo el cuerpo para reblandecer la epidermis y abrir los surcos o túneles. Seguidamente, secarse muy bien la piel. La loción medicamentosa se aplica desde los pies hasta el cuello y puede dejarse toda la noche o solo 8 horas en niños pequeños para bañarse bien la mañana siguiente. Este procedimiento se repite dos noches más, se descansan tres y luego se repite una noche más. Es recomendable que el médico se familiarice con uno o dos medicamentos, que pueden ser cualquiera de las siguientes alternativas, en orden de prioridad.

Hexacloruro de gamma-benceno (lindano al 1%). Está prohibido en la mayoría de los países por sus efectos secundarios. Se aplica una vez en la noche sin bañarse, aunque en casos severos del adulto se puede usar por tres noches seguidas; en los niños, solo por dos noches y en lactantes y niños pequeños en forma fraccionada (mitad del cuerpo cada día por dos días). No hay que olvidar el baño al día siguiente. En los niños muy pequeños no se da el baño previo sino al día siguiente. Como el fármaco se puede reabsorber, hay posibilidad de producir edema cerebral y convulsiones, por lo que no es aconsejable en lactantes y mujeres embarazadas. Muchas veces, en casos leves, una sola aplicación y un baño al cabo de las unas horas es suficiente.

Pomadas azufradas. Se emplean en mujeres embarazadas y niños pequeños; puede usarse la clásica pomada de Helmerich a base de azufre precipitado, carbonato de potasio, agua, vaselina y lanolina; también la de Lillian, compuesta de polisulfuro de potasio, y finalmente el azufre en vaselina al 5 o 10%. Se usa en las noches por 5 días consecutivos.

Loción de benzoato de bencilo al 25%. Tras un baño riguroso y un buen secado en la noche, se frota y deja durante 8 horas. A la mañana siguiente, después del baño se hace otra aplicación y se deja 24 horas más para bañarse luego. El procedimiento se puede repetir por 3 a 5 días consecutivos según el grado de infestación; luego, se puede efectuar una nueva cura a la semana por dos noches más. Es irritante, por lo cual se debe evitar en lactantes y el escroto del adulto, y no es recomendable en el embarazo. Puede sensibilizar al individuo y producir dermatitis de contacto y un olor característico.

Loción de crotamitón. Además de acaricida, esta loción es efectiva en el tratamiento de la pediculosis. Se usa al 10% y alcanza una curación aproximadamente 50%. Después de un buen baño se aplica y se deja 24 horas; luego, después del baño se reaplica y se deja 24 horas más. No debe emplearse en mujeres embarazadas, lactantes o niños pequeños. Se observan frecuentemente recidivas; puede repetirse por 3 a 5 días.

Loción de piperonilo. Se presenta en loción o champú al 0.15%. Tomar un baño riguroso con jabón en la noche, secarse y aplicarse luego la loción por todo el cuerpo; se repite el procedimiento a la mañana siguiente y luego cada 12 horas por 3 días consecutivos. Evitarlo en lactantes y embarazadas.

Permetrina. Se puede usar en niños y lactantes y no está aprobado su uso en embarazadas. Aplicarse como masaje en todo el cuerpo, desde la cabeza hasta las extremidades y dejarlo por 8 horas. Aunque con una aplicación es suficiente, se puede repetir a los 8 días. Se presenta en crema o champú al 5%.

Ivermectina. Es un antibiótico proveniente del *Streptomyces avermitilis,* de amplio espectro, que abarca nemátodos y artrópodos; posee bastante similitud con los macrólidos. Se indica en los casos más severos y resistentes al tratamiento tópico. La dosis es de 150 a 200 μg/Kg VO en una sola toma; si no hay respuesta se puede repetir a la semana. Cada tableta contiene 6 mg. Una forma práctica de su empleo es la siguiente: hasta 15 kg peso: 3 mg; 30 kg: 6 mg; 45 kg: 9 y 60 Kg: 12 mg.

Para las personas que conviven con el paciente (que tengan o no escabiosis) es recomendable el tratamiento profilláctico con una pomada que contiene ivermectina y azufre al 10% precipitado en vaselina. Aplicarla una vez diaria por 3 días seguidos y repetirla a la semana. La ivermectina no se recomienda en niños menores de dos años y debe aplicarse con precaución en ancianos.

Varios. A veces es necesario el uso de antihistamínicos para el prurito, antibióticos para las infecciones asociadas y esteroides tópicos tras el tratamiento específico.

PEDICULOSIS

El piojo o *Pediculus capitis* infecta el cuero cabelludo, el *Pediculus humanus* el cuerpo y el *Pthirus pubis* (o ladilla), el pubis. Estos se trasmiten en forma directa (cuerpo-cuerpo).El piojo del cuerpo puede trasmitir fiebre recurrente, tifus exantemático o fiebre de las trincheras, y las hembras viven aproximadamente un mes y ponen unos 10 huevos diarios.

La enfermedad se caracteriza por el prurito; a veces hay linfadenopatías satélites por infección bacteriana debido a las escoriaciones que producto del rascado. El diagnóstico es fácil por la visualización del parásito o sus huevos (liendres). El tratamiento consiste en piperonilos, decametrinao permetrina (1%) en forma de champú, una aplicación diaria por 10 minutos o por tres días según el grado de infestación. En cejas se puede emplear vaselina sólida por 3 días. La ivermectina en loción tópica se ha empleado con eficacia.

LARVA MIGRATORIA CUTÁNEA

Puede ser causada por varios nemátodos larvarios, particularmente por el *Ancylostomabraziliense* del gato, el *A caninum* del perro, el *Necator americanus* o el *S. stercoralis*. Los perros o gatos infestados dejan sus excrementos en tierras blandas o arenosas donde la persona pisa o se sienta; las larvas penetran la piel por acción de sus *proteasas*, casi siempre en presencia de pequeñas fisuras, por los folículos pilosos o por la piel sana. Las larvas pueden llegar a la dermis, linfáticos y hasta los pulmones. La sintomatología se inicia con prurito local, enseguida aparecen pequeñas pápulas con tendencia a agruparse, se pueden formar vesículas; luego, se aprecia la migración de hasta 2 cm diarios. La característica que da el diagnóstico es el aspecto serpiginoso de la lesión (Fotografía 15). Generalmente no se practica la biopsia, pero eventualmente, con ella podrían observarse las larvas.

La enfermedad puede ser autolimitada y resolverse espontáneamente en algunos casos. Como alternativa terapéutica se usa el tiabendazol, 30 mg/KgVO diarios por dos días; el albendazol, 400 mg VO en dosis única por tres días y la ivermectina como en la escabiosis. Como profilaxis, el tratamiento de los perros infestados, el uso de calzado y educación sanitaria para la adecuada eliminación de las excretas de los animales.

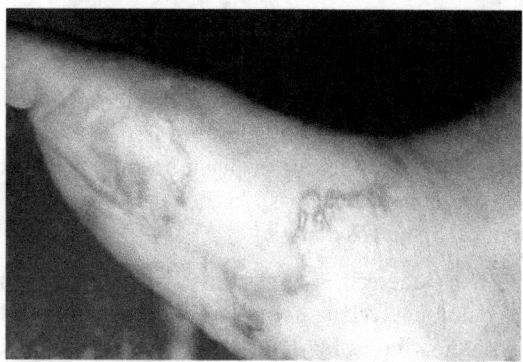

FOTOGRAFÍA 15. LARVA MIGRATORIA CUTÁNEA

REFERENCIAS

Arenas R. Dermatología, Atlas, Diagnóstico y Tratamiento. Ed. McGraw-Hill. 3ª ed. México. 2004, pp.447-451.

Benítez R, Battistini de Brun A, Cabello I & Godoy G. Uso del ivermectin en el tratamiento de la escabiosis. Dermatol Venez. 1999; 37 (3): 55-57

Bowman DD et al. Hookworms of dogs and cats as agents of cutaneous larva migrans. Trends Parasitol. 2010; 26: 162.

Bruno Sosa M. Piodermitisen Pautas Diagnósticas y Terapéuticas, Antonio Rondón Lugo. Caracas, Editorial Codibar, 2001 pp, 50- 64

Hicks MI, Elston DM. Scabies. Dermatol Ther. 2009; 22: 279.

Morales-Trujillo, Arenas R. Dermatología Iberoamericana on line, capitulo 1 , www.antoniorondonlugo.com

Parish L, Witkowski JA. The saga ofectoparasitoses: scabies and pediculosis. Intern J Dermatol 1999;38:432-433.

Pollack RJ, Marcus L.A travel medicine guide to arthropods of medical importance. Infec Dis Clin N Am. 2005; 19: 169.

Ruiz-Maldonado R. Piodermitis en Dermatología Rondón Lugo, TomoI, Caracas 1995, pp 467-471.

Suárez-Sancho JA, Naranjo-Lara LT. Infecciones de Piel y tejidos blandos en Temas de Dermatología Pediátrica. Pautas diagnósticas y terapéuticas. Editorial Ateproca. Caracas. 2003,109-124.

Weiss E, Blanco B, Rondón Lugo A J. Infestaciones de la piel en: Temas de Dermatología Pediátrica . Pautas Diagnósticas y terapéuticas, Editorial Ateproca. 2003, pp 97-108.

PSORIASIS

Erika Páez

INTRODUCCIÓN

La psoriasis es una enfermedad inflamatoria crónica de la piel mediada por los linfocitos T, benigna, recidivante y no contagiosa. Es de causa desconocida, aunque la herencia tiene una importancia decisiva y es posible que se transmita como un rasgo autosómico aislado con una penetración del 60%. La enfermedad es muy común y de distribución universal; su incidencia varía entre el 1 y3% de la población y muestra variaciones raciales y geográficas. Afecta por igual a hombres y mujeres y el promedio de aparición se produce en la tercera década de la vida, aunque se puede presentar en infantes y ancianos. Un inicio precoz de la enfermedad suele indicar que es más severa, tendencia a la afectación más extensa, peor pronóstico y pobre respuesta al tratamiento. Su aparición o recrudecimiento está relacionado con el estrés, pubertad, menopausia, infecciones agudas, medicamentos (litio, betabloqueadores, antipalúdicos e inhibidores de la ECA). Mejora curiosamente en un tercio de las embarazadas.

La alteración anatomopatológica fundamental de la psoriasis es la existencia de una hiperplasia e hiperproliferación epidérmica que se expresa con un aumento del número de células basales germinativas por unidad de superficie, incremento del ciclo mitótico y, finalmente, reducción del tiempo de recambio celular, que en lugar de efectuarse cada 28 días se hace en 3 a 6 días. Actualmente se considera que la hiperplasia epidérmica es una reacción a la activación del sistema inmune en algunas regiones de la piel, mediada por linfocitos T; los linfocitos T CD4 se ubican especialmente en la dermis y los T CD8 en la epidermis. Las células T infiltrantes en la psoriasis son principalmente los linfocitos ayudadores tipo1 (TH1-CD4+) y linfocitos T citotóxicos tipo 1

(TC1-CD8+); estos linfocitos, después de su activación, elaboran citoquinas inflamatorias como el interferón gamma y el factor de necrosis tumoral alfa. Además se conoce que existen ocho locus susceptibles para la psoriasis que han sido identificados en el genoma humano (PSORS) localizados en 15 diferentes cromosomas. El más frecuente es el PSOR-1 situado en el complejo mayor de histocompatibilidad, en el brazo corto del cromosoma 6, el cual contiene genes que codifican las proteínas encargadas de la respuesta inmune y que están fuertemente asociadas con los genes del antígeno del linfocito humano (HLA-Cw6). Los otros cromosomas relacionados con la psoriasis son el 1, 2, 3, 5, 6, 7, 8, 16, 17 y 20.

MANIFESTACIONES CLÍNICAS

La psoriasis se caracteriza por presentar placas y pápulas eritematosas secas de varios tamaños, redondeadas, circunscritas y cubiertas por escamas abundantes de color blanco plateado-grisáceo y aspecto "micáceo", rodeadas de piel sana y, curiosamente, poco pruriginosas. La lesión es eritematosa por la acentuada vascularización de la dermis, y al levantar las escamas con un objeto romo se observa un puntillado hemorrágico (signo de Auspitz). Las lesiones pueden ser limitadas o extensas, son simétricas y afectan preferentemente las extremidades (codos y rodillas), cuero cabelludo, región sacra, palmas y plantas. En los pacientes con SIDA se ven formas graves. El compromiso ungueal es frecuente y se caracteriza por pequeñas depresiones en las uñas e hiperqueratosis subungueal con o sin onicolisis del borde libre o laterales. Los traumatismos ligeros, como raspaduras o rasguños en la piel sana, producen lesiones semejantes a las ya existentes (fenómeno de Koebner). Existen varias formas clínicas de psoriasis:

Psoriasis vulgar (en placa). El 80% de los casos clínicos tienen esta forma de enfermedad. Se caracteriza por el desarrollo de placas, generalmente con más de 1 cm de diámetro, de base eritematosa, coronadas por una escama gruesa plateada y seca; estas se distribuyen en los sitios de trauma como en la piel extensora de los codos, rodilla, cuero cabelludo, tórax y región lumbar. Las placas pueden confluir y abarcar áreas extensas de piel.

Psoriasis guttata (goteada o eruptiva). Se caracteriza por lesiones papulares pequeñas, eritematosas y descamativas que oscilan entre 0,5 a 1,5 cm de diámetro y están coronadas por una escama, usualmente delgada y plateada. Estas lesiones se esparcen por todo el cuerpo, pero predominan en tronco y extremidades.

Esta forma es de aparición brusca afecta fundamentalmente a adultos jóvenes y niños. Aparece frecuentemente después de infecciones estreptocócicas de las vías respiratorias altas o quemaduras solares.

Psoriasis eritrodérmica (exfoliativa). Se desarrolla en 1 a 2% de los casos y representa el 20% de las eritrodermias. Es una forma grave de la enfermedad, afecta casi toda la piel, puede comprometer la vida del paciente, tiene una alta mortalidad y su curso es impredecible. La piel es eritematosa, infiltrada y escamosa; pierde su función de barrera y se ve comprometido el control de la temperatura y el balance hidroelectrolítico. Se han implicado factores desencadenantes como estrés, alcoholismo, infecciones, medicamentos (sales de litio, antipalúdicos, alquitrán de hulla, esteroides tópicos potentes) y suspensión abrupta de la terapia sistémica de la psoriasis.

Psoriasis invertida. Es poco frecuente, también se la conoce como de los "pliegues o genital". Afecta especialmente pliegues intertriginosos como axilas, ingles y regiones submamarias; predomina el eritema con poca o ninguna descamación y puede causar discapacidad.

Psoriasis pustulosa. Representa menos del 5% de la psoriasis; en algunos casos precede a la psoriasis o puede desarrollarse a partir de una psoriasis en placas. Puede ser localizada con lesiones pustulares estériles en palmas y plantas, con bordes eritematosos, o generalizada con erupción pustulosa de aparición brusca, precedida de fiebre alta, artralgias, diarrea y leucocitosis. Puede verse hipocalcemia y compromiso mucoso, articular e incluso eritrodermia. Las lesiones se presentan en ciclos durante varias semanas o meses antes de su remisión y generalmente es grave.

Psoriasis de la uña. El compromiso de la uña es más frecuente en las manos que en los pies y puede verse afectada la matriz y el lecho ungueal. Cuando afecta los pliegues laterales y proximales de la uña se conoce como psoriasis periungueal. El compromiso de las uñas se asocia con artropatía en el 50-60% de los casos.

Psoriasis asociada a artritis (artritis psoriásica). Ocurre en un 5 a 7% de los pacientes con psoriasis; el factor reumatoide negativo, razón por lo que se incluye en el grupo de las artritis seronegativas, afecta las articulaciones interfalángicas distales o una sola articulación grande, pero no las metacarpofalángicas. Esporádicamente, esta artritis es destructiva y mutilante.

DIAGNÓSTICO

El diagnóstico de la psoriasis es prácticamente clínico; sin embargo, la biopsia revela paraqueratosis (núcleos en las células del estrato córneo), adelgazamiento de las partes suprapapilares de la capa de Malpighi, papilomatosis, acantosis, dilatación de los vasos en la dermis papilar y, finalmente, microabscesos de Munro ubicados entre el estrato córneo y debidos a la migración de polimorfonucleares.

La psoriasis se debe diferenciar de la dermatitis seborreica, particularmente cuando afecta el cuero cabelludo y los pliegues, con algunos tipos de eczema, la sífilis secundaria y la pitiriasis rosada, y en el caso de psoriasis eritrodérmica, con las eritrodermias medicamentosas, la micosis fungoide y el síndrome de Sézary.

TRATAMIENTO

El objetivo básico del tratamiento de la psoriasis consiste en un rápido control al comenzar la enfermedad, disminuir el porcentaje de piel comprometida de superficie corporal y el tamaño de las places, generar y mantener una remisión prolongada, minimizar los efectos adversos del tratamiento y mejorar la calidad de vida del paciente. Existen diversos tratamientos sistémicos aprobados para su uso: medicamentos tópicos, fototerapia (radiación ultravioleta: ultravioleta (UVA), ultravioleta B (UVB) o UVB de banda estrecha), medicamentos sistémicos clásicos como la ciclosporina, metotrexato, acitretina y agentes biológicos: efalizumab, etanercept, infliximab, adalimumab y alefacept (Tabla 89). Estos tratamientos pueden ser utilizados solos o combinados. La decisión terapéutica debe basarse en la experiencia del médico y las características individuales del paciente, del curso y evolución de la enfermedad en cada caso.

TABLA 89. TRATAMIENTO DE LA PSORIASIS

Tópicos	Fototerapia	Sistémicos
Emolientes: parafina	Fotoquimioterapia:	Ciclosporina
Queratolíticos: ácido salicílico	Fototerapia UVA	Metotrexate
Corticoesteroides	Fototerapia UVB	Retinoides: acitetrina
Derivados de la vitamina D	(PUVA	Agentes biológicos:
(calcipotriol y tacalcitol)		Efalizumab
Retinoides: tazaroteno		Etanercept
		Infliximab
		Adalimumab
		Alefacept

Medidas generales. Es necesario que el paciente entienda que la enfermedad puede ser controlada con tratamiento diario, persistente y enérgico, pero no curada; a veces es conveniente la intervención del psiquiatra. Se deben evitar las irritaciones, el rascado y los traumatismos cutáneos. Usar jabones suaves, cremas emolientes y el sol, particularmente de la playa. Es recomendable evitar las deficiencias vitamínicas, las infecciones del tracto respiratorio superior por estreptococos y los medicamentos que pueden exacerbar la enfermedad, como litio, betabloqueadores y antipalúdicos.

MEDICAMENTOS TÓPICOS. La terapia tópica es útil en los pacientes con psoriasis localizada cuando el área de compromiso es menor del 10% de la superficie corporal.

Corticoesteroides tópicos. Son los más empleados porque tienen acción antiinflamatoria, antiproliferativa y antipruriginosa. Se recomiendan en la psoriasis leve y no en las placas extensas crónicas. La oclusión de las lesiones con un plástico durante las noches favorece la resolución de la enfermedad. Deben emplearse por lapsos cortos y en zonas no muy extensas debido a los efectos adversos locales y sistémicos; no se deben suspender bruscamente para evitar los fenómenos de rebote (recordemos que las preparaciones fluoradas no se recomiendan en la cara). El uso prolongado de corticoesteroides tópicos causa acné, atrofia dérmica en la cara y supresión corticosuprarrenal. Se deben aplicar 2 veces diarias en forma de cremas o pomadas y concentraciones medias o bajas. También se emplean intralesionalmente, con mucha prudencia, en placas psoriáticas gruesas, resistentes a otros medicamentos; el más usado es el acetónido de triamcinolona, 2.5 a 5 mg/ml, a intervalos regulares según la respuesta del paciente.

Alquitrán de hulla (coaltar) y agentes queratolíticos. Son de notable ayuda en la psoriasis hiperqueratósica. Aminoran la síntesis de proteínas y la actividad mitótica en la epidermis (por disminución de la síntesis de DNA; además, tienen propiedades antiinflamatorias y antipruriginosas. La combinación de coaltar con rayos ultravioleta constituye el régimen de Goeckerman. El alquitrán se usa en ungüentos o cremas en concentraciones del 1 al 10%; se pueden combinar con los corticoesteroides tópicos y alternar o asociar a los agentes queratolíticos como ungüentos de ácido salicílico en concentraciones del 2 al 10%, estos últimos ablandan las placas psoriáticas y mejoran la penetración tópica de las otras sustancias. Los queratolíticos deben ser usados con cautela porque pueden causar irritación, maceración, salicilismo o desencadenar el fenómeno de Koebner.

Calcipotriol (calcipotrieno). Es un análogo sintético de la vitamina D que suprime la proliferación de los queratinocitos, tiene efecto antiinflamatorio e inhibe la proliferación de citoquinas. Se debe evitar en el embarazo y por ser muy irritante no se debe aplicar en la cara y regiones inguinales. Es útil en la psoriasis intertriginosa, así como importante el monitoreo periódico de la calcemia. Se aplica en ungüentos (5 g x 100 g crema) BID, máximo 5 g semanal y puede combinarse con los corticoesteroides tópicos. Otro análogo de vitamina D es el tacalcitol, que es mejor tolerado y se dosifica una vez al día.

Retinoides tópicos. El tazaroteno es un derivado del ácido retinoico tópico que inhibe la proliferación epidérmica y produce irritación local; es útil su combinación con los corticoesteroides tópicos. Es teratogénico, por lo que se contraindica en el embarazo. Se aplica en gel al 0.05 y 0.1%, solo en las lesiones, una vez diaria por 3 meses, y puede utilizarse en la cara o cuero cabelludo. No tiene los efectos adversos de los corticoesteroides, aunque produce irritación en el sitio de la aplicación en una gran proporción de pacientes.

Fototerapia. Incluye la luz solar y se usa para mejorar la psoriasis severa y generalizada. Hay lámparas y cabinas que pueden utilizarse a domicilio. En lesiones muy extensas como la guttata, o en caso de pequeñas placas diseminadas y en personas que toleran bien la luz solar, se aplican las radiaciones ultravioleta B (UVB: 290-320 nm) tres veces a la semana hasta producir un eritema moderado mediante exposiciones progresivas. Cuando hay grandes placas psoriáticas que afectan más del 20% de la superficie corporal se emplea la luz ultravioleta A (PUVA: 320-400 nm) asociada a la ingestión de psoralenos sistémicos (8 metoxipsoraleno o metoxaleno) dos horas antes de la exposición y a razón de 0.6 mg/Kg. Después de que el psoraleno es activado por la luz ultravioleta A, se liga de manera covalente con la base de pirimidina de los ácidos nucleicos que interfiere con la síntesis de DNA y estimula la formación de melanina. Hay riesgos de quemaduras cutáneas y de cataratas si no se protege la piel sana con cremas, filtros solares y lentes que tamicen la UVA, tanto con el tratamiento como en la exposición inconsciente al sol. No está claro si la PUVA aumenta el riesgo de cáncer de la piel. La dosis inicial de radiación y las aplicaciones sucesivas dependen de la sensibilidad del paciente. La administración de PUVA se hace de 2 a 4 veces por semana hasta que la psoriasis desaparezca; posteriormente se continúa con menor frecuencia para evitar recaídas.

MEDICAMENTOS SISTÉMICOS

Metotrexato. Es un antimetabolito que compite con el ácido fólico por el receptor de la enzima *dehidrofolato-reductasa* e inhibe la fase S de la síntesis de DNA. Se usa en pacientes con psoriasis que no responden a los tratamientos convencionales, particularmente si es generalizada. Las dosis oscilan entre 5 y 7.5 mg VO semanal; el esquema de preferencia es el de la tres dosis oral, con intervalos de 12 horas, durante un periodo de 36 horas, una vez a la semana. Al inicio del tratamiento y después de una dosis acumulativa de 1.5 g deben hacerse pruebas de la función hepática y renal, Rx de tórax, exámenes de orina, fórmula blanca e inclusive la biopsia hepática (si se sospecha compromiso de ese órgano). No se debe emplear en mujeres en edad fértil.

Etretinato (Acitretina). Es un retinoide derivado sintético de la vitamina A que se usa en la psoriasis pustular generalizada y en la eritrodérmica. Interviene en la proliferación y diferenciación celular y en la actividad queratolítica. Está contraindicado en mujeres fértiles, a menos que se garantice su anticoncepción, en vista de que es altamente teratogénico, inclusive se han conseguido trazas del medicamento dos años después de haber sido administrado. Tampoco se debe emplear en pacientes con dislipidemias severas y ateroesclerosis, ya que aumenta los lípidos en el suero produciendo además alteraciones de la función hepática y renal. Causa hiperostosis, caída del cabello, resequedad de las mucosas, fisuras labiales y descamación de la piel en palmas y plantas. La dosis inicial es de 0.75 a 1 mg/kg diarios fraccionados en dos tomas. Al mejorar el paciente, la dosis de mantenimiento es de 0.3 mg/Kg diarios. Actualmente, el etretinato ha sido reemplazado por la acitretina, un retinoide oral de elección en la psoriasis que tiene una vida media de 50 horas y se administra una vez al día. Su eficacia es dosisdependiente y la inicial oscila entre 0.3 a 0.5 mg/kg día por un periodo de 3 a 4 semanas y se incrementa hasta encontrar el equilibrio entre la eficacia y la tolerancia de los efectos colaterales; la dosis de mantenimiento varía entre 0.5-0.8 mg/kg día con una dosis máxima de 1 mg/kg/diarios.

Ciclosporina A. Es un potente inmunorregulador que se ha empleado en la psoriasis refractaria severa. Suprime la inflamación, la proliferación de células T activadas y las citoquinas proliferativas. Su uso se limita por su gran nefrotoxicidad, hepatotoxicidad y predisposición para desarrollar enfermedades neoplásicas malignas linfoproliferativas; además, produce hipertensión arterial e hipertricosis. La dosis es de 3 a 5 mg/Kg VO diarios y la cantidad se puede ajustar cada 2 a 4 semanas hasta un máximo de 5 mg/kg/diarios. Si no se evidencia mejoría a las 6 semanas, debe suspenderse el tratamiento.

Terapia biológica. El reconocimiento de los factores inmunes en el desarrollo de la psoriasis ha hecho que se desarrollen medicamentos que interfieren en los diferentes procesos que se dan en la inmunopatogénesis de la psoriasis, es decir, activación de las células T por parte de las células de Langerhans, migración de las células T activadas y producción y actividad de las citoquinas inflamatorias. La terapia biológica para el tratamiento de la psoriasis está basada en dos tipos de moléculas: los anticuerpos monoclonales y las proteínas de fusión (Tabla 90).

TABLA 90. MEDICAMENTOS QUE INTERFIEREN EN LOS MECANISMOS PATOGÉNICOS DE LA PSORIASIS

Tratamiento	Características	Actividad	Efectos secundarios
Efalizumab	Ac monoclonal anti-CD11	Inhibe la migración de células T a las piel	Infecciones, neoplasias, trombocitopenia
Etanercept	Proteína de fusión	Inhibición del TNF-α y de la síntesis de múltiples citocinas	Infecciones, neoplasias, afectación neurológica e insuficiencia cardíaca
Infliximab	Ac monoclonal	Inhibición de la actividad del TNF-α	infecciones, neoplasias
Adalumimab	Ac monoclonal	Inhibición de la actividad del TNF-α	Infecciones, neoplasias

Ac = anticuerpo

Para que un paciente sea apto para terapia biológica debe tener una psoriasis de moderada a grave (índices de área y gravedad de la psoriasis, superficie corporal mayor de 10, duración mayor de 6 meses y debe tener condiciones para terapia sistémica). Además, debe cumplirse alguno de los siguientes criterios:

1. Desarrollo o alto riesgo de desarrollar toxicidad relacionada con los medicamentos estándar

2. Pacientes en quienes esté contraindicado o no hayan tolerado la terapia sistémica convencional

3. Pacientes con falla terapéutica

4. Psoriasis que solo puede ser controlada con el paciente hospitalizado

5. Formas clínicas inestables, graves que puedan comprometer la vida del paciente (eritrodermia o psoriasis pustulosa)

6. Pacientes con otras enfermedades no relacionadas con la psoriasis que contraindiquen el uso de agentes como el metotrexato o la ciclosporina

7. Pacientes con artritis psoriásica.

Debe considerarse para el uso de esta terapia que en el paciente no haya contraindicaciones generales como embarazo o lactancia, infección activa (úlcera crónica de miembros inferiores, infección respiratoria crónica o recurrente, cateterismo vesical intermitente), tuberculosis latente, tumor maligno o estados premalignos, enfermedad desmielinizante (solo para inhibidores de TNF) y falla cardiaca funcional III o IV según la New York Association (solo para inhibidor de TNF).

REFERENCIAS

ASOCIACIÓN COLOMBIANA DE DERMATOLOGÍA Y CIRUGÍA DERMATOLÓGICA (ASO-COLDERMA). Guías de manejo de Psoriasis. Consenso colombiano. 2008. http://www.solapso.org/archivos/conscol.pdf

GOTTLIEB A, KORMAN N,GORDON K, FELDMAN S, ET AL. Guidelines of care for the management of psoriasis and psoriatic arthritis. Section 2. Psoriatic Arthritis: overview and guidelines of care for treatment with an emphasis on the biologics. J Am Acad Dermatol. 2008; 58:851-64.

MENTER ALAN, KORMAN NEIL J., CRAIG A. Elmets, Feldman Steven R., et al. Guidelines of care for the management of psoriasis and psoriatic arthritis. Section 1. Overview of psoriasis ang guidelines of care for the treatment of psoriasis with biologics. J Am Acad Dermatol. 2008; 58:826-50.

MENTER ALAN, KORMAN NEIL, ELMETS CRAIG, FELDMAN STEVEN, GENFAND JOEL, ET AL. Guidelines of care for the management of psoriasis and psoriatic arthritis. Section 3. Guidelines of care for the management and treatment of psoriasis with topical therapies. J Am Acad Dermatol. 2009; 60:643-50.

MENTER A, KORMAN N, ELMETS C, FELDMAN S, GELFAND J, ET AL. Guidelines of care for the management of psoriasis and psoriatic arthritis. Section 4. Guidelines of care for the management and treatment of psoriasis with traditional systemic agents. J Am Acad Dermatol. 2009; 61:45-85.

MENTER A, KORMAN N, ELMETS C, FELDMAN S, GELFAND J, ET AL. Guidelines of care for the management of psoriasis and psoriatic arthritis. Section 5. Guidelines of care for the treatment of psoriasis with phototherapy and photochemotherapy. J Am Acad Dermatol. 2010; 62:114-35.

NATIONAL INSTITUTE FOR HEALTH AND CLINICAL EXCELLENCE (NHS). Psoriasis. The Assessment and management of psoriasis. October 2012.www. guidance.nice.org.uk/cg153.

PUIG L, CARRASCOSA J M, CARRETERO G, DE LA CUEVA P, LAFUENTE-URREZ R, ET AL. Directrices españolas basadas en la evidencia para el tratamiento de la psoriasis con agentes biológicos, 2013. Consideraciones de eficacia y selección del tratamiento. Actas Dermo-Sifiliográficas. 2013. Article in press. http:/ /dx.doi.org/10.1016/j.ad.2013.04.003.

VILLASEÑOR-PARK JENNIFER, WHEELER DAVID, GRANDINETTI LISA. PSORIASIS. Evolving treatment for a complex disease. Cleveland Clinic Journal of Medicine. 2012; 79(6):413-423.

MICOSIS SUPERFICIALES Y SUBCUTÁNEAS

José Cedeño M.
Adrianna Bettiol M.
Marcos Troccoli H.

INTRODUCCIÓN

Las infecciones dermatológicas producidas por hongos comprenden un grupo heterogéneo de enfermedades entre las cuales se destacan las tiñas o dermatofitosis, pitiriasis versicolor, candidiasis, otomicosis y ciertas micosis subcutáneas con manifestaciones principales en la piel, como esporotricosis, cromomicosis, micetoma y actinomicosis. Las micosis profundas como la paracoccidioidomicosis, coccidioidomicosis e histoplasmosis (sobre todo en pacientes inmunocomprometidos) cursan a veces con lesiones cutáneas caracterizadas por pápulas, nódulos, pústulas, abscesos, placas verrugosas y ulceraciones que pueden diseminarse y comprometer también músculos, huesos y vísceras. Es necesario resaltar que el compromiso y severidad de los órganos internos es propio de las micosis profundas y define el curso de estas enfermedades.

Las *dermatofítides* se refieren a las manifestaciones dérmicas alérgicas que aparecen en sitios distantes al foco micótico debido a antígenos circulantes; por lo general se observan asociadas a las dermatofitosis, principalmente las tiñas de los pies, y suelen desaparecer al curar la infección primaria.

Las micosis superficiales producidas por dermatofitos son causadas por hongos del género *Microsporum, Trichophyton* y *Epidermophyton.* Las más frecuentes son las de los pies, manos, cuerpo, región crural, cuero cabelludo, barba y uñas.

DIAGNÓSTICO

En líneas generales, el diagnóstico de las micosis cutáneas se logra mediante las siguientes pruebas:

1. Estudio microscópico directo del material obtenido de las lesiones (raspado de la piel, pelos y uñas), tratado con hidróxido de potasio (KOH) o con *clorazol Black-E*. Estas permiten identificar las hifas y esporas de los hongos. También se pueden emplear las coloraciones de H-E o PAS en muestras de biopsia

2. Cultivo del material obtenido de las lesiones en medios especiales para hongos, como el de agar-Sabouraud y otros medios especiales. Junto con el examen directo, constituyen la prueba de oro para el diagnóstico de estas enfermedades.

3. Examen de la lesión con la lámpara de Wood. Se observa una fluorescencia verdeamarillenta en lesiones no visibles a la luz normal; es útil especialmente en la pitiriasis versicolor y en pelos infectados por hongos del género *Microsporum* (tiña del cuero cabelludo).

MANIFESTACIONES CLÍNICAS

Las formas clínicas de las micosis superficiales son las siguientes: tiña de las uñas (*Tinea ungium*), tiña de los pies (*Tinea pedis*) y manos (*Tinea manuum*), tiña circinada (*Tinea corporis*), tiña crural (*Tinea cruris*), tiña del cuero cabelludo (*Tinea capitis*), tiña de la barba (*Tinea barbae*), pitiriasis versicolor, candidiasis, otomicosis, esporotricosis, cromomicosis, actinomicetoma y o maduromicetoma (pie de madura) y actinomicosis.

TIÑA DE LAS UÑAS (TINEA UNGIUM)

Es producida principalmente por *T. rubrum* y *mentagrophytes*, así como también por *E. floccosum*. Es una dermatofitosis no inflamatoria que produce distrofia ungueal. Hay cuatro tipos de *tinea unguium*. La más frecuente es la forma de *onicolisis subungueal distal* (despegamiento o desmoronamiento de la lámina ungueal en su parte distal); luego, la *onicolisis subungueal proximal*; la *leuconiquia* (uña blanca) y por último la forma *distrófica total*, en la cual se puede observar destrucción total de la uña. Pueden afectarse las uñas de las manos y con más frecuencia la de los pies, particularmente los dedos gordos. Hay que hacer el diagnóstico diferencial con otras patologías como la psoriasis ungueal, liquen plano, paroniquia congénita, onicomicosis por *Candida*, onicomicosis por mohos o contaminantes y, sobre todo, con traumatismos ungueales. El diagnóstico se basa en cultivar el microorganismo proveniente del raspado ungueal. Si hay un cultivo que se justifica, es el cultivo de uñas, ya que se debe descartar otros diagnósticos diferenciales; además, los tratamientos para las uñas son largos, costosos y con efectos secundarios diversos.

El tratamiento siempre hay que individualizarlo y en principio siempre debe ser combinando con terapia sistémica y tópica. La monoterapia predispone a recaídas frecuentes. La terapia tópica más efectiva es la de aplicación de lacas sobre las láminas ungueales afectadas, superficiales y distales como la amorolfina, que se aplica dos veces por semana durante 3 a 6 meses; también existe la ciclopiroxolamina al 8%, que se aplica diariamente por 6-7 meses, y por último existen aplicaciones de queratolíticos a base de úrea con antimicóticos que ayudan a eliminar químicamente la uña lesionada. La terapia sistémica cuenta con triazólicos como itraconazol y fluconazol, así como con terbinafina, Es importante evaluar al paciente a los tres meses y decidir si se debe continuar o no con la terapia sistémica. Pueden utilizarse los siguientes esquemas terapéuticos:

Tratamiento sistémico para la tiña de las uñas de las manos

Itraconazol continuo: 200 mg/día VO por 3 meses
Itraconazol pulso: 400 mg/día/7días/mes VO, 2-3 pulsos
Terbinafina continuo: 250 mg/día VO, por 6 semanas
Terbinafina pulso: 500 mg día/ 7 días/ mes VO, por 2-3 pulsos
Fluconazol: 150 mg/semana VO, hasta que se evidencia curación clínica (6-12 meses)

Tratamiento sistémico para el tratamiento de la tiña de las uñas de los pies

Itraconazol continuo: 200 mg/día VO por 3 meses
Itraconazol pulso: 400 mg día/ 7días/ mes VO, 3-6 pulsos
Terbinafina continuo: 250 mg/día VO, por 3 meses
Terbinafina pulso: 500 mg día/ 7 días/ mes VO, por 3-6 pulsos
Fluconazol: 150-300 mg/semana, VO, hasta que se evidencia curación clínica (6-12meses)

TIÑA DE LOS PIES *(TINEA PEDIS)* Y MANOS *(TINEA MANUUM)*

La tiña de los pies es causada por *Tricophyton rubrum* y *T. mentagrophytes*. Hay tres formas clínicas de presentación: la interdigital, con afectación de los espacios interdigitales, sobre todo del cuarto espacio. La lesión predominante es la descamación, pero si se asocia con eritema, maceración y mal olor, es decir, sobreinfección bacteriana, da origen a lo que se denomina "pie de atleta". La segunda forma clínica es la que afecta toda la planta del pie, denominada "tipo mocasín", con engrosamiento plantar y descamación. La tercera forma es la variedad dishidrótica, en la que aparecen placas eritematosas con vesículas y a veces pústulas, generalmente muy pruriginosas, localizadas de preferencia en el arco plantar. La tiña de las manos es una variedad de la tiña de los pies, pero sin manifestaciones inflamatorias. Se presenta como una lesión descamativa y crónica de las superficies palmares, con un borde bien delimitado, y que debe diferenciarse de la dishidrosis, intertrigo y la dermatitis por contacto.

El tratamiento de la tiña de los pies y manos es controversial, ya que hay autores que solo aplican terapia tópica durante 2-3 semanas. Sin embargo, el consenso es tratarla de forma sistémica y tópica con las siguientes alternativas terapéuticas: Ciclopirox, crema o gel 0.77% BID por 4 semanas; terbinafina en crema: BID sobre el área afectada, por 1 a 4semanas;en solución 1% BID por 1 semana o 250 mg/VO día por 2-4 semanas; itraconazol: 200 mg VO BID por 1 semana; fluconazol: 150 mg VO una vez a la semana por 2 a 4 semanas. Ketoconazol: crema al 2% OD sobre el área afectada por 2 semanas; 200 mg/VO día por 4 semanas. El ketoconazol oral es a menudo eficaz en la infección recalcitrante severa (vigilar hepatotoxicidad y muchas interacciones medicamentosas). Griseofulvina: micronizada, 1g/VO día; ultramicronizada: 660 o 750 mg/VO día por 2-4 semanas para tiña corporis y por 4-8 semanas para tiña pedis. Es muy importante instruir al paciente sobre las medidas generales de secado de los pies y los que sufren de sudoración excesiva, cambio frecuente de medias, uso de zapatos aireados y aplicación de antimicóticos en polvo o talcos tanto en los pies como en el calzado. Si hay inflamación, fisuración o eritema (por sobreinfección bacteriana) se recomienda asociar antibióticos sistémicos.

TIÑA CIRCINADA *(TINEA CORPORIS)*

Es causada por *Tricophyton rubrum*, *Tricophyton mentagrophytes* y *Microsporum canis*. Se presenta como un anillo superficial con un borde inflamatorio evidente formado por vesículas y escamas, con un centro involutivo aparentemente sano; es pruriginosa y puede complicarse con infección o asociarse a otras tiñas. Debe ser diferenciada de la pitiriasis rosada, la sífilis y la lepra (tuberculoide o *borderline*). El tratamiento puede ser oral o tópico (en los casos rebeldes). Se usan tópicos, igual que en la tiña de los pies, como el ciclopirox laca. Alternativas orales como terbinafina, 250 mg VO día por 1-2 semanas dependiendo de la respuesta del paciente; ketoconazol, 200 mg/día VO por 4 semanas (para casos recalcitrantes y severa); fluconazol, 150 mg VO una vez por semana por 2 a 4 semanas; itraconazol, 100 mg VO diarios por 2 semanas; griseofulvin: micronizada, 500 mg/VO día; y ultramicronizada, 330-375 mg/VO día por 4-6semanas. Para las lesiones hiperqueratósicas se usan los queratolíticos.

TIÑA CRURAL *(TINEA CRURIS)*

Es producida principalmente por *Epidermophyton floccosum* y *Trichophyton rubrum*. Se presenta en la parte interna del muslo, región inguinocrural y perineal (en el hombre respeta el escroto), en donde la humedad, el roce, la oclusión y el calor contribuyen al mantenimiento de la infección. Se caracteriza por ser pruriginosa, tiene aspecto circinado (forma de anillo) con pequeñas vesículas y pústulas; la forma aguda es eritematosa y la crónica liquenificada. Siempre que se sospeche de *tinea cruris* se deben revisar los pies del paciente, ya que el 99% de ellos son portadores de *tinea pedis* interdigital con afectación de al menos el último espacio interdigital. Debe diferenciarse del eritrasma, el intertrigo, la dermatitis por contacto, la psoriasis inversa, las lesiones secundarias de la sífilis, las erupciones medicamentosas, el eczema numular y la pitiriasis rosada (enfermedad cutánea pápuloescamosa autolimitada de origen desconocido).El tratamiento es semejante a la tiña del cuerpo, pero además debe insistirse en aireación de la zona enferma, uso de ropa interior amplia y absorbente y polvos tópicos para favorecer el secado, por 2 a 3 semanas. Debido a su asociación con *tinea pedis*, la recomendación es la terapia combinada con antimicóticos sistémicos por 14 días.

TIÑA DEL CUERO CABELLUDO *(TINEA CAPITIS)*

A esta entidad se le conoce como *Querion de Celso. Microsporum canis* (zoofílico) es el agente causal más frecuente en nuestro país y seguido por *Trichophyton tonsurans* (antropofílico). Se observa con gran frecuencia en niños prepuberales (edad escolar) y ocasionalmente en el adulto (por algún tipo de inmunosupresión). Se caracteriza por placas descamativas alopécicas o pseudoalopécicas, redondeadas u ovales, a veces únicas o con una lesión principal y otras satélites alrededor. Cuando se inflaman originan pápulas, vesículas y costras dolorosas, incluso pueden presentar linfadenopatías cervicales. La tiña del cuero cabelludo se confunde con alopecia areata, tricotilomanía, sífilis secundaria, lupus eritematoso discoide crónico y morfea del cuero cabelludo. El diagnóstico de las tiñas del cuero cabelludo se logra con el examen microscópico del cabello, al cual se agrega solución de KOH al 20% para detectar las esporas. Por otra parte, cuando el agente causal es del género *Microsporum*, con la lámpara de Wood se observa una fluorescencia verdeamarillenta. La identificación definitiva se da con el cultivo en medio de Sabouraud.

El tratamiento siempre debe ser sistémico, ya que el fármaco debe penetrar al folículo piloso para ser efectivo. La droga de elección es la griseofulvina (único fármaco aprobado por la FDA para el tratamiento de la tiña capitis), aunque el uso de terbinafina, itraconazol y fluconazol han sido reportados en la literatura médica de forma extensa. El uso de champús antimicóticos o agentes tópicos puede ser necesario para el tratamiento con el objeto de eliminar fómites. Los siguientes fármacos pueden utilizarse como alternativas con una alta tasa de curación (82-100%): griseofulvina micronizada: 500 mg VO día por 6-8 semanas; ultramicronizada: 10-15 mg/kg/día VO por 6 a 12 semanas; terbinafina: 250 mg VO día por 4-6 semanas; itraconazol: 5 mg/kg/VO día por 6 semanas; fluconazol: 150 mg VO día por 8-12 semanas. La adición de ketoconazol tópico o champú de sulfato de selenio reduce la transmisibilidad. Tratar por el doble de tiempo para *M. canis* en comparación con *T. tonsurans*.

TIÑA DE LA BARBA *(TINEA BARBAE)*

Es producida por especies antropofílicas y zoofílicas (ganado vacuno) *T. mentagrophytes y T. rubrum.* Existe una forma superficial parecida a la tiña del cuerpo, con alopecia en el centro de la lesión, y otra más severa semejante a la tiña de la cabeza, con alopecia, pústulas foliculares y lesiones semejantes al querion del cuero cabelludo. Puede ser transmitida por contacto con vacas y caballos. El diagnóstico diferencial debe establecerse con la pseudofoliculitis de la afeitada y la "psicosis bacteriana". El tratamiento de la tiña de la barba consiste en antimicóticos orales con las siguientes alternativas: terbinafina, 250 mg/VO día por 4-6 semanas; fluconazol ,150 mg/semanal o itraconazol, 100 mg/ día, por 2-4 semanas. También se pueden emplear al mismo tiempo compuestos imidazólicos en crema una o dos veces/día por 2-4 semanas.

PITIRIASIS (TIÑA) VERSICOLOR

Es la micosis superficial más frecuente, producida por *Malassezia furfur o Pityrosporum orbiculare*. Es un hongo dimorfo de fase micelial y levaduriforme que se considera saprófito, puesto que forma parte de la flora del cuero cabelludo y áreas seborreicas; bajo ciertas condiciones se torna patógeno y produce lesiones. De ahí su tendencia a las recaídas frecuentes y la cronicidad. La pitiriasis versicolor se caracteriza por placas numulares (formas de moneda), finamente descamativas, hipercrómicas o hipocrómicas, no pruriginosas, que tienden a coalescer, localizadas principalmente en el cuello y el tronco (pecho y espalda). El diagnóstico es muy fácil, pues con el simple raspado de las lesiones o usando el método de la cinta adhesiva se puede observar directamente el hongo al microscopio. Es muy útil el uso de la lámpara de Wood, por la cual, las lesiones activas emiten una fluorescencia verdeamarillenta característica, además de que facilita detectar la efectividad de la terapia. Después del tratamiento pueden quedar manchas hipocrómicas residuales postinflamatorias, lo cual no significa que el medicamento haya fracasado.

El tratamiento puede reducirse a una simple terapia tópica con un champú antimicótico existente en el mercado, aplicaciones de 5-10 minutos previo al baño diario y uso de cremas antifúngicas una vez al día por 14 días. También se puede usar terapia sistémica; el ketoconazol oral sigue siendo altamente efectivo y prácticamente es en la única patología que está aceptado por consenso. Se puede emplear una sola dosis mensual de 200 a 400 mg VO; es necesario que en el día de la toma se haga algún ejercicio y evitar el baño durante 24 horas; de esta manera, el medicamento llega rápidamente con el sudor a la piel, donde hace su acción; también se usan 200-400 mg VO diarios por 7-10 días. Puede utilizarse fluconazol, 400 mg VO en una sola toma o 150 mg/semanal por 3 semanas, o itraconazol, 200 mg/día VO por 7 días.

CANDIDIASIS

Es producida por levaduras del género *Candida spp: C. albicans, C. tropicalis y C. guillermondi*. Este hongo está presente como saprófito en un 9% en la piel, así como, en mayor porcentaje, en las mucosas oral y vaginal. Cuando se torna patógeno bajo ciertas condiciones como en pacientes diabéticos, por efecto de antibióticoterapia múltiple, embarazo, obesidad, alcoholismo o cualquier condición de inmunosupresión, puede producir infecciones agudas o subagudas en la piel, mucosas y uñas, y en casos más severos infecciones sistémicas graves (candidemia) que pueden comprometer la vida del paciente. La candidiasis cutánea o candidiasis intertriginosa (intertrigo) cursa con placas muy eritematosas localizadas en áreas de pliegues cutáneo, de bordes irregulares, húmedas y maceradas que se acompañan de otras satélites alrededor de la lesión primitiva. En los niños ocasiona la "pañalitis" y en los adultos la variedad intertriginosa, sobre todo en obesos y diabéticos, con afectación de las regiones axilares, inguinales, submamaria, interdigital o interglútea. La terapéutica de la candidiasis puede ser local o sistémica y también debe individualizarse en cada paciente. Lo que sí es cierto es que deben controlarse los factores de humedad y controlar en lo posible los factores predisponentes. La candidiasis de diseminación hematógena se describe el capítulo de micosis profundas. Se describen las diferentes localizaciones de la candidiasis y su tratamiento.

Candidiasis de la mucosa orofaríngea y esofágica. Se presenta de diferentes formas: la de tipo *muguet* en las comisuras labiales; la forma *pseudomembranosa* (la más frecuente), que forma placas blanquecinas fácilmente desprendibles que dejan una superficie eritematosa, localizadas sobre la lengua, velo del paladar, mejillas, labios, encías y faringe, y que suele ocurrir en lactantes, ancianos y personas que reciben antibióticos por tiempo prolongado. Hay formas atróficas vistas sobre todo en la lengua, que la deja totalmente despulida, sobre todo en pacientes inmunosuprimidos. Se usa el fluconazol,200 mg VO en una sola dosis, más tópicos azólicos y colutorios de nistatina; caspofungina, 50 mg EV/día o micafungina, 150 mg/EV día, o anidulafungina, 200 mg/EV de entrada y luego 100 mg/EV día. En la candidiasis mucocutánea crónica, 150 mg VO semanales por 8 a 12 meses, y para pacientes con SIDA, 200 mg el primer día, luego, 100 mg por 3 a 4 días, y de mantenimiento, 100 mg VO OD semanales. Ketoconazol para la candidiasis cutánea, 400 mg VO diarios por 15 días, mucocutánea, 400 mg VO OD por 3 a 9 meses, y para la candidiasis bucofaríngea, 200 mg VO diarios por 5-10 días.

Vulvovaginitis por Candida. Es común en diabéticas y embarazadas; cursa con prurito y flujo blanquecino; también se puede observar su contraparte en hombres, la balanitis candidiásica que afecta la mucosa del glande con pápulas y placas muy rojas con secreción cremosa. Se utilizan supositorios de nistatina y tópicos azólicos intravaginales: clotrimazol (200 mg HS por 3 días o crema 1% HS por 7 días; miconazol (200 mg HS o crema 2% HS por 7 días). El medicamento de elección es el fluconazol en pacientes no inmunosuprimidos,

150 mg VO en una sola toma. Ketoconazol, 400 mg VO diarios por 5 días. Itraconazol, 200 mg VO OD por 3-5 días o 400 mg VO en una sola toma. En pacientes con SIDA, 100 mg VO BID por 2 semanas, y luego, 200 mg VO semanales.

Onicomicosis por Candida. Se manifiesta principalmente en las uñas de manos y cursa con perionixis (paroniquia) o inflamación de la piel alrededor de las uñas; se acompaña de distrofia ungueal y se manifiesta sobre todo en amas de casa, *chefs* de cocina y cantineros, es decir, personas cuyo oficio implique una alta humedad permanente en las manos. También se observa afectación de las uñas de los pies, pero su presentación clínica es muy parecida a la de los dermatofitos, aunque todavía existe mucha controversia sobre si esta entidad debe considerarse o no debido al papel saprófito de la *Candida* en la superficie cutánea. Se usa el fluconazol, 150 mg por semana por varios meses hasta que la uña esté totalmente sana.

Otomicosis. Consiste en la infección del conducto auditivo externo por levaduras de *Candida albicans* o *Aspergillus niger*. Se caracteriza por cursar con prurito intenso y poco dolor, acompañado de costras oscuras, húmedas y cierta secreción. El tratamiento tópico consiste en soluciones óticas sin alcohol que contengan cualquiera de los siguientes medicamentos: imidazoles, nitrofurazona, vioformo, neomicina o polimixina B. La nistatina tópica es útil para la *Candida*. Es importante la limpieza por aspiración del especialista en otorrino y también se pueden emplear los antimicóticos sistémicos. Itraconazol, 100 mg VO diarios por 15 días.

ESPOROTRICOSIS

La enfermedad es producida por *Sporothrix schenckii,* frecuente en el medio rural, floristeros y campesinos que trabajan la tierra, y que se adquiere a través de heridas punzantes o rasguños con espinas, plantas, maderas o paja. En nuestro país, las áreas endémicas se localizan en las zonas húmedas del centro norte de Venezuela como El Junquito, Colonia Tovar y sus alrededores. En el sitio de inoculación se forma una pápula o nódulo (principalmente en miembros superiores) que pronto se ulcera y da la *forma cutánea fija*. Si se originan otras lesiones de forma lineal y sigue trayectos linfáticos se denomina *forma cutánea linfangítica*. Ocasionalmente puede diseminarse por vía hemática y originar abscesos múltiples subcutáneos o invasión a huesos, articulaciones y vísceras (muy raro). El curso puede ser subagudo o crónico y a veces las lesiones sanan espontáneamente en un lapso de 4 a 6 semanas.

El diagnóstico diferencial debe establecerse con leishmaniasis, lepra tuberculoide, sífilis gomatosa, tuberculosis verrugosa de la piel y sarcoidosis. El diagnóstico se establece con el cultivo y una prueba intradérmica positiva de esporotriquina (altamente sensible).

El tratamiento inicial para la esporotricosis linfocutánea es la solución saturada de yoduro de potasio o SSKI (mezcla de yoduro de sodio y yoduro de potasio 25 g de cada uno en 50 ml de agua destilada), a la dosis de 5 a 10 gotas VO TID, después de las comidas la primera semana; luego, 15 gotas TID la segunda; 20 gotas TID la tercera y posteriormente 40 a 50 gotas TID por 6 a 12 semanas. En caso de intolerancia a los yoduros se ha usado el itraconazol, 200 VO diarios por 3-6 meses hasta la resolución del proceso (si no hay respuesta o existe compromiso osteoarticular o pulmonar, 200 mg VO BID por 12 meses); terbinafina, 500 mg VO BID por 4 a 5 semanas; o fluconazol (menos efectivo), 400-800 mg VO al día. En casos diseminados y severos (pulmón, SNC, huesos) se practica la resección quirúrgica más anfotericina B liposomal (ABL) 3-5 mg/kg/día EV o anfotericina B complejo lipídico (ABCL) 5 mg/kg/día EV o anfo B desoxicolato (AmB convencional) 0.7-1 mg/kg EV al día; por 4-6 semanas si hay respuesta, cambiar a itraconazol 200 mg VO BID por un total de 12 meses. Después de 2 semanas de tratamiento, documentar los niveles séricos adecuados de itraconazol. Todas las recomendaciones de dosis son para adultos (a menos que se indique otra cosa) y con función renal normal. Embarazo con enfermedad grave: anfoB lipídica 3-5 mg/kg EV OD. SIDA y pacientes inmunodeprimidos: itraconazol 200 mg VO OD hasta que el conteo de células T CD4+ sea > 200 células/µl durante 12 meses. Después de 2 semanas se recomienda documentar los niveles séricos adecuados de itraconazol.

CROMOMICOSIS

Es producida por hongos cromomicetos (dematiáceos u oscuros) como *Cladophialophora carrioni, Fonsecae pedrosi, Phialophora verrucosa y Rhinocladiella aquaspersa*. Es frecuente en el medio rural y las áreas endémicas de nuestro país son los estados Falcón, Lara y Zulia, donde el más frecuente es *Cladophialophora carrioni*, presente en las cactáceas de áreas xerófitas y secas, y *Fonsecae pedrosoi*, que se encuentra en la vegetación de áreas más húmedas como los piedemontes de Lara y Zulia. Se presenta generalmente en hombres con actividades dedicadas a la ganadería y cría de animales, expuestos a heridas (con espinas o astillas de plantas), sobre todo de los miembros inferiores. Comienza con pápulas y pústulas que con los años se convierten en placas escamocostrosas y verrugosas que se complican con elefantiasis o invasión articular, ósea o muscular. Se confunde con la esporotricosis, la leishmaniasis y la TBC verrugosa. El diagnóstico se confirma con las preparaciones habituales, cultivos en medio de Agar y la biopsia de las lesiones. El tratamiento consiste en evitar que las lesiones se propaguen mediante la extirpación quirúrgica, electrocoagulación y crioterapia. Cuando el agente causal es *Cladophialophora carrioni*, la respuesta al itraconazol sistémico es excelente, aunque no tan favorable para *Fonsecae pedrosoi*. Se usa el itraconazol, 100 a 400 mg VO OD por 18 meses.

MICETOMA

El micetoma es una infección granulomatosa crónica de aspecto tumoral localizada en piel y tejido subcutáneo, que puede extenderse hasta el hueso. Es producida por ciertos hongos y bacterias, los cuales, indistintamente, producen un cuadro clínico similar: deformidad de la región anatómica comprometida, induración leñosa, hipertrofia, fístulas y secreción de gránulos. La enfermedad es más frecuente en hombres que en mujeres (4:1), en trabajadores del campo de edad comprendida entre 20 a 50 años de edad y en los miembros inferiores, particularmente en el pie. Inicialmente fue descrita en un paciente en la ciudad de Madurai (India) y fue llamada pie de madura. Desde el punto de vista clínico se reconocen dos grupos de micetomas, los causados por bacterias pseudomicóticas (actinomicetoma) y los producidos por hongos verdaderos (eumicetoma o maduromicetoma).

Actinomicetoma. Representa el 98% de los casos, causados por bacterias aerobias del grupo de los Actinomicetos, género *Nocardia* (brasiliensis, caviae, asteroides), y del grupo *Streptomyces* (*Streptomyces pelletieri, Streptomyces somaliensis y Actinomadura madurae*).

Eumicetoma (pie de madura o maduromicetoma). Representa el 2% de los casos, pero la frecuencia es mucho mayor en áreas con baja precipitación pluvial (<350mm al año). Es producido por los hongos *Madurella* (*mycetomatis, grisea*) y *Pseudoalescheria boydii* (*Scedosporium apiospermum*).

La infección es trasmitida por material vegetal contaminado por el agente infeccioso; el período de incubación no se ha precisado y se presume que toma varios años. Una vez ocurrida la inoculación, el tejido afectado desarrolla una respuesta inflamatoria granulomatosa no especifica constituida por un centro purulento que contiene los gránulos de micetoma rodeado por PMN, histiocitos y folículos tuberculoides. La reacción granulomatosa puede invadir músculos y huesos causando miositis y osteomielitis (los nervios y tendones son altamente resistentes). Las lesiones óseas se inician con la invasión del periostio y osteolisis conformando "geodas" y la radiografía revela lesiones osteolíticas en sacabocados. Puede haber deformaciones notables y compromiso articular con anquilosis. La diseminación y metástasis a los ganglios linfáticos es rara. El cuadro clínico inicial es común en cualquier tipo de micetoma, pero en el transcurso del tiempo hay diferencias:

Actinomicetoma. El curso es agudo, progresa más rápidamente, la induración tiene márgenes imprecisos, las fístulas se inician tempranamente y se hacen numerosas, con abundante secreción serosanguinolenta o seropurulenta y de gránulos; producen poca o ninguna invasión y responden bastante bien a los antibióticos sistémicos.

Maduromicetomas. Tienen un curso mucho más lento y crónico, se presentan como masas sólidas circunscritas que originan fístulas, ulceraciones, exudación purulenta o serosanguinolenta, a veces con expulsión de granos, e invaden tejidos circundantes. Cuando las lesiones se hacen extensas producen deformaciones notables e incapacitan al paciente por deformidad de la región anatómica y compromiso articular con anquilosis. Responden pobremente a los antimicóticos sistémicos.

En la mayoría de los pacientes, las lesiones se localizan en las extremidades inferiores (80%), sin embargo existe una minoría de enfermos (infantes y adolescentes) que puede presentar las lesiones en la cara, cuello, tórax, axila y brazos; estas últimas lesiones son denominadas "minemicetomas" por su apariencia clínica (tubérculos de superficie lisa o ulcerados, vegetantes con trayecto fistuloso; aparentan clínicamente un granuloma telangiectásico, ántrax u otras micosis subcutáneas). En el tórax, las lesiones pueden invadir y afectar la médula espinal con paraplejía o extenderse anteriormente e invadir costillas, pleura y parénquima pulmonar. El compromiso de la pared abdominal penetra excepcionalmente la cavidad, sin embargo, en la región inguinal puede ser invasivo y afectar la vejiga y otros órganos abdominopélvicos. El diagnóstico del micetoma se logra mediante los siguientes estudios:

1. Examen directo de los granos con KOH al 20%. Puede revelar *grosso modo* granos blancos en el actinomicetoma y negros en el maduromicetoma. Más específicamente los blancoamarillentos sugieren *Nocardia species* o *A. ma-*

durae y S. Apiospermum. Los amarillo-marrón indican infección por Strep-tomyces somaliensis, y los de rosado a rojo infección por *A. Pelletieri. Los negros sugieren Streptomyces paraguayensis, Madurella* species o infección por el hongo *Leptosphaeria* species. Microscópicamente, con la coloración de Gram, los granos actinomicóticos presentan el centro gramnegativo del cual se desprenden finas radiaciones marginales grampositivas. Los granos maduromicóticos aparecen como masas de hifas septadas gramnegativas, embebidas en el cemento intercelular. Este grupo también puede ser observado mediante coloración de GMS (Gomori-metenamine-silver) o PAS (periodic-acid-shift).

2. Biopsia. El estudio histopatológico demuestra formación de microabscesos asociados con reacciones granulomatosas. La epidermis se caracteriza por hiperplasia pseudoepiteliomatosa o hiperqueratosis; en la dermis, formación de microabscesos con PMN rodeados de abundantes macrófagos, plasmocitos y linfocitos. La confluencia de los abscesos conforma tractos fistulosos con fibrosis perilesional y con escasos granulomas tuberculoides; es notoria la presencia de células gigantes de tipo Langerhans o de cuerpo extraño distribuyéndose difusamente en el infiltrado celular.

3. Cultivos de las secreciones en medios: Löwenstein-Jensen para actinomicetoma y agar-sangre o medio de Sabouraud para maduromicetoma. Los cultivos superficiales son inadecuados porque están contaminados con bacterias.

4. Estudio citológico de muestra extraída por aspiración con aguja fina.

5. Diagnostico serológico. Se basa en la determinación de respuesta humoral dirigida contra tres proteínas antigénicas (24, 26 y 61 Kd) de extractos celulares específicos de *Nocardia brasiliensis*. S e utilizan técnicas de inmunodifusión, contrainmunolectroforesis, ELISA y Western-Blot. Tienen alta correlación con la condición clínica de los pacientes, se encuentran altos títulos en pacientes con enfermedad activa y bajos en los curados.

El tratamiento del micetoma debe estar dirigido específicamente al agente causal, de manera que consiste en antibióticos para el actinomicetoma y antimicóticos para el maduromicetoma.

Actinomicetoma. Los pacientes deben ser tratados con 2 fármacos para evitar la resistencia bacteriana y erradicar la infección residual. Son utilizados en ciclos de 5 semanas de duración, el número de veces necesario que logre erradicar el proceso.

Los esquemas indicados son TMP-SMX (14 mg/kg/día) con estreptomicina (14 mg/kg IM) o con amikacina, e incluso con gentamicina. En ocasiones se requiere un tercer agente como rifampicina (15-20 mg/kg/día) para disminuir las recurrencias. También se ha utilizado dapsona (1-2 mg/kg/día, en días alternos) por su propiedad antibacteriana, además de antinflamatoria e inmunomoduladora. Considerando que el tratamiento es frecuentemente prolongado, los aminoglucósidos se han empleado por períodos limitados seguido de tratamiento oral con 2 agentes (por ejemplo, TMP-SMX con doxiciclina).

Maduromicetoma. Se utiliza tratamiento quirúrgico (escisión de los tumores o amputación en casos seleccionados); inicialmente o secuencialmente, un antifúngico por un tiempo mínimo de 10 meses, generalmente por varios años. Contra *Madurella mycetomatis se indica* itraconazol en dosis de 400 mg VO día, y para *S. apiospermum,* itraconazol (igual dosis) o voriconazol, 200 mg VO c/12h. Es muy posible que el posaconazol tenga buena efectividad. También se ha empleado anfotericina B en forma intermitente con itraconazol.

ACTINOMICOSIS

Es causada por una bacteria grampositiva anaeróbica del género *Actinomyces*, particularmente el *Actinomyces israelii*. La variedad cervicofacial se caracteriza por formación de abscesos, tumefacción de los tejidos blandos y nódulos firmes, profundos, de color rojo oscuro, que al romperse secretan un exudado que contiene gránulos amarillentos como "flor de azufre"; posteriormente se forman otros nódulos con senos y cicatrices. Las lesiones pueden tomar el maxilar inferior, huesos del cráneo y ocasionar periostitis, osteomielitis y lesiones del cerebro. El curso es crónico y de pronóstico grave. Se debe diferenciar de los abscesos dentales, la escrofuloderma, los sarcomas y las formas gomatosas de la sífilis. El diagnóstico se establece con el examen y cultivo de la secreción. El tratamiento de elección es la ampicilina, 50 mg/kg/día EV, dividida en 4 dosis por 4-6 semanas, o penicilina V, 2-4 g/día VO por 3-6 meses, o penicilina G cristalina a la dosis de 18 a 24 millones EV diarios repartidos cada 4 horas por 4-6 semanas. Como alternativas, doxiciclina, ceftriaxona, clindamicina o eritromicina, además de cefoxitina, cefotetán y cefuroxima.

El tratamiento local de las micosis superficiales puede ser a base de imidazoles tópicos(miconazol, clotrimazol, isoconazol, econazol, tioconazol, bifonazol, oxiconazol, sulconazol y ketoconazol) y otros antimicóticos como los alilamínicos (terbinafina y naftifina), tolnaftato, undecilinato de zinc, haloprogina y ciclopiroxolamina. Dada la amplia variedad de medicamentos antimicóticos locales, es recomendable que el médico se familiarice con solo uno o dos. El tratamiento sistémico de las micosis superficiales a base de griseofulvina y ketoconazol, tan popular en el pasado, actualmente ha sido reemplazado por medicamentos de primera línea como terbinafina, itraconazol y fluconazol por ser más efectivos, de poca interacción con otras drogas y con mínimos efectos colaterales. Sin embargo, dado el alto costo de los nuevos medicamentos, en algunos países aún se usa griseofulvina y ketoconazol para las micosis superficiales.

Terbinafina. Bloquea la síntesis del ergosterol de los hongos, en particular los dermatofitos, por inhibición de la enzima *escualeno epoxidasa;* curiosamente no es efectiva para la pitiriasis versicolor ni para la candidiasis. Se absorbe adecuadamente por vía oral y puede producir dermatitis y disgeusia. Se presenta en crema al 1% para aplicación de una o dos veces diarias; el tiempo varía dependiendo de la localización de la micosis.

Fluconazol. Antimicótico triazol sistémico ampliamente usado en las candidiasis y en algunas micosis profundas, así como en esquemas profilácticos de pacientes inmunosuprimidos, y con gran aceptación para las micosis superficiales cuando el uso tópico ha fallado o cuando la enfermedad es severa.

Itraconazol. Es otro antimicótico triazol sistémico ampliamente usado tanto para micosis superficiales y profundas. Tiene la propiedad de que se deposita en el lecho ungueal, piel y mucosas. Se puede administrar después de los alimentos y se debe evitar en el embarazo, insuficiencia renal y hepática.

Ketoconazol. Se usa en ayunas y preferiblemente con jugo de naranja; tiene las mismas contraindicaciones de la griseofulvina, además de interferir con la biosíntesis y el transporte de los andrógenos. Debido a su acción hepatotóxica, su empleo por varios meses ha limitado su uso.

Griseofulvina. En la mayoría de los casos, la duración del tratamiento se mantiene generalmente por meses hasta la completa resolución del proceso micótico y solo es efectiva en aproximadamente un 40% de los casos. A dosis elevadas provoca reacciones de fotosensibilidad y también es hepatotóxica, tiene propiedades carcinogénicas y teratogénicas. Debe evitarse en el embarazo, en la insuficiencia renal y en las hepatopatías.

REFERENCIAS

Borelli D. Cambios en la doctrina de las micosis superficiales. Dermatología Venezolana 1990; 28 (4):133-138

Cavallera E, Asbati M. Onicomicosis por hongos filamentosos no dermatofitos. Rev. Venezol. Dermatol. 2006. Vol.44(1):4-10

De Berker D. Clinical practice. Fungal nail disease. N Engl J Med. 2009; 360: 2108.

Dieng MT, Sy MH, Diop BM, Niang SO; Ndiaye B. Mycetoma:130 cases. Ann Dermatol Venereol. 2003;130(pt 1);130:16.

Gupta AK, Kohli Y. Prevalence of Malassezia species on various body sites in clinically healthy subjects representing different age groups. Med Mycology. 2004; 42: 35-42

Kauffman CA et al. Clinical practice guidelines for the management of sporotrichosis: 2007 Update by the Infectious Diseases Society of America. Clin Infect Dis. 2007; 45: 1255.

Lupi O, Tyring S and McGinnis M. Tropical dermatology: Fungal tropical diseases. J Am Acad Dermatol. 2005; 53(6):931-951.

Palit A, Ragunatha S, Inamadar AC. Actinomycetoma: dramatic response to modified two-step regimen. *Int J Dermatol* 2011; 50(4):446-9.

Pappas PG et al. Clinical practiceguidelines for the management of candidiosis: 2009 update by the Infectious Diseases Society pf Ameruca. Clin Infect Dis. 2009; 48: 503.

Reis-Gavazzoni Dias, MF et al. Update on therapy for superficial micosis: review article part I. An Bras Dermatol. 2013; 88(5):764-74

Rondón-L AJ. Manual de Dermatología. Editorial Disinlimed. Caracas, 1988.

INFECCIONES DE LA PIEL

Antonio José Rondón Lugo
Natilse Rondón Lárez

INTRODUCCIÓN

La piel y sus anexos pueden infectarse de manera primaria o incluso secundaria, por focos infecciosos a distancia; de esta forma se produce una serie de cuadros clínicos bien definidos como impétigo contagioso, foliculitis, forúnculo, erisipela y celulitis, los cuales se detallan a continuación.

IMPÉTIGO CONTAGIOSO

Es una infección aguda de las capas superficiales de la piel cuyo nombre proviene del latín *impetere,* que significa "asalto violento", indicativo de su aparición rápida y de ser sumamente contagioso, lo cual obliga a un tratamiento inmediato y a prevenir su transmisibilidad. Prevalece en niños que habitan en climas calientes y húmedos propios de la zona tropical. En Venezuela es popularmente conocida como "brasa", caracterizada por lesiones eritematopustulosas con costras amarillentas denominadas "mielicéricas que se localizan principalmente en la cara y cerca de los orificios nasales. Los gérmenes causales son *Streptococcus beta hemolítico* del grupo A (serotipo M) y *Staphylococcus aureus*, aunque pueden estar ambos al mismo tiempo. En el recién nacido es más común el *Streptococcus beta hemolítico* del grupo B.

Hay dos formas de impétigo, el no buloso y buloso. El *no buloso* es el más frecuente, representa el 70% de los casos y generalmente aparece en una piel previamente lesionada por picadura de insectos, rascado, trauma, quemadura o infección. El *buloso* se caracteriza por vesículas, ampollas y pústulas ubicadas en un área eritematosa; puede aparecer sobre una piel intacta y es causado casi exclusivamente por *Stahylococcus aureus* (fago II tipo 71), productor de toxinas exfoliativas (*exfoliatina* A y B) capaces de ocasionar lesión en la dermis y epidermis con formación de ampollas y desprendimiento de la piel. Si las exotoxinas pasan al torrente sanguíneo puede desencadenarse el síndrome de piel escaldada, entidad que ocurre predominantemente en niños pequeños que no han logrado el desarrollo de anticuerpos contra las toxinas.

El aislamiento de *Stahylococcus aureus* meticilinarresistente (SAMR), tanto hospitalario como comunitario, es un problema cada vez más frecuente, sobre todo en el impétigo no buloso. Los grupos de riesgo del impétigo comunitario por SAMR son prisioneros, niños en guarderías, grupos de atletas, diabéticos y personas con afecciones subyacentes de la piel. El impétigo SAMR intrahospitalario es frecuente en trabajadores de centros de salud, pacientes hospitalizados en el último año y enfermos con catéteres intravenosos prolongados u otros dispositivos invasivos.

El diagnostico de impétigo se basa en la presencia de las típicas lesiones mieliséricas en áreas expuestas del cuerpo (cara o extremidades) con poca o nula manifestación sistémica. Las bulas, cuando se forman, se caracterizan por ser flácidas.

Generalmente no hay leucocitosis (excepto en casos complicados) y la respuesta de la antiestreptolisina (ASLO) es muy pobre, aunque los niveles de anti-DNAsa B son consistentemente elevados. El frotis de Gram de la base de las lesiones puede revelar cocos grampositivos en cadena (estreptococo) o en racimo (estafilococo). En el impétigo buloso, la muestra se toma del contenido de las bulas; si se quiere descartar una infección dermatofítica bulosa se hace una preparación en fresco con hidróxido de potasio, y para excluir una infección por *Herpes simplex*, una preparación de Tzanck. El cultivo bacteriano de la lesión se hace cuando se sospecha de SAMR o hay un brote importante de impétigo. También se pueden hacer cultivos de otras áreas cuando es necesario evaluar el estado de portador de estafilococo, especialmente de la nariz, y como alternativas, de la axila, garganta y periné. En pacientes con impétigo recurrente que no sean portadores crónicos se solicitan las inmunoglobulinas (IgM, IgA e IgG, incluyendo subclases) para descartar una inmunodeficiencia.

El tratamiento es a base de antibióticos contra cocos grampositivos, habitualmente por 10 días, bien sean tópicos (mupirocina, bacitracina y retapamulina) o sistémicos (penicilina resistente a *beta*lactamasa, cefalosporinas de primera generación o macrólidos). La elección de solo tópicos es para afecciones menores y de poca extensión. Los macrólidos no están indicados en regiones con altos porcentajes de resistencia a eritromicina ni en SAMR; en estos casos se puede utilizar trimetoprim/sulfametoxazol o linezolid. La mupirocina, además de su efecto terapéutico sobre las lesiones, se usa en las fosas nasales para eliminar el estado de portador nasal de estafilococos. También es fundamental el uso de antihistamínicos para prevenir el rascado en caso de prurito.

FOLICULITIS

La foliculitis consiste en la inflamación del folículo piloso, bien sea de su parte superficial, de la profunda o de ambas, generada por infección, irritación química o injuria física. Puede coexistir con perifoliculitis, inflamación de las estructuras adyacentes o presentarse independientemente. La foliculitis y la perifoliculitis ocurren en cualquier parte de la piel excepto en palmas de manos y plantas de pies. Las condiciones que hacen más susceptibles a este tipo de afección incluyen afeitado frecuente, inmunosupresión, dermatosis preexistentes, antibioticoterapia prolongada, uso de ropa apretada, exposición a temperaturas húmedas, obesidad y uso de inhibidores de receptores del factor de crecimiento epidérmico (EGFR) empleado en el tratamiento de algunos tipos de cáncer. La folicultitis es frecuente en mujeres, en sitios de depilación y en el hombre en áreas de afeitado (barba y cuero cabelludo), y se asocia al empleo de sustancias grasas. Existen dos tipos de inflamación folicular, infecciosa y no infecciosa; además, se describe la foliculitis eosinofílica.

Foliculitis infecciosa. Generalmente es ocasionada por bacterias, en particular *Staphylococcus aureus*, pero también por gramnegativos como *Pseudomonas aeruginosa* (baños en *jacuzzis* y salones de hidroterapia) y con menor frecuencia por *Aeromonas hydrophila*. En ambos casos, las localizaciones más frecuentes son nalgas, caderas, axilas y zonas en contacto con el traje de baño. La foliculitis por enterobacterias (*E. coli, Klebsiela, Proteus, Serratia)* se localiza en la región perioral y perinasal y ocurre como complicación de acné o rosácea. La ocasionada por *Candida albicans* se encuentra en infantes normales y adultos inmunosuprimidos o por el uso prolongado de antimicrobianos. *Malassezia furfur*, un saprofito común se observa en diabéticos y en pacientes con granulocitopenia o que reciban corticoesteroides. La tiña *barbae,* una forma infrecuente de foliculitis superficial, es producida por dermatofitos y es muy parecida clínicamente a la bacteriana. La infección por virus *Herpes simplex de* tipos I y II se presenta por cercanía a lesiones herpéticas de la boca y se puede extender al resto de la cara como consecuencia del rasurado.

Foliculitis no infecciosa. El tipo más frecuente es la llamada *sicosis barbae* o pseudofolicultitis *barbae*, que realmente no es una folicultis sino una perifolicultis producida por reentrada del vello y genera una inflamación de cuerpo extraño. El acné *queloidae nucae* se produce por el mismo mecanismo, pero realmente es una foliculitis y perifoliculitis simultánea debido a la mayor extensión del proceso inflamatorio y puede dejar cicatrices. Una forma inusual de foliculitis es la ocasionada por hipersensibilidadal al ácaro *Demodex folliculorum*, particularmente en inmunosuprimidos. La foliculitis asociada a los inhibidores del EGFR es una erupción pápulopustular autolimitada que desaparece al suspender el medicamento.

Foliculitis eosinofílica (enfermedad de Ofuji). Se manifiesta como una forma pustular muy eritematosa prevalente en hombres jóvenes japoneses (~ 30 años). Se presenta en forma cíclica en cara, espalda y superficie extensoras de brazos, se resuelve espontáneamente en 7 a 10 días y cursa frecuentemente con esosinofilia. Otra forma de foliculitis eosinofílica es la observada en pacientes con SIDA e infantes, en la que las lesiones prevalecen en el cuero cabelludo y sobre las cejas.

El tratamiento preventivo comprende el lavado frecuente de manos, el afeitado siguiendo el sentido de la dirección del vello y el uso de jabones antibacterianos. A veces es necesario sacar los vellos incrustados, así como usar antibióticos tópicos en forma de loción o soluciones que cubran *S. aureus* como clindamicina o eritromicina. La foliculitis eosinofílica no se trata con antibióticos sino con indometacina, dapsona, colchicina o esteroides. Los otros tipos de foliculitis se tratarán con el antimicrobiano respectivo si lo requieren. En casos recurrentes por estafilococo se hacen indicaciones similares como para el impétigo.

FORÚNCULO

El forúnculo es también una infección del folículo piloso; sin embargo, a diferencia de la foliculitis, en la cual la infección permanece en la epidermis, la inflamación del furúnculo es más extensa y está primariamente localizado en la dermis, preferentemente en áreas de roce o fricción, hiperhidrosis y dermatitis preexistentes; habitualmente en cintura, nalgas, parte anterior de piernas y axilas, así como también en cara, cuello y regiones inguinales. Se manifiesta como un nódulo eritematoso y doloroso que llega a ser fluctuante y a menudo se abre en la superficie de la piel y drena un material purulento por un solo punto.

El *carbunco o ántrax* es una infección de tipo similar pero de un agregado de folículos que drenan por varios puntos y se extiende al tejido conectivo profundo. Se encuentra preferencialmente en parte posterior de cuello y en diabéticos. Se acompaña de síntomas generales (fiebre, malestar general), leucocitosis y a veces de bacteriemia. El forúnculo es casi siempre causado por *Staphylococcus aureus*, que en casos recurrentes se encuentra como colonizante en la nariz, axila y periné. El tratamiento consiste en aplicación de compresas húmedas y calientes para promover el drenaje. Además de estricta higiene personal y uso de antisépticos como clorhexidina o solución iodada (en no alérgicos) y, de ser necesario, drenaje y uso de antibióticos. En casos repetitivos debe aplicarse tratamiento descolonizador (mupirocina) en el paciente y las personas que tengan estrecho contacto con él. Asimismo, hacer limpieza de la ropa y del ambiente circundante (cuarto de baños, pomos de puertas e incluso de mascotas). Hay que tener presente la posibilidad de SAMR, que requiere utilizar medidas preventivas de transmisión.

ERISIPELA

Es una inflamación restringida a la parte superior de la dermis pero con un prominente compromiso de los linfáticos superficiales de la piel. Las lesiones se levantan por encima del nivel de la piel, hecho que permite una clara demarcación con el resto de la piel normal. La zona afectada se caracteriza por una lesión eritematosa, edematosa y brillante con aumento de la temperatura local. Las primeras letras del nombre erisipela se refieren al término *eritro*, que describe el color "rojo fuego" de las lesiones. En casos más severos hay formación de vesículas, bulas y hasta necrosis. Como manifestaciones generales, la dolencia aparece en forma brusca con escalofríos, fiebre, malestar general y vómitos seguidos de los hallazgos cutáneos, manifestaciones atribuidas a la liberación de toxinas estreptocócicas, hecho este que la distingue de la erisipela causada por otros gérmenes.

La erisipela clásica se localiza preferencialmente en miembros inferiores y lacara, y es más frecuente en infantes, niños y adultos de tercera edad. En las piernas se puede observar un trayecto inflamatorio lineal producto del compromiso de vasos linfáticos, que se extiende hasta los ganglios regionales (linfadenitis) y popularmente se denomina "seca". Es producida por *Streptococcus pyogenes* (del grupo A) pero también por otros estreptococos (no del grupo A) y a veces por *Staphylococcus aureus* e incluso gramnegativos. En los miembros inferiores, la puerta de entrada más común es la lesión interdigital de los pies (dermatomicosis), traumatismos o abrasiones, picaduras de insectos, insuficiencia venosa, estasis e intervenciones quirúrgicas del pie o piernas u otras enfermedades dermatológicas. Otros factores predisponentes son diabetes mellitus, alcoholismo, infección por VIH, síndrome nefrótico y otras condiciones inmunosupresoras. La erisipela facial se ha asociado con estreptococo en la nasofaringe o con episodios recientes de amigdalitis. El daño linfático de la erisipela es permanente y favorece su recurrencia con generación de linfedema crónico.

Las manifestaciones clínicas son suficientes para el diagnóstico, pero comúnmente se encuentra leucocitosis, aumento de la VSG y de la proteína C reactiva. El estudio de cultivo tiene valor en pacientes inmunosuprimidos, en quienes pueden encontrarse otros gérmenes poco frecuentes. Se recomienda como tratamiento médico la aplicación de compresas con solución salina, elevación de la pierna y, a veces, esteroides para reducir la inflamación. Se debe asociar penicilina oral o parenteral como primera opción por 10 a 20 días. Como alternativas, las cefalosporinas de primera generación o los macrólidos. Para los casos recurrentes, presente en un 20% de pacientes con condiciones predisponentes, se recomienda el uso preventivo mensual de penicilina de acción prolongada.

CELULITIS

Consiste en una inflamación cutánea más severa que llega hasta el tejido celular subcutáneo. Usualmente es originada a partir de una brecha de la piel evidente o aparentemente oculta (microscópica). Como la mayoría de las infecciones cutáneas, los microorganismos predominantes son *Streptococcus* y *Staphylococcus*, y su manifestación clínica es la habitual de un proceso inflamatorio (edema, rubor y calor), aunque no se define una separación o reborde entre piel enferma y sana. La presencia de secreción, formación de costras, antecedente de trauma penetrante y abscesos, frecuentemente está asociada a un estafilococo meticilinarresistente. La ausencia de estas manifestaciones orienta a estreptococo, hecho que se debe tener en cuenta para decidir el tratamiento apropiado.

La aparición de bulas de color violáceo sugiere un proceso severo y por gérmenes poco comunes como Vibrio vulnificus o Streptococcus pneumoniae. La exposición a aguas estancadas debe levantar la sospecha de infección por Aeromonas o Vibrio, así como en accidentes por cortaduras durante el procesamiento de carnes, debe considerarse Erysipelothrix rhusiopathiae. La puerta de entrada y factores predisponentes son similares a los comentados para las otras condiciones cutáneas. De igual manera, una cirugía remota que involucre disección de linfáticos como la cirugía de cáncer de mama, puede predisponer a celulitis.

Los casos no severos de celulitis pueden tratarse empíricamente con isoxazolilpenicilinas, cefalosporinas de primera generación, macrólidos o clindamicina. Si hay un absceso restringido, el drenaje puede ser suficiente. En casos severos se requiere terapia parenteral y considerar la posibilidad de SAMR, que amerita tratamiento específico. La celulitis asociada al pie diabético debe incluir la cobertura contra anaerobios, así como las secundarias a mordeduras por humanos, donde frecuentemente se encuentra Eikenella corrodens. En cuanto a las mordeduras por animales, dos de los microorganismos predominantes son Pasteurella multocida y P. séptica. Estos 3 últimos agentes bacterianos se tratan con amoxicilina/clavulanato como primera elección.

Los agentes causales de la infección relacionada con ambientes acuosos son diferentes según sea de agua dulce o marina. En agua dulce, *Pseudomonas aeruginosa, Aeromonas hydrophila, Edwarsella tarda, Plesiomonas shigelloides, Mycobacterium marinum*. En agua marina, *Vibrium vulnificus, M marinum* y *Photobacterium damsela*. Las 4 primeras son bacterias gramnegativas que se tratan con fluroquinolonas o cefalosporinas de tercera o cuarta generación. Para infecciones por *Vibrium vulnificus,* tetraciclinas (doxiciclina), en cambio. *Mycobacterium marinum* requiere varias drogas tuberculostáticas y por tiempo prolongado. En el caso particular de celulitis periorbitaria hay que incluir a *Hemophylus influenzae*, particularmente en niños, además, *Staphylococus* y *Streptococcus*. Por tanto, hay que indicar el tratamiento específico.

Además del tratamiento médico de la celulitis, en algunas circunstancias se requiere cirugía. Los síntomas y signos que se han señalado como de alarma, y que requieren atención quirúrgica de emergencia, son bula violácea, hemorragia cutánea, desprendimiento de la piel, anestesia cutánea, rápida progresión y presencia de gas.

REFERENCIAS

Bruno-Sosa M. Piodermitis 50- 64 En pautas Diagnósticas y Terapéuticas. Editor Antonio Rondón Lugo Editorial Codibar. Caracas. 2001.

BERNARD P: Management of common bacterial infections of the skin.Curr Opin Infect Dis.2008; 21:122-128.

BRAGG J, POMERANZ MK. Papulopustular drug eruption due to an epidermal growth factor receptor inhibitors, erlotinib and cetuximab. *Dermatol Online J.* 2007;13 (1):1.

DONG H, DUNCAN LD. Cytologic findings in Demodex folliculitis: a case report and review of the literature. *Diagn Cytopathol.* 2006; 34(3):232-4.

MORAN GJ, AMII RN, ABRAHAMIAN FM, TALAN DA. Methicillin-resistant Staphylococcus aureus in community-acquired skin infections. *Emerg Infect Dis.* 2005;11(6):928-30.

NERVI SJ, SCHWARTZ RA, DMOCHOWSKI M. Eosinophilicpustular folliculitis: a 40 year retrospect. *J Am Acad Dermatol.* 2006; 55(2): 285-9.

SATOH T, SHIMURA C, MIYAGISHI C, YOKOZEKI H. Indomethacin-induced reduction in CRTH2 in eosinophilicpustular folliculitis (Ofuji's disease): a proposed mechanism of action. *Acta Derm Venereol.* 2010; 90(1): 18-22.

SUÁREZ-SANCHO JA, NARANJO-LARA LT. Infecciones de Piel y tejidos blandos. 109-124en Temas de Dermatología Pediátrica . Pautas diagnósticas y terapéuticas. Editorial Ateproca. Caracas 2003.

WEISS E, BLANCO B, RONDÓN LUGO AJ. Infestaciones de la piel 97-108 en Temas de Dermatología Pediátrica. Pautas Diagnósticas y terapéuticas. Editorial Ateproca. 2003.

STEVENS DL, BISNO A, CHAMBERS HF, ET AL. Practice Guidelines for the Diagnosis and Management of Skin and Soft-Tissue Infections. *Clin Infect Dis.* 2005; 41 (10): 1373-1406.

YU Y, CHENG AS, WANG L, ET AL: Hot tub folliculitis or hot hand-foot syndrome caused by Pseudomonas aeruginosa. J Am Acad Dermatol.2007; 57: 596-600.

7
NEFROLOGÍA

NEFROPATÍAS GLOMERULARES

Miguel Rondón Nucete

INTRODUCCIÓN

Las nefropatías glomerulares, junto con la nefritis intersticial crónica, constituyen una causa frecuente de enfermedad renal crónica antes de los 60 años de edad. El glomérulo renal es el blanco de grandes fenómenos patológicos infecciosos, tóxicos, inmunológicos, metabólicos, neoplásicos y hemostáticos. Con el daño glomerular son constantes la hipertensión arterial, la proteinuria, a veces en magnitudes nefróticas, y la hematuria macro o microscópica dismórfica. La *hematuria dismórfica* implica que el eritrocito pasa la barrera glomerular inflamada y se deforma. Esta anomalía es típica de las lesiones glomerulares.

Los signos cardinales en la disfunción glomerular son la proteinuria por lesión del podocito debido a citoquinas o complejos inmunes en el espacio subepitelial; este complejo se forma *in situ* y además ocurre activación del complemento con daño podocitario. Los *complejos inmunes subepiteliales* originan la glomerulonefritis de tipo membranosa con proteinuria que evoluciona en meses. Por el contrario, los *complejos inmunes subendoteliales* no producen proteinuria, se observa inflamación aguda y evolucionan en corto tiempo (horas a días). Las nefropatías glomerulares se clasifican en agudas y crónicas.

Nefropatías glomerulares agudas. Pueden ser de etiología infecciosa como la glomerulonefritis aguda postinfecciosa y la glomerulonefritis difusa en semilunas ocrescéntica, y no infecciosa como la nefropatía gravídica.

Nefropatías glomerulares crónicas. Estas se clasifican en primarias, secundarias y heredofamiliares. En las *primarias o primitivas* se incluyen las nefrosis por lesiones glomerulares mínimas y las glomerulonefritis (focal, proliferativa difusa, membranosa, membranoproliferativa y esclerosante difusa). Las *secundarias* están asociadas a enfermedades sistémicas como diabetes mellitus, hipertensión arterial, lupus eritematoso sistémico, esclerosis sistémica, infecciones, intoxicaciones, neoplasias y amiloidosis. Por último están las *heredofamiliares* como el síndrome de Alport, la enfermedad de Fabry y el síndrome nefrótico familiar.

Los mecanismos inmunológicos son los responsables de la mayor parte de las glomerulopatías. Desde las descripciones de Frank Dixon, en 1968, se mencionan 4 mecanismos esenciales:

1. *Por depósito de inmunocomplejos circulantes en los glomérulos.* Constituye la causa más frecuente de glomerulonefritis. En esta situación intervienen factores locales, de manera que un anticuerpo circulante se combina con un antígeno ya presente o fijado en la membrana basal del glomérulo, donde se forma el complejo inmune.

2. *Por inmunidad antimembrana basal del glomérulo.* En estas circunstancias, la membrana basal del glomérulo se vuelve antigénica, como ocurre en la glomerulonefritis difusa en semilunas y, excepcionalmente, el síndrome de Goodpasture. Algunos estudios genéticos han demostrado relación entre la enfermedad por Ac-Anti-MBG y el HLA-DRB1-1501 y DRB1-1502. La mayor parte de los reportes (efectuados sobre poblaciones caucásicas) encuentran que el antígeno DRB1-15 está presente en 70-80% de los casos comparado con el 20-30% de los controles.

3. *Formación de complejos inmunes "in situ".* Actualmente es la teoría más aceptada. Explica la génesis de las glomerulonefritis por existencia de sitios aniónicos en la membrana basal y antígenos catiónicos en presencia o ausencia de complejos inmunes circulantes.

4. *Por anomalías del complemento sérico*

En los procesos de orden inmunológico actúan 4 componentes: antígenos, anticuerpos, complejo antígeno-anticuerpo y mediadores.

Antígenos. Algunos han sido reconocidos en un pequeño número de nefropatías glomerulares humanas, especialmente en las membranosas. Según Legrain pueden ser *endógenos o autólogos*, como ocurre por DNA en el lupus eritematoso sistémico y en las neoplasias; y *exógenos* como en infecciones bacterianas (por estreptococos, estafilococos y *Treponema pallidum*); parasitarias (paludismo, lepra, tripanosomiosis y esquistosomiosis); virus (antígeno HBs, hepatitis C, herpes-virus) y medicamentos o tóxicos (sales de oro, mercurio o captopril).

Anticuerpos. Es frecuente observar anticuerpos en la sangre de pacientes portadores de una nefropatía glomerular, por ej., títulos elevados de antiestreptolisinas en la glomerulonefritis aguda postestreptocócica o aumento de anticuerpos anti-DNA en el LES. Igualmente se pueden evidenciar inmunoglobulinas y complemento en la microscopía por inmunofluorescencia en la biopsia renal.

Complejos antígeno-anticuerpo. En esta situación, los anticuerpos circulantes se combinan con un antígeno presente o fijado en la membrana basal del glomérulo para formar así los complejos inmunes. También actúan como mediadores los radicales libres de oxígeno, eicosanoides, enzimas proteolíticas y citoquinas, que fomentan el daño glomerular.

Mediadores. En estas condiciones, los antígenos y anticuerpos resultan nefrotóxicos por la acción de mediadores celulares y no celulares, como el sistema del complemento. Estos mediadores actúan en la forma siguiente:

1. *Mediadores celulares.* Por este mecanismo, los polimorfonucleares circulantes a través de sus lisosomas producen proteolisis de las estructuras celulares; por otra parte, las plaquetas pueden desencadenar su agregación. Ambos fenómenos conducen a la activación del sistema extrínseco de la coagulación y liberación de aminas vasoactivas que alteran la permeabilidad capilar. La coagulación intraglomerular es capaz de provocar la proliferación de las células glomerulares (mesangiales o endoteliales) y la aparición de macrófagos en el espacio capsular. Por otra parte, la fibrina así formada en el espacio capsular de Bowman atrae los macrófagos que participan en la formación de las semilunas extracapilares.

2. *Sistema del complemento.* Es una cascada proteolítica formada por 40 proteínas plasmáticas que actúan en conjunto para opsonizar microbios, promover el reclutamiento de fagocitos y, en algunos casos, lisar los microbios. El complemento puede activarse sucesivamente por un mecanismo de división molecular. La *vía clásica* de activación del complemento corresponde a la llamada "activación en cascada" de las fracciones C1q, C4, C2 y C3, que se activan por los complejos antígeno-anticuerpo.Un ejemplo de la vía

clásica es la glomerulonefritis del LES. En la *vía alterna*, el C3 se activa en forma independiente por las endotoxinas bacterianas, lipopolisacáridos, properdina y por la fracción C3b resultante de la división del C3; algunas glomerulonefritis membranoproliferativas (con depósitos densos) ilustran este mecanismo.

3. **Vía de las lectinas.** Se activa por endotoxinas bacterianas. Un ejemplo de esta activación es en el caso de los trasplantes de riñón, corazón e intestinos por la unión de *ficolinas* y *codinas* presentes en las células estresadas.

Los mediadores celulares y no celulares producen 4 efectos fundamentales en el capilar glomerular: lisis celular, aumento de la permeabilidad capilar, modulación de la actividad fagocitaria de las células mesangiales o circulantes y proliferación de las células glomerulares. De tal manera que los mecanismos de la inflamación glomerular pueden ocurrir en la siguiente forma:

1. Inflamación por complejos inmunes y activación del complemento por la vía clásica
2. Activación de neutrófilos por los anticuerpos anticitoplasma de los neutrófilos (ANCA)
3. Activación del C3 por la vía alterna y sin anticuerpos
4. Inflamación por citotoxicidad celular (anticuerpo dependiente)
5. Inflamación por inmunidad celular (retardada)

De seguida se describen las causas principales de la glomerulonefritis según la edad (Tabla 91).

TABLA 91. GLOMERULONEFRITIS MÁS FRECUENTES SEGÚN LA EDAD

SÍNDROME PREDOMINANTE	< 15 años	15-65 años	> 65 años
		EDAD	
Síndrome nefrótico	Cambios mínimos	Nefropatía membranosa	Nefropatía membranosa
	GN segmentaria y focal	Cambios mínimos	Diabetes
		GN segmentaria y focal	GN segmentaria y focal
		Diabetes	Amiloidosis
Síndrome nefrítico	Nefropatía IgA	Nefropatía IgA	Vasculitis

	GN mesangiocapilar	Lupus eritematoso	GN rápidamente progresiva
	Hematuria benigna	GN mesangiocapilar	Nefropatía IgA
	Nefritis hereditaria	GN proliferativa endocapilar	
Modificado de: Alcázar R, Egido J. Clasificación de las enfermedades glomerulares			

MANIFESTACIONES CLÍNICAS

Dado que la glomerulonefritis aguda postestreptocócica es el prototipo de las nefropatías glomerulares agudas, se hace necesaria entonces una descripción de esta enfermedad. Es importante recordar que otros microorganismos pueden estar incriminados en la GMN aguda, tales como los responsables de infecciones neumocócicas, endocarditis estafilocócicas y fiebre tifoidea, al igual que de enfermedades virales como mononucleosis infecciosa, varicela, Guillain-Barré, citomegalovirus, rubéola, sarampión, infecciones por virus de la parotiditis y Coxsackie, y finalmente, parasitarias como la toxoplasmosis, paludismo, filariasis y tripanosomiosis.

Glomerulonefritis aguda postestreptocócica. Alrededor del 60% de las GMN agudas en niños y adolescentes son por *Streptococcus β-hemolítico* del grupo A, aunque en algunos países se han observado por estafilococos. La infección previa se puede demostrar en cerca del 90% de los casos. Es preciso señalar que solo ciertos *Streptococcus hemolíticos* del grupo A son nefritógenos; los tipos 1, 4 y 12 son los responsables de las glomerulonefritis agudas que siguen a una amigdalofaringitis, y el tipo 49 de una piodermitis; sin embargo, los tipos 2, 3, 18, 25, 31, 52, 55, 56, 57, 59, 60 y 61 pueden ser responsables de infecciones no cutáneas y ser nefritógenas. También es posible la asociación de escarlatina y glomerulonefritis. Cuando el cuadro se origina de una piodermitis afecta a los niños de uno u otro sexo por debajo de 6 años, y cuando se debe a amigdalofaringitis ataca a niños mayores y adolescentes, especialmente del sexo masculino. También puede presentarse en ancianos con una alta incidencia de insuficiencia renal aguda oligoanúrica y evolución hacia una glomeruloesclerosis focal y segmentaria. Existe un intervalo de por lo menos 10 días entre la infección inicial y la aparición de los primeros signos clínicos de la GMN. Esta glomerulonefritis debe diferenciarse de ciertas enfermedades como púrpura de Henoch-Schönlein, nefritis familiar, hematuria idiopática, exacerbación aguda de una glomerulonefritis crónica y enfermedades sistémicas con afectación renal. Los síntomas más notables son astenia, anorexia, dolor lumbar discreto, fiebre moderada y palidez cutáneomucosa. Los signos cardinales son:

1. *Hematuria y oliguria*. La orina es de color "Coca-Cola" o como "borra de café".

2. *Edema*. Se debe a la retención de sodio y agua. Predomina en la cara, especialmente en los párpados; aumenta por las mañanas, particularmente en los miembros inferiores o en la región dorsolumbar.

3. *Hipertensión arterial*. Es un hallazgo frecuente que a veces se inicia con una complicación (insuficiencia cardíaca, edema agudo del pulmón o encefalopatía hipertensiva).

Nefropatía por inmunoglobulina A (NIgA). Es la causa más común de las glomerulonefritis primarias (25 a 60%) y predomina en jóvenes del sexo masculino. La mayoría de los pacientes es asintomática, aunque se puede iniciar con hematuria macroscópica y dolor lumbar posterior a una infección respiratoria alta o tras practicar deportes. En esta nefropatía existen factores genéticos; las formas familiares son menores del 5% de todos los casos. Existen cinco *locus* de susceptibilidad para la NIgA: 6q21, 1q 32, 22q 12, 17 p23, 8q23. En la nefropatía por IgA existe una glicosilación aberrante de la IgA1. Esta enfermedad, generalmente es de buen pronóstico, aunque alrededor de un 10% puede progresar a una glomerulonefritis rápidamente progresiva e insuficiencia renal. Cursa con lumbalgia, hipertensión arterial, hematuria y proteinuria importante, que puede llegar al rango nefrótico; en estos casos, la biopsia revela esclerosis glomerular, formación de media, lunas, fibrosis túbulointersticial, cambios vasculares, depósitos de IgA, IgM, C3 y complejos inmunes. Los niveles séricos de la IgA están aumentados; sin embargo, una hematuria microscópica con o sin proteinuria permite pensar en la NIgA. El diagnóstico definitivo solo se hace por biopsia renal.

DIAGNÓSTICO

1. Examen de orina. Aunque puede ser norma en procesos subclínicos, generalmente cursa con hematuria, proteinuria moderada, piuria, lipiduria y cilindros eritrocitarios. Estos hallazgos pueden estar solos o combinados. En caso de que en las fases iniciales de la GMN postinfecciosa exista proteinuria en rango nefrótico, el pronóstico es malo y a menudo evoluciona a nefropatía crónica.

2. Pruebas de funcionalismo renal (pueden estar alteradas). Las evaluaciones más exactas de la tasa de filtración glomerular son obtenidas con el aclaramiento de inulina o el de creatinina, inclusive después del bloqueo de la secreción tubular de creatinina con cimetidina. La tendencia actual es a utilizar la ecuación MDRD.

3. Hb, Hto y fórmula blanca

4. Glicemia, colesterol, triglicéridos, proteínas en sangre

5. Cultivo del exudado faríngeo y de lesiones cutáneas

6. Inmunoelectroforesis del suero y la orina

7. Estudios inmunológicos

Título de antiestreptolisinas O. (ASLO, VN= menos de 100 U Todd). Su elevación es de gran utilidad en la glomerulonefritis postestreptocócica; sin embargo, este incremento puede ser inhibido por el uso precoz de la penicilina. Dada la elevación inconstante de la ASLO se han usado otros marcadores más confiables como *antidesoxirribonucleasa* B (anti-DNasa), *antihialuronidasa, anti-DNPasa o la anti-DNasa*

Complemento sérico. Se debe solicitar el C3 y el CH50. El C3 se puede encontrar por debajo de sus valores normales aun en las etapas iniciales del proceso. El complemento, generalmente se normaliza a las 8 semanas, sin embargo, una disminución prolongada se puede observar en la GMN postestreptocócica

Inmunofluorescencia. En la NIgA se encuentran IgA en todos los casos, IgG de 30 a 50%, C3 en más del 30%, mayor número de cadenas livianas y depósitos electrodensos mesangiales.

Otras pruebas: AAN y marcadores virales hepáticos

8. Biopsia renal. Está indicada en una GMN postestreptocócica solo cuando existe anuria, antecedentes de enfermedad renal o historia familiar de nefritis y si el C3 permanece disminuido o la hipertensión arterial se mantiene. La biopsia renal también se indica en algunas glomerulopatías no postestreptocócicas (como la GMN rápidamente progresiva, las GMN primarias, las asociadas al LES y las heredofamiliares) con objeto de definir la evolución de la enfermedad y la conducta terapéutica.

TRATAMIENTO

Muchos pacientes con GMN aguda postestreptocócica no deben ser hospitalizados; sin embargo, las condiciones socioeconómicas y culturales de nuestra población les obligan, más aún si existe retención azoada o signos de sobrecarga hídrica.

1. Reposo relativo en cama. Se debe tratar de mantener reposo relativo en cama (puede deambular en la casa), en especial los pacientes con hematuria macroscópica, hipertensión, edema, indicios de sobrecarga hídrica o disminución de la función renal

2. Dieta. Si existe retención azoada se indica un régimen hipoproteico y, en lo posible, normocalórico. En caso de hipertensión arterial, la ingesta de cloruro de sodio no debe ser mayor de 2 g. Si hay edemas severos u oligoanuria se restringe la ingesta de líquidos con base en la diuresis y las pérdidas insensibles

3. Cuando la glomerulonefritis se debe a causas conocidas es necesario insistir en la corrección de los factores desencadenantes: paludismo, neoplasias o usos de sustancias (sales de oro o D-penicilamina).

TRATAMIENTO FARMACOLÓGICO

1. Antihipertensivos. La hipertensión arterial, a menudo se controla con el reposo en cama y la dieta hiposódica. En caso de no descender la cifra diastólica por debajo de 100 mm Hg en el curso de 4 horas se debe indicar la furosemida, 20 a 40 mg VO cada 6 horas. De no haber una respuesta satisfactoria se recomienda cualquiera de los siguientes antihipertensivos: enalapril, 10 a 20 mg VO BID; propranolol, 20 mg VO TID, solos o combinados. En casos severos se puede usar el minoxidil ya veces es necesario recurrir al nitroprusiato de sodio. Generalmente, el tratamiento se continúa hasta controlar la tensión arterial. La furosemida se debe mantener con el tratamiento antihipertensivo, particularmente si existen asociados edema y sobrecarga hídrica.

2. Antimicrobianos. En caso de evidenciarse infección estreptocócica se administra penicilina G procaínica, 800.000 U cada 12 horas IM por un lapso de 7 a 10 días o una sola dosis de penicilina benzatínica, 600.000 U IM; en caso de alergia, indicar macrólidos. No es recomendable el uso a largo plazo de la antibióticoprofilaxis, ya que la recurrencia de la GMN postestreptocócica es muy rara.

3. Anticoagulantes, antiagregantes, inmunosupresores (cura triple). En un intento de bloquear los mecanismos fisiopatológicos de la glomerulonefritis no postestreptocócica (coagulación local y alteraciones inmunológicas) se han usado ciertos esquemas terapéuticos; aunque en la actualidad no están universalmente aceptados. Las alteraciones de la coagulación y la función plaquetaria cumplen un papel importante en algunas glomerulopatías rápidamente progresivas y en la glomerulonefritis membranoproliferativa con deterioro de la función renal, demostrados en parte por la presencia de fibrina en el espacio de Bowman. Por esta razón se ha usado la combinación de anticoagulantes, antiagregantes, inmunosupresores (metilprednisolona, prednisona, ciclofosfamida).

Anticoagulantes. La heparina se usa a las dosis anticoagulantes por 7 a 14 días seguida por warfarina sódica evaluada con el INR en el rango de 2.0-2.5.

Antiagregantes. Alternativas: aspirina, 100 mg VO OD; clopidogrel, 75 mg VO OD; pentoxifilia, 400 mg VO OD.

Corticoesteroides. La metilprednisolona se emplea en la glomerulonefritis rápidamente progresiva, en la nefritis lúpica con deterioro acelerado de la función renal y en el rechazo agudo del trasplante renal. La dosis es de 1 g EV diario por tres días; luego, se sigue con prednisona oral o ciclofosfamida. La prednisona se indica por un mes y luego se reduce progresivamente hasta alcanzar la dosis mínima efectiva (promedio 10 mg VO diarios), hecho que se demuestra con el examen de orina y el estado general del paciente. La prednisona se usa en la glomerulonefritis lúpica por tiempo indefinido; se inicia con 60 mg por m^2 SC, con reducciones progresivas hasta controlar la enfermedad según el examen de orina y las pruebas inmunológicas. También se usa en la enfermedad por cambios mínimos, en la glomeruloesclerosis focal y segmentaria, en la nefropatía por IgA y en la glomerulonefritis membranosa.

Ciclofosfamida. Se usa en la glomerulonefritis lúpica y en la glomerulonefritis rápidamente progresiva a la dosis de 1g EV mensual por seis meses. También se ha empleado en el síndrome nefrótico con lesiones glomerulares mínimas a la dosis de 1 a 3 mg/Kg VO diarios por 8 semanas y en la glomerulonefritis rápidamente progresiva hasta por dos años.

4. otras alternativas (*Interferón* α, plasmaféresis e inmunoglobulinas). Son alternativas empleadas en un intento de complementar el tratamiento antes descrito. Se pueden emplear hasta por dos años y dependen de la actividad de la glomerulopatía según el examen de orina y la biopsia renal.

Interferón α. Se emplea en pacientes con glomerulonefritis aguda asociada al virus de la hepatitis C; mejora la proteinuria, estabiliza la función renal y suprime la viremia. Puede haber recaídas al suspender el tratamiento.

Plasmaféresis. Se asocia a la terapia inmunosupresora en casos de glomerulonefritis aguda con una evolución rápidamente progresiva y en la nefropatía por IgA con síndrome nefrótico.

Inmunoglobulinas. Tiene las mismas indicaciones del interferón α; la dosis es de 2 g/Kg EV mensual por 3 meses consecutivos, y luego IM por otros 6 meses.

5. Perspectivas del tratamiento de la nefropatía por IgA

1. Inmunosupresores que actúan en los sitios de activación de las células B en mucosas, como los corticoesteroides de acción entérica (budesonida)

2. Moduladores de la activación de *Toll Like Receptor* (TLR): Ac anti-TLR

3. Inhibidores de vías de señalización TLR 9. La hidroxicloroquina es un inhibidor de TLR 9 y 7, además de alcalinizar el proteosoma, y de esta manera inhibe la presentación de antígenos.

REFERENCIAS

ALCÁZAR R, EGIDO J. Clasificación de las enfermedades glomerulares. Nefrología Clínica (2ªEd) En: Hernando L, Aljana P, Arias M, Caramelo C, Egido J, Lamas S (edts). Buenos Aires: Editorial Médica Panamericana. 2004: 273-276.

BAJEMA IM. Pathological classification of anti-neutrophil cytoplasmic antibody (ANCA)-associated glomerulonephritis. Clin Exp Immunol. 2011; 164 (Suppl 1): 14-16. doi: 10.1111.

BERTHELOT L, PAPISTA C, MACIEL TT, BIARNES-PELICOT M, TISSANDIE E, WANG PH. ET AL. Transglutaminase is essential for IgA nephropathy development acting through IgA receptors. J Exp Med. 2012; 209: 793-806.

GALE DP, PICKERING MC. Regulating complement in the kidney: insights from CFHR5 nephropathy. Dis Model Mech. 2011; 4: 721-726. doi: 10.1242

GHARAVI AG, KYRILUEK K, CHOI M, LI Y, HOU P, XIE J. ET AL. Genome-wide Association Study identifies susceptibility loci for IgA nephropathy. Nat Gnet. 2011; 43: 321-327.

GORSUCH WB, CHRYSANTHOU E, SCHWAEBLE WJ, STAHL GL. The complement system in ischemia-reperfusion injuries. Immunobiology. 2012; 217:1026-1033. doi: 10.1016.

INOUE T, SUGIYAMA H, KITAGAWA M, TAKIUE K, MORINAGA H, OGAWA A ET AL. Suppression of adiponectin by aberrantly glycosylated IgA1 in Glomerular mesangial cells in vitro and in vivo. PLoS One. 2012; 7: e33965. doi: 10.1371.

MELIN FÜRST C, MÖRGELIN M, VADSREUP K, HEINEGARD D, ASPBERG A, BLOM AM. The C-Type Lectine of the aggrecan G3 domain activates complement. PLoS One. 2013; 8: e61407. doi: 101371.

PARRA G, RODRÍGUEZ I, COLINA C & GARCÍA R. Short-term treatment with captopril in hypertension due to acute glomerulonefritis. Clinical Nephrol. 1988; 2: 5862.

RODRIGUEZ-ITURBE B, MUSSER JM. The current state of poststreptococcal glomerulonephritis. J Am Soc Nephrol. 3008; 19: 1855.

SALAMA AD, LEVY JB, LIGHSTONE L, PUSEY CD. Goodpasture`s disease. Lancet. 2001; 358: 917-920.

SUMMERS SA, STEINMETZ OM, OOI JD, GAN P, O`SULLIVAN KM, VISVANATHAN K ET AL. Toll-Like Receptor 9 enhances nephritogenic immunity and Glomerular leukocyte recruitment. Am J Pathol. 2010; 177: 2234-2244. doi:10.2353

THURMAN JM, RENNER B. Dynamic control of the complement system by modulated expression of regulatory proteins. Lab Invest. 2011; 91: 4-11. doi: 10.1038.

INSUFICIENCIA RENAL AGUDA

Ángela Otero Villanueva
José Francisco Bognanno

INTRODUCCIÓN

La insuficiencia renal aguda (IRA) es un síndrome caracterizado por un deterioro brusco y sostenido de la filtración glomerular que se manifiesta inicialmente por incapacidad para excretar productos nitrogenados (azoemia), regular la homeostasis hidroelectrolítica, ácidobásica y la tendencia a la oliguria. Afecta a todas las edades y representa un fracaso de la práctica clínica, potencialmente reversible y en muchas ocasiones evitable. Actualmente, la IRA mantiene una mortalidad alrededor de 50%; la función renal mejora completamente en un 50% de los pacientes, un 5% no la recupera y el resto queda con grados variables de enfermedad renal crónica. Los factores que aumentan la mortalidad son la edad mayor de 60 años, la forma de presentación oligoanúrica severa y la presencia de complicaciones infecciosas y cardiopulmonares. La IRA, desde el punto de vista etiopatogénico, puede clasificarse en tres grandes categorías: prerrenales, renales y post renales; las causas prerrenales y renales intrínsecas representan la mayoría. Dentro de la etiología renal intrínseca (isquémica y tóxica), la necrosis tubular aguda (NTA) ocupa el 85% (Fig. 19).

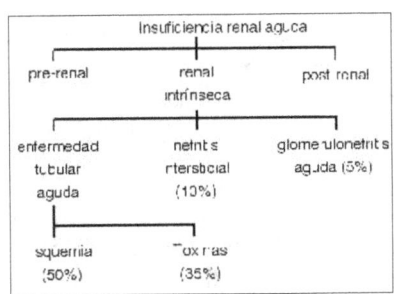

FIGURA 19. CAUSAS DE INSUFICIENCIA RENAL AGUDA

1. IRA PRERRENAL. Ocurre cuando la perfusión renal disminuye por debajo de un nivel crítico en riñones previamente sanos; puede ser por disminución del volumen circulante eficaz o por vasoconstricción renal, al extremo de comprometer la filtración glomerular. La función renal suele normalizarse al desaparecer la causa desencadenante y la administración pronta de líquidos que normalice el flujo sanguíneo renal y la presión de ultrafiltración glomerular. El tejido parenquimatoso renal no se lesiona, pero si el factor desencadenante se mantiene y no se trata oportunamente, se alteran los mecanismos renales de adaptación y puede evolucionar a una NTA. Las causas más frecuentes son:

Reducción de volumen circulante: hemorragias, pérdidas digestivas, renales o cutáneas

Redistribución del líquido extracelular: traumatismos, quemaduras, pancreatitis aguda e hipoalbuminemia.

Bajo gasto cardiaco: insuficiencia cardiaca, arritmias cardiacas, infarto del miocardio y embolia pulmonar

Vasodilatación periférica: sepsis, fístulas arteriovenosas, anafilaxia

Vasoconstricción renal: norepinefrina, cirrosis hepática, hipercalcemia

Interferencia con la autorregulación renal: inhibición de prostaglandinas por AINEs o inhibición de la enzima convertidora de angiotensina por IECAs.

2. IRA RENAL O PARENQUIMATOSA. Se produce por lesiones agudas del parénquima renal (glomérulos, túbulos, intersticio y vasos). Se observa en pacientes hospitalizados por cirugía o traumatismos (60%), patologías médicas (30%) y procesos obstétricos o ginecológicos (10%). La isquemia renal sostenida o la lesión tóxica directa por sustancias exógenas o endógenas ocasiona necrosis de las células tubulares renales, que pueden ir desde lesiones mínimas hasta la necrosis de la corteza renal (necrosis cortical). En este grupo se distinguen cuatro tipos de lesiones: necrosis tubular aguda, vascular, glomerular y túbulointersticial.

Necrosis tubular aguda (NTA). Representa alrededor del 85% de los casos de IRA; se debe a una isquemia renal mantenida, nefrotóxicos exógenos y endógenos. *Isquemia renal:* se debe a cualquier alteración hemodinámica que origine IRA prerrenal o isquemia renal que puede asociarse a lesiones vasculares, glomerulares o intersticiales. La isquemia renal es la causa más común de la IRA; la duración y severidad de la hipoperfusión renal es crucial, ya que se activa el sistema renina-angiotensina que induce una contracción de la arteriola aferente y, por consiguiente, una reducción de la filtración glomerular. *Nefrotóxicos exógenos*: antibióticos (aminoglucósidos, aciclovir, anfotericina B, pentamidina), contrastes (yodo, gadolinio), anestésicos, paraquat, citotóxicos (cisplatino, ifosfamida metotrexate, ciclosporina A). *Nefrotóxicos endógenos:* rabdomiólisis, hemólisis e hiperuricemia.

Lesión bilateral de arterias o venas renales: trombosis y embolia de las arterias renales, trombosis venosa, vasculitis.

Lesiones glomerulares y de pequeños vasos: glomerulonefritis aguda y rápidamente progresivas, vasculitis, hipertensión maligna, microangiopatías trombóticas, esclerosis sistémica.

Lesiones tubulointersticiales agudas: nefritis alérgica (betalactámicos, sulfamidas, TMP-SMX), infecciones y rechazo agudo del trasplante renal.

3. IRA OBSTRUCTIVA O POST RENAL. Se produce una disminución del filtrado glomerular secundaria a la obstrucción del flujo urinario, en cualquier nivel del tracto urinario, por causas intrínsecas o "masas" extrínsecas en uréteres, vejiga o uretra. Uréteres intrínsecas (litiasis, coágulos, necrosis papilar) o uréteres extrínsecas (tumores adyacentes, ligaduras, fibrosis retroperitoneal). Vejiga y el tracto de salida: hipertrofia y carcinoma prostático, disfunción neurógena. Uretra: traumatismos, estenosis, fimosis.

La clásica alteración fisiopatológica que produce la insuficiencia renal aguda es la NTA, conocida como "nefropatía vasomotriz", en la cual, los mecanismos causantes de la retención azoada por reducción de la función glomerular no están muy claros; sin embargo se han propuesto lesiones tubulares, alteraciones hemodinámicas y modificaciones intracelulares.

LESIONES TUBULARES

1. Obstrucción o bloqueo. En las células de los túbulos proximales se producen protrusiones y desprendimiento de su membrana celular con pérdida de las microvellosidades. Estos detritos o desechos, además de solutos filtrados como proteínas y ácido úrico, obstruyen la luz de los túbulos distales y la obstrucción aumenta la presión intraluminal que se opone a la presión de filtración dentro del glomérulo, lo que hace reducir la filtración glomerular.

2. Retrofiltración peritubular. Ocurre por el daño al epitelio tubular con salida de solutos del ultrafiltrado a la circulación.

Alteraciones hemodinámicas

1. Reducción del gasto cardíaco, volumen intravascular y flujo plasmático glomerular
2. Disminución de la filtración glomerular debida a múltiples factores:
    a. Reducción del área de filtración y de la permeabilidad de los capilares glomerulares
    b. Aumento de la presión intratubular debido a la obstrucción de los túbulos por detritus celulares, cilindros y edema intersticial
    c. Teoría de la "fuga retrógrada"; el daño del epitelio tubular permite la reabsorción del filtrado glomerular
    d. Vasoconstricción de la arteriola aferente

MODIFICACIONES INTRACELULARES

1. Disminución del contenido de ATP, que conduce a un aumento del sodio intracelular, retención de agua y aumento del volumen de la célula "hinchazón celular"
2. Liberación de radicales libres de oxígeno que lleva a mayor lesión celular
3. Aumento del calcio intracelular que altera la estructura y la función de la mitocondria

MANIFESTACIONES CLÍNICAS

La presencia de *anuria súbita* en un paciente sugiere obstrucción del árbol urinario, necrosis cortical aguda, glomérulonefritis rápidamente progresiva u obstrucción bilateral de las arterias renales. Son orientadores de una obstrucción uretral o del cuello vesical los antecedentes de cálculos renales, síntomas prostáticos (dificultad para la micción o reducción del chorro urinario), una vejiga palpable y aumento del tamaño renal por ecografía. Son indicativo de *IRA en un paciente ambulatori*o las orinas oscuras como "coca-cola" seguidas de oliguria o anuria. En pacientes hospitalizados se suele relacionar con algún antecedente: cirugía, rabdomiolisis con mioglobinuria por politraumatismos o uso de cocaína, insuficiencia hepática severa por cirrosis o hepatitis fulminante, uso de drogas nefrotóxicas, falla multiorgánica, hiperuricemia por destrucción celular (uso de citostáticos), embolia por placas de ateroma durante la cirugía cardiovascular, angioplastia o angiografías. La IRA se clasifica en oligúrica (menos de 400 ml de orina en las 24 horas) y no oligúrica (más de 400 ml/24 horas), esta última se acompaña de una evolución más benigna. Independientemente, la enfermedad cursa con una fase oligúrica y poliúrica.

Fase oligúrica. Esta fase dura 10 a 14 días, aunque puede oscilar de 1 día a 8 semanas. En el 50% de los pacientes aparece la oliguria antes de detectarse una elevación de los niveles séricos de urea y creatinina. Sin embargo, existen formas clínicas con diuresis conservada conocida como IRA no oligúrica, generalmente por el uso de aminoglucósidos, hipercalcemia y el anestésico metoxiflurano; en estos casos, la filtración glomerular se encuentra menos deprimida y la fracción excretora más conservada, por cuya razón se producen menos trastornos hidroelectrolíticos; es de mejor pronóstico y morbimortalidad y su necesidad de diálisis es más baja; en estos casos, la urea en sangre aumenta de < 15 mg/dl/día y la creatinina sérica < 2 mg/dl/día. Cuando el paciente con IRA se complica con hipotensión arterial, ictericia, estupor-coma y requiere ventilación mecánica, disminuye la sobrevida. El ascenso muy rápido de la urea >15 mg/dl/día y creatinina >2.5 mg/dl/día se observa cuando existe un gran daño renal, estados hipercatabólicos (sepsis y cirugía) y en pacientes obesos; sin embargo, altos niveles séricos de nitrógeno ureico pueden inducir a confusiones, ya que se pueden elevar por un aumento del catabolismo proteico en cirugía, traumatismos, quemaduras, reacciones transfusionales o hemorragia digestiva o interna.

En la necrosis cortical por injuria muy severa, el período de oliguria es habitualmente mayor de 2 semanas. En estos casos existe básicamente un infarto de la corteza renal con trombosis intravascular. Un grupo de pacientes recupera parcialmente la tasa de filtración glomerular, pero quedan con un grado variable de enfermedad renal crónica; otros nunca recuperan la tasa de filtración glomerular y requieren ingresar a un programa de diálisis crónica o trasplante renal.

Fase poliúrica. La poliuria se debe a la pérdida de la capacidad de concentración tubular, a la marcada sobrecarga osmótica por la urea y a la eliminación del exceso de agua y sodio acumulados en la fase oligúrica. Generalmente aparece 8 días después de iniciada la IRA y la diuresis aumenta progresivamente hasta alcanzar de 2 a 5 litros diariamente. En la fase poliúrica se produce una recuperación progresiva de la excreción urinaria, aunque los niveles de creatinina y nitrógeno ureico descienden lentamente debido a que el riñón no puede excretar la creatinina que se produce diariamente. En algunos pacientes persiste la disfunción tubular, que se manifiesta por pérdida de Na, poliuria masiva que no responde a la vasopresina o acidosis metabólica hiperclorémica.

DIAGNÓSTICO

Una elevación diaria progresiva de la creatinina sérica es diagnóstico de IRA; obviamente se deben descartar las causas reversibles pre y post renales. Si al corregir cualquier alteración hemodinámica se acompaña de una mejoría de la retención azoada, se confirma que la causa es prerrenal. Igualmente son necesarios la exploración de la vagina, el recto y el sondeo vesical para descartar una etiología obstructiva. Los análisis urinarios y séricos al principio del cuadro permiten distinguir las causas de la IRA, aunque la mejor determinación es mediante los índices de insuficiencia renal. Es importante seguir las siguientes evaluaciones:

1. *Primera evaluación.* Se debe distinguir si la insuficiencia renal es aguda o crónica, lo cual se puede lograr mediante la anamnesis y la exploración física detallada. La ausencia de antecedentes de enfermedad renal y la existencia de exámenes de laboratorio anteriores que no revelen retención azoada, proteinuria, alteraciones del sedimento urinario, alteraciones hematológicas o bioquímicas, permite suponer que se trata de una IRA. Para esclarecer una enfermedad renal crónica (ERC), el interrogatorio debe enfatizar en antecedentes de hipertensión arterial, diabetes mellitus, nefrotóxicos, edema, cambios en el volumen y ritmo de la diuresis, o en el aspecto y color de la orina, molestias urinarias o cólicos renales. A veces, el único signo de la ERC es la poliuria, con orinas claras y nicturia; sin embargo, son comunes anemia, equímosis espontáneos, calambres musculares, prurito, disminución de la libido, irregularidades menstruales y reducción del tamaño de los riñones y del espesor cortical con el ultrasonido, aunque en los pacientes diabéticos con ERC, el tamaño de los riñones habitualmente se encuentra preservado.

2. *Segunda evaluación.* Consiste en descartar la obstrucción de las vías urinarias; un sondaje vesical postmiccional permite valorar las obstrucciones

bajas. Además de la clínica, el método de elección para su diagnóstico es el ultrasonido, que en la mayoría de los casos revela la presencia de dilatación de la vía excretora (pelvis, cálices, uréteres).

3. *Tercera evaluación.* Se debe averiguar si el volumen intravascular es el adecuado y descartar un estado de hipovolemia (hipotensión ortostática, presión venosa baja) o de hipervolemia (crepitantes pulmonares, presión venosa alta). En los estados hipovolémicos aumenta la secreción de hormona antidiurética que induce a la reabsorción tubular de urea y agua, razón por la que aumenta la relación urea/creatinina plasmática; aunque otras circunstancias también elevan esta relación, como el hipercatabolismo (sepsis, uso de esteroides) o el aumento en la absorción de proteínas (hemorragia digestiva alta). Por otra parte, en situaciones de hipovolemia, la retención hidrosalina disminuye el sodio urinario, lo que puede ser una determinación diagnóstica de valor excepto en los pacientes tratados con diuréticos.

Una vez descartada la existencia de factores prerrenales y obstructivos puede afirmarse que se trata de una IRA parenquimatosa. La glomerulonefritis aguda o la rápidamente progresiva y las vasculitis por infecciones o enfermedades sistémicas se acompañan de una serie de manifestaciones clínicas que permiten orientar el diagnóstico; igualmente, la nefritis intersticial aguda por mecanismos alérgicos o inmunológico se acompaña de manifestaciones dermatológicas. A continuación se describen los estudios que definen la presencia de una IRA: exámenes generales, exámenes específicos, estudios imagenológicos (radiografía de abdomen, ultrasonido renal, gammagrafía renal y arteriografía o venografía renal) y biopsia renal.

Exámenes generales. Se debe practicar una hematología completa, gases arteriales, determinación de proteínas plasmáticas totales y fraccionadas, urea, creatinina, BUN, glicemia, sodio, potasio, cloro, calcio, fosfatos, ácido úrico, CK, AST y, sodio y creatinina urinarios. Muchas veces es necesario practicar urocultivos y hemocultivos. La hematología revela una anemia normocrómica-normocítica con un hematocrito de 25 al 30%. Otros exámenes según la orientación diagnóstica son título de antiestreptolisinas (ASO), inmunoglobulinas, complemento sérico, AAN, crioglobulinas, anticuerpos anticitoplasmáticos de los neutrófilos (ANCA), marcadores de la hepatitis B y C y AST - ALT.

Exámenes específicos. Los hallazgos de laboratorio típicos de una IRA son azoemia progresiva, acidosis metabólica (suele ser moderada, con un

CO_2 plasmático de 15 a 20 mmol/L), hiperkalemia (aumenta lentamente) e hiponatremia moderada (Na sérico de 125 a 135 m mol/l) relacionada con el aumento de agua intravascular. Generalmente se produce una elevación diaria leve de la creatinina sérica (1 a 2 mg/dl) y del nitrógeno ureico (10 a 20 mg/dl); sin embargo, para un valor basal de creatinina plasmática <3 mg/dl, un incremento >0,5 mg/dl/día se considera diagnóstico de IRA, y para un valor basal de >3 mg/dl, un incremento >1 mg/dl/día. Un incremento de creatinina superior a 2 mg/dl/día sugiere una producción excesiva por rabdomiólisis. Cuando se produce un catabolismo muy acelerado (traumatismos, cirugía, sepsis o uso de esteroides) o se acelera la producción de urea (por infusión de aminoácidos), el nitrógeno ureico en sangre puede aumentar de 30 a 100 mg/dl/día y el K sérico hasta 1 a 2 mEq/L. Existen una serie de exámenes e índices específicos de la función renal que permiten precisar la magnitud y diferenciar los distintos tipos de retención azoada: filtración glomerular, fracción de excreción de sodio, índices urinarios y examen de orina.

Filtración glomerular. La mejor forma de evaluar la función renal se hace tomando en cuenta la tasa de filtración glomerular estimada (TFGe) según la ecuación de Cockroft-Gault:

TFGe (ml/min) = 140 - edad (años) x peso (kg) / 72 x creatinina sérica (x 0,85 si es mujer). VN (ml/min/1,73 m^2 superficie corporal) = >90.

Otra forma de valorar adecuadamente el grado de función renal es con el cálculo de la depuración de creatinina (Dcr) según la siguiente fórmula:

Dcr = UxV/P U: creatinina en orina (mg/dl) V: volumen de orina de 24 h (ml)P: creatinina plasmática (mg/dl).

2. *Fracción de excreción sodio (FENA).* Se calcula mediante la siguiente ecuación: FENA = (UNaX PCrX100) / (PNa XUCr). UNa y PNa concentraciones de sodio en orina y plasma (mEq/l) y PCr y UCr equivalen a las concentraciones de creatinina en la orina y plasma expresadas en mg/dl. Un valor de FENA < 1% orienta a una condición prerrenal, mientras que un valor >1% indica insuficiencia renal (NTA).

3. *Índices urinarios de la IRA prerrenal y renal.* Estos permiten diferenciar la existencia de una retención azoada de origen pre-renal y renal (Tabla 92).

TABLA 92. Indices urinarios de insuficiencia renal y prerrenal

EXAMEN	INSUFICIENCIA PRERRENAL	RENAL
Densidad urinaria	>1020	<1010
BUN/Crp	>15/1	<10/1
Osmolaridad urinaria (mOsm/L)	>500	<400
Na urinario (mEq/L)	<20	>40
Cru /Crp	>40	<20
FENA	<1%	>1%
Sedimento urinario	Normal, cilindros hialinos	Cilindros granulosos, restos celulares

BUN = nitrógeno ureico sanguíneo. Cru: Creatinina urinaria. Crp: Creatinina plasmática

4. Examen de orina. Una proteinuria superior a 1 g/día sugiere una lesión glomerular o vascular de pequeños vasos e inferior a 1 g/día una NTA o nefritis intersticial. La presencia en el sedimento urinario de cilindros hemáticos o hematuria con hematíes dismórficos indica un origen glomerular de la lesión. El *sedimento urinario* aporta información útil sobre la etiología de la enfermedad renal; por ej., el sedimento no suele presentar alteraciones importantes en la azoemia prerrenal y post renal; aunque en esta última, frecuentemente se observan hematíes, leucocitos y cilindros (epiteliales y granulosos). Cuando existe una lesión renal primaria, en el sedimento se observan células tubulares, cilindros de células tubulares y muchos cilindros granulosos de coloración parduzca. La aparición en la orina de cilindros granulosos y células epiteliales degeneradas sugiere una lesión tubular; de eosinófilos, una nefritis tubulointersticial alérgica o ateroembolias; de cilindros de hematíes, glomerulonefritis o vasculitis, y la presencia de leucocitos, piocitos y cilindros leucocitarios apoya la existencia de una infección renal.

Estudios imagenológicos. Estos incluyen la radiografía de abdomen, ultrasonido renal, gammagrafía renal y arteriografía o venografía renal. La urografía de eliminación con contraste yodado no es procedente en pacientes con retención azoada.

Radiografía de abdomen. Puede detectar un 90% de cálculos urinarios radiopacos. Si se sospecha de una obstrucción, los estudios anterógrados o retrógrados con contraste yodado pueden establecer la localización de la obstrucción.

Ultrasonido abdominal. Permite determinar el tamaño y la ecogenicidad de los riñones, la presencia de hidronefrosis y las masas retroperitoneales. Un riñón normal o grande indica reversibilidad del proceso, mientras que una silueta renal pequeña es compatible con enfermedad renal crónica. También es útil para detectar dilataciones por cálculos, aunque su sensibilidad es del 80 al 85%, porque el sistema colector no aparece siempre dilatado, sobre todo si se trata de alteraciones agudas o el uréter está englobado en una fibrosis retroperitoneal o un tumor, o el paciente presenta una hipovolemia. El ultrasonido *doppler-duplex* de vasos renales es de utilidad para descartar obstrucción por eventos trombóticos de la circulación renal.

Gammagrafía renal. Es de extraordinario valor para determinar la funcionalidad o viabilidad de los riñones, aun en presencia de retención azoada. Además, permite excluir la oclusión de la arteria renal porque resulta difícil interpretar las imágenes ecográficas cuando está muy alterada la función renal.

Arteriografía o venografía renal. Si la clínica sugiere un proceso vascular

Biopsia renal. Debe hacerse precozmente cuando se sospeche una IRA parenquimatosa (excepto la necrosis tubular aguda) o que dure más de tres semanas (tiempo que la mayoría deben estar resueltas). La demostración de la histopatología renal puede orientar algún tratamiento específico.

TRATAMIENTO

Se debe recordar que con el avance de la edad se reduce en un 10% la función renal por cada década después de los 50 años. Los pacientes hospitalizados, especialmente aquellos sometidos a cirugía mayor o en estado crítico, deben ser cuidadosamente vigilados y recibir medidas preventivas para evitar la IRA. Dado que no existe un tratamiento específico para eso, es conveniente insistir en las medidas preventivas sobre los factores que desencadenan esta catástrofe clínica y una vez confirmada, tomar las medidas terapéuticas.

MEDIDAS PREVENTIVAS

1. Control periódico de la urea y creatinina en pacientes que reciben medicamentos potencialmente nefrotóxicos: aminoglucósidos, AINES, anfotericina B, cefaloridina.

2. Uso de alopurinol para evitar la hiperuricemia en pacientes que reciben citostáticos para enfermedades neoplásicas.

3. Hidratar adecuadamente los pacientes con diabetes mellitus o mieloma múltiple que van a ser sometidos a una urografía de eliminación con contraste yodado.

4. Corregir prontamente estados de hipotensión, deshidratación, hemólisis, rabdomiólisis (luego de traumatismos), tóxicos (venenos de serpiente o paraquat).

5. Uso de manitol. Es un diurético osmótico que reduce la reabsorción de sodio y agua a nivel del túbulo contorneado proximal y asa de Henle, evitando así la obstrucción tubular por desechos celulares y la NTA. Se recomienda selectivamente antes de la administración de anfotericina B, durante la cirugía de alto riesgo y en caso de hemólisis y rabdomiólisis. El paciente no debe estar con sobrecarga cardiopulmonar, anuria, insuficiencia cardiaca o con un SDRA porque puede provocar expansión del espacio intravascular y empeorar estas patologías. La dosis es de 12.5 a 25 g EV en 10 a 30 minutos cada 4-12 horas. De no observarse una respuesta adecuada, es preferible descontinuarlo.

6. Furosemida. Diurético del asa de Henle que incrementa el flujo sanguíneo renal y la diuresis, aunque no aumenta la filtración glomerular. La dosis es de 100 a 150 mg EV cada 4 a 6 horas. El manitol y la furosemida pueden convertir una IRA oligúrica en IRA con diuresis normal de mejor manejo hidroelectrolítico.

7. Dopamina. Ejerce un efecto vasodilatador renal glomerular; se utiliza si no hay respuesta a los diuréticos y a dosis bajas: 1 a 3 µg/kg/min.

MEDIDAS TERAPÉUTICAS

Una vez confirmada la IRA, el objetivo principal es mantener el medio interno tan cerca de lo normal como sea posible mientras se recupera la función renal.

1. **Administración de líquidos.** Debe hacerse bajo control estricto, preferiblemente con el catéter de Swan-Ganz o, en su defecto con uno de presión venosa central. Es prudente el control del peso diario, la diuresis y el cálculo de las pérdidas insensibles para determinar la cantidad aproximada de líquidos a administrar, que generalmente no es mayor de 550 ml diarios. Un cálculo adecuado sería el siguiente:

   a. Para las pérdidas insensibles, solución glucosada al 10%, 0.5 ml por Kg/hora. A esta hidratación se le agrega una solución hipotónica de NaCl al 0.30%, equivalente a la diuresis previa; esto previene la deshidratación, la depleción de glucógeno y el déficit de cloruro de sodio.

b. En caso de existir fiebre se agrega solución fisiológica, 0.5 ml por Kg/hora

c. Ante la presencia de diarrea y vómitos se reponen las pérdidas con solución fisiológica

d. En caso de hemorragias se deben administrar transfusiones de sangre fresca y plasma en los pacientes quemados.

El peso diario provee una pauta conveniente para juzgar las necesidades de los fluidos, correlacionada con la administración y eliminación diaria, cantidades acumuladas, ayudada por el examen físico y la presión venosa central. En la fase poliúrica se pierden grandes cantidades de agua, sodio y potasio, que ponen en peligro la vida del paciente, razón por la cual se deben reponer de inmediato y proporcionalmente para evitar la deshidratación y el desequilibrio electrolítico.

2. **Ingesta calórica.** Se deben restringir las proteínas y los alimentos ricos en potasio (cambur, frutas cítricas y vegetales). Si el enfermo puede ingerir alimentos se sugiere la forma siguiente:

   a. Carbohidratos. Su uso adecuado disminuye el catabolismo proteico, la azoemia, la hiperkalemia y la acidosis metabólica. Se recomiendan 100 a 200 g diarios.

   b. Proteínas. Se sugieren las proteínas de alto valor biológico como las carnes blancas a una cantidad de 30 g/día.

3. **Control de la hiperfosfatemia.** Se usa el carbonato de calcio, el cual cumple una triple función: actúa como un amortiguador, precursor del bicarbonato, reduce la absorción intestinal de fosforo e impide su elevación en sangre aportando calcio ante una posible hipocalcemia. Se usa a la dosis de 6 g/día.

4. **Tratamiento de la hiperkalemia.** Se debe tratar cuando sobrepase de 5.5 mEq/L en la forma siguiente:

   a. Solución glucosada al 10%, 250 ml, más 10 U de insulina cristalina a razón de 20 gotas por minuto.

   b. Bicarbonato de sodio: 60 mEq EV en infusión rápida; se puede repetir cada 8 horas.

c. Poliestireno sódico (Kayexalate) Se puede usar por vía rectal en ene-
ma a retener, 50 a 100 g en 100 a 200 ml de agua. Debe ir precedido
y seguido por enemas de limpieza y puede repetirse cada 8 horas.
También dicho medicamento se usa por vía oral a la dosis de 25 a 50
gmás 20 ml de sorbitol al 50%, este último para inducir diarrea. Puede
repetirse cada 4 horas si es necesario.

d. Gluconato de calcio o cloruro de calcio, 10 ml al 10% EV en 5 a 10
minutos. Puede repetirse cada 30 minutos si es necesario.

e. Nebulizaciones con salbutamol durante 10 minutos cada 4 a 6 horas:
mezclar 20 gotas con 3 ml de solución salina 0,9%.

5. **Control de las infecciones.** Evitar la sonda vesical y punciones innecesarias.
Son frecuentes las infecciones por gramnegativos, anaerobios y *Staphylococcus aureus y epidermidis*; en todo caso se deben tratar según el cultivo
y antibiograma. Las infecciones provocan 1/3 de la mortalidad en pacientes
con IRA. Las infecciones pulmonares ocurren en un 40-77% y las urinarias
en un 33-89% (generalmente se deben a la sonda vesical), peritonitis en un
38% de casos postquirúrgicos y postraumáticos.

6. **Diálisis.** Se debe hacer si existe cualquiera de las siguientes condiciones:
acidosis metabólica que no responda al tratamiento médico, sobrecarga
hídrica, insuficiencia cardíaca, pericarditis por la uremia, edema agudo
pulmonar e hiperkalemia mayor de 7 mEq/L. En caso de una gran sobrecarga de volumen y marcada azoemia se prefiere la técnica de hemodiálisis
y ultrafiltración continua arteriovenosa, que retira grandes volúmenes de
líquidos por ultrafiltración a la vez que se reemplazan las pérdidas con
soluciones parenterales; la composición de electrólitos puede modificarse
según lo requerido y también se puede dejar espacio para la hiperalimentación parenteral.

REFERENCIAS

ABERNATHY V, LIEBERTHAL W. Acute renal failure in the critically ill patient. Crit
Care Clin. 2002; 18: 203-222.

BALDOMIR CA, NADAL MA, CATALONO HN ET AL. Insuficiencia renal aguda:
análisis de 100 casos tratados con hemodiálisis. Resúmenes del VII
Congreso Latinoamericano de Nefrología. pp 54. Caracas, 1988.

BONVENTRE JV. Pathophysiology of AKI: Injury and normal and abnormal repair. Contrib Nephrol. 2010; 165-9.

COCA SG ET AL. Biomarkers for the diagnosis and risk stratification of acute kidney injury: A systemic review. Kidney Int. 2008; 73:1008.

HILTON R. Acute Renal Failure. BMJ 2006; 333: 786-790.

LEVEY AS ET AL. Definition and classification of chronic kidney disease: a global position statement from Kidney Disease: improving global outcomes (KDOGO). Kidney Int. 2005; 67: 2089.

NORBERT LAMEIRE, WIM VAN BIESEN AND RAYMOND VANHOLDER. Acute renal failure. The Lancet 2005; 365:417-430

SÁNCHEZ SOBRINO B, ACEBEDO RIBO M, RUBIO GONZÁLEZ E. Insuficiencia renal aguda. Normas de actuación de urgencias. 3ª ed. Editorial Panamericana, 2005.

SCHRIER RW, WANG W, POOLE B, MITRA A. Acute renal failure: definitions, diagnosis, pathogenesis, and therapy. J Clin Invest 2004; 114: 5-14. MEDLINE Cross Ref.

SINGRI N, AHJA SN, LEVIN ML. Acute renal failure. JAMA 2003; 289: 747-751. MEDLINE.

STEVENS PE, TAMIMI NA, HASANI MK, ET AL. Non-specialist management of acute renal failure. QJM.2001; 94: 533-540.

ZOLLO ANTHONY. Medicina Interna Secretos. 4ª ed. 2006. Pp 274 -277.

ENFERMEDAD RENAL CRÓNICA

Carlos Henríquez La Roche

INTRODUCCIÓN

La enfermedad renal crónica (ERC) se define como una nefropatía difusa que compromete ambos riñones, existe un deterioro de la filtración glomerular (FG) y la función tubular con una duración mayor a 3 meses y se caracteriza por anormalidades en el examen de orina (proteinuria, hematuria). Es una enfermedad sistémica, es decir, cursa con manifestaciones clínicas diversas por las alteraciones funcionales que comprometen otros órganos o tejidos, producto del deterioro de la función renal. Las causas más frecuentes son nefropatía diabética, hipertensión arterial sistémica, glomerulonefritis crónica, poliquistosis renal, litiasis renal, nefritis lúpica, insuficiencia renal aguda, nefritis túbulointersticial y amiloidosis.

Cualquiera que sea la etiología de la ERC, una vez iniciada la destrucción de las nefronas, las remanentes se hipertrofian pero pierden la capacidad de autorregulación del flujo sanguíneo a través del glomérulo, hecho que causa hipertensión intraglomerular e hiperfiltración. Este mecanismo, al principio, aumenta la capacidad funcional de las nefronas remanentes que logran mantener la homeostasis durante un largo tiempo sin manifestaciones clínicas; no obstante, la hiperfiltración glomerular termina por esclerosar el glomérulo y secundariamente producir atrofia tubular que lleva a un estadio avanzado de la enfermedad. No siempre el daño renal comienza en el glomérulo (glomerulonefritis), sino que puede iniciarse en el ámbito túbulointersticial (nefritis túbulo-intersticial) o en ambas estructuras al mismo tiempo. En todo caso, la nefrona, como un todo, se afecta en la evolución de la enfermedad y su destrucción progresiva conduce a las alteraciones estructurales y funcionales (glomérulos y túbulos) propias de la enfermedad.

Trastornos glomerulares. La esclerosis glomerular conduce a la caída progresiva de la rata de filtración glomerular (RFG) con la consecuente acumulación de creatinina, urea y numerosas sustancias de peso molecular intermedio capaces de generar síntomas en el paciente. La creatinina es de particular importancia porque es fácil de determinar y su elevación en sangre por más de 3 meses indica que existe un daño renal crónico.

Trastornos tubulares. Las alteraciones tubulares se producen por la esclerosis del glomérulo, daño directo de los túbulos correspondientes o combinación de ambos. La alteraciones tubulares se caracterizan por la incapacidad del riñón para cumplir sus funciones de dilución/concentración de orina, mantener el pH sanguíneo dentro del rango normal y excretar o reabsorber múltiples metabolitos.

MANIFESTACIONES CLÍNICAS

La ERC ocasiona un compromiso sistémico con afectación de órganos y sistemas que, para fines prácticos y definir la evolución de la enfermedad se ha clasificado en 5 estadios (Guías KDOQI).

Estadio I: RFG normal o aumentada (> 90 ml/min/1.73 m^2 SC); presencia de proteinuria, hematuria y cambios histológicos e imagenológicos del riñón

Estadio II: RFG entre 89 y 60 ml/min/1.73 m^2 SC

Estadio III: RFG entre 59 y 30 ml/min/1.73 m^2 SC

Estadio IV: RFG entre 29 y 15 ml/min/1.73 m^2 SC

Estadio V: RFG < 15 ml/min/1.73 m^2 SC. En este estadio, ya el paciente amerita diálisis.

Para facilitarla clasificación del paciente dentro de uno de estos estadios sin necesidad de recolectar la orina de 24 horas para determinar la depuración de creatinina (RFG), se recomienda la fórmula de Cockroft–Gault, que con la creatinina plasmática, el sexo del paciente y su peso permiten tener un estimado cercano a la RFG real. En la mujer, el resultado se multiplica por 0.85.

$$RFG = \frac{(140 - \text{edad en años}) \times \text{peso en kilos}}{\text{Creatinina plasmática en mg/dl} \times 72}$$

La evolución clínica de la ERC tiene dos fases: asintomática y sintomática (el paciente desarrolla los síntomas y signos característicos de la enfermedad).

Fase asintomática o de "compensación". Como su nombre indica, el paciente está libre de síntomas. En esta fase suceden numerosos trastornos metabólicos, endocrinos y disminución progresiva de la filtración glomerular. Su duración es variable y puede durar meses como en la glomerulonefritis rápidamente progresiva, o años como ocurre con la nefritis intersticial. Existen varias razones por las cuales un paciente puede permanecer asintomático a pesar de que haya perdido gran parte de su función renal, reserva funcional renal, lentitud en la aparición de los cambios de filtración glomerular, existencia de mecanismos de eliminación y regulación extrarrenal de elementos o sustancias.

Reserva funcional renal. El riñón, como otros órganos, tiene una gran capacidad de respuesta, es decir, si parte de sus nefronas son destruidas, otras se hipertrofian para compensar el deterioro funcional. Para llegar a un aumento de la creatinina sérica se requiere un deterioro de la filtración glomerular alrededor de un 50%, y para que aparezcan síntomas de uremia se debe perder alrededor de 75% de la filtración glomerular.

Lentitud en la aparición de los cambios de filtración glomerular. Esta hace que el paciente pueda adaptarse a un nuevo estado de "bienestar", el cual, cada vez se hace más precario hasta que es imposible una mayor adaptación y aparecen los síntomas. Durante esta fase, el paciente no acepta la enfermedad, le da poca importancia y con frecuencia abandona el tratamiento.

Existencia de mecanismos de eliminación. Además de la filtración glomerular existe la secreción tubular, de manera que muchas sustancias de peso molecular medio, que son tóxicas y contribuyen al estado de uremia, se eliminan por esta vía. La acumulación tardía de estas sustancias por encima de sus valores normales retrasa la aparición de los síntomas hasta haberse alcanzado un 75% de deterioro de la filtración glomerular.

Regulación extrarrenal de elementos y sustancias. Lamentablemente, esta regulación se hace a expensas del deterioro de otras funciones o estructuras que posteriormente ocasionan manifestaciones clínicas. Por ej., en cada estadio de la ERC hay un descenso de la filtración glomerular y un ascenso proporcional de la paratohormona (PTH) en un intento de mantener niveles plasmáticos estables de fósforo y calcio, pero llega a un deterioro tal que el primero termina por elevarse y el segundo desciende; además, el aumento de la PTH produce alteraciones óseas que llevan al desarrollo de la osteodistrofia renal.

Fase sintomática. Representa la fase urémica con todas las manifestaciones clínicas de la ERC avanzada, excepto las debidas a la sobrecarga de volumen.

Los síntomas de la ERC pueden comenzar rápida o lentamente. En la ERC de evolución rápida o cuando comienza con insuficiencia renal aguda, los síntomas están más relacionados con la sobrecarga de volumen que con la uremia *per se*. Por el contrario, cuando la evolución es insidiosa, los síntomas de uremia y anemia están presentes desde el inicio del cuadro y comprenden trastornos hidroelectrolíticos, cardiovasculares, neurológicos (SNC y periférico), hematológicos, gastrointestinales, endocrinos, dermatológicos, minerales y óseos.

Trastornos hidroelectrolíticos. La reducción progresiva del filtrado glomerular causa un deterioro de la capacidad de concentración máxima urinaria, de manera que el riñón solo es capaz de excretar orina con una osmolaridad similar al plasma (isostenuria). El balance entre el aporte y excreción de sodio puede mantenerse durante el curso de la insuficiencia renal hasta que la filtración glomerular desciende por debajo de 5%; sin embargo, la ingestión excesiva de sal puede llevar a un aumento de la carga de sodio con la consiguiente expansión de líquido extracelular, aparición de edema e hipertensión arterial sistémica. La mayoría de los pacientes con ERC es capaz de mantener la homeostasia del potasio y solo en estadios muy avanzados de la enfermedad aumenta su concentración sérica sin embargo, una hiperkalemia súbita en las fases iniciales puede presentarse por traumatismos, transfusión sanguínea, acidosis, anestesia y uso de medicamentos (AINES, bloqueadores del sistema renina-angiotensina o inhibidores de la aldosterona). La hiperkalemia cursa con debilidad muscular, parestesias, pudiendo ocasionar una arritmia ventricular (paro cardiaco), que es la complicación aguda más temida de la ERC. El ECG puede mostrar ondas T picudas, prolongación del intervalo PR y del complejo QRS. La acidosis metabólica se presenta en etapas muy avanzadas cuando la ingestión y producción endógena de ácidos excede la excreción renal; sin embargo, el bicarbonato no suele descender por debajo de 12 mEq/L. La acidemia es bien tolerada por la mayoría de los pacientes, lo que indica que su desarrollo ha sido lento y hay compensación respiratoria. Parte de esta carga de ácidos es contrarrestada por el hueso que sirve de *buffer*, pero a la larga es un factor coadyuvante en el desarrollo de osteodistrofia renal.

Calcio. Generalmente existe hipocalcemia, rara vez es sintomática y se tolera muy bien por ser leve. La absorción intestinal de calcio está disminuida, aumenta su pérdida fecal y hay resistencia a la acción de la PTH en el intestino. La hipocalcemia es un estímulo potente para la secreción de PTH, de manera que la ERC lleva a hiperparatiroidismo secundario. A medida que progresa la enfermedad se retienen fosfatos (hiperfosfatemia) y se deposita en forma de fosfato cálcico en los tejidos blandos y arterias (calcifilaxis).

Fósforo. Los mecanismos de adaptación conservan la concentración sérica de fósforo hasta que la filtración glomerular disminuya en un 80%. El determinante más importante del valor sérico de fosfato es la relación entre su absorción neta en el intestino y la excreción renal. En la fase avanzada de la ERC, si no se reduce la ingestión de fósforo, los mecanismos de adaptación no son capaces de compensarlo y se presenta hiperfosfatemia; esta es importante en el desarrollo de la hipocalcemia, hiperparatiroidismo secundario y enfermedad vascular.

Magnesio. La IRC es la única causa conocida de hipermagnesemia. La excreción urinaria de magnesio está reducida y la absorción intestinal permanece normal. Es prudente evitar el consumo de antiácidos que contengan magnesio si la FG es <20 ml/minuto.

Trastornos cardiovasculares. Son responsables del 50-60% de las muertes de pacientes con ERC terminal en diálisis (enfermedad cardiorrenal). La hipertensión arterial está presente en más del 80% de los pacientes con síndrome urémico y junto al cigarrillo son los dos factores más importantes que predisponen al desarrollo de ateroesclerosis acelerada. A su vez, la hipertensión arterial acelera la progresión de la enfermedad renal y su control adecuado retrasa la evolución a etapas terminales. Existen dos mecanismos patogénicos que contribuyen a la hipertensión arterial en la ERC; el más importante es la expansión del volumen extracelular secundaria a la retención de sodio y agua, y secundariamente la estimulación del eje renina-angiotensina. El riesgo de desarrollar ateroesclerosis aumenta con la ERC, de manera que con el avance de la enfermedad se eleva la incidencia de infarto del miocardio, los accidentes cerebrovasculares o la enfermedad arterial periférica.

La insuficiencia cardiaca crónica se produce como consecuencia de la hipertensión arterial y la retención de líquidos; ocasionalmente es la presentación inicial de la ERC avanzada. La pericarditis urémica tiene una incidencia de 3-19% en la fase terminal y ocurre como parte del síndrome urémico de la ERC o está relacionada a una diálisis insuficiente. Consiste en una reacción inflamatoria del pericardio visceral y parietal; el líquido pericárdico suele ser un exudado seroso, frecuentemente hemorrágico. La terapia en ambas situaciones es la diálisis intensiva. La pericardiectomía está indicada cuando persiste el derrame pericárdico, pese a la diálisis, y cuando hay riesgo de taponamiento cardiaco.

Trastornos del SNC y periférico. Se observa la encefalopatía urémica y la polineuropatía sensitivomotora.

Encefalopatía urémica. Es un síndrome orgánico cerebral agudo o subagudo que puede presentarse cuando la FG llega a <10% y mejora rápidamente con la diálisis. Inicialmente ocurre apatía, irritabilidad, incapacidad para concentrarse; luego, aparecen mioclonías, asterixis, ataxia, vértigo, desorientación témporoespacial, confusión, alucinaciones visuales, delirio, estupor, convulsiones y coma.

Polineuropatía sensitivomotora. Es indistinguible de la neuropatía observada en la diabetes mellitus y el alcoholismo crónico. Es distal, simétrica y afecta sobre todo a los miembros inferiores. El "síndrome de piernas inquietas" se presenta en un 40% de los pacientes urémicos y se caracteriza por una sensación pruriginosa y punzante en las piernas, que hace que el paciente las mueva constantemente; empeora por la noche y se alivia con la deambulación; cursa con hiporreflexia osteotendinosa y la sensibilidad vibratoria puede estar abolida (apalestesia). La disfunción del sistema nervioso autónomo (disautonomías) afecta los barorreceptores y produce hipotensión ortostática, trastornos de la sudoración y respuesta anormal a la maniobra de Valsalva.

Trastornos hematológicos. Frecuentemente ocurre anemia normocítica normocrómica caracterizada por palidez, taquicardia, pulso amplio y angina de pecho en pacientes con coronariopatía subyacente. La causa es multifactorial, pero el principal factor es la producción insuficiente de eritropoyetina (glucoproteína producida por las células renales peritubulares en respuesta a la hipoxia). Otros factores contribuyentes son intoxicación por aluminio, hiperparatiroidismo, infecciones, desnutrición, deficiencia de nutriente (ácido fólico y hierro), sangrado gastrointestinal y hemólisis (efecto tóxico de la uremia sobre la membrana del eritrocito). En la ERC avanzada se deteriora la función de los granulocitos (quimiotaxis y capacidad bactericida), lo que contribuye a mayor incidencia de infecciones bacterianas. Es común la prolongación del tiempo de sangría por defecto cualitativo de las plaquetas (disminución de la adhesividad y agregabilidad) mediado por un "factor tóxico plasmático dializable" y explicado por la mejoría de la función plaquetaria tras la diálisis.

Trastornos gastrointestinales. La anorexia es el síntoma más común; en estadios avanzados, náuseas, vómitos, sabor metálico y aliento urémico (amonio proveniente de la urea, por bacterias de la boca que producen *ureasa*); luego, se observa estomatitis, gingivitis y parotiditis. La hemorragia gastrointestinal es frecuente por gastritis erosiva y una mayor incidencia de angiodisplasia, la cual, asociada al defecto de la función plaquetaria, predispone al sangrado.

Trastornos minerales y óseos de la ERC (TMO-ERC). Debido a las diferentes formas de la enfermedad ósea que puede presentarse en ERC, ha sido adoptado el concepto de "trastornos minerales y óseos de la ERC". Las alteraciones óseas consisten en osteitis fibrosa por hiperparatiroidismo secundario y osteomalacia (raquitismo en el niño) por deficiencia de $1,25(OH)_2$ Vitamina D (la combinación de ambas patologías conforman la llamada osteodistrofia renal). Además se presenta la enfermedad adinámica del hueso y amiloidosis ósea. La forma específica que desarrolla el paciente depende de múltiples factores, alteraciones del remodelado óseo, factor de crecimiento fibroblástico 23 (FGF23), niveles de (PTH, calcitriol, calcio, fósforo y aluminio) y del equilibrio ácido-básico. Clínicamente hay dolor óseo o debilidad muscular, así como un mayor riesgo de fracturas espontáneas; en ocasiones se producen tumoraciones por acumulación de fosfato de calcio en los tejidos blandos y la pared arterial media suele calcificarse y llevar a fenómenos isquémicos.

Trastornos endocrinos. Incremento de los niveles de las siguientes hormonas: insulina (la glicemia en los diabéticos tiende a mejorar), glucagon, PTH, prolactina (ginecomastia e infertilidad), calcitonina, hormona de crecimiento y gastrina (gastritis frecuente); esto se debe al deterioro en la degradación o eliminación renal de estas hormonas. También puede estar aumentada la secreción de aldosterona, LH, FSH y ACTH. Niveles bajos de eritropoyetina, $1\text{-}25\text{-}(OH)_2$-Vitamina D_3, esteroides gonadales y tiroxina. Los hombres presentan frecuentemente impotencia, disminución de la libido y ginecomastia. En las mujeres es frecuente la amenorrea y la oligomenorrea con disminución de la libido e infertilidad. El embarazo es excepcionalmente raro en la ERC.

Trastornos metabólicos. Se observa una glicemia basal normal con disminución de la tolerancia a la sobrecarga de glucosa, hiperinsulinemia, hiperglucagonemia y una respuesta tisular alterada a estas dos hormonas. Los pacientes urémicos tienen un balance nitrogenado negativo, pérdida de la masa muscular, hipoproteinemia e hipoalbuminemia. La hipertrigliceridemia se presenta en el 70% de los pacientes con ERC terminal por disminución en el catabolismo de estas lipoproteínas.

Trastornos dermatológicos. El prurito es un síntoma muy común en el síndrome urémico, aun durante la diálisis. Su origen es multifactorial y contribuyen la piel seca (xerodermia o xerosis) por atrofia de las glándulas cutáneas, los trastornos del metabolismo fósforo-calcio, el hiperparatiroidismo, la neuropatía periférica y la propensión a la escabiosis. La piel toma frecuente un color pardo debido a la retención de urocromos o metabolitos pigmentados. Se presentan alteraciones ungueales, "uña mitad y mitad" (la porción distal de la uña es de color marrón, rosa o rojo y la proximal blanquecina).

TRATAMIENTO

El tratamiento de la ERC es multidisciplinario (nefrólogo, internista, cardiólogo, nutricionista). Se emplean medidas generales para disminuir o evitar los factores que agravan el daño renal, y medidas específicas para tratar las manifestaciones o complicaciones producidas por el deterioro de la función renal *per se*. Con fines prácticos se debe ubicar al paciente en el estadio evolutivo de la enfermedad. En los estadios I-II, el tratamiento debe ir dirigido a resolver la causa de la nefropatía y corregir las primeras manifestaciones de la ERC. Las medidas preventivas para evitar la progresión del daño renal son esenciales en estos estadios. En los estadios III y IV, a lo anterior se añade el tratamiento de las alteraciones avanzados de la uremia, y en el estadio V, a lo anterior se suma la preparación del paciente para iniciar la diálisis, la diálisis *per se* y la preparación para un posible trasplante renal.

ESTADIOS I y II. En estos estadios no suele haber manifestaciones clínicas de uremia, por lo que el objetivo principal es evitar o retardar la progresión del daño renal y controlar la causa que lo originó con la aplicación de medidas que intentan detener los fenómenos fisiopatológicos que llevan a la esclerosis glomerular y al daño tubular. Todo comienza con el diagnóstico temprano del daño renal incipiente, como deterioro de la filtración glomerular, presencia de proteína (albuminuria), hematuria o cilindruria. Las medidas terapéuticas tomadas en estos estadios suelen ser muy efectivas (Tabla 93).

TABLA 93. LINEAMIENTOS GENERALES DEL TRATAMIENTO DE LA ERC

Control	Conducta	Objetivo
Presión arterial	IECA o ARA$_2$ de primera línea + diuréticos tiazídicos	Sistólica <140 mmHg Diastólica < 90 mmHg
Hiperglicemia	Preferiblemente con insulina	HbA$_{1c}$ <7%
Proteinuria< 3g/día	IECA o ARA$_2$	Llevarla a <500 mg/día
Proteinuria > 3 g/día	IECA o ARA$_2$ + tratamiento de la causa del síndrome nefrótico	Llevarla a < 1 g/día

Anemia	Corrección con hierro EV y eritropoyetina	Incremento progresivo del hematocrito: 2% por mes, hasta alcanzar Hb entre 10,5 y 12 g/dl
DIslipidemias	Estatinas con o sin ezetimibe	Colesterol <200 mg/dl Triglicéridos<150 mg/dl HDL-C >40 mg/dl LDL-C <100 mg/dl
Hiperfosfatemia	Dieta baja en fósforo Quelantes de fósforo Diálisis frecuente	Fósforo sérico <5,5mg/dl
Estilo de vida	Ajuste del peso corporal No fumar Ejercicios	IMC <25 Actividad física ajustada a su capacidad cardiovascular
Nutrición	Proteínas animales de alto valor biológico: 0,8 g/k/día Sal: < 2 g/día Restricción de fósforo Restricción de K (estadios IV y V) Restricción líquidos de acuerdo a la diuresis	Mantener estado nutricional estable
Acidosis	Bicarbonato de sodio VO	Bicarbonato sérico >22 mEq/L
Hiperkalemia	Asintomática: dieta baja en potasio y omitir medicaciones causantes Sintomática: diálisis	Potasio < 5,5 mEq/L
Aspirina	Apirina 86 mg/día No clopidrogel	Reducir el riesgo de eventos cardiovasculares
Prevención de infección	Vacunación contra influenza, hepatitis B y nemococo. Pacientes pediátricos debe recibir su esquema de vacunación	Protección de infecciones prevalentes en estos pacientes

Tratamiento de la hipertensión arterial sistémica. La hipertensión arterial es una de las causas de deterioro de la función renal. Sea esta primaria o secundaria a la enfermedad renal, debe ser llevada a cifras normales (sistólica <140 y diastólica <90 mmHg), evitar la hipotensión ortostática y monitorear el deterioro de la función renal por hipoperfusión. Se emplean los bloqueadores del sistema renina-angiotensina, bien sea a nivel de conversión (IECA) o del receptor de la angiotensina (ARA$_2$); estos tipos de antihipertensivos son protectores renales porque disminuyen la proteinuria y bloquean la producción del *factor transformador tisular beta (TGF$_\beta$)* que estimula la fibrosis. Es recomendable usar uno solo de ellos y la dosis más alta tolerada. Los calcioantagonistas se usan como alternativa en pacientes que no responden a dosis altas de IECA o

ARA$_2$ o por el desarrollo de hiperkalemia (se pueden combinar ambos). Los betabloqueantes también se usan en la misma manera que en pacientes con función renal normal ajustando las dosis cuando la RFG es <30 ml/min.

En estadios iniciales de la ERC se recomiendan las tiazidas VO (hidroclorotiazida 25-50 mg/día o clorotalidona 50-100 mg/día) dejando los diuréticos de asa (furosemida o bumetamida) para estadios más avanzados. En la ERC, la efectividad de los diuréticos disminuye a medida que la FG cae; por lo general se requieren dosis de furosemida mucho más altas (40-80 mg/día) que en individuos con función renal normal.

Evitar insuficiencia renal aguda (IRA). Es reconocido que los pacientes con ERC presentan un mayor riesgo a desarrollar IRA por cualquier causa, lo que deteriora más la función renal residual. Las causas, generalmente, son administración de medios de contrate para estudios radiológicos, cirugías, medicamentos nefrotóxicos y fenómenos isquémicos. La hidratación adecuada del paciente con solución fisiológica es la única medida efectiva contra la IRA por contrastes (yodo, gadolinio) y en lo posible utilizar agentes iso-omolares; aunque no está plenamente confirmado se puede usar manitol, ácido ascórbico, N-acetilcisteína o diuréticos antes de la cirugía. El gadolinio para RM no es recomendable cuando la FG es <30 ml/min y debe usarse con cautela si es <60 ml/min. El ajuste de las dosis de medicamentos en presencia de ERC, además de prevenir sobredosis, evita el deterioro agudo de la función renal. La combinación de algunos antibióticos como los aminoglicósidos y cefalosporinas aumenta el riego de nefrotoxicidad. El uso de espironolactona, amilorida o triamterene produce hiperkalemia. Las sulfonilureas potencian su efecto hipoglicemiante y la metfomina, con creatinina >2 mg/dl, aumenta el riesgo de acidosis láctica.

Ajustes dietéticos. Se deben corregir la obesidad o desnutrición. En caso de hipertensión arterial, reducir la sal a <2 g/día. En las nefropatías perdedoras de sal con hiponatremia, su consumo no debe ser restringido por el peligro de hipotensión, por lo que debe indicarse ingesta alta en sodio. En diabéticos tipo 1 o 2 debe mantenerse un nivel de HbA$_{1c}$ < 7%para evitar o retardarlas complicaciones por daño de la microcirculación.

Estilo de vida. Se recomienda un índice de masa corporal entre 20 y 25, hacer ejercicios compatibles con las capacidades cardiovasculares del individuo y evitar los hábitos alcohólicos y tabáquicos.

Tratamiento de la proteinuria. La presencia de proteinuria en el estadio I de la ERC puede ser la única expresión del daño renal. En los diabéticos, la aparición de microalbuminuria marca el inicio de la enfermedad renal, su control en el estadio inicial retarda la progresión de la ERC y disminuye el riesgo de accidente cerebrovascular y enfermedad cardiovascular (enfermedad coronaria, infarto del miocardio, insuficiencia cardiaca y muerte súbita por arritmias cardiacas).El control de la proteinuria se logra con los IECA o ARA$_2$ y el tratamiento específico de la causa original (generalmente es por glomerulonefritis) que cursa con proteinuria masiva o síndrome nefrótico. El uso de IECAS y ARA$_2$, individual o combinado (aunque la ventaja de esta asociación no se ha demostrado) en las dosis más altas tolerables reduce la proteinuria en un 30%. El objetivo es negativizar la proteinuria si es incipiente o llevarla a menos de 1 g/día cuando la proteinuria es importante o existe un síndrome nefrótico.

La determinación de la albuminuria es el mejor índice de daño glomerular en comparación con la proteinuria total. Es conveniente emplear la *relación mg de albúmina/g de creatinina* (RAC; VN=<30). El RAC es un buen índice de daño renal (se evita las desventajas que puede tener el volumen de orina recolectado en 24 horas o el grado de deterioro de la filtración glomerular). En una muestra de orina en ayunas, la RAC <30 es normal, la microalbuminuria entre 30 y 300 y la macroalbuminuria o proteinuria >300.

Estadios III y IV. Las medidas se intensifican a lo recomendado en los estadios anteriores y se suman nuevas estrategias terapéuticas.

Control dietético más estricto. La restricción proteica debe individualizarse en cada paciente, ya que un exceso de proteínas se asocia a mayor acumulación de toxinas urémicas y su restricción exagerada puede causar desnutrición y desgate muscular; ambas situaciones se asocian a un mayor riesgo de deterioro de la función renal. Por lo general, un consumo de proteínas de origen animal (vacuno, aves y pescados) de 0,8 g/Kg/día es suficiente para no caer en ninguna de las situaciones antes mencionadas. En estos estadios, el paciente diabético tiene el riesgo de hacer hipoglicemia (que aumenta el deterioro de la función renal), por lo cual es recomendable que la HbA$_{1c}$ esté ligeramente por encima de 7% y preferible utilizar insulina y no hipoglicemiantes orales, que tienen eliminación renal o hepatorrenal, excepto la linogliptina, que es de eliminación esencialmente hepática, muy útil aun con RFG < 30 ml/min. Recordemos que la vida media de los eritrocitos se reduce en estas etapas, por lo que el control con la HbA$_{1c}$ (falsas elevaciones) debe tomarse con cautela porque deja de ser un buen indicador para controlar la glicemia, de manera que es preferible utilizar glicemias diarias.

A este nivel de ERC, el sodio y el potasio sérico suelen estar normales y no son necesarias medidas dietéticas para su control. Sin embargo, estos pacientes están bajo mayor riesgo de desarrollar hiperkalemia, especialmente con el uso de IECAS o diuréticos ahorradores de potasio (espironolactona, eplerenona y triamterene).

La intervención del nutricionista especializado en el manejo de pacientes con ERC es recomendable a partir de estos estadios de la enfermedad. El ajuste dietético va enmarcado dentro del estilo de vida de los pueblos y del individuo. Por lo general, la indicación suele ser limitación de proteínas animales a 0.8 g/K/día, restricción de sodio (2 g de sal al día), fósforo, potasio y líquidos, en concordancia con la diuresis del día.

Corrección de la anemia. En los estadios avanzados de la ERC, la anemia es frecuente y muchos de los síntomas están más relacionados con ella que con la uremia. Como la evolución de la anemia suele ser lenta, el paciente se "adapta" a niveles sorprendentemente bajos y no hay un valor de hemoglobina establecido, por debajo del cual se debe comenzar el tratamiento; en nuestro medio, una hemoglobina de 11 g/dl es vista como aceptable; en todo caso, el nivel mínimo de hemoglobina se debe establecer según factores étnicos, altitud, sexo y edad. Lo primero que debe hacerse es confirmar que no hay deficiencia de hierro mediante la determinación del hierro sérico, niveles de ferritina, capacidad total de fijación del hierro (TIBC), transferrina y porcentaje de reticulocitos. Si existe déficit de hierro debe iniciarse reemplazo preferiblemente con hierro EV o VO (nunca intramuscular según el cálculo de los requerimientos. Otra alternativa es la eritropoyetina humana (EPO), elaborada a través de la recombinación de h-DNA, con pocos efectos colaterales y que raras veces provoca la formación de anticuerpos anti-EPO. Se prefiere usar la eritropoyetina cuando la hemoglobina está por debajo de 10 g/dl y se hayan descartado otras causa de anemia, como sangrado oculto, malignidad, estados inflamatorios crónicos, hiperparatiroidismo severo y deficiencia de nutrientes (hierro, vitamina B_{12} o ácido fólico); la falta de respuesta a la EPO hace pensar en estos procesos. La dosis recomendada de eritropoyetina alfa o beta es 50 UI/Kg SC (preferiblemente) o EV, tres veces por semana, hasta alcanzar una hemoglobina entre 11 y 12 g/dl. El incremento de la hemoglobina debe hacerse paulatinamente a razón de 1 a 1,5 g/dl mensual y nunca exceder los 2 g/dl por mes. No se debe administrar EPO a pacientes con neoplasias malignas, accidente cerebrovascular reciente o hipertensión severa no controlada. La corrección de las dosis debe hacerse cada 15 días del inicio de la terapia y luego mensual o trimestral según grado de respuesta del paciente. Estos factores deben evaluarse periódicamente durante el tratamiento con EPO. Cuanto menos se transfundan estos pacientes, es mejor; sin embargo, la transfusión de concentrado globular tiene las mismas indicaciones de cualquier paciente, deben recordarse los riesgos de toda transfusión y que estos pacientes se sensibilizan inmunológicamente, hecho que aumenta el riesgo de rechazo en el trasplante renal.

Control de los trastornos minerales y óseos de la ERC. A partir del estadio III, los trastornos minerales y óseos relacionados con la ERC deben ser tratados para evitar el daño del hueso, además de las complicaciones vasculares y metabólicas íntimamente relacionadas con el trastorno del calcio y fósforo. A partir de este estadio deben evaluarse trimestralmente los niveles de calcio, fósforo, PTH y fosfatasa alcalina. Es más recomendable observar la tendencia que llevan estos elementos a través del tiempo que su valor aislado; por ej., es más importante la tendencia al alza del fósforo sérico que un valor ocasional que puede deberse a técnica en la toma de la muestra, alimentos ingeridos el día anterior, tipo de técnica usada o un error de laboratorio. El aumento de la PTH se debe al hiperparatiroidismo secundario como respuesta fisiológica a la hipocalcemia y a las modificaciones del fósforo y vitamina D desencadenados por la enfermedad renal. Reducir la PTH al rango normal no es recomendable (VN=C-terminal adultos: 50-300 pg/ml); se debe llevar a valores de 300 a 500 pg/ml. La recomendación de la Guías KDIGO es que se debe mantener entre 2 y 9 veces del límite superior del método utilizado para medirla. Una PTH por debajo de 200 pg/ml presenta el riesgo de desarrollar enfermedad adinámica del hueso, situación tan indeseable como el hiperparatiroidismo. En casos de hiperparatiroidismo resistente con PTH >800 pg/ml por no haber respuesta al tratamiento médico, debe pensarse en la extirpación parcial o total de las glándulas paratiroides con implante ectópico de glándula.

Como lineamiento general, en pacientes estadios III-V se debe mantener el calcio y fósforo dentro de límites normales. Si la PTH sigue muy elevada hay que utilizar calcitriol ($1,25(OH)_2D_3$) o calcimiméticos (Cinacalcet, 30 mg VO OD, ajustarlo cada 2 a 4 semanas y no usar más de 180 mg) o análogos de la vitamina D (paricalcitriol, doxicalciferol); en casos de hiperparatiroidismo severo refractario, estos se pueden combinar. La reducción del fósforo sérico se obtiene con medidas nutricionales y quelantes del fósforo. El fósforo se encuentra en abundancia en todos los alimentos ricos en proteínas (animal y no animal); el que está presente en legumbres no es bien absorbido, por tanto no representa un problema. Recordemos que la reducción excesiva de proteínas con el fin de reducir el fósforo puede llevar a un estado de desnutrición proteica, por cuyo motivo se recomienda una dieta de restricción proteica de origen animal combinada con quelantes de fósforo.

Existen varios quelantes de fósforo, la gran diferencia entre ellos desde el punto de vista terapéutico es su costo y contenido en calcio. Los que contienen calcio (carbonato de calcio, citrato de calcio, acetato de calcio) tienen un costo relativamente bajo pero están contraindicados en pacientes con hipercalcemia y no son muy efectivos en la hiperfosfatemia severa. Los que no contienen calcio como el carbonato de lantano y sevelamer, son de alto costo e intolerancia gastrointestinal, sin embargo están indicados en casos de hiperfosfatemia asociada a hipercalcemia. El hidróxido de aluminio no contiene calcio, es altamente efectivo y bajo costo; no obstante, la intoxicación por aluminio en ERC (causa enfermedad ósea, anemia y demencia) limita su uso a períodos cortos en casos de hiperfosfatemia severa. Todos los quelantes deben ser indicados durante las comidas para que ejerzan su efecto.

En los estadios III-IV, el calcio suele mantenerse dentro del rango normal, pero en el estadio V puede presentarse hipocalcemia o hipercalcemia. La hipocalcemia es corregida con la administración de calcio, calcitriol o análogos de vitamina D. La hipercalcemia se debe generalmente al uso de calcitriol o análogos de la vitamina D, razón por la que las dosis deben ser controladas y omitirlas oportunamente.

Tratamiento de la acidosis metabólica. La acidosis metabólica se debe a la incapacidad del riñón con ERC para eliminar ácidos y regenerar bicarbonato y es un factor de riesgo para el deterioro de la función renal y mortalidad; además, la acidosis metabólica está relacionada con disfunción cardíaca, desnutrición y afectación ósea. A pesar de que la acidosis en sus inicios está compensada, en gran parte por la capacidad del hueso para absorber dichos ácidos, se recomienda administrar bicarbonato de sodio VO en dosis suficiente para llevar el bicarbonato sérico > 22 mEq/L; otra alternativa es el citrato de sodio y no el citrato de potasio por el riesgo de hiperkalemia. La administración de bicarbonato de sodio representa una carga de sodio para el organismo y puede aumentar la presión arterial, por lo que debe monitorearse continuamente.

Tratamiento de las dislipidemias. Está indicado para detener o enlentecer la progresión del daño renal y evitar las complicaciones vasculares (ateroesclerosis, enfermedad coronaria y accidente cerebrovascular) que se presentan con mayor frecuencia y severidad en los pacientes con ERC. Se solicita el colesterol total, triglicérido, LDL-C y HDL-C; se deben llevar los valores a un rango normal: colesterol <200 mg/dl, triglicéridos <150 mg/dl, LDL-C <100 mg/dl y HDL-C >40 mg/dl. La disminución del consumo de grasas, generalmente no produce suficiente reducción del nivel de lípidos en sangre, de manera que el Grupo de Trabajo de las guías KDIGO y KDOQI recomienda de entrada las estatinas (con o sin ezetimibe). Se deben indicar en pacientes mayores de cincuenta años con o sin riesgo preexistente de enfermedad cardiovascular (independiente del riesgo por tener ERC), pacientes diabéticos menores de cincuenta años, riesgos preexistentes de enfermedad cardiovascular y enfermos con proteinuria masiva. La dosis de estatinas es similar al resto de la población mientras la filtración glomerular sea >30 ml/min, de lo contrario debe reducirse. El uso de fibratos en el estadio V no es recomendado por el mayor riesgo de rabdomiólisis.

Estadio V. En esta etapa es necesario referir el paciente al nefrólogo, corregir el desequilibrio hidroelectrolítico y prepararlo para la diálisis y el trasplante renal.

Referir el paciente al nefrólogo. Las guías KDIGO establecen criterios para orientar al médico no especialista a enviar el paciente con ERC a la consulta renal especializada. En líneas generales debe ser referido al nefrólogo todo paciente con RFG < 30 ml/min, descompensación aguda de una ERC y albuminuria >300 mg/L (corresponde a 0.5 g de proteinuria en 24 horas). Igualmente en presencia de hematuria, hipertensión arterial refractaria, hiperkalemia, hiperfosfatemia, litiasis recurrente o nefropatías hereditarias.

Corrección del desequilibrio hidroelectrolítico. Solo cuando la RFG baja de 10-15 ml/min/1,73 m^2 SC comienzan a presentarse problemas de retención hídrica e hiperkalemia; el sodio, por lo general, se mantiene dentro del rango normal. La restricción de líquidos raramente es necesaria mientras el paciente mantenga cierta función renal residual con diuresis. Los diuréticos de asa (furosemida o bumetamida), así como las tiazidas, pierden potencia y se requieren dosis elevadas para obtener algún efecto; las tiazidas carecen de efectividad cuando la RFG es <30 ml/min. La hiperkalemia es quizás la complicación más temida de la ERC terminal y debe ser tratada agresivamente; al principio debe evitarse con una dieta que reduzca o elimine los alimentos ricos en potasio (cítricos, cambures, aguacate, melón, remolacha, tomate, frutos secos, ciruelas) con la intervención del nutricionista especializado; además, hay que evitar medicamentos que promuevan la retención de potasio como los diuréticos ahorradores de potasio y bloqueadores del sistema renina-angiotensina. La diálisis es el tratamiento definitivo de la hipekalemia, sin embargo, el paciente puede desarrollar hiperkalemia en los períodos interdialíticos, generalmente por transgresiones dietéticas.

Preparación del paciente para diálisis. Iniciar un paciente en diálisis es un gran dilema para él y el médico; la disyuntiva radica en no querer iniciar al paciente antes de tiempo o hacerlo demasiado tarde; el comienzo relativamente temprano (RFG $\leq$ 15ml/min) no parece establecer diferencia en cuanto a la mortalidad. El paciente, como es natural, siempre se opone al inicio de la diálisis, por eso es importante su preparación con tiempo, aun en ausencia de síntomas evidentes, para hacerla en el momento necesario. Cuando la RFG llega entre 15 y 20 ml/min debe hacerse el acceso vascular para la hemodiálisis y la mayoría coincide en que al llegar a una RFG $\leq$ 10 ml/min debe iniciarse la diálisis. En cualquier caso, la presencia de síntomas de uremia es indicación para comenzar la diálisis independientemente del grado de función renal residual existente, al igual que los estados edematosos o de insuficiencia cardiaca por hipervolemia, hiponatremia, hipernatremia, hiperkalemia, acidosis metabólica, el prurito y las manifestaciones neurológicas. El paciente puede escoger entre las dos modalidades de diálisis: peritoneal o hemodiálisis. Las ventajas y desventajas para el paciente deben ser explicadas por el nefrólogo, quien en todo caso ayudará al paciente a tomar la mejor decisión según sus expectativas, condición sociocultural y ambiente en que se desenvuelve.

Preparación del paciente para trasplante. El trasplante renal es sin lugar a dudas la mejor opción terapéutica para el paciente con ERC terminal. El nefrólogo debe proceder cuanto antes a la preparación del enfermo y evitar la prolongación de la diálisis. Esta evaluación consiste en detectar problemas médicos como malformaciones urológicas, neoplasias, infecciones crónicas y otras enfermedades graves que puedan afectar la evolución normal del trasplante. También incluye estudios inmunológicos e interconsultas con otras especialidades. Existen dos formas básicas de trasplante: de donante vivo, relacionado o no, y de donante fallecido. Según las leyes de Venezuela, los donantes vivos pueden ser hermanos, padres y relacionados hasta el quinto grado de consanguinidad. También se acepta como donante la pareja sentimental del paciente, siempre y cuando se obtenga un permiso del Ministerio de Salud. En Venezuela, supuestamente, todo fallecido es donante de órganos, a no ser que haya expresado en vida su deseo de no serlo.

REFERENCIAS

CUNNINGHAM J, LOCATELLI F, RODRIGUEZ M. Secondary Hiperparathyroidism: pathogenesis, disease progression and therapeutic options. Clinical Journal of American Society of Nephrology.2011; 6:913-921.

KIDNEY DISEASE: Improving Global Outcomes (KDIGO) CKD Work Group. KDIGO 2012 Clinical Practice Guideline for the Evaluation and Management of Chronic Kidney Disease. Kidney Inter. 2013; 3: 1-150.

KIDNEY DISEASE: Improving Global Outcomes (KDIGO) CKD–MBD Work Group. KDIGO clinical practice guideline for the diagnosis, evaluation, prevention, and treatment of chronic kidney disease–mineral and bone disorder (CKD–MBD). Kidney International. 2009; 76 (Suppl 113): S1–S130.

K/DOQI Clinical Practice Guidelines for Managing Dyslipidemias in Chronic Kidney Disease American Journal of Kidney Diseases. 2003; 41 (4). Suppl 3: S3.

LEVIN A. Identification of patients and risk factors in chronic kidney disease -evaluating risk factors and therapeutic strategies. Nephrology Dialysis and Transplantation. 2001;16 Suppl 7:57-60.

MANISHI Y, INABA M, NAKATSUKA K ET AL. FGF-23 in patients with end-stage renal disease on hemodialysis. Kidney International. 2004; 65:1943-1946.

MEHDI U, TOTO RD. Anemia, diabetes, and chronic kidney disease. Diabetes Care. 2009; 32(7):1320-1326.

RUILOPE L, SEGURA J. Losartan and other angiotensin II antagonists for nephropathy in type 2 diabetes mellitus: A review of the clinical trial evidence. Clinical Therapeutics. 2003; 25(12): 3044-3064.

TORRES PA, DE BRAUWERE DP. Three feedback loops precisely regulating serum phosphate concentration. Kidney Int.2011; 80(5):443-5.

SÍNDROME NEFRÓTICO

Juana Melania Marín P.

INTRODUCCIÓN

El síndrome nefrótico es una enfermedad glomerular renal llamada también nefrosis o nefrosis lipoidea, términos que permiten diferenciarla de la nefritis. Comprende una manifestación clínica expresada por edema combinada con una serie de anormalidades bioquímicas como proteinuria, hipoalbuminemia, hiperlipidemia, lipiduria y un estado de hipercoagulabilidad.

Se considera que una proteinuria es capaz de producir síndrome nefrótico cuando es superior a 3,0 g/24h/1,73 m^2 en adultos o 40 mg/h/m^2 en niños (proteinuria en rango nefrótico). Sin embargo, las manifestaciones clínicas de la enfermedad pueden no aparecer con cifras superiores a este valor o ser muy aparentes con cifras menores de 3,5 g/24h. Por eso es preferible denominar *proteinuria nefrótica* a aquella capaz de producir hipoalbuminemia.

El síndrome nefrótico puede corresponder a una enfermedad renal primaria o ser consecuencia de patologías sistémicas. En las primarias hay afectación del riñón como órgano blanco inicial, como ocurre en la nefropatía de cambios mínimos, la glomerulonefritis membranosa, la glomeruloesclerosis focal y las nefropatías hereditarias. En las sistémicas, además del riñón (glomerulonefritis membranosa), existe afectación simultánea de otros órganos y sistemas como consecuencia de otras patologías, que se pueden agrupar en: metabólicas (diabetes mellitus), inmunológicas (lupus eritematoso sistémico, artritis reumatoide), infecciosas (hepatitis B y C, VIH, sepsis, sífilis, endocarditis, tuberculosis, malaria, esquiatosomosis, lepra), neoplásicas (pulmón, mama, estómago, colon, mieloma múltiple, linfomas), tóxicas (captopril, sales de oro, AINEs, penicilamina, probenecid, litio, mercurio, heroína y picaduras de abeja), drepanocitosis, amiloidosis, paraproteinemias y preeclampsia. En los procesos malignos, en líneas generales, los tumores sólidos se asocian a glomerulonefritis membranosa, mientras que los linfomas y leucemias van asociados a enfermedad de cambios mínimos.

La fisiopatología central del síndrome nefrótico radica en el aumento de la permeabilidad de la pared capilar glomerular a macromoléculas circulantes. Se produce una importante pérdida de proteínas de peso molecular intermedio (entre 40 y 150 kd), tales como albúmina, IgG, transferrina, ceruloplasmina y glucoproteína a_1 ácida, y en menor cuantía proteínas de mayor tamaño como la HDL. Por el contrario, proteínas de muy elevado peso molecular (IgM, macroglobulinas, fibrinógeno, factor XIII, fibronectina y lipoproteínas de mayor tamaño) no se filtran aun en presencia de grandes alteraciones de la permeabilidad glomerular.

MANIFESTACIONES CLÍNICAS

Edema. Es el signo clínico más llamativo y el motivo de consulta más frecuente; se caracteriza por ser blando, con fóvea y acumularse en zonas declives (pies, genitales, región sacra) y sitios con baja presión tisular como la región periorbitaria. Si la hipoalbuminemia es acentuada puede aparecer ascitis y derrame pleural. Se han propuesto tres mecanismos para explicar la aparición del edema en estos pacientes. La *teoría clásica (hipovolémica)* sostiene que la disminución de la presión oncótica (hipoalbuminemia) ocasiona transudación de agua al espacio intersticial y, como consecuencia, hipovolemia; secundariamente se activa el sistema renina-angiotensina, que conduce a retención de sodio y agua. La *teoría hipervolémica*, en la cual hay retención renal primaria de sodio, probablemente debido a que la proteinuria intraluminal (túbulos), estimula directamente la reabsorción epitelial de sodio y de esta manera aumenta el volumen plasmático y la presión hidrostática capilar, que conduce a trasudación de agua al espacio intersticial. La tercera teoría obedece a un *aumento de la permeabilidad capilar periférica a la albúmina,* lo cual determina un aumento de la presión oncótica tisular y, en consecuencia, una atracción de líquido.

Hipertensión arterial. Es una complicación muy frecuente en el síndrome nefrótico. Los factores predisponentes a ella no se conocen con claridad, aunque pueden estar relacionados con la retención de sodio y agua o con la pérdida urinaria de sustancias hipotensoras.

Trombosis. Los fenómenos tromboembólicos arteriales y venosos constituyen una de las complicaciones más graves del síndrome nefrótico y su incidencia es de 10 a 50%, particularmente la trombosis de la vena renal, que predomina en los pacientes con glomerulonefritis membranosa y membranoproliferativa. En los adultos son más frecuentes las trombosis venosas periféricas, fundamentalmente en las venas profundas de los miembros inferiores y, en consecuencia, el tromboembolismo pulmonar. En los niños, la trombosis del árbol arterial abarca la mitad de los casos.

Los mecanismos que conducen a un estado de hipercoagulabilidad son la síntesis aumentada de factores procoagulantes (fibrinógeno, factor V y factor VII) y la pérdida urinaria de factores anticoagulantes (antitrombina III y plasminógeno). No existen indicadores confiables del riesgo individual de hacer una complicación tromboembólica, pero es mayor durante los primeros 6 meses de la enfermedad. Se ha asociado a hipoalbuminemia <2,5 g/dI, proteinuria >10 g/24 h, valores séricos de antitrombina III inferiores al 75% de lo normal e hipovolemia.

La tendencia a formar trombos en la vena renal se cree debida a la hemoconcentración de la circulación postglomerular. Para su diagnóstico resulta útil la ecografía, el *ecodoppler,* TC y RM. La normalidad de estas pruebas descarta prácticamente la existencia de trombosis venosa renal, pero un resultado positivo no lo asegura debido a su bajo valor predictivo positivo. La confirmación diagnóstica exige una cavografía.

Insuficiencia renal aguda. Se considera que es de origen multifactorial:

1. Hipovolemia, hipoalbuninemia grave y/o tratamiento intenso con diuréticos. En estas circunstancias, el volumen plasmático efectivo y, por tanto, la perfusión renal, disminuyen al extremo de producir una necrosis tubular aguda de origen isquémico, que suele ser reversible.

2. Administración de IECA, especialmente cuando exista hipovolemia y se haya instaurado un intenso tratamiento diurético.

3. Uso de AINES que inhiben la vasodilatación intrarrenal dependiente de prostaglandinas; recordemos que estas tienden a mantener el flujo plasmático renal en situaciones de contracción de volumen.

4. Otras causas: trombosis bilateral de la vena renal, lesiones glomerulares sobreañadidas, como una glomerulonefritis rápidamente progresiva sobreimpuesta a una glomerulonefritis membranosa. También sepsis e hipersensibilidad a medicamentos (especialmente diuréticos).

Alteraciones endocrinas. El síndrome nefrótico altera la regulación de diversos sistemas endocrinos y puede originar alteraciones de la función tiroidea y suprarrenal, bien por la propia pérdida urinaria de hormonas proteicas o por las modificaciones de estas en la distribución intravascular y extravascular.

Infecciones. Existe una levada susceptibilidad a las infecciones por diversos factores: déficit de IgG, inadecuada opsonización de microorganismos encapsulados, trastornos en la inmunidad celular favorecido por el déficit de vitamina D, desnutrición, carencia de transferrina y zinc, estos dos últimos esenciales para la adecuada función linfocitaria. Las afecciones más frecuentes son peritonitis primaria, sobre todo en niños con hipovolemia, y celulitis. Es frecuente en pacientes muy edematosos con una lesión cutánea (venopunción, biopsias, paracentesis).

Proteinuria. Si bien no puede considerarse como una complicación, la proteinuria *per se* tiene implicaciones en términos de su capacidad de causar daño renal y, por ende, progresión hacia la insuficiencia renal. Estudios demuestran que el rango de pérdida de función renal en pacientes con proteinuria persistente se relaciona directamente con su magnitud.

Hipoalbuminemia. La hipoalbuminemia (albúmina inferior a 3 g/dl) aparece cuando la proteinuria y el catabolismo renal de la albúmina superan la capacidad de síntesis hepática. El grado de hipoalbuminemia se correlaciona con la magnitud de la proteinuria, aunque no de forma constante, ya que otros factores como edad, estado nutricional y tipo de lesión renal también influyen, hecho que justifica pacientes con proteinurias elevadas sin hipoalbuminemia, característico de algunas lesiones glomerulares que cursan con hiperfiltración, como ocurre en la nefropatía de la obesidad, la nefropatía de reflujo vesicoureteral y la secundaria a reducción de masa renal.

Hiperlipemia. El perfil lipídico del síndrome nefrótico es altamente aterogénico, más aún cuando a la hiperlipidemia se le agrega el descenso de la fracción HDL por pérdida urinaria. Se piensa que esas alteraciones contribuyen al elevado porcentaje de mortalidad cardiovascular observada en estos pacientes. De hecho, se ha reportado un riesgo de enfermedad coronaria 5,5 veces superior a la población general. Sin embargo, la presencia de otras variables como hipertensión arterial, estados de hipercoagulabilidad y otros factores de riesgo, hacen difícil definir el papel de las alteraciones lipídicas por sí solas.

Lipiduria. La filtración de lipoproteínas está francamente elevada cuando aumenta la permeabilidad glomerular a macromoléculas. Así, la lipiduria es prácticamente patognomónica de enfermedad glomerular, con la única excepción de la enfermedad poliquística renal.

DIAGNÓSTICO

Ante la sospecha de un síndrome nefrótico es importante armar una historia clínica completa y solicitar exámenes complementarios:

1. Examen completo de orina, evaluación del sedimento urinario, en busca de proteinuria (>3+ indica rango nefrótico), microhematuria, cilindruria y lipiduria.

2. Cuantificar la proteinuria en orina de 24 horas (rango nefrótico > de 3g). Una alternativa es calcular la relación entre la concentración de proteínas y la creatinina en una muestra aislada de orina; un resultado mayor de 2 $g/1,73 \ m^2$ es equivalente a 3 g de proteinuria.

3. Evaluar albúmina sérica, urea, creatinina, glucosa, sodio, potasio, calcio, lípidos plasmáticos, ANA, C3, C4, serología para sífilis y hepatitis B y C.

4. Ecografía renal para descartar lesiones estructurales como nefropatías por reflujo o enfermedad poliquística.

5. Biopsia renal. Se debe hacer ordinariamente en glomerulopatías primarias, excepto en el niño con síndrome nefrótico puro, dado que la posibilidad de lesiones glomerulares mínimas es muy alta y la respuesta a los esteroides es muy buena.

TRATAMIENTO

Criterios de ingreso al hospital

1. Sospecha de síndrome nefrótico no conocido previamente que amerite biopsia renal o tratamiento inmunosupresor, especialmente cuando se asocian complicaciones.

2. Síndrome nefrótico diagnosticado que desarrolle complicaciones como insuficiencia renal aguda o empeoramiento de IRA preexistente, sobrecarga de volumen, derrame pleural, anasarca, sepsis concomitante, trombosis venosa profunda de cualquier localización, desnutrición grave e IRC avanzada que requiera diálisis.

Medidas generales. Es necesaria la restricción de líquidos y el control de peso diario, la ingesta no debe superar 1.000 ml/día si hay edemas. La dieta debe ser hiposódica (<2-3 g/día) y normoproteica (1g/kg/día), a menos que haya insuficiencia renal o ingesta calórica elevada (35 kcl/kg/día) en pacientes con función renal normal.

Tratamiento farmacológico

Diuréticos. En la mayoría de los casos se utilizan diuréticos, fundamentalmente de asa. Las dosis empleadas son dos a tres veces las normales. La furosemida se administra a la dosis de 40-60 mg EV u 80-120 mg VO y con mayor frecuencia (2-4 veces al día). Si se requiere mayor efecto diurético puede asociarse hidroclorotiacida, 50-100 mg VO día, clorotiacida, 500-1.000 mg/día, o diuréticos distales ahorradores de potasio si no hay retención azoada (espironolactona, 50-200 mg/día). Sin embargo pueden producirse efectos sinérgicos inesperados, por lo que se recomienda su empleo en el medio hospitalario o con un estrecho control ambulatorio.

Albúmina. Se usa en situaciones extremas, habitualmente en edemas refractarios con hipoalbuminemia severa (< 2 g/dI), se administra 1g/kg seguido de 40 mg de furosemida EV. Si todo lo anterior falla puede plantearse la hemodiálisis para extraer líquido y aliviar la sobrecarga de volumen.

Heparinas de bajo peso molecular. Debe ser considerada en pacientes con alto riesgo de trombosis (nefropatía membranosa, durante los primeros 6 meses y en pacientes con edemas importantes que permanezcan en reposo prolongado, aunque su uso no está uniformemente aceptado. Es oportuno recordar que el efecto de la heparina puede estar atenuado por la disminución de la antitrombina III.

Inhibidores de la enzima convertidora de angiotensina (IECAS) o de bloqueadores de los receptores de angiotensina II. Son eficaces en disminuir la proteinuria, sobre todo en la nefrosis asociada a diabetes mellitus.

Antiinflamatorios no esteroideos. Disminuyen la proteinuria en mayor cuantía que la explicada por los efectos hemodinámicos sobre la vascularización glomerular. Sin embargo, a causa de la elevada incidencia de efectos secundarios, particularmente gastrointestinales, no se aconseja su uso rutinario y han sido reemplazados por los IECAS.

Agentes hipolipemiantes. Se utilizan las estatinas y fibratos; tengamos en cuenta que de no controlarse el síndrome nefrótico puede persistir la hiperlipemia. Se deben ofrecer dosis menores de un 50%, ya que su fracción libre aumenta en situaciones de hipoalbuminemia, lo cual favorece la aparición de efectos secundarios.

Control de infecciones. Cualquier infección debe tratarse de forma precoz y enérgica; la vacunación contra el neumococo e influenza est*á* indicada, aunque la respuesta está disminuida; en efecto, la mitad de los pacientes no mantiene adecuada concentración de anticuerpos tras un año de la vacunación.

Tratamiento específico. La elección del esquema terapéutico depende de la patología renal causante del síndrome nefrótico. Para la nefropatía de cambios mínimos se utiliza la prednisona, 60 mg VO día, por un tiempo variable de 12 a 20 semanas. En caso de resistencia a los esteroides o efectos colaterales indeseables se emplea ciclofosfamida (2-3 mg/kg/día), pero si hay recidivas con esta, la ciclosporina (3.5-5 mg/kg/día VO, dividida c/12h). Para la glomerulonefritis membranosa y la glomeruloesclerosis segmentaria focal se utilizan igualmente esteroides, seguidos de ciclofosfamida o ciclosporina, según la respuesta, o asociar clorambucil, 0.15-0.2 mg/kg/día. Otros agentes utilizados son corticotropina sintética, micofenolato de mofetilo, agentes biológicos (rituximab y el anicuerpo anti-CD20 contra los linfocitos B).Los protocolos son múltiples y diferentes en adultos y niños, tanto en lo referente a la dosis de esteroides inmunosupresores y agentes biológicos como al tiempo de administración.

REFERENCIAS

BECK LH JR, SALANT DJ. Glomerular and tubulointerstitial diseases. Prim Care. 2008; 35: 265.

HAMM LL, BATUMAN V. Edema in the nephrotic syndrome: new aspect of an old enigma. *J Am Soc Nephrol.*2003; 14(12): 3288-9.

ORTH SR, RITZ E: The nephrotic syndrome, N Engl J Med. 1998; 338: 1202-1211.

SCHWARZ A. New aspects of the treatment of nephrotic syndrome. JAM Soc Nephrol. 2001; 12:544-547.

ROSTOKER G, BEHAR A, LAGRUE G. Vascular hyperpermeability in nephrotic edema. *Nephron.* 2000; 85(3):194-200.

TERVAERT TW ET AL. Pathologic classification of diabetic nephropathy. J Am Soc Nephrol. 2007; 18: 2447.

TRYGGVASON K ET AL- Hereditary proteinuria syndromes and mechanisms of proteinuria. N Engl J Med. 2006; 354: 1387.

LITIASIS RENAL

Shirley N. Guipe de Mota

INTRODUCCIÓN

La litiasis renal, nefrolitiasis o urolitiasis, se refiere a la presencia de cálculos en el tracto urinario; más del 90% está localizada en el tracto urinario superior y uréteres, y un pequeño porcentaje en la vejiga y uretra. Alrededor del 5% de la población en Estados Unidos ha presentado nefrolitiasis en algún momento de su vida y cerca de un 50% ha presentado recurrencia en los siguientes 5 años. La incidencia anual de litiasis en los Estados Unidos es de 8 a 20 por 10000 personas y la tasa anual de hospitalización es de 8 a 10 casos por 1.000 admisiones. Se ha observado un aumento de la prevalencia en climas cálidos debido quizás a la deshidratación y sobresaturación de la orina. Constituye la tercera causa de afecciones del tracto urinario, solo superada por las infecciones y las patologías prostáticas. Es más frecuente en hombres que en mujeres y se inicia en la tercera década de la vida. Ser portador de nefrolitiasis representa una carga laboral para el patrono y los empleados.

Los cálculos urinarios son agregados policristalinos compuestos por una cantidad variable de cristales y matriz orgánica. Existen dos teorías que pretenden explicar la génesis del cálculo: *la nucleación de cristales* y *los inhibidores de cristales*, asociados a trastornos metabólicos, infección urinaria crónica, hábitos alimentarios, estilo de vida, medicamentos y enfermedades primarias.

Teoría de la nucleación de cristales. Se consideran dos fases; inicialmente ocurre la *nucleación homogénea* de pequeñas cantidades de cristales específicos, seguida de la *nucleación heterogénea* cuando se asocian impurezas o compuestos químicos diferentes. Una vez formado el núcleo y atrapado en las vías urinarias (habitualmente en cálices y pelvis renal), crece lentamente hasta formar el cálculo. A pesar de que la teoría de la nucleación sugiere una orina sobresaturada, los cálculos no siempre se forman en pacientes hiperexcretores de cristales o estados de deshidratación. Sin embargo, es innegable el papel predominante de la concentración de solutos, así, cuanto mayor sea la concentración de iones, mayor será la probabilidad de precipitarse y, por el contrario, bajas concentraciones de iones producen disminución de la saturación e incremento de su solubilidad.

Teoría de los inhibidores de cristales. Sostiene que los cálculos se forman por la ausencia o baja concentración de *inhibidores naturales de la litogénesis* como citrato, magnesio, pirofosfato, glicosamicoglicanos y glicoproteínas. Sin embargo, muchas personas con escasos inhibidores jamás forman cálculos y otros con abundancia de estos, paradójicamente, los forman.

Los cálculos, generalmente son heterogéneos en su composición química y en la fisiopatología de su formación. Cerca de un 80% de ellos está compuesto de calcio, principalmente de oxalato de calcio; 5% de ácido úrico, 2% decistina y el resto por fosfato de amonio-magnesio (conocidos como cálculos infecciosos o de estruvita).

Alteraciones metabólicas. Explican la litiasis renal en un 80 a 95%; las más frecuentes son hipercalciuria idiopática, hiperoxaluria, hipocitraturia, hiperuricosuria e hipercistinuria. Estos trastornos en un alto porcentaje se presentan en pacientes con alteraciones anatómicas y funcionales del tracto urinario.

Hipercalciuria idiopática. Abarca un 50 a 55% del total de cálculos renales. Es de índole familiar y se caracteriza por normocalcemia con aumento de la excreción urinaria de calcio bajo las formas de oxalato y fosfato (VN= <4 mg/ Kg/día o <300 mg/día o <7.5 mmol/día). Su etiología es incierta, aunque se atribuye a una hiperactividad genética de la vitamina D o su receptor.

Hiperoxaluria (10 a 30%). El oxalato urinario en el hombre se origina de la dieta (50%), abundante en las espinacas, acelgas, remolacha, chocolate, pimentón, frutos secos, y del metabolismo endógeno; sin embargo, la ingesta excesiva de oxalato raramente causa litiasis como mecanismo aislado. La excreción urinaria de oxalato mayor de 100 mg/24 horas (VN= < 40 mg/día) puede conducir a la insuficiencia renal aguda. La hiperoxaluria resulta de un aumento de la absorción y/o producción intestinal de oxalato que puede ser primaria o secundaria. La *hiperoxaluria primaria* es autosómica recesiva e infrecuente, y se caracteriza por un aumento en la producción de oxalato causada por un defecto enzimático; se pueden encontrar en su cuadro clínico nefrocalcinosis, grandes cálculos radiopacos y enfermedad renal crónica en la población pediátrica. La *hiperoxaluria secundaria*, de origen alimentario y por diversas patologías gastrointestinales, ocasiona una absorción excesiva de oxalato y frecuentemente está asociada con la malabsorción de grasas y esteatorrea (el calcio se une a los ácidos grasos, en vez del oxalato, que queda libre y se reabsorbe en el colon). Otras entidades del tubo digestiva o asociadas a hiperoxaluria son enfermedad inflamatoria intestinal, insuficiencia pancreática exógena y la cirugía bariátrica (derivación gástrica y yeyuno-ileal). En estos pacientes, una dieta baja en grasas impide la hiperoxaluria por disminución de la absorción intestinal de oxalato.

Hipocitraturia (20-40%). La hipocitraturia se define como un citrato urinario menor de 320 mg/24 horas (VN= 320 a 1240 mg/día) es idiopática en la mayoría de los pacientes, pero se puede asociar a acidosis tubular renal, hipokalemia por diuréticos y diarreas crónicas. La acidosis induce a un aumento de la reabsorción tubular de citrato e interfiere con su captación peritubular y síntesis; igualmente, las infecciones urinarias también reducen el citrato al ser utilizados por las bacterias. El citrato es un inhibidor de la litogénesis, evita la formación de cálculos de calcio al formar un complejo soluble con este y reducir de manera eficaz el calcio urinario libre; además, se ubica en la superficie de los cristales de calcio ya formados, hecho que impide su crecimiento y la agregación de partículas de mayor tamaño.

Hiperuricosuria (20%). Un factor que influye directamente en la solubilidad del ácido úrico es el pH urinario. Una orina ácida persistente favorece la precipitación de cristales de ácido úrico y la formación de cálculos, aun con excreción normal de este (VN= <850 mg/día hombres y 800 mg/día mujeres). Las causas que contribuyen a la acidez urinaria son la orina concentrada, el síndrome metabólico, la obesidad y la diarrea crónica. De igual manera, una hiperuricosuria importante que puede desencadenar una insuficiencia renal aguda se observa en la gota, los síndromes mieloproliferativos y el uso de citostáticos.

Hipercistinuria. Se observa una alteración del transporte de cistina en el TCP del riñón con pérdidas excesivas de cistina insoluble por la orina. Los cristales de cistina taponan los túbulos colectores terminales y dañan las papilas y médula renal, lo que puede llevar a insuficiencia renal.

Infección urinaria crónica. Los pacientes con infección urinaria crónica o recidivante presentan mayor incidencia de litiasis renal, particularmente por bacterias productoras de *ureasa* (*Proteus, Klebsiella, Pseudomonas*). La *ureasa* desdobla la urea en CO_2 y amonio NH_4, este puede elevar el pH urinario hasta 9 y precipitar el fosfato y magnesio para formar el *fosfato de amonio-magnesio (estruvita);* este tipo de litiasis puede hacerse "coraliforme". Debido a la existencia de muchos factores, la mayoría de las veces es difícil definir en pacientes con infección del tracto urinario y litiasis qué ocurrió primero. La presencia de infecciones del tracto urinario y/o alteraciones urodinámicas no descarta la necesidad de investigación metabólica y viceversa.

Hábitos alimentarios y el estilo de vida. Estos influyen en la formación de cálculos renales. Así, disminución de la ingesta hídrica, alto consumo de proteínas y sodio aumentan directamente los niveles urinarios de ácido úrico y calcio. Igualmente, la poca ingesta de potasio y citrato aportados por la dieta constituyen factores de riesgo para su formación. Una dieta rica en proteína animal, además de producir hiperuricemia, también es responsable de una acidosis metabólica que lleva al aumento de la resorción ósea de calcio e hipercalciuria, hiperoxaluria por aumento de la fenilalanina, triptofano, tirosina e hipocitraturia por su efecto acidificante. La obesidad también está relacionada con la elevación de los niveles séricos y urinarios de componentes litogénicos como aumento de la producción endógena de oxalato con la consecuente oxaluria; la hiperglicemia incrementa la calciuria a través del aumento de la fosfaturia y estimulación de la vitamina D con la consiguiente hiperabsorción intestinal de calcio; además, hiperuricemia, que lleva ahiperuricosuria.

Medicamentos. Algunas drogas pueden causar nefrolitiasis, por ej., *aumento de la calciuria* (acetozolamida, calcioantagonistas, preparados que contengan calcio o vitamina D, antiácidos quelantes de fósforo (carbonato de calcio), furosemida y teofilina; *aumento de la oxaluria* (vitamina C); *aumento de la uricosuria* (uricosúricos) y *sustancias poco solubles* (triamterene).

Enfermedades primarias. Un 5% de los pacientes con cálculos de calcio tiene hiperparatiroidismo primario o causas menos frecuentes como sarcoidosis, intoxicación por vitamina D, hipertiroidismo, acidosis tubular renal, mieloma múltiple, cáncer metastásico e hiperoxaluria primaria.

MANIFESTACIONES CLÍNICAS

La litiasis renal puede ser asintomática o manifestarse por dolor, que puede ser leve y poco notable o presentarse intensamente y requerir hospitalización y medicaciones parenterales. El llamado "cólico renal o nefrítico" se caracteriza por dolor agudo de fuerte intensidad en la región lumbar o el flanco irradiado a la ingle; en "olas" o paroxismos debido al movimiento del cálculo en la pelvis renal y el espasmo del uréter. Concomitantemente, náuseas, vómitos, hipotensión arterial, distensión abdominal, íleo reflejo, hematuria macro y/o microscópica. Cuando el cálculo pasa por la uretra ocasiona disuria, urgencia miccional y aumento de la frecuencia. Curiosamente, la ausencia de hematuria no excluye el cólico renal o una nefrolitiasis. Las patologías que se confunden con un cólico renal son los sangrados dentro del riñón que enclavan coágulos sanguíneos en el uréter, el embarazo ectópico, el aneurisma aórtico accidentado, la obstrucción intestinal aguda y las radiculopatías. El sitio del dolor puede sugerir el lugar de la obstrucción: un dolor lumbar y/o en el flanco se relaciona con el cálculo en la pelvis renal y uréter superior, y cuando se irradia a los genitales sugiere la presencia del cálculo en el uréter medio o inferior; este patrón doloroso puede cambiar progresivamente con la migración del cálculo. Los cálculos de estruvita, por sí solos, no producen síntomas a menos que se fragmenten, rompan y pasen por la uretra; los cálculos coraliformes, muchas veces pasan desapercibidos y en un 28 por ciento de los pacientes pueden llevar a la enfermedad renal crónica en un período de 8 años. Un cálculo impactado en el uréter puede llevar a la obstrucción renal persistente y sepsis; además, esta última puede desencadenarse por la instrumentación del tracto urinario.

DIAGNÓSTICO

El diagnóstico de la nefrolitiasis es inicialmente sospechado por la historia clínica; enseguida debe corroborarse con estudios imagenológicos (radiografía simple de abdomen, urografía de eliminación, uroTC y ultrasononido) y estudios metabólicos.

Radiografía simple de abdomen. A través de este estudio se pueden identificar cálculos radiopacos por su contenido de calcio, estruvita y cistina; los de ácido úrico son radiolúcidos. Una radiografía simple de abdomen positiva es por lo general suficiente para considerar el diagnóstico de litiasis en pacientes con clínica de dolor agudo y hematuria.

Urografía de eliminación. Tiene una sensibilidad de 50 a 87% y una especificidad de 92 a 100% para detectar cálculos. Es segura a pesar de la necesidad de utilizar material de contraste yodado y suministra información sobre el grado de obstrucción. Es el procedimiento diagnóstico de elección en la mayoría de los casos, aunque hoy día ha sido reemplazado por la uro-TC, que tiene una sensibilidad del 94 al 100% y una especificidad del 92 al 100%.

Ultrasonido. Este examen evalúa las características de los riñones, detalles parenquimatosos renales y la presencia de pielocaliectasia que expresa obstrucción del árbol urinario por cálculos pieloureterales. Es el procedimiento de elección, particularmente cuando se quiere evitar la radiación, pacientes con alergia al contraste yodado para la urografía de eliminación y mujeres embarazadas. Es muy sensible para el diagnóstico de obstrucción del tracto urinario y pueden diagnosticarse cálculos radiolucentes que no se observan en la urografía, aunque tiene la desventaja de que no detecta cálculos muy pequeños. El ultrasonido para cálculos >5 mm en la región pielocaliceal tiene una sensibilidad del 96% y una especificidad del 100%, aunque para localizaciones anatómicas inferiores, la sensibilidad se reduce hasta el 78% y la especificidad al 31%. Los equipos modernos de ultrasonido con Doppler mejoran de manera significativa el perfil del ultrasonido.

Estudios metabólicos. Deben tomarse en cuenta algunas consideraciones para hacer estos exámenes.

1. Hacer el estudio ambulatorio al menos un mes después de cualquier hospitalización

2. Haber transcurrido al menos tres meses después del último episodio clínico urológico (recordemos que el uso de AINES y la obstrucción urinaria transitoria pueden inducir anomalías tubulares que impiden una adecuada interpretación del estudio)

3. Recoger la orina de 24 horas y agregar un conservante que evite la contaminación, como el timol, y mantenerla en sitio fresco

4. Advertir al enfermo que no haga ejercicio físico intenso, pues este puede producir hipocitraturia

5. Para evaluar la hipocitraturia debe hacerse en enfermos con urocultivo negativo, pues en caso positivo puede existir un consumo post renal de este

6. Para la interpretación de la oxaluria es necesario observar lo siguiente: cuando el pH en la orina de 24 horas es alcalino, existe una transformación no enzimática del ácido ascórbico a oxalato que puede originar falsas elevaciones de la oxaluria.

Se recomienda que se recojan y analicen, en la medida de lo posible, los cálculos, ya que la identificación de oxalato cálcico, ácido úrico, estruvita o cistina puede orientar el diagnóstico. Para determinar la etiología de los cálculos es importante determinar su composición química, aunque esta puede ofrecer impresiones no exactas por agregado de múltiples minerales de la orina en la superficie del cálculo sin contribuir necesariamente a su formación.

El primer episodio clínico de litiasis renal exige una valoración limitada a un análisis del sedimento urinario y la determinación sérica de calcio, fosfato, ácido úrico, creatinina y nitrógeno ureico en sangre. Los pacientes con cálculos a repetición deben ser sometidos además a un análisis de orina de 24 horas para medir volumen urinario, pH, sodio, calcio, magnesio, fosfato, oxalato, citrato y ácido úrico, además de la creatinina y el nitrógeno ureico sanguíneo. Para mayor seguridad se recomienda repetirlos. Estas muestras se suelen recoger mientras se sigue una dieta normal estándar y evitar fármacos que podrían interferir con las determinaciones en orina (AINE, diuréticos, suplementos de calcio, antiácidos). A continuación se resume la valoración clínica y metabólica necesaria para los pacientes con nefrolitiasis.

*Hipercalciuria y c*álculos de calcio. Medir el calcio sérico y nitrógeno ureico sanguíneo. Además, en orina de 24 horas, volumen urinario, oxalato, calcio, sodio, citrato, ácido úrico, magnesio y creatinina

Hipercalcemia: PTH y calcio iónico sérico

Hiperoxaluria. Valorar el calcio y el oxalato en la dieta y el uso de vitamina C, además de enfermedades gastrointestinales

Hipocitraturia: creatinina sérica, citraturia, pH, potasio en orina y urocultivo

Hiperuricosuria: valoración de la ingesta de purinas en la dieta, medir el ácido úrico urinario y el pH urinario postprandial

Hipercistinuria: en orina de primera hora de la mañana se observan cristales de cistina (placas hexagonales planas) y prueba de nitroprusiato de sodio positiva

*Infección urinaria y c*álculos de *estruvita:* evaluar el sedimento urinario y urocultivo

Orina ácida: determinar la existencia de acidosis tubular renal, diarrea crónica o gota

TRATAMIENTO

El tratamiento de la nefrolitiasis depende del tamaño y localización de los cálculos e incluye manejo del cólico renal, modificación de la dieta, uso de medicamentos y tratamiento intervencionista.

Tratamiento del cólico renal. Muchos pacientes con cólico renal pueden ser manejados conservadoramente con analgésicos-antiespasmódicos e hidratación abundante; por lo general, eso es suficiente cuando los cálculos son menores de 5 mm de diámetro. Se debe hospitalizar a los pacientes que no toleren la vía oral, presenten dolor muy intenso y cálculos entre 5 y 9 mm que pueden salir espontáneamente con tratamiento médico. Los mayores de 1 cm, raramente se expulsan sin intervención y deben ser referidos al urólogo. Los AINES pueden controlar el espasmo ureteral y los narcóticos se utilizan en caso de no haber respuesta a estos. Para facilitar la expulsión del cálculo se usan los alfabloqueantes vía oral (alfuzosina, 10 mg/día o tamsulosina, 0,4 mg/día) durante 30 días. Al superar la crisis aguda de dolor se pueden manejar ambulatoriamente con analgésicos comunes e hidratación oral. Se debe insistir en que el paciente recoja y filtre la orina para obtener cualquier cálculo que sea expulsado y analizarlo posteriormente y así permitir un mejor plan terapéutico.

TRATAMIENTO NO FARMACOLÓGICO (MODIFICACIÓN DE LA DIETA)

Ingesta de líquidos. La ingesta de 2 litros de líquidos al día incrementa el flujo urinario, disminuye la concentración de solutos y definitivamente protege la neoformación de cálculos. Se deben prohibir las bebidas gaseosas que contienen ácido fosfórico, pues su ingestión de más de un litro por semana puede asociarse con litiasis a repetición; esta pequeña carga ácida puede inducir un aumento en la excreción de calcio y ácido úrico, con baja excreción de citrato. Curiosamente, el jugo de toronja puede elevar el riesgo de desarrollar cálculos; 8 onzas (240 ml) diarias aumentan un 44% el riesgo de formación de cálculos.

Disminución de la ingesta de proteínas. La excesiva ingesta proteica puede ocasionar cambios importantes en los niveles del calcio urinario, ácido úrico y excreción de citrato debido a que el metabolismo de los sulfuros contenido en los aminoácidos incrementa la excreción de ácido sulfúrico. Este efecto es más probable con la proteína animal que la vegetal debido a su mayor contenido de sulfuro, de tal manera que una ingesta menor de 1 g/kg por día de proteínas produce cambios favorables en la orina, aunque no se ha demostrado que esta medida reduzca la incidencia en la formación de cálculos.

Baja ingesta de sodio. El calcio se reabsorbe pasivamente en el túbulo proximal siguiendo un gradiente de concentración originado por la reabsorción de sodio y agua. Así, una baja ingesta de sodio de la dieta (80 a 100 mEq/día) puede aumentar la reabsorción proximal de sodio y calcio, lo cual conduce a una reducción en la excreción urinaria de calcio. Una disminución en la ingesta de sodio de 200 a 80 mEq/día disminuye la excreción de calcio cerca de 100 mg/día (2.5 mmol/día).

Ingesta de calcio. Aunque la hipercalciuria es un problema común en los formadores de cálculos, la limitación en su ingesta no es tan recomendable. La disminución del calcio intestinal libre conduce a una sobreabsorción del oxalato de la dieta y aumenta la oxaluria; además, se forma un oxalato de calcio más soluble en la luz intestinal. El efecto neto es una sobresaturación en la orina de oxalato de calcio que aumenta la tendencia a formar cálculos. También una baja ingesta de calcio de la dieta puede tener un segundo efecto deletéreo en pacientes con hipercalciuria idiopática porque promueve la salida de calcio del hueso y del riñón con su consiguiente balance negativo. Esta pérdida extra de calcio exacerba la ya disminuida densidad ósea en el sexo femenino.

Tratamiento farmacológico. Los medicamentos se deben indicar si con los cambios dietéticos en un período de 6 meses la enfermedad litiásica permanece activa (evidencia de formación de nuevos cálculos, aumento de tamaño de los ya existentes o desplazamiento de los mismos). Hay que hacer hincapié en que el tratamiento es principalmente para prevenir nueva precipitación de oxalato de calcio, ya que la disolución de los cálculos es poco probable cuando se comparan con los de ácido úrico o cistina. El tipo de tratamiento varía según la anormalidad metabólica presente. De manera ordinaria se repite la medición de la orina de 24 horas en los primeros meses, luego de iniciado el tratamiento, para verificar los cambios que se han producido. Posteriormente se repite el mismo procedimiento en un intervalo de 12 a 18 meses. El tratamiento médico de la nefrolitiasis consiste en las siguientes medidas:

Hipercalciuria idiopática: restringir cloruro de sodio y proteínas en la dieta, tiazidas (si la excreción de calcio es >8 mmol/día) y alcalinizar la orina con citrato de potasio o bicarbonato de sodio si la excreción de calcio está entre 7 y 8 mmol/día. Para *alcalinizar la orina* se usa de preferencia el citrato de potasio que se inicia con 1,08 g (10 mEq de ión potasio) TID VO con los alimentos (dosis máxima, 2,16 g); la dosis se ajusta según el control del nivel de citraturia de 24 horas y/o las mediciones del pH urinario.

Hipercalcemia por hiperparatiroidismo primario: paratiroidectomía

Hiperoxaluria: restricción de grasa y oxalatos de la dieta, suplementos de calcio y magnesio (este último no indicado en pacientes con insuficiencia renal)

Hipocitraturia: uso de alimentos cítricos y alcalinización de la orina

Hiperuricosuria: restricción de purinas en la dieta; alcalinización de la orina (mantener un pH urinario entre 6-6.5) y alopurinol en caso de no haber respuesta con las medidas anteriores

Cálculos de cistina: dieta hiposódica, restricción de proteínas y alcalinización de la orina

Cálculos de estruvita: control de la infección urinaria con antibióticos

Orina ácida (acidosis tubular renal): alcalinizar la orina

Tratamiento intervencionista. Las opciones corrientes para el tratamiento de la litiasis no resuelta incluyen litotripsia extracorpórea con ondas de choque, litotripsia endoscópica con ultrasonido, electrohidráulica, láser, pielolitotomía abierta y nefrolitotomía percutánea. La litotripsia con ondas de choque extracorpórea es el tratamiento de elección en el 85% de los pacientes y particularmente efectiva para los cálculos de la pelvis renal y el uréter superior. Con los actuales equipos, la mayoría de los pacientes tolera razonablemente el procedimiento, aunque un tercio de ellos puede presentar fiebre leve transitoria, obstrucción por los fragmentos de litiasis, hematuria o infección urinaria.

Litiasis en la embarazada. Es una situación importante, aunque rara, que se presenta como un cólico renal o una infección urinaria persistente. El cuadro clínico se confunde con una pielonefritis, una apendicitis aguda o un trabajo de parto prematuro. Las complicaciones que se pueden presentar cuando un cálculo grande en la vejiga obstruye el canal del parto son infección urinaria, aborto espontáneo, trabajo de parto prematuro y distocia. Los exámenes de excreción de calcio y urato no tienen valor durante el embarazo y la lactancia. El tratamiento consiste en reposo en cama, hidratación y analgésicos. Los procedimientos como el cateterismo ureteral retrógrado, la extracción citoscópica, la nefrostomía percutánea y la cirugía abierta son necesarios en un tercio de los casos cuando existe obstrucción asociada al deterioro de la función renal, dolor, infección persistente, sepsis o cólico nefrítico asociados al trabajo de parto prematuro que no responda a los tocolíticos. A veces es necesaria la intervención cesárea. La litotripsia extracorpórea no está indicada.

Los medicamentos usados para prevenir la formación de cálculos, como las tiazidas, pueden provocar en el feto hipoglicemia, hiponatremia, trombocitopenia, además de inhibir la normal expansión del volumen plasmático que se da el embarazo. En cuanto al alopurinol, no se sabe los efectos que puede producir en el feto. La penicilamina es teratogénica. Las medidas generales consisten en la ingestión suficiente de líquidos. En la litiasis cálcica, limitar la ingestión de calcio y vitaminas; y en la litiasis úrica y por cistina, limitar los alimentos ricos en purinas y alcalinizar la orina.

REFERENCIAS

AL-ANSARI A ET AL. Efficacy of tamsulosin in the management of lower ureteral stones: A randomized double-blind placebo-controlled study of 100 patients. Urology. 2010; 75:4.

ASPLIN JR. Evaluation of the kidney stone patient. Semin Nephrol. 2008; 28:99.

BURGHER A ET AL: Progression of nephrolithiasis: long-term outcomes with observation of asymptomatic calculi. J. Endourol. 2004; 18 (6): 534-9.

BURGHER A. ET AL: The treatment of urolithiasis in the specialized urologic department. J Endourol. 2004; 18(6): 534-9.

CAMERON MA, SAKHAEE K. Uric acid nephrolithiasis. Urol Clin N Am. 2007; 34: 335.

CHRISTOPHER S ET AL: Direct and indirect costs of nephrolithiasis in an employed population: Opportunity for disease management? Kidney Int. 2005;68: 1808-1814

FINK HA, WILT TJ, ET AL. Medical management prevent recurrent nephrolithiasis in adults: a systematic review for an American College of Physicians Clinical Guidelines. Ann Intern Med. 2013; 158(7):535-43.

PINHEIRO, M. Investigación metabólica de Nefrolitiasis. XII Congreso Latinoamericano de Nefrología e Hipertensión. Costa Rica. Abril, 2002.

PREMINGER GM, TISELIUS HG, ET AL. EAU/AUA Nephrolithiasis Guideline Panel. J Urol 2007;178(6): 2418:34.

TÜRC, C, KNOLL T, PETRIK A, SARICA K, STRAUB M, SEITZ C. Guidelines on Urolithiasis. European Association of Urology 2011. Available from:http://www.uroweb.org/gls/pdf/21_Urolithiasis_LR.pdf

WORCESTER, ELAINE M, COE FREDRIC L. Calcium Kidney Stones. N Engl J Med. 2010; 363: 954-63.

NEFRITIS INTERSTICIAL

Crispín Marín V.

INTRODUCCIÓN

La nefritis intersticial es un término que agrupa una variedad amplia de condiciones patológicas que comparten un denominador común, la infiltración inflamatoria del espacio intersticial renal. También se le conoce como enfermedad túbulo-intersticial renal, que puede presentarse en forma aguda o crónica. La nefritis intersticial aguda (NIA) es una causa poco común de insuficiencia renal aguda (IRA), aunque puede presentarse alrededor de un 25% de estos pacientes, demostrado por biopsia; sin embargo, en el contexto de esta enfermedad, la biopsia renal no es práctica rutinaria y solo se restringe a casos de etiología oscura o desconocida. También debe reconocerse que ciertas patologías como glomerulonefritis e hipertensión arterial en riñones trasplantados pueden mostrar algún infiltrado inflamatorio y fibrosis intersticial; la severidad del infiltrado en estos casos es muy variable, pero el pronóstico empeora cuando estas alteraciones son mayores. Cerca del 50% de los casos de NIA evoluciona hacia la cronicidad con pérdida progresiva de la función renal.

En la patogénesis de la NIA, las evidencias apuntan a reacciones de hipersensibilidad mediadas por fenómenos inmunológicos, bien contra algún antígeno infeccioso o medicamento. Puede recurrir por reexposición a la misma droga o a un análogo causante de un primer episodio; este fenómeno ocurre en un grupo pequeño de individuos y no depende de la dosis. En la NIA secundaria a infecciones no se aísla el agente infeccioso en el parénquima renal. En estudios experimentales se han demostrado varios tipos de antígenos que pueden inducir NIA: componentes de la membrana basal tubular (como las glicoproteínas 3M-1), proteínas de secreción tubular (como la proteína de Tamm-Horsfall) y proteínas no renales que forman complejos inmunes; adicionalmente, se involucran mecanismos de inmunidad celular. En la mayoría de los casos no pueden demostrarse depósitos de anticuerpos contra la membrana basal tubular, el infiltrado intersticial está compuesto particularmente de linfocitos T y existe la formación de granulomas en algunos de ellos. Hay que destacar que la demostración de anticuerpos contra la membrana basal tubular es de significado incierto, ya que se pueden encontrar en riñones trasplantados sin alteraciones de la función tubular.

Los mecanismos involucrados en la patogénesis de la NIC son variados; actualmente se reconoce que el intersticio renal puede ser dañado por tóxicos, drogas, cristales de ácido úrico, infecciones, procesos obstructivos, depósitos de lípidos, mecanismos inmunológicos, elevaciones agudas de la presión arterial e isquemia. Cualquiera de estos factores puede producir nefritis intersticial crónica que pasa por alteraciones tubulares (proliferación celular, dilatación tubular y formación de cilindros), infiltración del intersticio por colágeno (I, III, VI), proliferación de fibroblastos, infiltración por células inflamatorias (macrófagos y linfocitos T) y apoptosis de todas las líneas celulares. Con respecto a los mecanismos de infiltración celular, también se ha demostrado expresión de antígenos de histocompatibilidad (HLA), liberación de citoquinas y activación del complejo de ataque de la membrana dependiente del complemento (C5b-9). Los mecanismos inmunes probablemente están relacionados con la nefritis intersticial, observada particularmente en el LES. En líneas generales las NIC pueden ser primarias y secundarias:

1. Nefritis intersticiales primarias. Se describen las asociadas a los analgésicos, reflujo vesicoureteral, obstrucción urinaria crónica, anemia de células falciformes, trastornos metabólicos (hiperuricemia, hipokalemia, hipercalcemia), depósitos de uratos, plomo, cadmio o arsénico, radiación, LES, enfermedad de Sjögren, sarcoidosis, ingesta de hierbas chinas, nefropatía de los Balcanes, receptores de trasplante renal (nefropatía crónica del injerto, asociada a ciclosporina o a tacrolimus) e idiopáticas.

2. Nefritis intersticiales secundarias a glomerulonefritis, diabetes mellitus, hipertensión arterial, riñones poliquísticos, envejecimiento y obesidad.

En líneas generales, las causas de NIA se mencionan a continuación:

1. Medicamentos. Los más frecuentes son los antibacterianos (penicilina G y sus derivados, cefalosporinas, quinolonas, macrólidos, tetraciclinas, antituberculosos, trimetoprim-sulfametoxazol, rifampicina, vancomicina), antivirales

(aciclovir, indinavir), anti-inflamatorios no esteroideos, analgésicos, anti-convulsivantes (difenilhidantoína, ácido valproico, diazepam, fenobarbital), diuréticos (tiazidas, furosemida), antisecretores (omeprazol, cimetidina) y otros (alopurinol, azatioprina, captopril, ciclosporina, propranolol)

2. Infecciones. Bacterianas (estreptococos, neumococos, enterobacterias, salmonelas, bacilos (tuberculoso y diftérico); espiroquetas (sífilis y leptospiras); virus (HIV, CMV, VEB, Hanta virus, sarampión, influenza, herpes simple, hepatitis A y B) y otras (Mycoplasma, Leishmania, Toxoplasma y Clamidia)

3. Enfermedades autoinmunes: lupus eritematoso sistémico, sarcoidosis, síndrome de Sjögren

4. Enfermedades malignas: linfoproliferativas, discrasias de células plasmáticas

5. Idiopáticas: nefritis intersticial acompañada de uveítis o iritis, uni o bilateral (síndrome TINU) y otras causas desconocidas.

MANIFESTACIONES CLÍNICAS

En la NIA relacionada con medicamentos, lo usual es que varias semanas (aunque puede oscilar desde pocos días hasta meses) de la exposición a la noxa, el paciente presente deterioro de la función renal con proteinuria moderada (usualmente menor de 1 g/24 horas), hipertensión arterial sistémica y edema; puede acompañarse de hematuria, leucocituria y dolor lumbar en el 50% de los pacientes. Los antiinflamatorios no esteroideos pueden ocasionar una nefritis intersticial con síndrome nefrótico. Rara vez se hace necesario dializar a estos pacientes y existe la posibilidad de que al omitir el medicamento se normalice la función renal. Las manifestaciones extrarrenales son frecuentes en casos de NIA, como fiebre, erupción cutánea, artralgias y eosinofilia periférica.

Ante un paciente infectado, además del microorganismo, la administración de antibióticos, antivirales y antimicóticos, potencialmente pueden causar una NIA; sin embargo, con el uso actual de antibacterianos, la causa de NIA por infecciones ha disminuido. Es importante destacar que a las manifestaciones clínicas de NIA deben agregarse las propias de enfermedades primarias (LES, sarcoidosis).

En la NIC, las manifestaciones clínicas varían según su causa; la expresión renal incluye deterioro progresivo de la función renal hasta requerir diálisis. Durante la evolución (que puede ser muy variable), lo usual es detectar hipertensión arterial, proteinuria en rango no nefrótico y anormalidades en el sedimento como una leucocituria importante. En los pacientes con NIC son frecuentes los defectos de la función tubular como alteraciones de la concentración y dilución de la orina, acidosis tubular renal y aminoaciduria. Se han descrito pacientes perdedores de sodio, pero también hipertensos sensibles a este.

DIAGNÓSTICO

En la NIA se debe solicitar un sedimento para detectar eosinófilos en la orina (se considera el diagnóstico de NIA cuando existe más de 1 por campo); sin embargo, aunque se le considera característico de esta condición, es un hallazgo poco sensible (40-67%), además de que no es muy específico, ya que se puede observar en otras patologías como la necrosis tubular aguda, glomerulonefritis postinfecciosa y proliferativa exocapilar, enfermedad ateroembólica renal, azoemia prerrenal y hasta en el 28% de pacientes con infección urinaria.

Los estudios con ultrasonido no aportan mayores elementos diagnósticos que apunten a nefritis intersticial; tampoco la TC o la RM. En estos estudios de imágenes, los riñones se observan frecuentemente de tamaño agrandado en casos agudos y disminuidos en casos crónicos. En la NIA se ha reportado un incremento de la captación renal de galio radiactivo (^{67}Ga). Generalmente no es necesaria la biopsia renal para hacer el diagnóstico de la NIA debido a que la evaluación histológica solo confirma la enfermedad. Si la situación clínica lo permite, existe sospecha de nefritis intersticial y el manejo del paciente es difícil, es imperativo hacer la biopsia.

TRATAMIENTO

Se deben identificar en los pacientes los medicamentos y otras sustancias con los que haya estado en contacto, así como los procesos infecciosos posibles causantes de nefritis intersticial; sin embargo, en pacientes que reciben varias drogas, especialmente en infectados, las posibilidades pueden ser muchas; siempre debe evaluarse si el paciente recibe antiinflamatorios no esteroideos, dada la alta frecuencia de estos fármacos en la enfermedad. Tras la suspensión de la droga causal debe evitarse que en el futuro el individuo se exponga a ella o a un análogo cercano.

Especial consideración merece el tratamiento de la NIA con corticoesteroides. Si bien existe amplia experiencia con la prednisona (1 mg/kg de peso durante

4-8 semanas, con reducciones posteriores hasta su suspensión), la evidencia de su beneficio no es concluyente; además, deben considerarse sus posibles efectos colaterales, por cuya razón debe evaluarse la conveniencia de su administración. En muchos casos de NIA, una vez omitido el agente causal, la evolución es espontánea a la resolución. En pacientes con demostración histológica de NIA y evolución clínica desfavorable, un intento terapéutico temprano con prednisona puede resultar útil, y la ausencia de respuesta en pocas semanas obliga a la suspensión. Una alternativa conveniente es la administración de micofenolato mofetil (a dosis de 2 g/día VO para un adulto promedio), aunque el micofenolato también puede usarse como alternativa desde el inicio de la NIA. En NIC, el tratamiento específico es para la enfermedad primaria, y en esta condición no tiene lugar el uso de la prednisona.

REFERENCIAS

FLETCHER A. Eosinophiluria and acute interstitial nephritis. N Engl J Med. 2008; 358: 1760-1761.

GONZÁLEZ E, GUTIÉRREZ E, GALEANO C, ET AL. Early steroid treatment improves the recovery of renal function in patients with drug-induced acute interstitial nephritis. Kidney Int. 2008; 73: 940-946.

HOUSE AA, SILVA OLIVEIRA S, RONCO C. Anti-inflammatory drugs and the kidney. Int J Artif Organs. 2007; 30: 1042-1046.

MACKENSEN F, BILLING H. Tubulointerstitial nephritis and uveitis syndrome. Curr Opin Ophthalmol 2009; 20: 525-531.

RATHI J. Natural medicines causing acute renal injury. Semin Nephrol. 2008; 28: 416-428.

RODRÍGUEZ-ITURBE B. Is mycophenolate mofetil a new treatment option in acute interstitis nephritis? Clin J Am Soc Nephrol. 2006; 1: 609-615.

ROSSERT J, FISHER EA. Acute interstitial nephritis, in Comprehensive Clinical Nephrology. Richard J Johnson and John Feehally editors, 2nd ed. Mosby; Edinburgh, United Kingdom. Harcourt Publishers 2000, pp 769-777.

PREDDIE DC, MARKOWITZ GS, RADHAKRISHNAN J, ET AL. Mycophenolate mofetil for the treatment of interstitiAl nephritis. Clin J Am Soc Nephrol. 2006; 1: 718-722.

SPANOU Z, KELLER M, BRITSCHGI M, ET AL. Involvement of drug-specific T cell
     in acute drug-induced interstitial nephritis. J Am Soc Nephrol. 2006;
     17: 2919-2927.

PIELONEFRITIS CRÓNICA

Adrianna Bettiol M.

INTRODUCCIÓN

La pielonefritis crónica, o nefritis tubulointersticial crónica es un proceso inflamatorio de la pelvis y el parénquima renal de etiología múltiple (infecciosa, medicamentosa, metabólica, inmunológica, e incluso nefroangioesclerótica). La lesión inicial consiste en una infiltración medular intersticial de neutrófilos, linfocitos y de otras células mononucleares; posteriormente se observa destrucción de glomérulos y túbulos y aparecen fibroblastos. La pielonefritis crónica se debe diferenciar de patologías que pueden presentar a confusión como la tuberculosis renal, la pielonefritis xantogranulomatosa y el hipernefroma y la displasia renal.

La pielonefritis crónica de origen infeccioso aparece como consecuencia de reflujo vesicoureteral, anormalidades anatómicas de la vía urinaria o procesos obstructivos (hiperplasia prostática o litiasis renal). Las bacterias causantes de la infección renal, en su mayoría gramnegativas (*E. coli, Klebsiella, Proteus mirabilis, enterococos, Pseudomonas* y *Serratia*) provienen de la región anogenital, ascienden a la vejiga por la uretra y, mediante el reflujo vesicoureteral, fácilmente alcanzan los riñones. Eventualmente puede haber una colonización hematógena de bacterias al parénquima, particularmente en enfermos crónicos o con el uso de inmunosupresores. En la patogénesis de la pielonefritis crónica influyen factores como el sexo femenino, la actividad sexual, el embarazo, los factores genéticos, la disfunción neurogénica de la vejiga y la virulencia bacteriana.

MANIFESTACIONES CLÍNICAS

Es notable la escasa sintomatología de la pielonefritis crónica, hecho que retarda el descubrimiento de la enfermedad. Generalmente se advierte cuando ha alcanzado etapas avanzadas y enfermedad renal crónica. Es necesario hacer un diagnóstico temprano y utilizar antimicrobianos oportunamente, así como corregir quirúrgicamente la anomalía urológica, aunque no siempre garantiza el detenimiento del proceso inflamatorio crónico. Las manifestaciones más frecuentes son:

1. Episodios de pielonefritis o cistitis agudas recurrentes

2. Dolor lumbar. Cuando se exacerba con la micción hace sospechar la existencia de un reflujo vesicoureteral

3. Poliuria con polidipsia sin hiperglicemia

4. Deshidratación e hiponatremia, esta última sobre todo cuando se restringe el sodio en la dieta

5. Hipertensión arterial sistémica en un porcentaje importantes de los pacientes

6. Signos de enfermedad renal crónica: hiperparatiroidismo secundario, osteítis fibrosa y osteomalacia

7. Acidosis metabólica, acidosis hiperclorémica o acidosis tubular proximal debida a la pérdida de bicarbonato por la orina.

8. Complicaciones de la pielonefritis crónica: proteinuria importante, glomeruloesclerosis focal, progresión de daño renal, pielonefritis xantogranulomatosa (8.2% de los casos) y pionefrosis (en casos de obstrucción).

DIAGNÓSTICO

Los exámenes solicitados en un paciente en quien se sospeche el diagnóstico de pielonefritis crónica, son los siguientes:

1. Examen de orina. Puede encontrarse albúmina, leucocitos, piocitos, glóbulos rojos y, ocasionalmente, bacterias. En caso de compromiso tubular aparece glucosa (en ausencia de diabetes mellitus), aminoácidos, fosfato y potasio. El hallazgo de proteinuria es un factor pronóstico negativo. La presencia de restos de células de la papila es expresión de necrosis papilar

2. Urocultivo y antibiograma, que frecuentemente reporta *E. coli* o *Proteus spp*

3. Exámenes que exploran la función renal: urea, creatinina, depuración de creatinina endógena, electrólitos y gases arteriales

4. Hematología básica. En presencia de enfermedad renal crónica se espera una anemia normocítica por déficit de eritropoyetina

5. Urografía de eliminación. Actualmente reemplazada por la uro-TC y uro-RM. Permite apreciar retardo o diferencias en la eliminación del medio de contras-

te, tamaño de ambos riñones, anormalidades del parénquima renal (bordes irregulares orientan a pielonefritis crónica), dilatación o deformidades del sistema pielocaliceal (hidronefrosis), ectasia ureteral, tamaño y forma de la vejiga y, finalmente, masas en cualquier sitio del tracto urinario

6. Ultrasonido renal. También se puede observar forma y tamaño de los riñones, presencia de masas o cálculos en el riñón, dilataciones del sistema pieloureteral e hidronefrosis

7. Uretrocistografía miccional. Es de extraordinario valor para determinar la existencia del reflujo vesicoureteral y la orina residual

8. Citoscopia y ureteropielografía retrógrada. Útil para determinar procesos intravesicales, observar la eliminación de orina por cada uréter y ver el sistema pieloureteral

9. Estudio isotópico de los riñones para valorar el porcentaje de la función renal por separado. Este examen es más sensible que la urografía de eliminación para detectar cicatrices; es de elección en niños.

TRATAMIENTO

El diagnóstico precoz y el tratamiento oportuno de la pielonefritis aguda garantizan la curación hasta en un 80% de los pacientes y evita la progresión a la pielonefritis crónica e insuficiencia renal. Es importante el control de la infección con antibióticos seleccionados según el cultivo y antibiograma (ver capítulo sobre infección urinaria). En caso de reagudizaciones frecuentes se recomienda el uso intermitente de antimicrobianos a dosis bajas y por tiempo prolongado (meses), sin pretender esterilizar la orina; en esta forma se evitan los episodios de pielonefritis agudas; los antimicrobianos más empleados son los siguientes: trimetoprim-sulfametoxazol: TMP80/SMZ400 mg, dos comprimidos inicial VO y luego uno cada 24 hora y nitrofurantoína 50-100 mg VO HS, asociado al ácido ascórbico para acidificar la orina. Es conveniente ajustar la dosis de estos medicamentos en presencia de insuficiencia renal crónica. Asimismo, se aconseja no cambiar sin motivo los antibióticos. El fin es impedir el desarrollo temprano de resistencia.

La prevención es importante después de cumplirse un tratamiento adecuado, particularmente en mujeres que hayan presentado más de dos infecciones en un lapso de 6 meses. Es muy importante la corrección definitiva de obstrucciones y anomalías del sistema urinario mediante cirugía. Sin embargo, en casos de reflujo vesicoureteral primario, una de las anomalías urológicas más frecuentes en niños, no hay evidencia convincente a favor de cirugía o de tratamiento médico. La intervención quirúrgica estándar en esos casos ha sido la reimplantación ureteral mediante cirugía abierta o laparoscópica, y más recientemente la implantación endoscópica.

REFERENCIAS

ALVARADO JE. ¿Pielonefritis crónica atrófica o nefropatía por reflujo? Revisión de un concepto. Trabajo de ascenso a profesor agregado. Universidad de los Andes. Facultad de Medicina. 1983, Mérida.

DIAMOND DA, MATTOO TK. Endoscopic Treatment of Primary Vesicoureteral Reflux. N Engl J Med. 2012; 366:1218-1226.

GUARINO N, CASAMASSIMA MG, TADINI B, ET AL. Natural history of vesicoureteral reflux associated with kidney anomalies. *Urology.* 2005; 65(6):1208-11.

GUPTA K. International clinical practice guidelines for the treatment of acute uncomplicated cystitis and pyelonephritis in women: A 2010 update bythe Infectous Diseases Society of America and the European Society for Microbiology and Infectious Diseases. Clin Infect Dis. 2011; 52:e103.

HADITHI M, GANS RO, TER WEE PM. Massive proteinuria in a patient with chronic pyelonephritis. Nephrol Dial Transplant. 2000;15(6):922.

HOOTON TM. Diagnosis, prevention, and treatment of catheter associated urinary tract infection in adults: 2009 international clinical practice guidelines from the Infectious Diseases Society of America. Clin Infect Dis. 2010; 50:625.

NICOLLE LE. Infectious Diseases Society of America guidelines for the diagnosis and treatment of asympomatic bacteriuria in adults. Clin Infect Dis. 2005; 40:643.

PAPADOPOULOS GI, MOUNTANOS IG, MANOLAKAKIS SI, CHRYSANTHAKOPOULOS G, PAPALIODI E, FARMAKIS AD. Chronic pyelonephritis presenting as a renal sinus tumor with retroperitoneal extension: a case report. J Med Case Rep. 2009;15 (3):9054.

TRAUTNER BW. Management of catheter-associated urinary trac infection. Curr opin Infect Dis. 2010; 23:76.

NEFROPATÍA EN EL EMBARAZO

Virginia Salazar M.

INTRODUCCIÓN

El embarazo normal produce cambios morfológicos y hemodinámicos en los riñones y el tracto urinario, además de modificaciones de la función renal y del equilibrio hidroelectrolítico. Para definir y clasificar las complicaciones renales durante el embarazo se emplea la clasificación del Comité de Terminología del Colegio Americano de Obstetras y Ginecólogos.

1. Preeclampsia y eclampsia
2. Hipertensión arterial crónica: esencial y secundaria
3. Hipertensión arterial crónica con preeclampsia sobreañadida
4. Hipertensión arterial gestacional
5. Otras complicaciones como infección urinaria, insuficiencia renal aguda y glomerulonefritis aguda

Preeclampsia y eclampsia. La preeclampsia ocurre generalmente en pacientes primíparas jóvenes sin antecedentes de enfermedades vasculares o renales, y aparece después de la semana 20 de gestación. Se ha demostrado que en la preeclampsia existe hipoperfusión e isquemia placentaria asociada a la hipertensión arterial y proteinuria; además, se han observado modificaciones hemodinámicas y alteraciones hematológicas e inmunes.

Modificaciones hemodinámicas

1. El gasto cardíaco no se modifica
2. El volumen plasmático disminuye
3. La resistencia periférica aumenta por modificaciones humorales, a saber:
   a. La angiotensina II; aunque sus niveles disminuyen, existe una mayor sensibilidad vascular a su acción

b. La prostaglandina F2a con efecto vasopresor, aumenta
c. La prostaglandina I2, de acción vasodilatadora, disminuye
d. El sistema calicreina-quinina de acción vasoconstrictora, disminuye

Alteraciones hematológicas

1. Coagulación intravascular diseminada crónica. Se ha demostrado que el consumo del factor VII se correlaciona con la gravedad de la pree-clampsia

2. El incremento en el número de los factores de la coagulación (fibrinó-geno, factores V-VII- VIII-X y von Willebrand, con la disminución del factor XI y la proteína S, una proteína inhibidora de factor V activado y el factor VIII y adicionalmente la actividad fibrinolítica disminuida), mantienen un estado de hipercoagulabilidad con formación de trombos en diferentes órganos (hígado, cerebro y riñón)

3. Trombocitopenia en los casos graves

4. Depósito de fibrina en riñones, hígado, cerebro y placenta por dismi-nución de la actividad fibrinolítica.

Alteraciones inmunológicas. Al parecer, existe una producción materna de anticuerpos dirigidos contra antígenos fetales. Se ha postulado que la preeclamp-sia podría ser una enfermedad de inmunocomplejos generada por un exceso de antígenos o por una respuesta de anticuerpos inadecuada, responsable de las glomerulopatías, las alteraciones de la coagulación y las lesiones placentarias. La preeclampsia cursa con ciertas manifestaciones anatomopatológicas renales muy características denominada *endoteliosis glomerular*. Con el microscopio de luz se observa tumefacción segmentaria de las células endoteliales, engro-samiento de la pared del capilar con disminución de su luz y aumento de la matriz y células mesangiales. El microscopio electrónico, además, permite ver depósitos subendoteliales y engrosamiento focal subendotelial de la membrana basal, que adopta un aspecto festoneado; en la vertiente epitelial hay tumefac-ción, transformación vellosa de los podocitos y fusión focal de los pedicelos. La inmunofluorescencia muestra depósitos glomerulares de anti-IgG, anti-IgM, anti-IgA, anti-C3 y anti-fibrinógeno/fibrina.

En la preeclampsia se presentan las siguientes manifestaciones clínicas:

Hipertensión arterial (confirmada en dos ocasiones). Presión arterial > 140/90 mmHg después de la semana 20

Concomitantes (uno o más) de los hallazgos siguientes:

1. Proteinuria significativa (definida como la excreción urinaria de más de 300 mg de proteínas en orina de 24 horas)
2. Compromiso renal
3. Trastornos hematológicos: trombocitopenia, hemolisis, CID
4. Compromiso hepático (dolor abdominal, elevación de aminotransferasas)
5. Compromiso neurológico (cefalea, alteraciones visuales, hiperreflexia, clonus, accidente cerebrovascular)
6. Edema pulmonar
7. Desprendimiento prematuro de placenta (*Abruptio placentae*)
8. Disminución del crecimiento intrauterino

En caso de no tratarse adecuadamente, la preeclampsia puede seguir el curso hacia la eclampsia, que se caracteriza por:

1. Dolor epigátrico y movimientos musculares involuntarios (mioclonías y convulsiones).
2. Encefalopatía hipertensiva. Caracterizada por cefalea intensa, alteraciones de la conducta, trastornos sensoriales, amaurosis, hiperreflexia osteotendinosa, edema y hemorragias en la retina, convulsiones y focalización neurológica
3. Proteinuria masiva, posibilidad de insuficiencia renal aguda y coagulopatía de consumo
4. Hepatopatía por necrosis hepatocelular

El conjunto de manifestaciones de la preeclampsia y eclampsia desaparece generalmente a los ocho días siguientes del alumbramiento. Una historia reciente de preeclampsia requiere una buena exploración nefrológica previa a un nuevo embarazo. La recidiva en embarazos ulteriores es excepcional. La preeclampsia se debe diferenciar de la hipertensión arterial crónica, de la hipertensión arterial con preeclampsia sobreañadida y de la que se desarrolla durante el embarazo (hipertensión gestacional).

Hipertensión arterial crónica. Esta se puede sumar al embarazo y puede ser esencial o secundaria. Muchas veces se precisa el antecedente de hipertensión arterial en la paciente o en su familia. En estos casos, la elevación de la presión arterial se descubre en los primeros meses del embarazo (antes de la semana

20 de gestación) y generalmente ocurre en multíparas, no existe proteinuria o es mínima, el fondo de ojo revela una retinopatía hipertensiva y los fetos son pequeños. Sin embargo, algunas pacientes hipertensas pueden desarrollar durante el último trimestre una fase acelerada de la HTA,, con oliguria, proteinuria y CID, que pueden repetirse en los embarazos sucesivos.

Hipertensión arterial crónica con preeclampsia sobreañadida. Se define como una historia previa de hipertensión antes del embarazo (esencial o secundaria) o elevación de la presión arterial por encima de140/90 mmHg antes de las 20 semanas de gestación, a la que se suma una preeclampsia.

Hipertensión arterial gestacional. Se define como laaparición de hipertensión arterial sin otros síntomas de preeclampsia tras las 20 semanas de gestación, durante el trabajo de parto o en las primeras 24 horas del postparto, en mujeres previamente normotensas.

Infección urinaria. Es uno de los problemas del árbol urinario más frecuentes durante el embarazo. La prevalencia de bacteriuria asintomática está cerca del 10%, por lo que es necesario ser diligente en el diagnóstico y su tratamiento, ya que se puede complicar con una pielonefritis aguda en el 40% de los casos, que obviamente lleva a mayor morbimortalidad maternofetal. La pielonefritis aguda es una complicación seria, se presenta usualmente entre la semana 20 y 28 de gestación y se caracteriza por fiebre, dolor lumbar y disuria, que puede llevar a la sepsis, CID e insuficiencia renal aguda.

Insuficiencia renal aguda. La IRA es rara en el embarazo y usualmente ocurre en mujeres sin alteraciones renales previas. Puede ser de origen prerrenal, post renal o renal, entre las que sobresalen la preeclampsia severa, el síndrome de HELLP, la púrpura trombótica trombocitopénica asociada al embarazo, el síndrome urémico hemolítico y la falla hepática aguda del embarazo, que puede llevar a la falla renal aguda.

DIAGNÓSTICO

1. Pruebas de funcionalismo renal: urea, creatinina, electrólitos, proteinuria en 24 horas y examen completo de orina
2. Pruebas del funcionalismo hepático: bilirrubina, aminotransferasas, TP y TPT
3. Hematológica completa: hemoglobina, hematocrito, plaquetas, proteínas totales y electroforesis y gases arteriales

4. Exámenes no invasivos como ultrasonido renal, uro-TC (ha reemplazado la urografía de eliminación), estudio funcional y morfológico del riñón con radioisótopos y radiografía del tórax, que deben hacerse 4 meses después del parto.

TRATAMIENTO

Toda paciente en quien se sospeche preeclampsia se debe:

1. Hospitalizarla y vigilarla estrictamente
2. Reposo en cama, preferiblemente en decúbito lateral izquierdo
3. Dieta hiposódica, normoproteica, normoglucídica y hierro si es necesario
4. Control de la hipertensión arterial (ver abajo).

Tratamiento de la eclampsia. El tratamiento se basa en el control de las convulsiones, de las cifras tensionales y la interrupción del embarazo.

Control de las convulsiones. Se utiliza el sulfato de magnesio con el fin de disminuir la excitabilidad del SNC; además, tiene acción anticonvulsivante y cierto efecto hipotensor. La dosis es de 4 g en 250 ml de solución glucosada al 5% EV en 20 minutos, luego, 1-2 g/h en infusión controlada según la respuesta del paciente; si las convulsiones continúan o recurren se indica 2 g EV en 5 minutos y se puede repetir en 2 minutos. También se usan el diazepam, 5-10 mg EV en 4-5 minutos (máximo de 10 mg) o clonazepam, 1-2 mg en 2-5 minutos. Es importante el monitoreo continuo de la paciente: presión arterial, pulso, frecuencia respiratoria, temperatura, saturación de oxígeno, gasto urinario/hora y reflejo patelar c/hora. Una hiporreflexia osteotendinosa habla en favor de sobredosis de magnesio (nivel terapéutico 1,7-5 mmol/L). Como antídoto se usa el gluconato de calcio al 10% EV c/5 minutos.

Tratamiento de la hipertensión arterial. Es importante no hacer descender bruscamente la tensión arterial, pues se puede producir una disminución de la perfusión úteroplacentaria con consecuencias nefastas para el feto. Son eficaces medicamentos como hidralazina, 5 mg EV o IM de inicio y repetirla cada 20-40 minutos si es necesario hasta completar 20 mg; también se pueden usar por vía oral 50 a 300 mg BID; labetalol (bloqueante alfa y beta), 10-20 mg EV en infusión, luego, 20 a 80 mg cada 20 a 30 minutos, máximo 300 mg; por vía oral 25 a 200 mg BID. Metoprolol (betabloqueador), 25 a 200 mg VO BID; nifedipina LP, 30-120 mg VO OD. La nifedipina se ha empleado por vía sublingual en caso de emergencias hipertensivas durante el embarazo, aunque se debe evitar en el momento del parto, pues disminuye la actividad uterina. La metildopa (acción central alfa agonista) es segura en el embarazo a la dosis de 250 a 2 g VO/día repartidos en 2 a 4 dosis. Los diuréticos solo se usan en caso de existir insuficiencia cardíaca, edemas importantes y oliguria severa. En el embarazo está contraindicado el uso de IECA o ARA2,o debido al riesgo de defectos fetales y falla renal.

Inducción del parto. Se practica en caso de embarazo mayor de 34 semanas siempre que se demuestre con las pruebas de madurez fetal. Sin embargo, se debe inducir el parto o interrumpir el embarazo mediante cesárea cuando haya inminencia de eclampsia.

Medidas preventivas. El calcio reduce la incidencia de hipertensión arterial inducida por el embarazo; la dosis es de2 g VO OD a partir de la semana 20. La aspirina, a dosis bajas (81 a 100 mg OD) y a partir del segundo trimestre previene la preeclampsia y el parto prematuro. La IRA es una complicación severa y frecuente de la preeclampsia, se recomienda, pues, terminar el embarazo y usar dosis bajas de dopamina.

REFERENCIAS

EILAND E, NZERUE CH, FAULKNER M. Preeclampsia 2012. Journal of Pregnancy. 2012;2012:1-7.

LELIA DULEY AMG. Use of anticonvulsants in eclampsia and pre-eclampsia. BMJ. 1998; 316, Nº 7136: 975-976.

NASU K, YOSHIMATSU J, ANAI T & MIYAKAWA Y. Low-dose dopamine in treating acute renal failure caused by preeclampsia. Gynecol Obstet Invest. 1996; 42: 140-141.

PRAKASH J. The kidney in pregnancy: a journey of three decades. Indian J Nephrol.2012;22(3):159-167.

STEEGERS ERIC, VON DADELSZEN PETER, DUVEKOT JOHANNES, PIJNENBORG R. Preeclampsia. Lancet. 2010;376:631-44

THE AMERICAN COLLEGE OF OBSTETRICIANS AND GYNECOLOGISTS. Task Force on Hypertension in pregnancy. 2013. Library of congress Cataloging. ISBN 978-1-934984-28-4.

THE AMERICAN COLLEGE OF OBSTETRICIANS AND GYNECOLOGISTS. Emergent thera-
     pyfor acute-onset,severe hypertension with preeclampsia o eclampsia.
     December 2011; Número 514.

TOMODA S, KITANAKA T, OGITA S & HIDAKA A. Preventio of pregnancy-induced
     hypertension by calcium dietary supplement: a preliminary repoport.
     J Obstet Gynecol. 1995; 21: 281-288.

VEST, AR, CHO LS. Hypertension in pregnancy. Cardiol Clin. 2012:30:407-423.

8

REUMATOLOGÍA

ARTRITIS REUMATOIDE

Alberto Noguera

INTRODUCCIÓN

La artritis reumatoide (AR) es una enfermedad inflamatoria sistémica crónica de naturaleza autoinmune y etiología desconocida. Se caracteriza por inflamación de la membrana sinovial de la articulación (sinovitis) que daña la estructura articular y puede llevar a la discapacidad funcional articular y locomotora parcial o total, temporal o definitiva. En algunos pacientes se alteran otros tejidos y órganos como consecuencia de la inflamación.

La prevalencia de la AR se estima en 1%. En la consulta externa de la Unidad de Reumatología del Hospital Universitario de Los Andes, Mérida, Venezuela, se encontró una frecuencia de 8,87% en 1.879 pacientes con enfermedades reumáticas y una proporción mujer/hombre 4:1. La enfermedad comienza por lo general entre los 25 y 50 años de edad y menos del 2% aparece después de los 60 años. Es importante diferenciar la AR de la artritis idiopática juvenil, enfermedad muy parecida a la AR, que comienza antes de los 16 años.

En la AR se altera la capacidad del sistema inmune de reconocer lo propio frente a lo extraño de ciertas células o moléculas del propio organismo, de manera que son consideradas ajenas y, por tanto, atacadas. No se conoce con exactitud la génesis de la autoinmunidad en la AR; se ha postulado la interacción de factores internos como la predisposición genética y hormonal y, externos como virus, bacterias, contaminantes ambientales, tóxicos, cigarrillo y fármacos. Se ha postulado que el proceso inmunopatológico se desencadena por la activación del linfocito T por una *célula presentadora de antígenos* (CPA); esta activa la célula T mediante señales antígenoespecífica y coestimuladoras.

En la señal antígenespecífica, el receptor de la célula T reconoce y se une al complejo formado por el autoantígeno con una molécula del sistema mayor de histocompatibilidad. Las señales coestimuladoras pueden estimular o deprimir la activación de la célula T. La célula T activada estimula a su vez linfocitos B, macrófagos, monocitos, fibroblastos y la secreción de citoquinas proinflamatorias (mensajeros químicos entre las células) como el factor de necrosis tumoral alfa (TNFα) e interleuquina 2 (IL-2). Por su parte, los linfocitos B activados producen diversos autoanticuerpos como el factor reumatoide (FR) y autoanticuerpos contra péptidos citrulinados cíclicos (anti-CCP). Los macrófagos activados, por su lado, secretan citoquinas (TNFα, IL-1, IL-6), que estimulan los fibroblastos sinoviales, osteoclastos, condrocitos (liberadores de *metaloprotasas*), los cuales intervienen en la degradación del hueso y el cartílago articular. Estas citoquinas proinflamatorias también contribuyen a la aparición y mantenimiento del dolor y edema articular, así como a la activación de nuevas células T, células B y macrófagos, hecho que autoperpetúa el proceso inmunopatogénico de la AR. Se ha reportado la asociación de la AR con el gen HLA-DR4 y algunos subtipos (Dw4, Dw14, Dw15) y otros genes DR (DR1, DR3, DR6, DR9). Cuando se descubrió que subtipos del DR4 (DRB1 0404 y DRB1 0408) compartían una secuencia similar de aminoácidos entre la posición 70-74 de sus cadenas beta, surgió la hipótesis de que este "epítope compartido" es el que se asocia con más consistencia con la AR. La investigación acerca del cromosoma X y los estrógenos busca la explicación de la mayor frecuencia de la AR en las mujeres.

MANIFESTACIONES CLÍNICAS

Los síntomas y signos de la *AR de comienzo reciente* se deben a la sinovitis. El dolor de la sinovitis puede empezar de manera insidiosa o brusca, con intensidad leve a moderada, en una o pocas articulaciones, sin desencadenante aparente, acompañado de calor y disminución de los movimientos articulares. La rigidez matinal de la AR se prolonga por más de una hora y se calma a medida que aumenta la actividad física de la mañana. El dolor se alivia con la inmovilidad y el reposo, pero aumenta con el movimiento articular activo o pasivo y con la presión sobre la articulación. Junto con las manifestaciones iniciales de sinovitis también pueden aparecer expresiones inflamatorias sistémicas como fiebre y malestar general. La tumefacción articular de la sinovitis se percibe en articulaciones superficiales cuando el edema sinovial y el exudado dentro de la cavidad articular (derrame) alcanzan cierto tamaño.

En ocasiones hay un período prodrómico de síntomas articulares leves y fugaces como sensibilidad y rigidez en algunas articulaciones después del reposo prolongado, que desaparecen con la actividad física, o dolor metacarpiano leve y fugaz que aparece cada vez que las manos se aprietan entre sí. Con el tiempo se pueden inflamar progresivamente otras articulaciones pequeñas y grandes de ambos lados del cuerpo, con un patrón simétrico. En la sinovitis se inflaman las articulaciones que tienen cavidades articulares revestidas por membrana sinovial, como las metacarpofalángicas (MCF), las interfalángicas proximal (IFP) y distales, los carpos, codos, hombros, rodillas, tobillos, metatarsofalángicas (MTF), temporomaxilares, esternoclaviculares, acromioclaviculares, coxofemorales y articulaciones diartrodiales de la columna cervical. Existen criterios predictivos para estimar tras la primera consulta la probabilidad de que la sinovitis que recién comienza evolucione hacia una artritis reumatoide autolimitada, persistente no erosiva o persistente erosiva.

Manifestaciones clínicas de las manos en la AR establecida. Las erosiones del hueso articular pueden empezar antes de cumplirse un año de haber aparecido los primeros síntomas de sinovitis; estas se detectan por radiografías simples, mientras que las incipientes leves y la sinovitis subclínica solo se descubren con el ultrasonido articular. Los daños de la estructura articular causan diversos grados de deformación, desalineación y discapacidad funcional articular, características propias de la AR establecida. En la articulación sinovial (diartrodial, móvil) ocurre inflamación de la membrana sinovial que recubre la parte interna de la cápsula articular, sinovitis proliferativa (pannus) que invade y erosiona los sitios del hueso articular no recubiertos por cartílago (hueso desnudo), aumento del líquido sinovial (derrame) y disminución de grosor del cartílago articular (Figura 20). También se presenta desviación cubital de la mano, atrofia interósea, nódulos subcutáneos, deformación "en ojal" del dedo pulgar, deformaciones "en cuello de cisne" y "saltamontes" de los dedos. La desviación cubital se produce por la desalineación de los huesos articulares debido a que los músculos y tendones de un lado de la articulación dominan al lado opuesto (Figura 20).

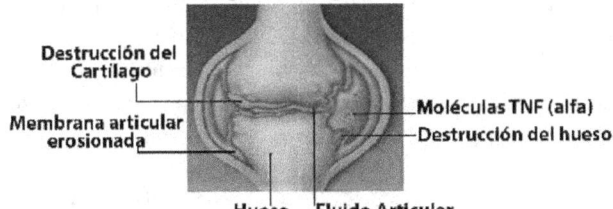

FIGURA 20. SE OBSERVA INFLAMACIÓN DE LA MEMBRANA SINOVIAL QUE RECUBRE LA PARTE INTERNA DE LA CÁPSULA ARTICULAR, SINOVITIS PROLIFERATIVA (PANNUS) QUE INVADE Y EROSIONA LOS SITIOS DEL HUESO ARTICULAR NO RECUBIERTOS POR CARTÍLAGO (HUESO DESNUDO) Y AUMENTO DEL LÍQUIDO INTRAARTICULAR

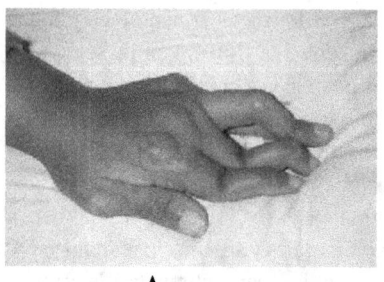 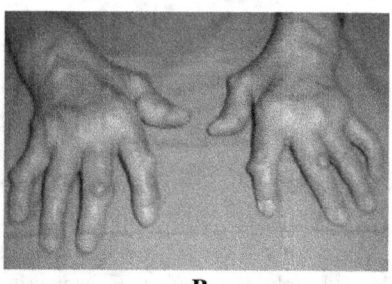

A   B

FOTOGRAFÍA 16. LA FOTO **A** MUESTRA SUBLUXACIONES, DEFORMACIÓN "EN OJAL" DEL DEDO
PULGAR CON DEFORMACIONES "EN CUELLO DE CISNE" Y "SALTAMONTES" DE LOS DEDOS. LA FOTO
B REVELA DESVIACIÓN CUBITAL DE LA MANO, ATROFIA INTERÓSEA, NÓDULOS SUBCUTÁNEOS Y
ENGROSAMIENTO DE LAS ARTICULACIONES METACARPOFALÁNGICAS

Manifestaciones de la columna cervical. La inflamación de las articulaciones diartrodiales de la columna cervical, que no son visibles ni palpables al
examinador, se puede manifestar por dolor y espasmo de la musculatura del
cuello. La inestabilidad cervical puede ser consecuencia de la destrucción de
las articulaciones apofisarias que llevan a mal alineamiento o subluxación, y
microfracturas vertebrales que favorecen la degeneración del cartílago vertebral
y la herniación del disco. Estas lesiones pueden conducir a compresión medular
con deterioro neurológico.

Manifestaciones periarticulares y locomotoras. El daño articular se puede acompañar de diversas alteraciones de las estructuras articulares vecinas,
entre ellas debilitamiento y acortamiento de tendones, ligamentos y músculos,
inflamación de la vaina sinovial que envuelve los tendones (tenosinovitis),
inflamación de bolsas serosas (bursitis), reducción de la fuerza muscular por
disminución de la movilidad articular y pérdida de elasticidad de la piel que
recubre la articulación. La progresión del daño articular y periarticular puede
conducir a la discapacidad funcional locomotora. El paciente pierde capacidad
para cuidarse por sí mismo y llevar a cabo las actividades de la vida diaria. La
calidad de vida se deteriora y el tiempo de vida se acorta.

MANIFESTACIONES EXTRARTICULARES DE LA ARTRITIS REUMATOIDE

Nódulos reumatoides subcutáneos. Pueden ser de 1 a 2 cm, son de consistencia firme, sin signos inflamatorios y adheridos a los planos profundos. No

duelen, a no ser que se rompan y ulceren. Se localizan en cualquier parte del cuerpo, como pabellones auriculares, aunque con más frecuencia en zonas de presión y roce de los codos, dedos de las manos, rodillas, regiones isquiáticas y en bursas o vainas tendinosas. Además de la localización subcutánea se han descrito nódulos reumatoides en otras partes del cuerpo como esclerótica, músculos, pulmón y corazón. La histopatología muestra una formación nodular con colágeno degenerado, fibrina central, corona de histiocitos y fibrosis externa. Por razones estéticas o compresivas se puede intentar la reducción del tamaño con infiltración intranodular de esteroides o cirugía.

Pulmones y pleura. Las consecuencias de la inflamación reumatoide en estructuras broncopulmonares está dada por nódulos reumatoides, enfermedad obstructiva de pequeños y grandes bronquios, vasculitis, enfermedad pulmonar intersticial (EPI) e hipertensión pulmonar. La pleuritis se manifiesta por dolor pleurítico y/o derrame pleural que se confirma con la Rx de tórax.

La EPI se inicia con inflamación del intersticio pulmonar que lleva a la fibrosis intersticial, con alteración del recambio de gases alvéolo-capilares. Se manifiesta por disnea, tos seca, crepitantes basales que no se modifican con la tos y a veces por dedos hipocráticos; esta complicación aumenta la mortalidad en pacientes con AR. La Rx de tórax revela en fases avanzadas opacidad reticular (vidrio esmerilado) y nódulos basales bilaterales. La TC de alta resolución permite el diagnóstico precoz de la EPI y evalúa la extensión de la enfermedad; además, descubre patologías asociadas como bulas, enfisema y bronquiectasias. El tratamiento precoz con terapia biológica puede detener la fase inflamatoria de la EPI y, por tanto, prevenir la fibrosis residual.

Síndrome de Sjögren. La inflamación y fibrosis consecutiva de las glándulas salivares y lagrimales produce diversos síntomas de sequedad de la boca y ojos. La boca seca se manifiesta por sequedad de los labios, lengua o garganta, dificultad para masticar, tragar, degustar o hablar, así como también ardor y úlceras en la boca. Las lágrimas están formadas por tres capas, acuosa, oleosa y mucínica; la falta de al menos una de ellas o la producción insuficiente de lágrimas, causa ojo seco (xeroftalmia), que se manifiesta por sensación de cuerpo extraño, picazón, ardor, mucosidad en la superficie del ojo, enrojecimiento, sensibilidad a la luz, visión borrosa, cansancio de la vista al utilizar computadoras o leer durante tiempo prolongado y dificultad para usar lentes de contacto. Los síntomas aumentan en lugares secos, aviones, calefacción, aire acondicionado y en presencia de humo de cigarrillo.

Amiloidosis secundaria. Las enfermedades reumáticas, entre ellas la AR, causan frecuentemente amiloidosis secundaria (reactiva, tipo AA). La prevalencia en pacientes con AR oscila entre el 5 y 17% y se menciona la predisposición genética para el desarrollo de amiloidosis. La proteína amiloide A se encuentra elevada en la sangre > 1.000 mg/l (VN= < 10 mg/l); esta sale a través de la pared vascular y se deposita en diversos tejidos y órganos; la síntesis de la proteína precursora aumenta en los hepatocitos por efecto de la inflamación crónica. Los depósitos de amiloide en el riñón ocasionan proteinuria progresiva, microhematuria y enfermedad renal crónica; en el tubo digestivo pueden ocasionar hemorragia digestiva y un síndrome de malabsorción intestinal. Los depósitos en los pequeños vasos pueden causar eventos isquémicos. El diagnóstico de la amiloidosis se confirma por la biopsia renal, grasa subcutánea abdominal, así como mucosa gingival o rectal teñida con rojo Congo y bajo luz de microscopía polarizada, que muestra birrefringencia amarilla y verde. En el riñón se observa depósito extracelular de un material filamentoso homogéneo acelular (amiloide) PAS y rojo Congo positivos; el amiloide se aprecia como una sustancia homogénea rojizo-anaranjada que engrosa el intersticio renal, oblitera la luz de los capilares glomerulares y puede reemplazar al glomérulo.

Vasculitis. Los pacientes con AR de larga data, gran actividad y otros factores de mal pronóstico, desarrollan vasculitis de pequeños vasos de la piel en las extremidades inferiores, que se manifiestan por ulceraciones dérmicas. Con poca frecuencia aparece polineuropatía o mononeuritis múltiple debida a vasculitis de los *vasa vasorum* de los nervios periféricos y vasculitis en diferentes órganos: (cerebral, pulmonar), glomerulonefritis e infartos mesentéricos. Los anticuerpos ANCA pueden ser positivos en la vasculitis de la AR.

Embarazo. La AR no se correlaciona directamente con la fecundidad, fertilidad, abortos y fetos de bajo peso al nacer; por el contrario, hay remisión de la AR en el 75% de las embarazadas y regreso al estatus pregestación seis a ocho meses después del parto. La placenta remueve una enorme cantidad de anticuerpos dirigidos contra antígenos del feto e inactiva gran parte de la prednisona (recordemos que la dexametasona y betametasona atraviesan la placenta). Los AINES se contraindican en el tercer trimestre del embarazo porque prolongan el tiempo de gestación y el trabajo de parto, además de que pueden inducir sangrado y cierre prematuro del *ductus arterioso.*

DIAGNÓSTICO

Se debe sospechar la existencia de AR de comienzo reciente en todo paciente con manifestaciones clínicas de sinovitis en tres o más articulaciones por más de seis semanas de duración y menos de un año de evolución. La sospecha aumenta cuando la rigidez matinal dura más de una hora y hay sinovitis simétrica en las manos y dolor metacarpofalángico fugaz al comprimir al mismo tiempo los bordes laterales de la mano, y/o dolor metatarsofalángico fugaz al comprimir al mismo tiempo los bordes laterales del pie. El diagnóstico de la AR reciente depende significativamente de los conocimientos, destreza clínica y experiencia del médico actuante. Los criterios de clasificación AR 2010 ayudan al diagnóstico, pero el médico puede sospechar prematuramente la AR en un paciente con sinovitis aunque no cumpla los criterios de clasificación de la enfermedad o presente manifestaciones no incluidas en dichos criterios. La función principal de los criterios de clasificación AR 2010 es discriminar en forma estandarizada los pacientes con sinovitis reciente sin diagnóstico definido, cuáles de ellos tienen AR con mayor probabilidad para beneficiarlos con el inicio temprano de fármacos antirreumáticos modicadores de la enfermedad (FAME por las siglas en español y DMARD en inglés) o para incluirlos en análisis clínicos evolutivos que ameriten criterios de uniformidad. El procedimiento de aplicación de los Criterios de Clasificación AR 2010 se hace por la asignación de puntos (ver la siguiente clasificación).

Asignación de puntos por la cantidad y tamaño de las articulaciones con sinovitis
1 articulación grande con sinovitis = 0 puntos
2 o más articulaciones grandes con sinovitis = 1 punto
1 a 3 articulaciones pequeñas con sinovitis = 2 puntos
4 a 10 articulaciones pequeñas con sinovitis = 3 puntos
10 o más articulaciones pequeñas con sinovitis = 5 puntos

Asignación de puntos por la duración de la sinovitis
0 puntos por sinovitis menor de 6 semanas
1 punto por sinovitis de 6 o más semanas de evolución

Asignación de puntos por los resultados del FR, anti-CCP, PCR y VSG
FR y anti-CCP negativos = 0 puntos
FR y/o anti-CCP positivos bajos (< 3 valores normales) = 2 puntos
FR y/o anti-CCP positivos altos (> 3 valores normales) = 3 puntos
VSG y PCR normales= 0 puntos
VSG y/o PCR elevadas = 1 punto.

Los resultados de la suma de puntos se interpretan así:

1. El paciente con artritis (sinovitis) de comienzo reciente que resulte con 6 o más puntos se clasifica como AR definida, siempre y cuando dicha artritis no sea mejor explicada por otra enfermedad reumática diferente a la AR como lupus eritematoso sistémico, artritis reactiva, gota, artritis psoriática, vasculitis u otra artropatía inflamatoria autoinmune.

2. El paciente con artritis (sinovitis) de comienzo reciente con menos de 6 puntos se clasifica como sinovitis sin diagnóstico definido (sinovitis indiferenciada) y se somete a seguimiento, y si en las próximas consultas alcanza o sobrepasa los 6 puntos y la sinovitis no puede ser explicada por una causa distinta a la AR, se clasifica como AR definida.

3. El paciente con artritis (sinovitis) de reciente comienzo que en las radiografías de las articulaciones inflamadas tenga erosiones típicas de AR, se clasifica como AR definida, independientemente de la puntuación.

4. El paciente con artritis de más de un año de evolución, activa o inactiva, con o sin tratamiento, con clínica retrospectiva compatible con una sumatoria de 6 o más puntos, se clasifica como AR definida.

Durante el proceso de aplicación de los criterios de clasificación AR 2010 se deben tener en consideración los siguientes aspectos.

1. La sinovitis de las articulaciones interfalángicas distales y trapecio-metacarpianas no se incluye en el puntaje por su asociación marcada con la osteoartrosis

2. A la artritis de la primera articulación metatarsofalángica tampoco se les asignan puntos por su relación con la podagra (gota)

3. Se consideran articulaciones grandes los hombros, codos, caderas, rodillas y tobillos, y pequeñas las MCF, segunda a quinta, las IFP, incluidas la del pulgar, y las MTF, segunda a quinta

4. Dos articulaciones grandes más dos pequeñas recibe 2 puntos

5. En más de 10 articulaciones con sinovitis, incluida al menos una pequeña, se agrega el puntaje por la sinovitis de las témporomandibulares, esternoclaviculares y acromioclaviculares.

CLINIMETRÍA. Mediante este procedimiento, a los pacientes con AR se les puede medir la actividad clínica de la enfermedad, la discapacidad funcional, el daño estructural y la calidad de vida.

La intensidad de la actividad de la enfermedad (actividad inflamatoria) se puede medir en la práctica clínica con el DAS28, elemento clinimétrico compuesto y formado por varios instrumentos clinimétricos simples como los recuentos, tanto de articulaciones dolorosas como tumefactas y los reactantes de fase aguda. Para calcular el DAS28 se introducen en una calculadora clínica portátil los siguientes datos: el número de articulaciones dolorosas MÁS el número de articulaciones tumefactas, MÁS el número correspondiente a la evaluación global que hizo el paciente de su enfermedad en una escala visual análoga de 100 mm, MÁS el resultado en mg/dl de la proteína C reactiva (como alternativa la VSG, en mm 1 hora). Un DAS28 igual o mayor de 5.1 indica actividad alta de la enfermedad, y menor de 2.6 AR que está en remisión. Se considera que hay *buena respuesta* en la mejoría de la AR cuando hay una disminución del DAS28 mayor de 2.1 comparado con el DAS28 basal, siempre y cuando el DAS28 actual sea igual o menor de 3.2

El recuento de articulaciones dolorosas y articulaciones tumefactas para el cálculo del DAS28 se hace en las siguientes 28 articulaciones seleccionadas: 10 MCF y 10 IFP, 2 hombros, 2 codos, 2 carpos y 2 rodillas. En este recuento no se incluyen los tobillos por la dificultad en ellos de diferenciar la inflamación articular de la obesidad y de diferentes tipos de edema, tampoco se incluyen las articulaciones de los pies por la baja reproducibilidad ni las coxofemorales por la imposibilidad de detectar tumefacción y dolor a la presión. El recuento articular 28 ha sido validado, es reproducible y sensible a los cambios y se correlaciona con medidas de discapacidad, puntajes radiográficos y predicción de mortalidad a largo plazo. La evaluación global de la AR por el paciente es un dato necesario para el cálculo del DAS28, esta se hace en una escala visual análoga o EVA (Fig. 21); el paciente entrenado marca el número (o un sitio entre dos números) que se corresponda con la máxima intensidad de su enfermedad en la última semana.

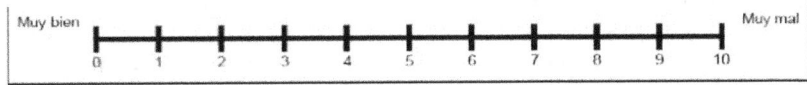

FIGURA 21. ESCALA VISUAL ANÁLOGA (EVA 100 MM)

IMAGENOLOGÍA. Los procedimientos imagenológicos empleados en el diagnóstico de la AR son radiografía articular, TC de alta resolución y ultrasonido.

Radiografía articular. Esta permite detectar la hinchazón fusiforme de los tejidos blandos que rodean las articulaciones, la reducción de la densidad mineral ósea (osteopenia), la disminución de los espacios articulares, los quistes óseos subcondriales, las erosiones óseas, las subluxaciones y las anquilosis. A medida que la AR avanza, aumenta la proporción de erosiones y estrechamiento del espacio articular y aparecen alteraciones en la alineación ósea, subluxaciones con anquilosis fibrosa y ósea (Fotografía 17).

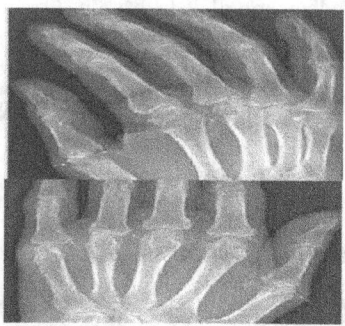

FOTOGRAFÍA 17. RADIOGRAFÍA DE LAS ARTICULACIONES MCF DE LA MANO. SE OBSERVA OSTEOPENIA, DISMINUCIÓN DE LOS ESPACIOS ARTICULARES, QUISTES ÓSEOS SUBCONDRIALES Y EROSIONES ÓSEAS (VER FLECHAS), SUBLUXACIONES, ALTERACIONES EN LA ALINEACIÓN ÓSEA Y AUMENTO DE PARTES BLANDAS

Las radiografías cervicales en posiciones anteroposterior, lateral y oblicuas para ver las vértebras C1-C2 y el foramen intervertebral (agujeros de conjunción), pueden revelar la existencia de artritis inflamatoria y subluxaciones. La radiografía lateral en flexión de la columna cervical puede detectar la subluxación de la articulación atloido-axoidea; esta subluxación por deslizamiento hacia adelante del atlas sobre el axis se explica por debilitamiento inflamatorio del ligamento transverso causado por la sinovitis de la bursa sinovial adyacente; la intervención quirúrgica se considera cuando hay más de 8 mm entre la apófisis odontoides y el atlas (Fig. 22). La subluxación anteroposterior progresiva del atlas sobre el axis puede llevar a la migración vertical (superior) de la apófisis odontoides. Cuando el atlas se mueve hacia atrás sobre el axis se debe sospechar de fractura o destrucción de la apófisis odontoides. La TC con reconstrucción en 3 D muestra subluxaciones y fracturas no percibidas en la radiografía simple y la RM es útil para identificar compresiones de raíces cervicales (Fotografía 18).

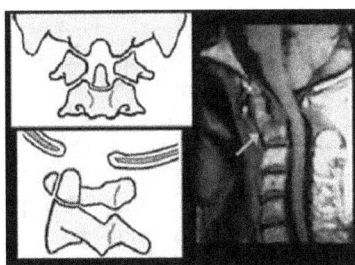

Figura 22. Dibujos y Rx de la columna cervical que revelan subluxación atlanto-axoidea

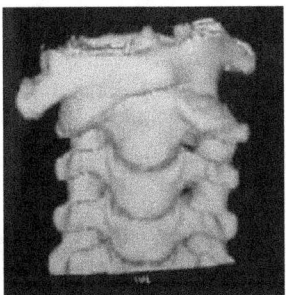

Fotografía 18. TC con reconstrucción digital en el plano frontal, con vista antero-posterior. Muestra subluxación atlanto-axoidea con traslación rotatoria de la masa lateral izquierda del atlas hacia atrás

Ecografía articular. Las erosiones óseas incipientes y leves y la sinovitis subclínica se pueden ver y evaluar por ecografía articular. Además, la ecografía músculoesquelética permite el diagnóstico y evaluación de lesiones de tendones, ligamentos y músculos.

TRATAMIENTO

El tratamiento del paciente con AR se debe individualizar; las consultas sucesivas permiten la evaluación de la eficacia y efectos adversos de los fármacos, hacer el ajuste terapéutico periódico (cambios de fármacos, dosis o lapsos de administración). Los AINES tienen efecto analgésico temporal, los inhibidores de la COX-1 (ketoprofeno, naproxeno, ibuprofeno, diclofenac) se administra BID o TID VO, y los inhibidores de la COX-2 (meloxicam, celecoxib, parecoxib, etoricoxib) se indica OD. Los corticoesteroides tienen capacidad antiinflamatoria alta pero efectos adversos que limitan su uso prolongado; las dosis elevadas o la inyección intraarticular se reservan para casos especiales; la prednisona a dosis baja (5 mg VO 8 am) se puede administrar durante un tiempo limitado.

El metotrexato (MTX) es el FAME más utilizado y el de primera elección; es un antifólico que inhibe la multiplicación de los linfocitos. Una vez definido el diagnóstico de AR se inicia el MTX y se empieza la preparación del paciente para la terapia biológica. Un esquema de administración escalonada de MTX es empezar con 10 mg VO cada 8 días durante el primer mes y en caso de respuesta no satisfactoria se eleva a 15 mg semanales en el segundo mes y hasta 25 mg semanales en el tercer mes; se debe asociar ácido fólico 5 mg VO OD después de cada dosis de MTX. Hay que vigilar eficacia y efectos adversos, y no está indicado en el embarazo y lactancia. Además, hay que tener en cuenta que la biodisponibilidad del MTX parenteral (ampollas de 2 ml con 50 mg) es mayor que la oral. Otros FAME sintéticos útiles al inicio de la enfermedad son la leflunomida, inhibidor de la síntesis de pirimidina, 20 mg VO/día, y la hidroxicloroquina, 200 a 400 mg VO/día

Los fármacos biológicos son los FAME, que han demostrado la mayor capacidad para lograr la mejoría clínica de la AR; se debe mantener la remisión de la actividad inflamatoria y detener la progresión del daño articular. Se usan para el tratamiento de la actividad inflamatoria y no el daño estructural establecido. Se requiere acertada indicación, ausencia de contraindicaciones y descartar patologías latentes que pueden reactivarse, como tuberculosis, micosis profundas, hepatitis viral e infecciones oportunistas. Están contraindicados en embarazo y lactancia, y antes de iniciarlos, el paciente debe firmar su consentimiento. En Venezuela están aprobados los siguientes fármacos biológicos (Tabla 94).

TABLA 94. FÁRMACOS BIOLÓGICOS

Fármaco	Mecanismo	Vía	Dosis	Mantenimiento
ADALIMUMAB	Anti-TNF α	SC	40 mg	quincenal
ETARNECEPT	Anti-TNF α	SC	50 mg	semanal
INFLIXIMAB	Anti-TNF α	EV	3 mg/kg	bimensual
ABATACEPT	Modulación células T	EV	<60 kg: 500mg 61 a 99 kg: 750 mg >100 kg: 1.000 mg	mensual
TOCILIZUMAB	Anti-IL6	SC	8 mg/kg	bimensual

RITUXIMAB	Anti-células B	EV	2 dosis 1.000mg separadas	por 14 días

EV = endovenosa; SC = subcutánea; anti-TNF α = antagonistas del factor de necrosis tumoral alfa; modulación células T = proteína de fusión moduladora de la activación de células T; anti-IL6 = anticuerpo monoclonal humanizado bloqueador del receptor de la interleuquina 6; anti-células B = anticuerpo monoclonal contra linfocitos B

La terapia biológica se inicia por lo general con un anti-TNFα asociado al FAME sintético que viene recibiendo el paciente. Si el primer anti-TNFα resulta ineficaz, se puede cambiar por otro anti-TNFα u otro agente biológico. No se deben usar al mismo tiempo dos o más fármacos biológicos. Se deben tomar precauciones cuando se emplean, como la administración previa de metilprednisolona (o equivalente), 100 mg EV lentamente, que reducen la incidencia y gravedad de las reacciones anafilácticas. La evaluación periódica de eficacia y efectos adversos permite el ajuste de la dosis y lapsos de administración o el cambio de estos agentes. Es frecuente la administración de fármacos biológicos en forma secuencial hasta encontrar el mejor tolerado y más eficaz durante el mayor tiempo.

La educación del paciente, la combinación de reposo, los ejercicios de fortalecimiento músculo esquelético y las interconsultas con otras especialidades médico-quirúrgicas son otras de las medidas terapéuticas que se utilizan en el paciente con AR según la necesidad y en el momento oportuno.

Las fisioterapias en el paciente con AR son diversas y muy útiles. Los ejercicios articulares mejoran la movilidad articular y la función osteomuscular. El calor profundo, la estimulación eléctrica y las técnicas de calor y frío mejoran la rigidez, el dolor y la inflamación. Las férulas de apoyo articular y los dispositivos ortopédicos permiten la alineación de las articulaciones.

La cirugía está indicada cuando existe daño severo articular con disfunción articular, preferentemente el reemplazo articular total con instalación de prótesis, especialmente en grandes articulaciones como caderas, rodillas y hombros.

REFERENCIAS

ALETAHA D, SMOLEN J. The Simplified Disease Activity Index (SDAI) and the Clinical Disease Activity Index (CDAI): A review of their usefulness and validity in rheumatoid arthritis. Clin Exp Rheumatol 2005; 23 (Suppl 39): S100-S108.

CRITERIOS 2010 DE CLASIFICACIÓN AR: ACR/EULAR. Ann Rheum Dis. 2010; 69:1580-8 / Arthritis Rheum. 2010; 62:2569-81.

FUNOVITS J, ALETAHA D, BYKERK V, COMBE B, ET AL. The 2010 American College of Rheumatology/European League Against Rheumatism classification criteria for rheumatoid arthritis: methodological report phase I. Ann Rheum Dis. 2010; 69(9):1589-95 / Arthritis Rheum. 2010; 62:2569-81.

GARCÍA MCGREGOR E. Artritis Reumatoide y Embarazo. Boletín de Reumatología No. 104, 22 de abril 2014, publicado en: garciamacgregor@gmail.com

MACÍAS FERNÁNDEZ I, FERNÁNDEZ RODRÍGUEZ A, GARCÍA PÉREZ S. Uso de etanercept en amiloidosis secundarias a artritis reumatoide: a propósito de dos casos. Reumatol Clin. 2011;07:397-400. Vol. 07 Núm.06 DOI: 10.1016/j.reuma.2010.12.005.

MEZZANO V, IACOBELLI S. Anticuerpos anti-péptido citrulinado cíclico. Reumatología. 2007; 23(4):137-141.

NOGUERA A. Clinimetría en la artritis reumatoide. Conferencia en las Jornadas del Capítulo Sur Oriental de la Sociedad Venezolana de Reumatología. Cumaná, Venezuela, 2012.

NOGUERA A, ROSAS A, QUINTERO M, BETANCOURT L. Caracterización de la Consulta Externa de la Unidad de Reumatología del estado Mérida, con sede en el Hospital Universitario de Mérida (HULA), durante los primeros cinco (5) años de funcionamiento. Biblioteca de la Facultad de Medicina de la Universidad de Los Andes, Mérida, Venezuela. 1988.

OLIVIERI I, PALAZZI C, PERUZ G, ET AL. A Management issues with elderly-onset rheumatoid arthritis: an update. Drugs Aging. 2005; 22:809-22.

RUIZ-ZORRILLA A, PICAZO M, GONZÁLEZ-ÁLVARO I ET AL. Vasculitis asociadas a ANCA en artritis reumatoide. Descripción de un caso de poliangeitis microscópica. Reumatol Clin. 2005;1 (1): 52-5. DOI: 10.1016/S1699-258X(05)72713-3.

Santos.Castañeda, Navarro F, Fernández-Carballido C et al. Diferencias en el manejo de la artritis reumatoide precoz y establecida. Reumatol Clin. 2011; 07 (3):172-8. DOI: 10.1016/j.reuma.2010.08.001.

Soubrier M, Mathieu S, Payet S, Dubost JJ, Ristori JM. Elderly-onset rheumatoid arthritis. Joint Bone Spine. 2010; 77(4): 290-6.

Smolen JS, Landewé R, Breedveld FC, Dougados M, Emery P, Gaujoux-Viala C. EULAR recommendations for the management of rheumatoid arthritis with synthetic and biological disease-modifying antirheumatic drugs. Ann Rheum Dis. 2010;69:964-75.

Tornero Molina J, Sanmartí Sala R, Rodríguez Valverde V et al. Actualización del Documento de Consenso de la Sociedad Española de Reumatología sobre el uso de terapias biológicas en la artritis reumatoide. Reumatol Clin. 2010;6: 23-36.

Vargas A, Pineda C. Evaluación radiográfica del daño anatómico en la artritis reumatoide. Rev Colomb Reum. 2006; 13: 214-227.

LUPUS ERITEMATOSO SISTÉMICO

Luis Arturo Gutiérrez-González

INTRODUCCIÓN

El lupus eritematoso sistémico (LES) es el prototipo de las enfermedades autoinmunes. Es de origen multifactorial, con una gran producción de autoanticuerpos manifestada por un amplio espectro clínico que puede afectar solo la piel (lupus cutáneo), varios órganos (multisistémica) o ser organoespecífica (renal, pulmonar, ocular). La etiología del LES sigue siendo desconocida; muchas observaciones sugieren factores genéticos, epigenéticos, hormonales e inmunológicos, además de condiciones económicas y ambientales, demostradas por estudios de cohorte en pacientes latinos como el LUMINA (*Lupus in minorities: nature versus nurture*) o el estudio GLADEL (Grupo Latinoamericano para el estudio del Lupus).

Factores genéticos. Existe un alto índice de concordancia (14 a 57%) de LES en gemelos monocigóticos. De cinco a 12% de los familiares de pacientes con LES tienen la enfermedad o un aumento de anticuerpos anti-C1q, anticardiolipina y niveles bajos de C3 y C4. Alrededor de un 27% de niños de madres con SLE tiene AAN positivos. Estudios del genoma completo (GWAS) ha identificado aproximadamente 45 loci de genes con polimorfismos que predisponen en un 18% a susceptibilidad para LES; este polimorfismo de genes origina inicialmente autoanticuerpos patógenos y complejos inmunes contra el ácido nucleico derivado de las mismas células del huésped. Los factores genéticos que ocasionan la más alta proporción de riesgo son las deficiencias de componentes del complemento C1q (requerido para eliminar células apoptósicas), C4A y B, C2, o la presencia de un gen mutado TREX1. Otros genes con variantes que predisponen al LES implican algunos de la inmunidad innata (IRF5, STAT4, IRAK1, TNFAIP3, SPP1, TLR7), la mayoría de los cuales está asociada al aumento de la sensibilidad o elevación de IFNa. La sobreexpresión de los genes inducidos por IFNa se encuentra en células de la sangre periférica en un 60% de los pacientes con LES.

En resumen, a excepción de la rara mutación TREX1 o deficiencias de los componentes del complemento, no hay polimorfismo de un solo gen que cree un alto riesgo para el SLE. Por tanto, una combinación de genes de susceptibilidad o la presencia de genes de susceptibilidad más la ausencia de genes protectores (tales como TLR5 polimorfismo o la pérdida de función de la variante PTPN22), son necesarios para alcanzar una susceptibilidad genética suficiente que permita el desarrollo de la enfermedad.

Factores epigenéticos. Las modificaciones epigenéticas son importantes en la patogenia del LES. Estos incluyen hipometilación del ADN, lo que influye en la transcripción de proteínas; igualmente, la influencia de los microARN (miARN) sobre la transcripción de varios genes que predisponen al LES. La hipometilación afecta a los genes específicos. Una variante de codificación del gen ITGAM se asocia al desarrollo de la enfermedad renal, erupción discoide y manifestaciones inmunológicas en pacientes con LES de ascendencia europea.

Factores hormonales. Se ha demostrado en pacientes lúpicos que el metabolismo de los estrógenos está desviado hacia la formación de 16-alfahidroxilados con alta actividad estrogénica. Es conocida la exacerbación del LES durante el embarazo con el uso de anticonceptivos orales, y la asociación del LES con el síndrome de Klinefelter.

Factores inmunológicos. Se sospecha que sobre un terreno genéticamente predispuesto actúan agentes exógenos contra el DNA del paciente y lo transforman en antígeno. De manera que las células inmunocompetentes del organismo dejan de reconocer estas estructuras como propias y generan autoanticuerpos contra ellas para formar complejos antígeno-anticuerpo (anti-DNA). Estos complejos circulantes son depositados en la membrana basal de los vasos sanguíneos y de múltiples órganos, en donde producen lesiones celulares y moleculares como consecuencia de la reacción inmunológica e inflamatoria. Esta respuesta activa el complemento, facilita la migración de neutrófilos y favorece la liberación de citoquinas y prostaglandinas. Este proceso ocurre particularmente en los glomérulos renales, piel, articulaciones, serosas, plexos coroideos, SNC y pulmones.

Factores ambientales. Se conoce la activación de las lesiones cutáneas del LES ante la luz ultravioleta solar. Igualmente, la aparición de un cuadro clínico semejante al LES con la administración de hidralazina, sulfas, procainamida, isoniazida, anticonvulsivantes, alfametildopa y clorpromazina (lupus inducido por drogas).

La prevalencia del (LES) en la población es de 20 a 150 casos por 100.000 habitantes. Debido a los nuevos criterios diagnósticos existe un avance en la detección temprana de la enfermedad y la incidencia casi se triplicó en los últimos 40 años del siglo 20. Las tasas de incidencia mundial estimada (excepto África, Oceanía y América Central) son de 1 a 25 por 100.000 habitantes. La enfermedad suele ser más común en áreas urbanas que rurales y la prevalencia es más alta en asiáticos, afroamericanos, afrocaribeños y estadounidenses hispanos en comparación con los estadounidenses de ascendencia europea y anglosajona. Es menos frecuente en los habitantes negros de África.

El LES predomina en el sexo femenino con una relación hasta de 15:1 (en postmenopáusicas, desciende a 8:1). Se observa con más frecuencia entre los 20 a 40 años de edad, predominio que se ha atribuido en parte a los estrógenos. La tasa de mortalidad es 3 veces mayor que la población general. La sobrevida es de 80% a los 10 años después del diagnóstico, y de 65% a los 20 años. La muerte precoz se debe a la actividad de la enfermedad o infecciones, y la tardía, generalmente por enfermedad vascular ateroesclerótica.

MANIFESTACIONES CLÍNICAS

Las manifestaciones clínicas del LES pueden abarcar desde expresiones leves con compromiso aislado de un órgano o sistema, hasta una enfermedad con afectación multiorgánica, de curso grave. Las causas más frecuentes de muerte son consecuencia de enfermedad, infecciones, insuficiencia renal, compromiso del SNC y efectos adversos directos de los corticoesteroides y citostáticos. La enfermedad se inicia de forma brusca, generalmente sin causa aparente, y su evolución es impredecible por el riesgo permanente de "actividad"; más del 50% de los pacientes a través del tiempo desarrolla daño orgánico permanente. Los síntomas y signos del LES resultan de la inflamación de órganos y sistemas.

1. Constitucionales: fatiga, fiebre, pérdida de peso

2. Musculoesqueléticas: artralgias, artritis, miositis

3. Piel: eritema en alas de mariposa, lesiones mucosas, fotosensibilidad, alopecia, urticaria, fenómeno de Raynaud, púrpura y vasculitis

4. Renal: proteinura, hematuria, cilindruria, síndrome nefrótico e insuficiencia renal

5. Gastrointestinal: náuseas, vómitos, dolor abdominal

6. Pulmonar: derrame pleural, lesión del parénquima, hipertensión pulmonar

7. Cardíacas: pericarditis, miocarditis, endocarditis

8. Sistema mononuclear fagocítico: linfadenopatías, hepatomegalia y esplenomegalia

9. Hematológico: anemia, leucopenia, trombocitopenia

10. Neuropsiquiátricas: convulsiones, psicosis, síndrome orgánico cerebral, mielitis transversa, neuropatías craneal y periférica

El LES, como enfermedad compleja, se puede expresar clínicamente de manera variable debido a que puede afectar múltiples órganos. Muchos de estos síntomas no están incluidos en los criterios de la ACR por estar también presentes en otras enfermedades sistémicas, siendo de baja sensibilidad y especificidad para establecer el diagnóstico con certeza. A continuación se describen las alteraciones específicas de los diferentes órganos y sistemas.

Enfermedad renal. El riñón es el órgano más comúnmente afectado por el LES. Con el uso del microscopio de luz, el electrónico y la inmunofluorescencia se pueden detectar, inclusive, alteraciones mínimas en casi todos estos pacientes. La localización de los complejos inmunes en el riñón es el evento inicial para el desarrollo de la nefritis lúpica. La disminución persistente del complemento C3 o CH50 y los anti-dcDNA se asocia a la actividad de la enfermedad, vasculitis y glomerulonefritis. Los niveles de ANA son menos consistentes para el diagnóstico de actividad del LES.

Las alteraciones serológicas pueden desarrollarse muchos meses antes de evidenciarse el compromiso renal; igualmente la alteración del sedimento urinario y proteinuria. Las pruebas de función renal (creatinina sérica y depuración de creatinina) son indicadores imprecisos de la tasa de filtración glomerular y probablemente subestimen la severidad de la glomerulonefritis. Estas medidas pueden fallar en detectar precozmente el daño del parénquima renal debido a los mecanismos hemodinámicos compensatorios intrarrenales que aumentan la filtración en glomérulos perfundidos, por eso es necesaria la biopsia renal para establecer el tipo de nefritis lúpica y la estrategia terapéutica recomendada.

Según la *International Society of Nephrology y Renal Pathology Society*, la nefritis lúpica, por los hallazgos histológicos, se clasifica en los siguientes tipos:

Clae I: nefritis lúpica. Se detecta con la inmunofluorescencia, que demuestra afectación mínima (depósitos inmunes) del mesangio. *Normal con el microscopio de luz*

Clase II: nefritis lúpica proliferativa: mesangio con proliferación (hipercelularidad) y depósitos inmunes

Clase III: nefritis lúpica focal: glomerulonefritis focal endocapilar o extracapilar que afecta < del 50% de los glomérulos

Clase IV: nefritis lúpica difusa: glomerulonefritis endocapilar o extracapilar difusa o segmentaria que afecta más del 50% de los glomérulos

V: nefritis lúpica membranosa: depósitos inmunes subepiteliales globales o segmentarios y esclerosis avanzada

VI: nefritis lúpica esclerótica avanzada: >90% de los glomérulos esclerosados, sin actividad).

Los corticoesteroides son frecuentemente usados como terapia inicial y única en los pacientes con nefritis lúpica. La prednisona a dosis intermedias a bajas es usualmente suficiente para los pacientes con glomerulonefritis mesangial y proliferativa focal leve. Los pacientes con glomerulonefritis proliferativa focal severa y proliferativa difusa son señalados para tratamientos inmunosupresores vigorosos con objeto de controlar la inflamación intrarrenal. Sin embargo, en estos casos, el control puede ser alcanzado con prednisona a dosis altas (1mg/Kg/día) por 2 meses y luego reducirlos progresivamente para disminuir la toxicidad asociada a estos medicamentos. La metilprednisolona, en pulsos de 1g/EV diarios por 3 días, ha sido usada como terapia inicial intensiva en los pacientes con nefritis lúpica severa. Estas dosis, junto a drogas citotóxicas, facilitan infecciones oportunistas fatales del SNC y pulmonar.

Las drogas inmunosupresoras son más eficaces que la prednisona para controlar los signos clínicos de nefritis activa, prevenir la atrofia renal y reducir el riesgo de insuficiencia renal terminal, pero no han demostrado ser más efectivas en reducir el riesgo de muerte. A continuación se describen los citotóxicos empleados en la nefropatía lúpica.

Ciclofosfamida. En pulsos endovenosos intermitentes es considerada el tratamiento de elección para la glomerulonefritis proliferativa difusa, a pesar de ser complicada, costosa, incómoda, desagradable y potencialmente tóxica. También necesitan ser cuidadosamente sopesados.

Azatriopina. Es un antagonista de purinas que junto a los esteroides reducen la actividad del LES, sin embargo, requiere varios meses para ver su efectividad.

Micofenotalo de mofetilo. Actualmente es reconocida su eficacia y seguridad como agente citostático en algunos pacientes con LES severo, principalmente con nefritis lúpica proliferativa difusa. Posee pocos efectos adversos (principalmente gastrointestinales: diarrea persistente, gastritis), por lo que recientemente ha sido aprobado por la FDA para el tratamiento de esta alteración. Su mecanismo de acción es mediante la inhibición de la síntesis de purinas, tiene un efecto antiproliferativo de los linfocitos y de las células mesangiales renales y atenúa la producción de autoanticuerpos por las células B. Ha sido ampliamente usado en el trasplante de órganos sólidos, así como en nefropatía por inmunoglobulina A, vasculitis de pequeños vasos y psoriasis. Cuando se asocia a la prednisona ofrece una mayor eficacia, seguridad y tolerabilidad en comparación con la ciclofosfamida en la nefritis lúpica.

Enfermedad neuropsiquiátrica. Los síntomas neuropsiquiátricos son comunes en los pacientes con LES y se pueden dividir en *eventos primarios*, que resultan directamente del daño mediado inmunológicamente del SNC y que típicamente se presentan en el marco del LES activo, y en *eventos secundarios*, por enfermedad en otros órganos, complicaciones del tratamiento o ambos. Infrecuentemente, el LES puede presentarse de inicio con enfermedad neuropsiquiátrica, especialmente en pacientes jóvenes. Los mecanismos patogénicos de la afección neuropsiquiátrica se atribuyen a oclusión vascular por vasculopatía, vasculitis (es rara), leucoaglutinación, trombosis y al daño o disfunción de la neurona medida por anticuerpos. Los microinfartos multifocales de la corteza cerebral, asociados al daño microvascular, es una anormalidad histopatológica predominante. En líneas generales, el SNC, periférico y autonómico, puede estar involucrado. A continuación se describen las manifestaciones neuropsiquiátricas del LES.

Síndrome cerebral orgánico. Ha sido reportado en el 20% de estos pacientes. Usualmente se manifiesta con trastornos de memoria, apatía, pérdida del juicio, intelecto y orientación, agitación, delirio, estupor y coma pueden ocurrir en casos severos.

Deterioro cognitivo límite. Se presenta en 20 a 70% de estos pacientes, particularmente cuando se usan los test neuropsicológicos formales. El daño cerebral lento y progresivo puede ocurrir en pocos pacientes y llevar a depresión mayor, psicosis y demencia.

El estudio del líquido cefalorraquídeo solo ayuda a excluir la meningitis infecciosa aguda o crónica como causa de la alteración neurológica, sin embargo se pueden conseguir complejos DNA-anti-DNA, pleocitosis, aumento de las proteínas e incremento de bandas oligoclonales. Los anticuerpos antineurona están presentes en el suero del 75% de los pacientes con LES y afección neuropsiquiátrica. Similarmente, los anticuerpos contra la proteína P ribosomal se encuentran en 45 a 90% de estos pacientes. Los anticuerpos anticardiolipinas se han relacionado con manifestaciones neuropsiquiátricas como accidentes cerebrovasculares, demencia multiinfarto, convulsiones, trombosis arterial o venosa cerebral, corea y mielitis transversa aguda.

Los corticoesteroides son la terapia de primera línea para la mayoría de las manifestaciones neuropsiquiátricas. En pacientes con enfermedad severa o que no responden al tratamiento con prednisona VO, los pulsos de metilprednisolona son la opción. Los pulsos de ciclofosfamida EV son útiles en pacientes con enfermedad muy severa (accidente cerebrovascular, cerebritis, mielitis transversa o coma). También cuando fallan los esteroides o en recaídas (aun con terapia esteroidea ambulatoria). La plasmaferesis y la inmunoglobulina EV han sido propuestas como terapia adyuvante para pacientes graves, así como la anticoagulación para pacientes con trombosis de los senos venosos cerebrales.

Enfermedad cardiaca. Las manifestaciones cardiacas en el LES comprenden enfermedad valvular, enfermedad pericárdica y disfunción miocárdica. La enfermedad coronaria contribuye a un tercio de todas las muertes de estos enfermos.

Valvulopatías relacionadas con LES. La prevalencia de la valvulopatía asociada a LES abarca un 18 a 74% y depende en parte de la antigüedad de la enfermedad y el método diagnóstico empleado. La patogénesis de la enfermedad valvular cardiaca en el LES es desconocida, pero los factores que contribuyen son vegetaciones verrugosas, degeneración y engrosamiento fibrinoide de la válvula, valvulitis, vasculitis y ruptura de cuerdas tendinosas. Las lesiones valvulares se han encontrado con elevada frecuencia en pacientes con síndrome antifosfolípido primario y en LES con anticuerpos antifosfolípidos. Abarcan desde el engrosamiento valvular, con o sin disfunción (regurgitación o estenosis), hasta una lesión valvular definida, endocarditis de Libman-Sack (endocarditis verrugosa no bacteriana, usualmente en válvulas mitral y aórtica). Estas lesiones valvulares pueden ocasionar alteraciones hemodinámicas significativas que requieren reemplazo valvular.

La pericarditis fibrinosa es la lesión cardiaca más frecuente del LES, inclusive puede ser la primera manifestación de esta enfermedad. Generalmente cursa con fiebre, dolor torácico, disnea y taquicardia. Rara vez hay pericarditis constrictiva o taponamiento cardíaco. Frecuentemente, el derrame pericárdico es hemorrágico.

El compromiso miocárdico se sospecha cuando existe taquicardia en ausencia de fiebre o anemia y puede llegar a producir insuficiencia cardíaca crónica refractaria al tratamiento. En ocasiones se asocia a miopatía inflamatoria periférica. En caso de miocarditis se observa elevación de la CK-MB. El ECG puede revelar alteraciones del segmento ST y trastornos de conducción.

La ateroesclerosis acelerada ha surgido como una causa significativa de muerte y enfermedad en pacientes con LES. La tasa de mortalidad por enfermedad arterial coronaria en pacientes con LES es nueve veces mayor que en el resto de la población y el 53% de los pacientes con LES presenta 3 o más factores de riesgos para enfermedad cardiovascular. La dislipidemia inducida por corticoesteroides puede potenciar el proceso de ateroesclerosis.

Enfermedad pulmonar. El compromiso del aparato respiratorio en el LES es relativamente común y sus manifestaciones clínicas muy variadas. La enfermedad pulmonar aguda tiende a desarrollarse durante la actividad lúpica sistémica, mientras que la afección pulmonar crónica puede progresar independientemente de la actividad de la enfermedad en otros órganos.

La neumonitis lúpica *aguda* y la hemorragia alveolar son enfermedades pulmonares agudas poco comunes en los pacientes con LES y resultan del daño agudo de la unidad alveolo-capilar. La *neumonitis lúpica aguda* se confunde con infección respiratoria baja, pues es de comienzo abrupto con fiebre, disnea e hipoxemia; la Rx de tórax revela infiltrado alveolar en parches sin evidencia de infección subyacente. El síndrome de *hemorragia alveolar*, menos común que el anterior, se presenta de forma similar, pero con disminución aguda de los niveles de hemoglobina por el sangrado dentro del pulmón. Los corticoesteroides son generalmente aceptados como la terapia inicial para el daño pulmonar mediado inmunológicamente en pacientes con LES. Los pulsos de metilprednisolona son efectivos para el síndrome hemorrágico agudo. La adición de azatriopina o ciclofosfamida es recomendada en pacientes críticamente enfermos o que no respondan a los esteroides. La plasmaféresis, como adyuvante a la terapia inmunosupresora, ha sido usada en pacientes que se deterioran rápidamente. La tasa de mortalidad de ambos síndromes es de alrededor del 50 a 90%, a pesar del tratamiento.

La enfermedad pulmonar intersticial crónica puede desarrollarse como consecuencia de la neumonitis aguda o ser una manifestación independiente del LES. Los hallazgos radiográficos fortuitos de la enfermedad intersticial son más comunes que los síntomas.

La hipertensión arterial pulmonar es otra alteración altamente reconocida como complicación del LES; el fenómeno de Raynaud se observa en el 75% de los pacientes con esta complicación, comparada con el 25% observado en los pacientes con LES. Los hallazgos serológicos muestran alta incidencia de anti-RNP, factor reumatoide y anticuerpos antifosfolípidos. La patogénesis de la hipertensión pulmonar secundaria al LES es desconocida, pero se acepta que resulta de la oclusión vascular por vasoconstricción, vasculopatía o vasculitis, agregación plaquetaria, trombosis y enfermedad del parénquima pulmonar. El pronóstico es pobre y no se conoce terapia efectiva.

Trombocitopenia. La trombocitopenia autoinmune ocurre en el 25% de los pacientes con LES y puede ser severa (plaquetas $< 20 \times 10^9$, en 5% de ellos. El ANA positivo se presenta en un 30% de los pacientes con púrpura trombocitopénica autoinmune (PTI), lo que genera un problema diagnóstico y terapéutico. La presencia de títulos elevados de ANA en combinación con anticuerpos extraíbles del núcleo (ENA) (anti-Ro/SSA, La/SSB, ribonucleoproteína (RNP) Smith(Sm) o anticuerpos anti-DNA dc, incrementa la probabilidad de que complicaciones adicionales del LES puedan desarrollarse en el futuro.

Anticuerpos antiplaquetarios se encuentran en los pacientes con LES con o sin trombocitopenia. También se ha observado la asociación entre el desarrollo de trombocitopenia y la presencia de anticuerpos antifosfolípidos. Los pacientes con trombocitopenia tienen un riesgo aumentado de sangrado, espontáneo o después de un trauma. El sangrado espontáneo es raro, a menos que el contaje de plaquetas sea $< 30 \times 10^9$ en asociación a un defecto de la función plaquetaria (congénito o adquirido) o coagulopatías. Aunque la trombocitopenia, raramente causa hemorragia fatal en estos pacientes, es un marcador de mayor potencia y severidad de la enfermedad con un pronóstico reservado.

El tratamiento puede no ser necesario en pacientes sin evidencia de actividad del LES en otros órganos, con un contaje de plaquetas < de 20 x 10^9 y sin evidencia de coagulopatía o disfunción plaquetaria. Para pacientes graves, los corticoesteroides son usualmente recomendados como terapia inicial, y los que fracasan con ellos pueden beneficiarse con esplenectomía, danazol, inmunoglobulina intravenosa, alcaloides de la vinca o pulsos intermitentes de metilprednisolona, dexametasona o ciclofosfamida.

Enfermedad dermatológica. El término "lupus eritematoso cutáneo" es aplicado a pacientes con lesiones en la piel causadas por el LES, bien sea si la enfermedad está confinada solo a la piel o representa parte de un proceso sistémico generalizado. La mayoría de las variantes morfológicas del lupus eritematoso cutáneo puede ser dividida en dos amplias categorías: específicas (cambios histopatológicas característicos) y no específicas.

Lesiones cutánes específicas del LES. El *lupus eritematoso cutáneo agudo* puede ser localizado o generalizado. El localizado presenta fotosensibilidad y eritema facial malar en "alas de mariposa", y el generalizado, eritema extenso o lesiones similares a la necrosis epidérmica tóxica o bulosa. El *Lupus eritematoso cutáneo subagudo* se caracteriza por lesiones psoriasiformes (papuloescamoso) y lesiones anulares policiclícas. El *lupus eritematoso cutáneo crónico,* o *lupus eritematoso discoide*, puede ser localizado o generalizado. Además, se encuentran el lupus eritematoso verrugoso o hipertrófico, el lupus eritematoso palmar o plantar y el lupus profundo (paniculitis).

Lesiones no específicas pero se relacionan con el LES. Lesiones vasculares (telangiectasias, vasculitis, *livedo reticularis*), nódulos reumatoides, urticaria y alopecia (frontal o difusa)

En la mayoría de los pacientes no existe correlación entre el *rash* y la exacerbación de la enfermedad sistémica, aunque hay casos individuales que pueden desarrollarlo como primer signo de actividad. La existencia o aparición del *rash* en pacientes con LES, no debe llevar automáticamente a la consideración de la terapia sistémica. De seguida se describen hallazgos cutáneos frecuentes en pacientes con LES.

Fotosensibilidad. Uno a dos tercios de los pacientes con LES tiene fotosensibilidad, la cual es definida como el *rash* cutáneo inusual producido por la luz solar. Además de inducir *rash*, la radiación solar puede también exacerbar la actividad sistémica de la enfermedad y generar un efecto negativo en la calidad de vida del paciente. Aproximadamente un 70% de los pacientes con anti-Ro/SSA positivo puede presentar fotosensibilidad.

Dermatitis malar. Es una lesión de comienzo abrupto generalmente después de la exposición solar y se caracteriza por eritema y edema que respeta los surcos nasolabiales, a diferencia del acné tipo rosácea, que se caracteriza por descamación en estos surcos y presencia de pápulas o pústulas; también se puede confundir con la dermatitis por contacto, la dermatitis seborreica y la infección por dermatofitos.

Lupus eritematoso cutáneo subagudo. En este caso, las lesiones son típicamente simétricas, extensas, superficiales y no dejan cicatriz. Involucran cuello, hombros, tórax superior, dorso superior y la superficie extensora de la mano. Comienza con pequeñas placas o pápulas descamativas, eritematosas, fotosensibles, que luego se hacen pápulo-escamosas (psoriasiformes) o anulares policíclicas. Generalmente está asociado con la presencia de anticuerpos anti-Ro/SSA, deficiencias genéticas del complemento C2 y C4 y ciertos medicamentos como la hidralazina. En estudios histológicos se ha demostrado el depósito de IgG epidérmica generando la clásica mancha en la unión dermoepidérmica o "banda lúpica".

Lupus eritematoso cutáneo crónico. En esta condición, las lesiones discoides se encuentran usualmente en cara, cuero cabelludo, orejas o cuello. Comienzan como pápulas o placas eritematosas con descamación moderada; cuando la lesión progresa, la descamación se hace gruesa y adherente, los orificios foliculares se dilatan y se llenan de *detritus* queratínico (tapón folicular). Eventualmente existen cambios pigmentarios con hipopigmentación central e hiperpigmentación en el borde activo.

Aproximadamente el 20 a 80% de los pacientes con lupus eritematoso cutáneo responde a la terapia antimalárica; estas drogas también pueden tener efectos beneficiosos en manifestaciones no cutáneas del LES como artralgias o artritis y fatiga. Cuando existe resistencia del lupus eritematoso cutáneo a estas drogas se pueden usar agentes como dapsona, azatriopina, talidomida, interferón intralesional y retinoides. Al comparar acitretina (retinoide) con hidroxicloroquina (antimalárico), ambas drogas tienen eficacia similar al mejorar el eritema, la infiltración, la descamación y la hiperqueratosis. Sin embargo, el uso prolongado de los retinoides debe limitarse por los efectos colaterales (teratogenicidad, sequedad cutáneomucosa e hiperlipidemia).

Enfermedad articular. La artralgia o artritis leve con rigidez matutina es la más común de las manifestaciones iniciales del LES, y cerca del 76% de los pacientes con esta enfermedad desarrolla artritis. Usualmente es una poliartritis periférica, simétrica, de grandes y pequeñas articulaciones, transitoria y de curso benigno. Por lo general no se producen derrames o engrosamiento sinovial. Otras manifestaciones menos frecuentes son nódulos y deformidades articulares. Estas alteraciones articulares son comunes a la artritis reumatoide (AR) y frecuentemente se confunden estas dos enfermedades. Sin embargo, en LES y AR pueden coexistir "rhupus" en algunos pacientes con superposición de ambas enfermedades. La deformidad en manos puede ocurrir en el 10% de los pacientes con LES, aunque no existen erosiones óseas en el estudio radiológico.

Síndrome de anticuerpos antifosfolípido. El síndrome de anticuerpos antifosfolípido (SAA) consiste en:

1. Presencia de anticuerpos antifosfolípidos en títulos altos por ELISA, anticuerpos anticardiolipina (IgG o IgM) o prueba positiva para anticoagulante lúpico
2. Ocurrencia de eventos clínicos sospechosos, tales como trombosis arterial o venosa recurrentes o, pérdida fetal a repetición

Se consideran un *SAA primario* a pacientes con positividad de anticuerpos antifosfolípidos que no tienen LES y *SAA secundario* enfermos con LES, estos anticuerpos positivos y eventos clínicos relevantes. En vista que los ANA y anti-DNA, ocasionalmente están presentes en el SAA primario, los criterios clínicos deben prevalecer para diferenciar ambas entidades. En el SAA secundario, la presencia de anticuerpos antifosfolípidos afecta adversamente la sobrevida de los pacientes con LES. Algunos enfermos con LES pueden presentar elevaciones transitorias, usualmente en títulos bajos, de anticuerpos antifosfolípido, que varían con la actividad de la enfermedad, pero generalmente no tienen complicaciones de este síndrome.

La oclusión vascular en el SAA no es inflamatoria, aunque puede estar precedida por daño endotelial. Esto contrasta con la oclusión vascular causada por la vasculitis inflamatoria del LES severo y la oclusión vascular de la ateroesclerosis acelerada. La presencia de *livedo reticularis* y trombocitopenia crónica, en ausencia de LES activo y ateroesclerosis generalizada, soportan el diagnóstico de SAA primario. La existencia de evidencias extravasculares del

LES activo sugiere el diagnóstico de vasculitis por LES. La distinción entre ambas entidades es primordial, puesto que el SAA primario es tratado con drogas antiplaquetarias y/o anticoagulantes, más que con terapia inmunosupresora.

Manifestaciones inmunológicas. Los ANA son inmunoglobulinas tipo IgG o IgM dirigidas contra estructuras nucleares. El patrón difuso, mediante la inmunofluorescencia, es el hallazgo generalmente reportado en el LES. El anticuerpo contra el DNA nativo de doble cadena (anti-DNAdc) está presente en el 75% de los pacientes con LES; sin embargo, el más específico pero menos sensible para el diagnóstico, es el anti-Smith (anti-Sm). Existen también otros anticuerpos contra la proteína ribonuclear RNA (anti-RNP, anti-Ro/SSA y anti-La/SSBiky) y contra los fosfolípidos (anticardiolipina), que están presentes no solo en el LES, sino en otras enfermedades autoinmunes (Tabla 95).

TABLA 95. FRECUENCIA DE ANORMALIDADES INMUNOLÓGICAS EN EL LES

Anormalidad	Al comienzo (%)	En cualquier momento (%)
Anticuerpo antinuclear	76	94
Anti- DNA doble cadena	34	71
Anti-Sm	31	49
Anti-RNP	21	35
AntiRo/SSA	33	67
AntiLa/SSB	27	49
Hipocomplementemia	44	77

Otras manifestaciones. Las pacientes con LES pueden presentar manifestaciones sistémicas que incluyen síndrome febril prolongado, fiebre de origen desconocido, fatiga, debilidad, malestar general, mialgias, vómitos y dolor abdominal. Además, linfadenopatías generalizadas indoloras, anemia, miositis y alteraciones del fondo de ojo (hemorragias e infiltrados algodonosos o cuerpos citoides). Las manifestaciones gastrointestinales incluyen peritonitis aséptica, pancreatitis aguda e infarto intestinal y, ocasionalmente, hepatoesplenomegalia. Por otra parte, estos pacientes son propensos a complicaciones infecciosas, presumiblemente por mecanismos de inmunodeficiencia asociados a la enfermedad. Por eso la profilaxis como la terapia antibiótica durante procedimientos invasivos dentales y genitourinarios, así como las inmunizaciones contra influenza y neumococo, son generalmente recomendadas. Aunque varias infecciones bacterianas, virales u oportunistas se asocian al LES, cierto tipo de infecciones ocurre más que otras. La infección por *Herpes zoster* ocurre con una tasa de 16 episodios por 1000 pacientes/ año y el riesgo de diseminación está significativamente relacionado con el uso de terapia inmunosupresora. Reportes de bacteremia por *Salmonella*, sepsis por neumococo y artritis séptica poliarticular por gramnegativos sugieren un defecto en la función del SMF en su patogénesis. Generalmente, estos pacientes presentan leucocitosis, aumento de la VSG y la proteina C-reactiva.

EVOLUCIÓN. Una vez hecho el diagnóstico de LES, el seguimiento a largo plazo consiste en la detección temprana de los episodios de "actividad de la enfermedad" para instaurar pronta y apropiadamente la terapéutica. La actividad de la enfermedad se puede diagnosticar por manifestaciones clínicas específicas como artritis o serositis, por alteraciones inmunológicas, niveles de anti-DNAdc o complemento, o con el uso del índice global de actividad (SLEDAI). En este índice se incluyen 9 aparatos y sistemas: SNC, vascular, renal, musculoesquelético, serosas, dérmico, inmunológico, constitucional y hematológico, y se agrupan en cuatro categorías o puntaje (del 1 a 8), lo que refleja la importancia de cada sistema orgánico en la actividad del LES.

La actividad de la enfermedad se define como manifestaciones agudas reversibles del proceso inflamatorio y refleja el tipo y severidad del órgano involucrado en un momento determinado. La capacidad de evaluar el grado de actividad en un paciente con LES es de gran importancia, puesto que muchas decisiones terapéuticas dependen de la exactitud con que el clínico juzga la actividad de la enfermedad (Tabla 96).

TABLA 96. CRITERIOS DE ACTIVIDAD DEL LES (SLEDAI)

Puntaje	Descripción	Definición
8	Convulsiones	Comienzo reciente. Excluir causas metabólicas, infecciosas o drogas
8	Psicosis	Incluye alucinaciones, incoherencia, incapacidad para asociaciones, pensamiento ilógico, bizarro y desordenado; estado catatónico. Excluir uremia y drogas

8	Síndrome cerebral orgánico	Función mental alterada con pérdida de la orientación, memoria y otras funciones intelectuales
8	Disturbios visuales	Cambios en la retina por LES, incluye cuerpos citoides, hemorragia retiniana, hemorragias o exudados gruesos en coroides o neuritis óptica. Excluir causado por HTA, infección o drogas
8	Alteración de pares craneales	Neuropatía motora y sensorial, que involucra pares craneales, de reciente inicio
8	Cefalea por LES	Cefalea persistente, severa: puede ser migrañosa pero no responde a la analgesia narcótica
8	Accidente cerebrovascular	ACV de reciente aparición. Excluir ateroesclerosis
8	Vasculitis	Ulceración, gangrena, nódulos en dedos, infarto periungueal, hemorragias en astilla, biopsia o angiograma de vasculitis
4	Artritis	Más de 2 articulaciones con dolor y signos de inflamación
4	Miositis	Debilidad o dolor muscular proximal asociado al aumento de la CPK/aldolasa o cambios electromiográficos o biopsia que demuestre miositis
4	Cilindros urinarios	Cilindros de glóbulos rojos o granulares
4	Hematuria	> 5 glóbulos rojos/campo. Excluir cálculos, infección o otras causas
4	Proteinuria	> 0,5 g/24 horas. Inicio reciente o reciente incremento de más de 0,5 g/24 horas
4	Piuria	> 5 glóbulos blancos/campo. Excluir infección

2	*Rash*	Inicio reciente o infección recurrente tipo *rash*
2	Alopecia	Inicio reciente o pérdida difusa del cabello o en parches, recurrente
2	Úlcera mucosa	Inicio reciente o ulceraciones nasales u orales recurrentes
2	Pleuritis	Dolor torácico pleurítico con frote o derrame pleural o engrosamiento pleural
2	Pericarditis	Dolor pericárdico con al menos uno de los siguientes: frote o derrame (confirmado por electrocardiograma o ecocardiograma)
2	Complemento disminuido	Disminución del CH50, C3 o C4 por debajo del límite normal del laboratorio
2	Aumento del anti-DNAdc	> 25% por ensayo Farr 0 según el rango normal para el laboratorio
1	Fiebre	> 38°C. Excluir causas infecciosas
1	Trombocitopenia	< 100 x10⁹ plaquetas
1	Leucopenia	< 3 x10⁹ glóbulos blancos. Excluir causado por drogas

El puntaje máximo total es 105

DIAGNÓSTICO

Es sumamente importante saber que al comienzo de la enfermedad puede haber 1, 2 o 3 criterios clínicos aislados o síntomas sugestivos de LES, por tiempo variable (semanas, meses o años), hasta que se agregan síntomas y signos que definen el diagnóstico. Los criterios de clasificación del LES (2012) por *Systemic Lupus International Collaborating Clinics* (SLICC), en comparación con los del ACR 1997, son más sensibles (97% vs 83%) pero menos específicos (84% vs 96%). Los cocientes de probabilidad positivos y negativos para los nuevos criterios son 6,1 y 0,04 respectivamente, en comparación con el 20,8 y 0,2 para los criterios anteriores. Existen criterios clínicos e inmunológicos.

CRITERIOS CLÍNICOS DEL LES

1. Lupus cutáneo agudo
   - Eritema malar lúpico (no cuenta si es lupus malar discoide)
   - Lupus ampolloso
   - Necrolisis epidérmica tóxica como variante de LES
   - Eritema lúpico maculopapular
   - Eritema lúpico fotosensible (en ausencia de dermatomiositis)
   - Lupus cutáneo subagudo: lesiones policíclicas anulares y/o psoriasiformes no induradas que resuelven sin cicatriz, aunque ocasionalmente dejan despigmentación postinflamatoria o telangiectasias

2. Lupus cutáneo crónico
   - Lupus discoide clásico
   - Localizado (por encima del cuello)
   - Generalizado (por encima y debajo del cuello)- Lupus hipertrófico (verrucoso)
   - Paniculitis lúpica (*lupus profundus*)
   - Lupus mucoso
   - Lupus eritematoso *tumidu*
   - Lupus sabañón (lupus *chillblain*)
   - Sobreposición lupus discoide/liquen plano

3. Úlceras orales: nasales, paladar, bucales y lengua (en ausencia de otras causas, tales como vasculitis, Behçet, herpes, enfermedad inflamatoria intestinal, artritis reactiva o comidas ácidas)

4. Alopecia no cicatrizante: adelgazamiento difuso o fragilidad capilar con cabello visiblemente roto, pero en ausencia de otras causas como alopecia areata, fármacos, deficiencia de hierro o alopecia androgénica.

5. Sinovitis en dos o más articulaciones. Caracterizada por derrame, edema o dolor en 2 ≥ articulaciones y rigidez matutina >30 minutos

6. Serositis (En ausencia de otras causas como infección, uremia y síndrome de Dressler)
   - Pleuresía típica > 1 día
   - Derrame pleural
   - Frote pleural

- Dolor pericárdico típico > 1 día
- Derrame pericárdico
- Frote pericárdico
- Pericarditis por EKG o ECO

7. Renal. Proteinuria en orina de 24 horas (> 500 mg de proteína/24 horas) y/o cilindros hemáticos

8. Neurológico: convulsiones, psicosis, neuritis múltiple (en ausencia de otras causas conocidas como vasculitis primaria), mielitis, neuropatía craneal o periférica (en ausencia de otras causas como vasculitis primaria, infección y diabetes mellitus), estado confusional agudo (en ausencia de otras causa como uremia, fármacos y tóxicometabólicas)

9. Anemia hemolítica

10. Leucopenia o linfopenia

   - Leucopenia <4x109 al menos una vez en ausencia de otras causas como síndrome de Felty, fármacos e hipertensión portal

   - Linfopenia <1 x109 en alguna ocasión en ausencia de otras causas como esteroides, fármacos e infección

11. Trombocitopenia

CRITERIOS INMUNOLÓGICOS

1. ANA por encima del rango de referencia del laboratorio
2. Anti-DNAdc por ELISA dos veces del rango de referencia
3. Anti-Sm
4. Anticuerpos antifosfolípidos (cualquiera): inhibidor lúpico, VDRL falso positivo, anticardiolipinas (IgM, IgG o IgA título medio o alto), anti-1 β_2 glicoproteína (IgM, IgG o IgA)
5. Complemento bajo (C3, C4 o CH50)
6. Coombs directo positivo en ausencia de anemia hemolítica

De acuerdo con la regla SLICC para la clasificación de SLE, el paciente debe satisfacer por lo menos 4 criterios, incluyendo al menos un criterio clínico y un criterio inmunológico o debe tener una biopsia que confirme nefritis lúpica en presencia de AAN o anti-DNAdc.

TRATAMIENTO

MEDIDAS GENERALES. La educación, consejos y soporte de los pacientes con LES es primordial debido a la complejidad e imprevisibilidad de la enfermedad. Es importante tomar en cuenta las siguientes medidas.

1. Instruir al paciente en la necesidad de minimizar la exposición al sol, usar protector solar (FP 50 o 100) y hacer ejercicio regularmente
2. Recomendar la orientación dietética precoz y regular para prevenir obesidad, osteoporosis y dislipidemia
3. Evitar el tabaquismo y antibióticos que contengan TMP/SXZ (recordemos los factores epigenéticos en la susceptibilidad de padecer la enfermedad)
4. Hacer una evaluación médica ordinaria (oftalmológica, ginecológica y odontológica)
5. Tomar medidas preventivas: inmunizaciones contra hepatitis B, *Haemophilus influenza*, neumococo e influenza (nunca indicar inmunizaciones con virus vivos atenuados)
6. Planificar el embarazo y el método contraceptivo ideal (solo uso de ACO con progestágenos, nunca estrógenos ni combinaciones).

TRATAMIENTO FARMACOLÓGICO. Los medicamentos empleados en el LES suprimen las exacerbaciones y prolongan la vida, sin embargo, actualmente no existe una cura radical de la enfermedad. Los AINES, corticoesteroides y los agentes citostáticos, son la piedra angular en su tratamiento.

Antiinflamatorios no esteroideos. Son útiles en ocasiones para el control de la fiebre, artritis y serositis leve. Sin embargo, su uso prolongado puede causar o agravar la hipertensión arterial, el edema periférico y el daño renal. El más serio efecto de los AINES es gastritis, úlcera gástrica y sangrado gastrointestinal, y los pacientes con alto riesgo para esta complicación deben ser tratados con agentes gastroprotectores como inhibidores de la bomba de protones o análogos de las prostaglandinas.

Agentes antimaláricos. Los disponibles son hidroxicloroquina, cloroquina y quinacrina: estos alteran la función lisosomal, por lo que modifican el procesamiento de antígenos y la inducción de autoinmunidad. Son útiles en las manifestaciones mucocutáneas y articulares del LES, así como en los síntomas constitucionales como fatiga, cefalea, mialgias y para disminuir los niveles de

LDL. Durante la administración de estos medicamentos se recomienda evaluación oftalmológica cada 6 a 12 meses para detectar la temprana toxicidad retiniana por estos agentes; la incidencia de este efecto es menor con hidroxicloroquina.

Corticoesteroides. Se usan cuando no existe respuesta a los AINES o hay compromiso importante de órganos como riñón, SNC, alteraciones hematológicas (anemia hemolítica o trombocitopenia severa), serositis (pericarditis, pleuritis), miocarditis, vasculitis necrotizante y lesiones dermatológicas extensas. Se recomienda una densitometría ósea anual para el diagnóstico precoz de osteopenia y osteoporosis. Es importante considerar que los pacientes que toman esteroides son inmunosuprimidos en quienes los signos de infección pueden estar enmascarados.

Citostáticos. Los pacientes que reciben medicación citostática/ inmunosupresora (metrotexate, azatriopina, ciclofosfamida) deben monitorear cuidadosamente su toxicidad, particularmente hematológica, hepática y renal, así como la posibilidad de infección. La elección de la droga depende de la naturaleza y severidad de la condición que afecte al paciente, así como de la preferencia individual. Por ej., en pacientes con artritis severa, el metrotexate se prefiere como medicación inicial, mientras que en la nefritis lúpica son preferibles ciclofosfamida, azatriopina o micofenolato. Si el tratamiento con esteroides no es exitoso o no tolerado en las manifestaciones no renales del LES (citopenias, compromiso del SNC, hemorragias pulmonares y vasculitis) se deben usar drogas citostáticas, aunque estos medicamentos se pueden asociar a los corticoesteroides para reducir sus dosis y efectos colaterales.

Belimumab. Es un anticuerpo monoclonal totalmente humano que inhibe la actividad biológica del BLyS (BAFF, *B cell activating factor),* lo que hace inhibir la estimulación del linfocito B y restablecer el potencial de los linocitos B autorreactivos para sufrir apoptosis, lo cual logra una reducción del número de linfocitos B circulantes. Este fármaco debe utilizarse en combinación con el tratamiento estándar.

En ocasiones es difícil distinguir entre las manifestaciones del LES activo y los efectos adversos de los medicamentos empleados. Mientras que las citopenias pueden representar toxicidad por drogas, también pueden resultar de la inflamación activa, por lo que la dosis de la drogas debe ser incrementada. Asimismo, la fiebre puede representar LES activo o infección. En estos casos, el compromiso de otros órganos puede orientarnos a distinguir entre ambas entidades.

La plasmaféresis se emplea para reducir los complejos inmunes circulantes y mejorar las manifestaciones clínicas con afectación severa del SNC o el riñón, o que no respondan a los corticoesteroides y/o citostáticos. Finalmente, a pesar del tratamiento óptimo, algunos casos de LES avanzan a enfermedad renal terminal con requerimiento de diálisis y/o trasplante renal. La tasa de recurrencia del LES en el riñón trasplantado es de aproximadamente 6%, un poco mayor que en la población general trasplantada.

LES Y EMBARAZO. Probablemente, la fertilidad de hombres y mujeres con LES es normal, pero hay un aumento de 2 a 3 veces de la tasa de pérdida fetal. De igual manera, la muerte del feto es mayor en madres con actividad de la enfermedad, presencia de anticuerpos antifosfolípidos y/o nefritis lúpica; estas se deben controlar con prednisona o prednisolona a la menor dosis efectiva y por el menor tiempo posible. Los efectos adversos sobre el feto a la exposición de corticoesteroides (principalmente betametasona) pueden incluir bajo peso al nacer, anormalidades en el desarrollo del SNC y predisposición al síndrome metabólico del adulto. En pacientes con LES, anticuerpos antifosfolípidos presentes y pérdidas fetales previas se logra incrementar la proporción de nacidos vivos con tratamiento a base de heparina (estándar o de bajo peso molecular) asociada a dosis bajas de ácido acetilsalicílico, esta última después de la 12ª semana de gestación. Adicionalmente, la presencia del anticuerpo Ro (anti-Ro/SSA) en la madre, frecuentemente se relaciona con lupus neonatal (erupción cutánea y bloqueo cardíaco congénito). Las mujeres con LES inactivo, usualmente toleran bien el embarazo; sin embargo, un pequeño porcentaje desarrolla actividad severa que amerita tratamiento con esteroides o inducción del parto. El pronóstico materno se ensombrece cuando existe nefritis activa o daño irreversible del riñón, cerebro o corazón.

REFERENCIAS

ALARCÓN GS, McGWIN G JR, BASTIAN HM, ROSEMAN JM, LISSE J, FESSLER BJ. *et al* Systemic lupus erythematosus in three ethnic group VII: predictors of early mortality in the LUMINA cohort. Arthritis Rheum (Arthritis Care Res). 2001; 45 (191): 202.

BERTSIAS G ET AL. EULAR rcomendations for the management of systemic lupus erythematosus.Report of a Task Force of the EULAR Standing

Committee for International Clinical Studies including therapeutics. Ann Rheum Dis. 2008; 67:195-205.

CHAN TM, LI FK, TANG CSO, ET AL. Efficacy of mycophenolate mofetil in patients with diffuse proliferative lupus nephritis. N Engl J Med. 2000; 343:1156-62

DERIVATION AND VALIDATION OF THE SYSTEMIC LUPUS INTERNATIONAL COLLABORATING CLINICS CLASSIFICATION CRITERIA FOR SYSTEMIC LUPUS ERYTHEMATOSUS. Arthritis Rheum. 2012; 64(8):2677-86.

GINZLER EM, DOOLEY MA, ARANOW C, ET AL. Mycophenolate Mofetil or intravenous Cyclophosphamide for Lupus Nephritis. N Eng J Med. 2005; 353(21):2219-28.

KAPITSINOU P, BOLETIS J, SKOPOULI F, el al. Lupus nephritis: treatment with mycophenolate mofetil. Rheumatology. 2004; 43:377-80

KIM SS, KIROU KA, ERKAN D. Belimumab in systemic lupus erythematosus: an update for clinicans. Ther Adv Chronic Dis. 2012; 3(1):11-23

MARIAN V, ANOLIK J. Treatment targets in systemic lupus erythematosus: biology and clinical perspective. Arthritis Research & Therapy. 2012; 14 (Suppl 4): S3-S10.

MERRILL, JHOAN T. Treatment of Systemic Lupus Erythematosus. A 2012 Update. Bulletin of the NYU Hospital for Joint Diseases. 2012; 70(3):172-6.

SCHUR PH, WALLACE DJ: Overview of the therapy and prognosis of systemic lupus erithematosus in adults. UpToDate, October 2010.

SIFUENTES G, WALTER A, GARCÍA-VILLANUEVA M, BOTEANU A, IGLESIAS AL, ZEA-MENDOZA A. Nuevas dinas terapéuticas en el lupus eritematosos (parte 2/2). Rheumatol Clin. 2012; 8(5):263-269.

ESCLEROSIS SISTÉMICA

Adrianna Bettiol M.

INTRODUCCIÓN

La esclerosis sistémica (ES) es un trastorno generalizado del tejido conjuntivo y naturaleza inmune que obstruye las pequeñas arterias asociado a inflamación y fibrosis de la piel, pulmones, riñones, tubo digestivo y corazón amenazando la vida del paciente. El término *esclerodermia* (*skleros*: duro y *dermia*: piel) se refiere a la apariencia clínica de la piel no solo observada en la ES, sino también en otras enfermedades. La ES compromete 3 a 6 veces más a la mujer que al hombre, la frecuencia es de 10 a 20 personas por un millón de habitantes por año y el 85% de los casos aparece entre los 20 y 50 años de edad, aunque puede presentarse en niños y ancianos. No existe una predominancia racial, sin embargo, en países como Japón y China, esta enfermedad es rara. Un 30% de los pacientes con ES muere a los 5 años de haber sido diagnosticada; la sobrevida a los 10 años puede llegar al 70%, pero con una morbilidad e incapacidad progresiva que depende fundamentalmente del compromiso pulmonar, renal o cardíaco.

La *enfermedad mixta del tejido conectivo "traslape"* (*síndrome de Sharp*) se basa en la coexistencia de esclerosis sistémica limitada (ESL) y otras enfermedades autoinmunes; lupus eritematoso sistémico, dermatomiositis y artritis reumatoide presentan anticuerpos contra la ribonucleoproteína nuclear (U1-RNP), pero no anticuerpos específicos para ES. El cuadro inicial comprende el fenómeno de Raynaud, edema de las manos, mialgias y, posteriormente, lesiones de ESL como esclerodactilia, calcinosis y telangiectasia cutánea; también aparecen manifestaciones cutáneas de LES y dermatomiositis. En esta condición se puede observar fibrosis pulmonar, glomerulonefritis membranosa y síndrome de Sjögren. A diferencia de los pacientes con ES, estos enfermos responden a los esteroides. Otra entidad que se asocia a la ESL es la *enfermedad indiferenciada del tejido conectivo,* caracterizada por cursar con esclerodermia, ser de curso moderado y presentar síntomas y signos incompletos de otras conjuntivopatías sin reunir en su totalidad los criterios establecidos para el diagnóstico.

La patogenia de la ES no está bien definida, sin embargo, existen evidencias de que es un trastorno de naturaleza inmune, vascular, viral o ambiental. De hecho, en estos pacientes se observan complejos inmunes, autoanticuerpos contra una gran variedad de antígenos nucleares, activación de las células T ayudadoras y monocitos, aumento de las concentraciones séricas de linfoquinas derivadas de las células T e interleuquina 2. Las células mononucleares que infiltran la dermis, pulmón y tejidos afectados producen citoquinas, como el factor b transformador del crecimiento (TGF-b), el factor epidérmico del crecimiento, factores de crecimiento derivados de las plaquetas y factor b de necrosis tumoral (TNF- b). Estas citoquinas estimulan los fibroblastos para la producción excesiva de colágeno tipo I y II. También existe un aumento de la permeabilidad vascular por un daño endotelial con engrosamiento de la subíntima de los vasos sanguíneos. La *hipótesis vascular* considera que inicialmente se produce una lesión endotelial con aumento de la permeabilidad vascular y agregación plaquetaria con liberación del factor b-transformador del crecimiento (TGF-b) y el factor de crecimiento derivado de las plaquetas, que estimulan la proliferación de fibroblastos y la producción de fibrosis con la consiguiente obstrucción de arterias finas. En cuanto a *factores ambientales* se han observado manifestaciones de esclerodermia en la exposición a sustancias como el L-triptofano, bleomicina, cocaína, pentazocina, silicio, silicona, cloruro de vinilo, tricloroetileno, aceite tóxico de colza y traumas físicos de las vibraciones.

MANIFESTACIONES CLÍNICAS

La ES se divide básicamente en dos grupos: esclerosis sistémica difusa (ESD) y esclerosis sistémica limitada (ESL). En un principio es difícil distinguirlas, y son la evolución y el compromiso visceral los que al final definen cada identidad. En la ESL no se compromete la piel en un 10%, es de mejor pronóstico y cursa con menos miopatía, fibrosis pulmonar y crisis renal por eclerodermia. Dada la similitud estrecha entre ambas entidades, en este capítulo se describe la enfermedad en líneas generales como ES, que obviamente involucra en grado variable la piel, pulmones, riñones, corazón, tracto gastrointestinal y otros órganos. Un 70% de los pacientes presenta ESL y el 30% restante ESD.

Existe la *esclerodermia localizada (EL)* que afecta solo la piel, sin compromiso visceral; esta incluye variantes clínicas que se caracterizan por la forma y extensión de la piel afectada como la morfea en gotas, morfea difusa, esclerodermia lineal y "en golpe de sable".

La *morfea difusa* se caracteriza por afectar grandes áreas de la piel y en muchas partes del cuerpo que puede llevar a deformaciones por el engrosamiento cutáneo. La *esclerodermia lineal*, como su nombre indica, es una franja o línea de piel engrosada; puede afectar solo a la piel o a la piel y el músculo subyacente; se observa con mayor frecuencia en los brazos y piernas; cuando cruzan una articulación pueden producir limitación del movimiento articular. Es más frecuente en los niños y adolescentes; el 80% de los pacientes es diagnosticado antes de los 20 años de edad y afecta predominantemente al sexo femenino. La *esclerodermia en "golpe de sable"* se observa en la cara o en el cuero cabelludo y puede llegar a ser destructiva; cuando compromete la cara puede afectar la lengua y la boca, seguir un curso impredecible y volver a activarse aun después de muchos años. Hasta los momentos no hay una cura para la esclerodermia localizada. La terapia física es importante para preservar el rango de movimiento de las articulaciones afectadas. Los medicamentos que se han utilizado son corticoesteroides, antipalúdicos y D-penicilamina, solos o combinados, con resultados variables y solo recomendados en pacientes con enfermedad activa que progresa rápidamente. El metrotexato y la ciclosporina pueden resultar útiles en pacientes con afectación de áreas extensas de la piel o de los tejidos profundos adyacentes.

Manifestaciones cutáneas. El engrosamiento de la piel comienza generalmente en los dedos y manos, y luego en antebrazos, pies, miembros inferiores y tronco. Es frecuente el fenómeno de Raynaud. La calcinosis y miositis se asocian al anticuerpo contra PM/Sci. El compromiso cutáneo evoluciona en tres fases sucesivas: edematosa, esclerótica y atrófica, o tardía. La piel, inicialmente es brillante y edematosa, con pérdida de las marcas cutáneas superficiales y las arrugas; es engrosada, tensa y no deja fovea a la presión; con el tiempo se acartona y se atrofia. Posteriormente se compromete la cara, dando la clásica "facies inmóvil", con restricción de la apertura de la boca (arcada dentaria) menor de 3 cm, que da el aspecto en "boca de pescado" o "cara de ratón", nariz en "pico" y arrugas alrededor de los labios; finalmente progresa a los antebrazos y el tronco. Usualmente se producen ulceraciones en las prominencias óseas, esclerodactilia y se pueden observar hipo o hiperpigmentaciones y mezclas pigmentarios con aspecto de "sal y pimienta". La biopsia cutánea muestra una dermis hipocelular y engrosada con epidermis atrófica, pérdida de folículos pilosos y glándulas sudoríparas, acumulación de fibras de colágeno y fibrosis intensa de la dermis y del tejido subcutáneo, e infiltrados perivasculares e intersticiales de linfocitos e histiocitos. Para el tratamiento de las manifestaciones tempranas de la piel en la ES se debe considerarse el uso de prednisona a dosis bajas, 5 mg VO OD. Otras alternativas son metotrexate y mofetilo de micofenolato. Son útiles las pomadas hidrofílicas, aceites de baño y masajes de la piel.

Fenómeno de Raynaud. Se caracteriza por un vasoespasmo reversible de las arterias y una activación plaquetaria que libera tromboxano A_2 y serotonina, las cuales contribuyen a la vasoconstricción. Se producen cambios en la coloración de la piel de los dedos de las manos, pies y nariz con la exposición al frío o al estrés; clásicamente es trifásico, aunque puede ser bifásico o monofásico. Se inicia con *palidez* cutánea por el vasoespasmo, seguida de *cianosis* por el estancamiento de sangre en los capilares y vénulas dilatadas, y, finalmente, *eritema* por la reperfusión. La visualización de los capilares del pliegue ungueal con el microscopio (capilaroscopia) permite ver los capilares distorsionados y dilatados con bucles ensanchados e irregulares y áreas avasculares. Como complicación se observan ulceraciones en los dedos o en las áreas de calcinosis y pérdida de las falanges debido a la necrosis por la isquemia. Este fenómeno puede presentarse meses y hasta años antes del desarrollo de la esclerodermia. El tratamiento consiste en evitar la exposición al frío, cubrir las manos con guantes, eliminar el tabaco, evitar el estrés y tomar baños con agua tibia. Los ARA II como el losartán y los antagonistas del receptor adrenérgico alfa 1 como la prazosina, son eficaces; igualmente los antiagregantes plaquetarios. Cuando este tratamiento fracasa, especialmente con múltiples úlceras digitales, puede utilizarse sildenafil o un antagonista dual del receptor de endotelina-1 (bosentan), o iloprost intravenoso.

Manifestaciones pulmonares. Ocurren en el 40 a 60% de los pacientes con ES y son la causa más frecuente de muerte. Existen tres formas de afectación pulmonar: enfermedad pulmonar intersticial, hipertensión arterial pulmonar (por vasculopatía precapilar obstructiva), asociada o no a fibrosis pulmonar, y pleuritis con engrosamiento pleural, que generalmente es leve.

Enfermedad pulmonar intersticial. Se asocia con mayor frecuencia a la ESD, gran compromiso cutáneo y presencia de anticuerpos contra topoisomerasa-I. Se desarrolla lentamente, aparece en las etapas finales de la enfermedad y es la afectación pulmonar que cursa con mayor mortalidad. Se estima que un 75%

de los pacientes con ES tiene este compromiso con restricción ventilatoria subclínica, y que solo se determina por una disminución de la capacidad de difusión pulmonar del monóxido de carbono (DL_{co}) y de la capacidad vital forzada, pero sin compromiso de los índices de flujo. Cursa con un patrón restrictivo caracterizado por disnea, crepitantes esclerofónicos y cambios radiológicos. El diagnóstico se puede aproximar mediante un lavado bronquial con solución fisiológica mediante un broncoscopio; se demuestra aumento del número de neutrófilos y eosinófilos. La Rx del tórax revela un infiltrado intersticial basal bilateral, y la TC helicoidal de alta resolución, una imagen de "vidrio esmerilado".

Hipertensión arterial pulmonar. Se observa con frecuencia en mujeres jóvenes; puede aparecer en los comienzos de la enfermedad, aunque generalmente ocurre después de varios años, evoluciona en forma acelerada e inesperada con una escasa sobrevida. Se destaca la presencia de anticuerpos contra centrómeros (ACA), U1-RNP, U3-RNP (fibrilarina) y B23. Se define por una presión media de la arteria pulmonar >40 mmHg con presión de enclavamiento "cuña" de la pulmonar <15mmHg y disminución de la DL_{co}, que sugieren vasculopatía obstructiva pulmonar. Las concentraciones séricas elevadas del péptido natriurético cerebral (BNP) y pro-BNP en N-terminal guardan relación con la severidad y sobrevida de esta patología. Se caracteriza por disnea insidiosa, sin ortopnea, tos seca, síncopes y dolor torácico difuso. Lamentablemente, muchos pacientes se presentan con una hipertensión pulmonar avanzada y una capacidad vital forzada menor de 1.6 L. El examen físico revela un segundo ruido (P2) acentuado, sobrecarga del ventrículo derecho, insuficiencia tricuspídea e insuficiencia cardíaca derecha. El ecocardiograma permite estimar la hipertensión pulmonar y la biopsia pulmonar (hecha excepcionalmente) revela los cambios vasculares característicos de la enfermedad: fibrosis arterial con reducción de la luz, aumento del colágeno septal, células mononucleares (linfocitos, plasmocitos y macrófagos) y matriz mixoide rodeada de células inflamatorias alveolares. En el tratamiento hay que considerar el uso de bosentan (antagonista dual del receptor de endotelina) que ha demostrado la mejoría del ejercicio físico, la clase funcional y las mediciones hemodinámicas de la hipertensión arterial pulmonar. Otra alternativa es el sitaxsentan (antagonista del receptor de endotelina A-selectivo), el sildenafil (inhibidor selectivo de la *5-fosfodiesterasa*) y el epoprostenol (antiproliferativo e inhibidor de la agregación plaquetaria). En casos muy severos se pueden asociar estos medicamentos.

Manifestaciones renales. Es notable la llamada *"crisis renal por esclerodermia"*, más frecuente en la ESD, afectación extensa y difusa de la piel, y cursa con anticuerpos contra las RNA polimerasas I y III y topoisomerasa-I. Se caracteriza por una hipertensión arterial acelerada y sus consecuencias: insuficiencia renal aguda oligúrica, encefalopatía hipertensiva (cefalea, visión borrosa, retinopatía hipertensiva y convulsiones), insuficiencia cardíaca, anemia hemolítica microangiopática, proteinuria, hematuria, cilindros granulosos, aumento de la renina plasmática e infartos renales corticales. El tratamiento de elección son los inhibidores de la ECA y la diálisis de urgencia.

Manifestaciones cardíacas. La afectación cardíaca es más frecuente en la ESD y se asocia a la presencia de anticuerpos topoisomerasa-I. El hallazgo más frecuente es el derrame pericárdico crónico sin dolor ni frote; el único síntoma es el edema de miembros inferiores y el taponamiento es raro. La insuficiencia cardíaca ocurre solo en un 20%. Es frecuente encontrar soplos de insuficiencia mitral o tricuspídea por dilatación ventricular debido a la hipertensión arterial sistémica o pulmonar respectivamente. En el electrocardiograma puede encontrarse un patrón de infarto septal y trastornos de conducción por fibrosis miocárdica, además de arritmias ventriculares y supraventriculares que ensombrecen el pronóstico. La Rx del tórax demuestra cardiomegalia y el ecocardiograma evidencia derrame pericárdico e hipertensión pulmonar. El tratamiento de elección son los calcioantagonistas y, en caso de pericarditis, los AINES y corticoesteroides. A veces es necesario abrir una ventana pericárdica.

Manifestaciones esofágicas. Alrededor de un 90% de los pacientes con ES presenta hipomotilidad esofágica, contracciones incoordinadas y disminución de la presión del esfínter esofágico inferior; la parálisis completa del esófago puede ocurrir en un 36% de los enfermos. El síntoma frecuente es la disfagia, particularmente para los sólidos; pirosis por reflujo esofágico, que empeora con la posición supina, y esofagitis crónica, que puede conducir al "esófago de Barrett". La regurgitación persistente habla en favor de estrechez esofágica. El estudio más útil para determinar la función esofágica es el cine-esofagograma y la manometría esofágica; sin embargo, la presencia de síntomas es suficiente para establecer el diagnóstico e iniciar tratamiento, tal como elevación de 12 cm de la cabecera de la cama y no ingerir comidas copiosas 4 horas antes de acostarse. Si persisten los síntomas de pirosis se usan los inhibidores de la bomba de protones y procinéticos como el cisapride al acostarse; la metoclopramida se emplea para aumentar la peristalsis esofágica y la presión del esfínter esofágico inferior, media hora antes de las comidas y al acostarse; también el sucralfato antes de las comidas y al acostarse. Cuando ocurre estenosis esofágica son necesarias las dilataciones.

Manifestaciones del intestino delgado y colon. Son menos frecuentes que las esofágicas; la hipomotilidad intestinal está presente hasta en un 40% de los pacientes debido a un defecto en el reflejo neurogénico. Se observan cambios en el hábito intestinal: diarreas acuosas y malabsorción intestinal por hipomotilidad del intestino delgado y excesiva proliferación bacteriana; se expresa por pérdida de peso, anemia, esteatorrea, bajos niveles de caroteno sérico y déficit en la absorción de la D-xilosa. El tratamiento de la malabsorción intestinal consiste en antibióticos intermitentes para erradicar la proliferación bacteriana (metronidazol, tetraciclinas, eritromicina); para la hipomotilidad, octreótido y cisapride; además, alimentos parcialmente digeridos (aminoácidos y triglicéridos de cadena mediana) e inclusive hiperalimentación parenteral. En el colon se producen grandes divertículos que se impactan y producen pseudobstrucción intestinal, perforación o hemorragias. También la hipomotilidad, que puede ocasionar constipación crónica y obstrucción intestinal.

Manifestaciones de otros órganos. En la ES se puede observar un sinnúmero de manifestaciones clínicas no necesariamente relacionadas con la afectación clásica de órganos y sistemas.

1. Hemorragia digestiva superior e inferior por telangiectasias
2. Cirrosis biliar con anticuerpos antimitocondriales positivos
3. Anemia por diferentes causas: déficit nutricional, enfermedad renal crónica, anemia hemolítica microangiopática o por sangramiento gastrointestinal
4. Artritis. Es un síntoma inicial en la ESP y está presente en 2/3 de los pacientes; se puede observar una artritis inflamatoria erosiva de los dedos con estrechamiento del espacio articular y erosiones marginales que semejan una artritis reumatoide
5. Síndrome de Sjögren en un 17% de los pacientes
6. Polimiositis en un 10% de los enfermos, aunque la debilidad solo se encuentra en un 60 a 80% de estos pacientes
7. Neuropatías: síndrome del túnel del carpo y neuralgia del trigémino.

DIAGNÓSTICO

Las manifestaciones clínicas de la ES son altamente orientadoras del diagnóstico; el estudio de cada órgano comprometido sirve para definir el grado de deterioro que ha alcanzado la enfermedad. Los estudios histopatológicos de la piel y los órganos involucrados revelan una combinación de pérdida capilar generalizada y vasculopatía obliterante de arterias finas por proliferación de la íntima, junto con acumulación de tejido conjuntivo compuesto de colágenos de endotelina-1m, fibronectina y proteoglucanos. Los AAN, patrón homogéneo, están positivos en el 90% de los pacientes; se observan anticuerpos contra la topoisomerasa-1(anti-Scl-70), antiRNA polimerasa III y contra centrómero (ACA). Los (ACA) son positivos en el 80% de los pacientes con ESL y está asociado a un incremento del riesgo de hipertensión pulmonar y mínimo compromiso cardiaco o renal. Los anticuerpos fibrilarina (U3-RNP) se asocian al compromiso cardiaco, renal, hipertensión pulmonar y miositis. Los PM/Scl se encuentra en las manifestaciones clínicas de miositis y calcinosis de la ESL. También existe una activación de la cascada del complemento que está en relación con el grado de actividad de la enfermedad. Otras alteraciones son discreto aumento de la VSG, eosinofilia, factor reumatoide positivo y aumento de las aglutininas en frío.

TRATAMIENTO

Se han usado una serie de medicamentos con el intento de detener la inflamación, la fibrosis y sus consecuencias en diferentes órganos, pero actualmente no existe un medicamento específico y satisfactorio para la ES. La identificación temprana y el tratamiento de las patologías de cada órgano en particular, llevan a una mejoría de la calidad de vida y sobrevida en estos pacientes.

REFERENCIAS

GABRIELLI A, AVVDIMENTO EV AND KRIEG T. Scleroderma. N EngL J Med. 2009; 360:1989-2003.

KOWAL-BIELECKA 0, LANDEWE R, AVOUAC, CHWIESKO JS, EUSTAR CO-AUTHORS ET AL. EULAR recomendations for the treatment of systemic sclerosi: a report from the EULAR Sclerodermia Trials and Research group (EUSTAR). Ann Rheum Dis. 2009; 68:620-628.

KOWAL-BIELECKA O, BIELECK M, KOWAL K. Recent advances in the diagnosis and treatment of systemic sclerosis. Pol Arch Med Wewn. 2013;123(1.2):51-58.

LEROUX MB Y BERGERO A. Esclerodermia localizada: Diagnósticos diferenciales. Rev Argent Dermatol. [online]. 2011; 9 (3) [citado 2013-07-13], pp. 0-0

MAYES MD ET AL. Prevalence. incidence, survival, and disease characteristics of systemic sclerosis in large US population. Arthritis Rheum. 2003; 48: 2246.

VARGA J, ABRHAM D. Systemic sclerosis: A prototypic multisystem fibrotic disorder. J Clin Invest. 2007; 117: 557.

WALKER KM, POPE J on behalf of participating members of the Scleroderma Clinical Trials Consortium (SCTC) and Canadian Scleroderma Research Group (CSRG). Treatment of Systemic Sclerosis Complications: What to use When First-Line treatment fails- A Consensus of Systemic Sclerosis Expert. Semin Arthritis Rheum. 2012; 42:42-55.

MIOPATÍA INFLAMATORIA

Adrianna Bettiol M.

INTRODUCCIÓN

Las miopatías inflamatorias consisten en una debilidad muscular adquirida de naturaleza autoinmune, potencialmente curable, con una prevalencia de 1 en 100 000 habitantes; básicamente incluye tres enfermedades: polimiositis (PM), dermatomiositis (DM) y miositis con cuerpos de inclusión (MCI). Las características más resaltantes de ellas son las siguientes:

Polimiositis. Es una entidad clínica rara de aparición subaguda que predomina en adultos y se asocia frecuentemente con otras enfermedades del tejido conectivo y autoinmunes. Se relaciona a virus como el HIV y virus linfotrópico de linfocitos T humanos tipo (HTLV-I), coxsackie, paramixovirus, así como al uso de penicilamina y zidovudina.

Dermatomiositis. Es la miopatía inflamatoria más frecuente y de buen pronóstico. Predomina en mujeres, niños y adultos jóvenes. Resalta el compromiso cutáneo. La debilidad muscular es proximal y simétrica; se conserva la fuerza distal (manos, pies) hasta etapas avanzadas. Un 15% se asocia a neoplasias.

Miositis con cuerpos de inclusión. Enfermedad de evolución lenta, implacable y discapacitante. No responde al tratamiento inmunosupresor. Es tres veces más frecuente en hombres que en mujeres y generalmente aparece por encima de los 50 años de edad. La debilidad muscular es asimétrica, distal desde el inicio, con incapacidad para aprehender objetos y puede haber disminución de la motilidad facial. Es notable el compromiso del cuadríceps con caídas y traumas frecuentes. Se asocia a la presencia de virus como la polimiositis.

La etiología de la miopatía inflamatoria, además de autoinmune, está relacionada con factores genéticos e infecciosos (virus, bacterias y parásitos).

Orienta al origen inmune la presencia de un 20% de autoanticuerpos, el vínculo con genes específicos del complejo principal de histocompatibilidad y la respuesta a la inmunoterapia. La microangiopatía e isquemia muscular se relacionan con mecanismos de inmunidad humoral, regulada por el complemento. Existe una miotoxicidad regulada por linfocitos T CD8 que, junto a los macrófagos, destruyen las fibras musculares.

DERMATOMIOSITIS

La DM es una enfermedad primaria del tejido conjuntivo que afecta la piel y los músculos en grado variable. Se caracteriza por tener un inicio insidioso y evolución subaguda; cursa con debilidad muscular proximal simétrica por inflamación muscular, lesiones en la piel y anticuerpos específicos. La incidencia estimada de DM es de 5 a 9 casos por millón de habitantes/año y es dos veces más frecuente en el sexo femenino. Aunque puede presentarse a cualquier edad, existen dos picos de máxima incidencia: uno en la infancia, entre los 5 y 10 años, y otro entre la tercera y cuarta década de la vida. La tasa de sobrevida a los 5 años es de 75 a 90%.

Cuando la enfermedad aparece en personas mayores de 50 años se debe sospechar de neoplasia maligna oculta; en los ancianos, la remisión es menos frecuente y con mayor mortalidad. La dermatomiositis puede estar asociada simultáneamente (*sobreposición o superposición*) a otras enfermedades como lupus eritematoso sistémico, esclerosis sistémica o artritis reumatoide, y entonces se le denomina *"enfermedad mixta del tejido conjuntivo",* que en un 50% puede evolucionar a la esclerosis sistémica. La *"enfermedad indiferenciada del tejido conjuntivo"* se refiere a un cuadro clínico con rasgos poco definidos de miopatía inflamatoria, lupus eritematoso sistémico, esclerosis sistémica o artritis reumatoide. Ocurre generalmente en personas jóvenes y con el tiempo puede evolucionar a una entidad clínica bien definida. Los pacientes con superposición de DM y esclerosis generalizada pueden presentar el anti-PM/Scl, dirigido contra un complejo nucléolo-proteína.

MANIFESTACIONES CLÍNICAS

Las manifestaciones clínicas de la DM, en líneas generales son comunes con la PM y MCI, tales como fiebre, pérdida de peso, artralgias, malestar general, escalofríos, disfagia y disfonía. Sin embargo, la DM es precedida de lesiones cutáneas que recuerdan la dermatitis seborreica o un eritema de los surcos faciales. Obviamente, la PM y MCI carecen de compromiso cutáneo, pero la afectación de órganos es común en grado variable a la DM. A continuación se describen las alteraciones observadas en las miopatías inflamatorias de diferentes órganos: cutáneas, musculares, digestivas, cardiovasculares, respiratorias y otras.

Lesiones cutáneas. La lesión más característica de la DM es un edema y coloración rojo-violácea periorbitaria, más marcada en los párpados superiores, conocido como *eritema heliotropo*, y se observa en el 60% de los pacientes. Cuando la enfermedad está más desarrollada se produce erupción eritematosa fotosensible que afecta la frente y los pómulos, distribuida en forma de "alas de mariposa"; puede expanderse por el cuello y tórax "signo en V", hombros y dorso "signo del chal" o aparecer en las superficies extensoras de las extremidades (codos, rodillas y tobillos). El "signo de Gottron" es un clásico eritema escamoso máculopapular en los nudillos de los dedos y se puede observar en el 70% de los pacientes. Son frecuentes el fenómeno de Raynaud (10%) y el eritema del pliegue ungueal distal asociado a telangiectasias, aunque esto último también se ve en LES. La capilaroscopia del lecho ungueal revela una microangiopatía con asas capilares dilatadas.

Polimiositis. La afectación muscular se manifiesta por debilidad creciente que afecta progresivamente los músculos estriados del tronco y de las cinturas escapular y pélvica (25%). El paciente suele consultar por incapacidad para levantarse de la silla, de la posición en cuclillas o peinarse). En fases avanzadas es común la marcha de Trendelemburg (marcha de pato) debido a la debilidad de los músculos abductores de los muslos. Los flexores del cuello son músculos muy severamente afectados (cabeza caída) y puede presentarse con algún grado de disfagia por debilidad de los músculos faríngeos y palatinos. La debilidad de los músculos respiratorios conduce a insuficiencia ventilatoria que predispone a infección pulmonar bacteriana.

Aparato digestivo. Se puede observar disfagia por hipomotilidad esofágica (30%), razón por la cual se debe hacer una manometría esofágica. En la forma juvenil asociada a una vasculitis pueden presentarse múltiples úlceras intestinales de evolución fatal.

Aparato cardiovascular. Las manifestaciones electrocardiográficas no son específicas y ocurren alrededor del 20%, como alteración del segmento ST-T, bloqueos de ramas, AV completo y taquiarritmias. Puede haber miocarditis, pericarditis y vasculitis coronaria. La miocardiopatía dilatada es una complicación rara, cursa con insuficiencia cardíaca y es de mal pronóstico. El 10 a 20% de las muertes en las miopatías inflamatorias es atribuida a enfermedad cardiaca, especialmente infarto del miocardio, que se presenta 16 veces más que en la población general.

Aparato respiratorio. Se produce una enfermedad pulmonar intersticial en 10% de los pacientes; a veces antecede a la miopatía u ocurre en etapas tempranas de la enfermedad, con patrón restrictivo, disminución de la capacidad pulmonar total y la capacidad de difusión. Esta complicación se asocia hasta un 80% al anti-Jo1 (*anticuerpos contra la histidil-RNA sintasa*) con un mayor riesgo de mortalidad.

Otras manifestaciones. La dermatomiositis asociada a cánceres representa un 15% del total y,ç puede estar precedida o presentarse 2 años después de la aparición de la enfermedad. Los más frecuentes son de ovario, mamas, colon, pulmón, melanomas y linfomas no Hodgkin. En un 10 a 20% de los pacientes con DM, particularmente en la juvenil, se puede presentar en la fase inflamatoria de la enfermedad una complicación lamentable: la *calcificación extensiva del tejido celular subcutáneo y músculo*s. Esta complicación afecta a más del 50% de los niños que sobreviven los dos primeros años de la enfermedad. Cuando el compromiso es severo y extendido se denomina "calcinosis universal". La compresión de los depósitos subcutáneos de calcio puede formar úlceras o fístulas que curan con dificultad.

DIAGNÓSTICO

El diagnóstico de la DM/PM debe basarse en las manifestaciones clínicas y confirmarse con exámenes bioquímicos, electromiográficos e histológicos. He aquí los más notables:

1. *Enzimas musculares.* En la fase activa de la enfermedad se liberan algunas enzimas; la creatininquinasa (CK-MM) es la más sensible para la necrosis del músculo estriado y es el mejor índice de actividad; la elevación de la CK-MB es factible. Las AST-GOT y la LDH también se elevan; la aldolasa es otra alternativa.

2. *Electromiograma.* Es una de las formas más seguras de confirmar la presencia de una miopatía y distinguirla de una debilidad muscular de origen neural. Los hallazgos más sobresalientes son potenciales miopáticos de duración

breve, unidades policíclicas de baja amplitud en la activación voluntaria y aumento de la actividad espontánea con fibrilaciones, descargas repetitivas complejas y ondas afiladas positivas. En la MCI son frecuentes los potenciales mixtos (unidades polifásicas de duración corta y larga) que indican un proceso crónico con regeneración de las fibras musculares.

3. *Biopsia muscular.* Es el procedimiento más valioso y definitivo para el diagnóstico de la polimiositis y para excluir otras enfermedades neuromusculares. La muestra debe obtenerse siempre de dos músculos (por el salpicado irregular de las lesiones musculares), preferiblemente hipersensibles, de la cintura escapular o pelviana (deltoides, supraespinoso, glúteo o cuadríceps) y guiados por RM. En la DM, la histopatología revela inflamación en el endomisio a predominio perivascular o localizada en los tabiques interfasciculares y alrededor de los fascículos con atrofia perifasicular; vasos sanguíneos con hiperplasia endotelial, trombos de fibrina y obstrucción de capilares. La PM revela inflamación "primaria" con el complejo CD8/MHC-I y ausencia de vacuolas. La MCI presenta inflamación primaria de una miopatía crónica con complejo CD8/MHC-I, fibras vacuoladas con depósitos de amiloide beta y fibras que no captan la citocromoxigenasa;

4. *Biopsia de piel.* Los hallazgos no son específicos y una biopsia normal no descarta la enfermedad, ya que la afectación muscular tampoco es uniforme. Se describe atrofia de la epidermis, dilatación vascular subpapilar y papilar, edema subepidérmico intenso y depósitos de mucina en la dermis superior, además de vacuolización y cuerpos coloides asociados a edema de la dermis, que son muy específicos de dermatomiositis o lupus eritematoso sistémico.

5. *RM (T1).* Esta técnica permite el estudio funcional de la miopatía al determinar las variaciones en la cantidad de agua de los tejidos y su consumo de energía. Revela sitios de inflamación y edema muscular; sirve para la toma de biopsia, monitorizar el tratamiento y diferenciarla de la miopatía por esteroides.

6. *Exámenes inmunológicos.* Los AAN y anti-Jo1 (*anticuerpos contra la histidil-RNA sintetasa*) están presentes en 15-20% de los pacientes con miopatía inflamatoria. Por su parte, la enfermedad mixta del tejido conectivo presenta títulos muy elevados de AAN, particularmente anticuerpos contra la ribonucleoproteína nuclear (U1-RNPn). La presencia de Anti-p155 y anti-TIF1-γ está asociada con la malignidad en estas miopatías. Otros exámenes que pueden orientar el diagnóstico son el aumento de la VSG, la proteína C reactiva, el fibrinógeno y la ferritina.

7. *Despistaje de neoplasia oculta.* El cáncer ocurre en el 15% de los pacientes con DM, razón por la que se debe buscar cuando las características del paciente lo sugieran: edad avanzada, síntomas constitucionales, síntomas y signos organoespecíficos de cáncer. Es necesario y prudente el uso de exámenes dirigidos al órgano sospechado; se deben agotar los estudios imagenológicos, incluyendo la PET corporal total. Es prudente hacer la Rx y TC del tórax y abdominopélvica, estudios endoscópicos gastrointestinales, Ca-125, APE y mamografía; sin embargo, la orientación clínica es de gran valor para la solicitar e insistir en algunos estudios.

TRATAMIENTO

Los objetivos primarios del tratamiento son preservar y, si es posible, mejorar la función muscular, prevenir la atrofia y evitar las contracturas musculares que resultan de la limitada movilidad articular y de la cicatrización fibrótica de los músculos inflamados; esto puede lograrse con medidas generales y terapia farmacológica.

Medidas generales

1. Reposo físico durante la actividad inflamatoria de la enfermedad
2. Ejercicios con movimientos pasivos durante la fase activa para evitar contracturas; posteriormente se inicia la fisioterapia con movimientos activos y resistencia leve, en cama
3. Calor local para aplacar los espasmos musculares; se debe evitar el calor intenso y los masajes porque intensifican el proceso inflamatorio
4. La dermatosis se puede tratar con fotoprotección, corticoesteroides tópicos, antimalíricos: hidroxicloroquina: 200-400 mg/día VO y, en casos de intolerancia o no respuesta, cloroquina, quinacrina o mepacrina. Otra alternativa son los agentes inmunomoduladores.

Terapia farmacológica. Los pacientes con DM responden más que PM a los inmunosupresores y los MIC son refractarios. Una secuencia lógica de los fármacos más usados es prednisona a altas dosis, azatioprina o metotrexato, inmunoglobulina y luego alguna de las siguientes alternativas: rituximab, micofenolato mofetilo, ciclosporina, ciclofosfamida o tacrolimús.

Corticoesteroides. Estos son los medicamentos de primera elección y continúan siendo la base del tratamiento. En la enfermedad aguda severa están indicados los bolos de metilprednisolona a la dosis de 0.5 a 1 g/día EV por 3 a 5 días y continuar luego con prednisona 1 a 2 g/kg/día VO por 3 a 4 semanas, con descenso progresivo; se puede reducir un 5% de la dosis cada 2 semanas; nunca se deben suspender bruscamente. En casos menos severos puede iniciarse de entrada con prednisona a las dosis antes mencionadas e igualmente efectuar su descenso progresivo. Una vez controlada la fase aguda de la enfermedad se puede indicar dosis interdiaria y mínima por tiempo prolongado. Habitualmente se llega a mantener controlado al paciente con dosis entre 10 a 15 mg en días alternos o dosis equivalentes diarias por un lapso total de tres o más meses. Alrededor de un 75% de los pacientes amerita el uso de otras drogas.

Inmunosupresores. Se plantea recurrir a los inmunosupresores en caso de resistencia a los corticoesteroides, también para disminuir la dosis de estos, a pesar de obtener una buena respuesta, con el fin de reducir sus efectos secundarios, cuando los intentos de reducir la dosis de corticoesteroides provocan reagudizaciones de la enfermedad o cuando el paciente presenta una enfermedad rápidamente progresiva con debilidad intensa e insuficiencia respiratoria. La preferencia por uno u otro fármaco se basa en la experiencia personal y la relación beneficio/seguridad de estos. Los fármacos más utilizados son azatioprina, metrotexato, rituximab, inmunoglobulina, micofenolato mofetilo, ciclosporina (CsA), ciclofosfamida y tacrolimús.

Azatioprina. Generalmente es bien tolerada y requiere de 3 a 6 meses de mantenimiento para producir sus efectos. Se administra a la dosis de 2 a 3 mg/Kg/día VO.

Metotrexato. Posee una acción más rápida. Aunque generalmente es bien tolerado, debe considerarse su potencial toxicidad pulmonar (neumonitis) y hepática. Se administra a la dosis de 7.5 mg VO (2.5 mg c/12h) una vez por semana por tres semanas según la respuesta del paciente (su efectividad de logra de 6 a 8 semanas de tratamiento) y posteriormente se aumenta a 2.5 mg semanal hasta un total de 25 mg por semana.

Agentes biológicos. Son más indicados cada día, actualmente se está utilizando el anticuerpo monoclonal rituximab en casos severos, en enfermedad que no responde y cuando las alteraciones en piel son predominantes; también el anti-TNFα en casos de miositis refractaria.

Inmunoglobulinas-polivalentes. Se usan, en un intento de inhibir la cascada del complemento, los linfocitos T y la producción de citoquinas, a la dosis de

1 g/Kg EV por dos días consecutivos a la semana y repetir las veces que sean necesarias.

Micofenolato de mofetilo. Es de acción más rápida que la aziatropina. La dosis es de 2.5 a 3 g/día VO dividida en dos dosis.

Ciclosporina. Tiene un éxito limitado, hay reportes de buena respuesta en casos de enfermedad refractaria. Se usa a la dosis de 2.5 mg/Kg VO/día.

Ciclofosfamida. Tiene éxito limitado y toxicidad considerable, la dosis es de 0.5-1 g/m² EV mensual por seis meses.

REFERENCIAS

CASTRO, C AND GOURLEY, M. Diagnosis and treatment of inflammatory myopathy: issues and management. Ther Adv Musculoskelet Dis. 2012; 4(2): 111-120.

CHOY EHS, ISENBERG DA. Treatment of dermatomyositis and polymiositis. Reumatology. 2002; 41: 7-13.

DALAKAS, M AND HOHLFELD, R. Polymyositis and dermatomyositis.The Lancet. 2003; 362:971-982.

DALAKAS MC. REVIEW: An update on inflammatory and autommune myopathies. Neuropathol Appl Neurobiol. 2011; 37:226.

DALAKAS MC. Immunotherapy of myositis: Issues, concers and future prospects. Nat Rev Rheumatol. 2010; 6:129.

ERIN VERMAAK, NEIL MCHUGH. Current management of dermatomyositis. International Journal of Clinical Rheumatology. 2012; 7(2):197-215.

KATSUYUKI SHINJO S, CARLOS DE SOUZA F, BERTACINI DE MORAES J. Dermatomyositis and polymyositis: from immunopathology to immunotherapy (immunobiologics). Rev Bras Reumatol. 2013; 53(1):101-110.

MARVI, U, CHUNG L, FIORENTINO D. Clinical presentation and evaluation of Dermatomyositis. Indian J Dermatol. 2012; 57(5): 375-381.

NEEDHAM M, MASTAGLIA FL: Inclusion body myositis. Current pathogenic concepts an diagnostic and therapeutic approaches. Lancet Neurol. 2007; 6:620.

OSTEOPOROSIS

Ramez Constantino Chahin
Jorge Cedeño Taborda
Edgar Nieto

INTRODUCCIÓN

La osteoporosis es la enfermedad del hueso más frecuente. Una definición simplista sería que es una "resistencia ósea disminuida que aumenta el riesgo de fracturas". En este concepto se destacan los aspectos básicos que establecen la definición de osteoporosis: masa ósea baja (disminución de la cantidad ósea), deterioro de la microarquitectura ósea (disminución de la calidad ósea) y presencia de fracturas (consecuencia final del proceso de desmineralización ósea).

La enfermedad tiene una amplia distribución mundial con una prevalencia variable en diferentes regiones. A escala mundial, más de 200 millones de personas padecen de osteoporosis, por lo que se considera una verdadera epidemia. Se calcula que en sociedades desarrolladas, la osteoporosis se diagnostica y trata adecuadamente en solo 10-20% de la población. En USA, 24 millones de personas tienen la enfermedad, de las cuales el 80% son mujeres, 14 millones tienen masa ósea baja y 10 millones tienen osteoporosis avanzada. Se calcula que se producen 1.3 millones de fracturas al año y más del 40% de las mujeres presenta algún tipo de fractura cuando alcanza los 70 años. En nuestro país, la incidencia de osteoporosis no está suficientemente establecida. En un estudio de UNILIME-UC se encontró que en la población femenina mayor de 50 años existe una incidencia de osteopenia del 40% y osteoporosis del 25%, y en el grupo etario mayor de 70 años, solo un 10% resultó con masa ósea normal. Según la Fundación Nacional de Osteoporosis, una de cada tres mujeres y uno de cada cinco hombres desarrolla osteoporosis, y cerca del 50% de las mujeres mayores de 50 años sufren una fractura relacionada con ese padecimiento. Es importante fomentar los factores que incrementan la densidad ósea durante del adulto, ya que una mayor densidad mineral ósea en la menopausia reduce el riesgo de fracturas osteoporóticas en el futuro.

Factores predisponentes a la osteoporosis. Los factores que predisponen a la osteoporosis son heredogenéticos (madres con osteoporosis, osteogénesis imperfecta), edad avanzada, género femenino, raza blanca, menor índice de masa corporal o desnutrición (las personas delgadas son más propensas a la osteoporosis, posiblemente porque el tejido adiposo es fuente de estrógenos y el peso supone un estímulo mecánico para el esqueleto), inmovilización prolongada, factores hormonales (menor exposición a los estrógenos, menarquia tardía, menopausia precoz antes de los 45 años de edad, amenorreas por más de 1 año, hipogonadismo, hipertiroidismo, hiperparatiroidismo, hipercortisolismo, diabetes tipo 1 y déficit de producción de 1,25 dihidroxivitamina D), factores higienicodietéticos y estilo de vida (poca ingestión o deficiente absorción intestinal de calcio, escaso ejercicio físico, pues la sobrecarga mecánica favorece la formación de hueso e inhibe la resorción ósea), abuso de sustancias (más de una caja de cigarrillo diaria, alcohol y 4-5 tazas de café al día), enfermedades crónicas (malabsorción intestinal, hepatopatías, artritis reumatoide, mieloma) y tratamientos (corticosteroides, citostáticos, anticonvulsivantes, heparina y rayos X).

MANIFESTACIONES CLÍNICAS

La pérdida de densidad ósea suele ser gradual y sin manifestaciones clínicas evidentes; sin embargo, uno de los síntomas atribuidos consiste en dolores óseos crónicos incriminados a la presencia de microfracturas. Es notable la pérdida de estatura por compresión de las vértebras, estas disminuyen sus medidas y generan cifosis de la columna dorsal. Se observa disminución de la distancia de la parrilla costal a la pelvis a nivel de la línea axilar media (menos de dos traveses de dedo, o sea < de 4 cm), incapacidad para tocar la pared con el occipital cuando la persona se pone en pie con los talones y la espalda pegadas a la pared y edéntulas (menos de 20 dientes). Sin embargo, la expresión más frecuente y peligrosa de la osteoporosis son las fracturas, generalmente por traumas muy leves o movimientos forzados. Aunque cualquier hueso está expuesto, son más frecuentes columna vertebral, muñeca (cúbito y radio) y cadera (fémur). Debido a que la osteoporosis se relaciona con los síntomas de la menopausia (fogaje facial, diaforesis, parestesias en las manos, sequedad de la vagina, irritación uretral por atrofia genitourinaria, aumento de los niveles de gonadotropinas y reducción de las hormonas esteroideas gonadales), es importante reconocerlos para definir la terapia sustitutiva con estrógenos.

DIAGNÓSTICO

No existen expresiones bioquímicas que orienten el diagnóstico de la osteoporosis y la radiografía ósea revela alteraciones solo cuando se encuentra en etapas avanzadas, caracterizadas por desmineralización ósea, espacios intervertebrales bicóncavos, vértebras con acentuación de las trabeculaciones verticales y bordes bien definidos (como trazados a lápiz) y adelgazamiento de la corteza de los huesos largos. La única manera confiable de determinar la pérdida de masa ósea es midiendo la densidad mineral ósea (DMO) con la absorciometría por rayos X de energía doble (DXA, *dual-energy x-ray absorptiometry*), la absorciometría por rayos X por un solo nivel de energía (SXA, *single-energy x-ray absorptiometry*), la tomografía computarizada (TC), el ultrasonido y las pruebas de laboratorio. La biopsia del hueso solo se acepta para hacer el diagnóstico diferencial con otras enfermedades óseas de índole maligna.

Densitometría ósea (DXA). Es un método no invasivo, muy exacto, que utiliza rayos X de doble energía y baja radiación, capaz de detectar porcentajes relativamente bajos de pérdida ósea. Es el método estándar de oro comúnmente usado para medir la DMO; puede ser *central* (columna y cadera) o *periférica* (antebrazo, dedo y talón); permite definir si hay disminución de la DMO y la ubica en el rango normal, osteopenia u osteoporosis según la clasificación de la OMS; además, permite calcular el riesgo de fractura. En algunas personas, la medición debe hacerse en el radio por la dificultad de evaluar la columna o cadera debido a intervenciones quirúrgicas previas o cualquier otra alteración que impida la correcta interpretación del estudio densitométrico, tal como ocurre en personas obesas y ancianos, en quienes las alteraciones morfológicas de la columna como osteofitos, esclerosis y otros cambios degenerativos, imposibilitan la interpretación adecuada de los resultados. En el hiperparatiroidismo es útil el estudio por DXA del antebrazo, ya que mide predominantemente el hueso cortical, que es el más afectado en esta endocrinopatía. Con la SXA se mide la densidad ósea del talón.

La DMO se mide de preferencia en la columna lumbar y fémur (cuello y trocánter). La densitometría informa dos valores: *T-score*, que es la comparación de la DMO del paciente con una población joven normal, la raza y sexo y, el *Z-score*, que es la comparación de la DMO con una población de la misma edad, también ajustada a la raza y sexo. Este cálculo estadístico permite cuantificar en cuál medida un resultado se aparta de la normalidad y, por tanto, orientar el tratamiento. El resultado debe encontrarse entre 1 *Desviación Standard (DE)* por arriba o por debajo del promedio y da los puntajes *T o Z*; al compararlo con las poblaciones antes mencionadas se observa a cuantas desviaciones estándar se ubica del valor promedio de DMO de esa población y se obtienen los valores o *score T* y *Z*. Cada DE equivale a un 10% menos de DMO en columna y a 12% menos en fémur. Según la OMS, la DMO se clasifica en categorías:

Normal: DMO inferior como máximo a 1 DE con respecto a la media de referencia: *T score*= hasta –1 DE. La DMO suele ser de 1000-900 mg por cm² de hueso.

Osteopenia. Consiste en una masa ósea reducida, la DMO se ubica entre menos una DE y menos dos y media: T score: -1 a –2.5 DE. La DMO suele ser de 750-850 mg por cm² de hueso.

Osteoporosis. La DMO está por debajo de dos y media DE del valor medio de referencia. El *T score:* -2.5 o > DE. La DMO es inferior a 650 mg por cm² de hueso. Según las normas de International Society for Clinical Densitometry (ISCD) se considera el diagnóstico de osteoporosis en hombres mayores de 50 años y mujeres postmenopáusicas.

Osteoporosis severa. Presenta valores semejantes a la osteoporosis, pero asociada a fracturas ante traumas leves.

Indicaciones de la densitometría ósea: edad, mayor de 40 años, osteoporosis aparente en una radiografía simple, menopausia precoz, varones con testosterona baja, hipogonadismo, enfermedad celíaca (intolerancia al gluten), síndromes de malabsorción intestinal, gastrectomías o reducciones gástricas quirúrgicas, hiperparatiroidismo, abuso de alcohol, café, tabaco, mujeres atletas profesionales, enfermedades crónicas (cirrosis biliar primaria, artritis reumatoide, anorexia nerviosa, esclerosis múltiple, EPOC, talasemia), adultos que reciben corticosteroides por más de tres meses (litio, heparina, anticonvulsivantes, inmunosupresores, tamoxifeno), fractura por accidentes triviales, antecedente familiar de fracturas por osteoporosis, especialmente de cadera, en la madre.

TC. Mide la diferencia de absorción de los rayos ionizantes por el tejido calcificado, comparada con una referencia mineral, como una solución de K_2HPO_4. Es una técnica tridimensional que permite determinar la densidad verdadera (masa de tejido óseo por unidad de volumen). Tiene la ventaja de que puede analizar por separado el hueso trabecular y cortical de cualquier región (columna lumbar, cadera, antebrazo y tibia), pero tiene la desventaja de ser más costosa y someter al paciente a una considerable radiación.

Ultrasonido. Mide la masa ósea mediante el cálculo de la atenuación de la señal a su paso por el hueso y de la velocidad para cruzarlo. Es útil para estimar básicamente la densidad del hueso trabecular del calcáneo y cuello del fémur; secundariamente, antebrazo, tibia, peroné y falanges proximales. Se usa para la predicción del riesgo de fractura comparable al DEXA; aunque su correlación es baja. Como prueba de tamizaje, el ultrasonido tiene un valor predictivo positivo del 95% y permite evaluar, como método complementario, la osteoporosis y el riesgo de fracturas en mujeres mayores de 70 años como único método, incapacidad para movilizar el paciente (encamados, asilos, ancianatos), tamizaje selectivo en pacientes con factores de riesgo y osteoporosis inducida por corticoesteroides, que mide de preferencia el hueso trabecular del calcáneo.

Pruebas de laboratorio. Los marcadores de remodelamiento óseo se hacen para descartar enfermedades secundarias, presencia de tumores óseos y evaluar el patrón de remodelado óseo. Estos son importantes para escoger la terapia, predecir la pérdida de masa ósea y las fracturas y, especialmente, para vigilar la efectividad de la terapia y su adherencia. Existen los marcadores de formación ósea y de resorción ósea, pero apenas disponibles en laboratorios clínicos.

Marcadores de formación ósea: fosfatasa alcalina sérica específica del hueso, osteocalcina sérica y el péptido sérico de procolágeno tipo I

Marcadores de resorción ósea: N-telopéptido entrecruzado en suero y orina, C-telopéptido entrecruzado en suero y orina, desoxipiridinolina libre total urinaria

TRATAMIENTO

El tratamiento actual de la osteoporosis consiste en prevenir básicamente la progresión de la enfermedad, ya que no hay manera de aumentar sustancialmente la masa ósea. La terapia se debe comenzar en las etapas tempranas de la menopausia y por tiempo prolongado; algunos autores consideran que por 10 años y otros hasta los 75 años de edad. Es sumamente importante tomar las medidas preventivas aerca de los factores de riesgo de la población.

Prevención primaria. Es conveniente una nutrición y aporte de calcio adecuado, particularmente en la adolescencia y durante el embarazo, ejercicio físico moderado (no catabólico) y control de factores de riesgo (tabaquismo, alcohol y café), medidas estas que deben perdurar toda la vida. Mención aparte merece el uso de terapia de reemplazo hormonal, considerada hoy día una estrategia de prevención primaria en grupos específicos de la población femenina en etapa postmenopáusica; lamentablemente, es este un tema controversial entre ginecólogos, cirujanos-oncólogos e internistas-endocrinólogos.

Prevención secundaria. En esta etapa, el objetivo es el diagnóstico precoz y el tratamiento adecuado. Parece sensata la utilización de la tecnología diagnóstica mencionada en sujetos con marcados factores de riesgo epidemiológico de manera que el costo-beneficio sea claramente positivo en el enfoque de pacientes de alto riesgo. Se debe individualizar cada caso teniendo en cuenta que el objeto es conseguir una mayor resistencia ósea para disminuir el riesgo de fracturas.

Prevención terciaria. El objeto más importante es reducir las complicaciones propias de los pacientes fracturados y tratar de disminuir la reincidencia de fracturas en los huesos osteoporóticos. Estas medidas se concentran principalmente en controlar el microambiente familiar (limitación funcional, necesidad de asistencia física, prevención de caídas, uso de fármacos, déficit sensorial y deterioro nutricional).

Es importante considerar que, independientemente de la etapa de la historia natural de la enfermedad en que se encuentra el paciente, deben seguir operando medidas de prevención primaria y utilización racional de drogas de alto costo y limitado efecto. El objeto del tratamiento farmacológico es aumentar la resistencia del hueso (calidad ósea más densidad mineral ósea), reestructurar la microarquitectura del hueso y equilibrar el proceso de remodelado (formación de hueso nuevo y cambio del deteriorado). Los medicamentos más estudiados y aprobados que han demostrado efectividad se incluyen en los grupos de drogas antirresortivas (anticatabólicas) y las formadoras de hueso (anabólicas).

Drogas antirresortivas. Medicamentos que retrasan el adelgazamiento progresivo del hueso, como bifosfonatos (alendronato, risedronato, pamidronato, ibandronato), estrógenos, tibolona, calcitonina, moduladores selectivos de los receptores estrogénicos (SERM) como raloxifeno, lasofoxifeno y proloxofeno, que tienen propiedades estrogénicas en el hueso, pero que actúan como antagonistas de los receptores estrogénicos de la mama y el endometrio, y los anticuerpos monoclonales (denosumab).

Drogas formadores de hueso. Ayudan a reconstruir el esqueleto, como ranelato de estroncio, PTH (teriparatide), vitamina D (calcitriol, alfacalcidiol), calcio, esteroides anabolizantes (decanoato de nandrolona) y flúor.

Bifosfonatos. Son medicamentos con estudios de eficacia y seguridad considerados de primera línea para la prevención y el tratamiento de la osteoporosis. Son sintéticos análogos de los pirofosfatos que se unen con gran avidez a los cristales de fosfato de calcio de la hidroxiapatita. Tienen la propiedad de disminuir la actividad osteoclástica e inducir su apoptosis y, por consiguiente, la resorción ósea. Además, inhiben la producción de interleuquina-6, estimulan la formación de los precursores de los osteoblastos (incrementan su número y diferenciación) y les permite la liberación de sustancias inhibidoras de los osteoclastos.

Los bifosfonatos tienen entre ellos estructuras moleculares y mecanismos de acción similares, sin embargo, existen importantes diferencias en su potencia y toxicidad. Alendronato y risedronato son de primera elección en el tratamiento de la osteoporosis postmenopáusica, especialmente en mujeres mayores de 60 años, y son los más efectivos para inhibir la resorción ósea; los menos potentes son pamidronato, etidronato y clodronato. El tratamiento continuo aumenta progresivamente la masa ósea con disminución del riego de fracturas, particularmente el cuello del fémur y aplastamiento de los cuerpos vertebrales. Los efectos colaterales del alendronato son disfagia, gastritis, dispepsia, estreñimiento o diarrea; se debe evitar en el embarazo y la lactancia. Se usa de manera continua, por lo menos durante 3 años, a la dosis de 10 mg VO diarios o 70 mg semanales, con el estómago vacío, en ayunas y preferiblemente al amanecer, con un vaso grande de agua, 30 a 60 minutos antes del desayuno. Risedronato, 5 mg VO diarios o 35 mg semanales; ibandronato, 150 mg VO mensual; zolendronato, 5 mg EV en infusión durante 15 minutos, para tratamiento, una vez al año y para prevención cada dos años. Estos compuestos se han utilizado hasta por 7 años sin observarse eventos adversos serios; actualmente no se sabe hasta cuándo es conveniente mantener la supresión del remodelado óseo con bifosfonatos para lograr una reducción significativa del riesgo de fractura en pacientes con osteoporosis. Es recomendable asociarlos con el complemento de calcio y vitamina D.

Estrógenos. Disminuyen la sensibilidad del osteoclasto a la PTH, con la consiguiente reducción de la resorción ósea; aumentan la masa ósea, lo que hace disminuir en un 40% las fracturas vertebrales y de cadera. La administración de estrógenos, con o sin medroxiprogesterona, mejora la densidad mineral ósea y reduce el riesgo de fractura en la mujer postmenopáusica, sin embargo, su uso no está aprobado para el tratamiento de la osteoporosis debido a la evidencia de que los riesgos pueden ser mayores que los beneficios.

Tibolona. Es un esteroide sintético perteneciente a un nuevo grupo farmacológico conocido como STEAR (Specific Tisular Estrogenic Activity Regulador) que ha demostrado su capacidad de preservar y aumentar la densidad mineral ósea tanto en la columna lumbar como el fémur proximal. Posee acciones leves androgénicas, estrogénicas y progestacionales, pero sin causar proliferación endometrial o aumento de la densidad mamaria; tiene la ventaja de mejorar los síntomas menopáusicos dependientes de la disminución de estrógenos. Su uso no está aprobado actualmente para el tratamiento de la osteoporosis. La dosis es de 1,25 a 2.5 mg VO diarios.

Calcitonina. Es un péptido de origen hormonal hipocalcemiante de 32 aminoácidos producido por las células C de la glándula tiroides. Al unirse a los osteoclastos inhibe notablemente su acción, lo que contribuye a una disminución de la resorción del hueso. Ha sido sintetizada la calcitonina humana (que no desarrolla anticuerpos), además de la porcina y la de salmón. La calcitonina no es considerada un tratamiento de primera línea para la osteoporosis y ha sido empleada cuando están contraindicados o no tolerados otros medicamentos con eficacia demostrada. Es un analgésico efectivo en caso de aplastamientos vertebrales por osteoporosis. Las indicaciones precisas de la calcitonina son hipercalcemias, enfermedad de Paget, dolores óseos asociados con osteolisis y osteoporosis postmenopáusica. Los efectos colaterales son náuseas, anorexia, rubor facial, poliuria, escalofríos, efectos locales en el lugar de la inyección, reacciones generalizadas de la piel e hipersensibilidad anafiláctica con taquicardia, hipotensión y colapso, particularmente si se administra por EV. La más fácil de obtener es la calcitonina sintética de salmón, cuya dosis varía entre 50 y 100 UI SC o IM diarias o en días alternos, o por nebulizador nasal, 50 a 100 UI BID, ambos en ciclos de 3 semanas con 3 semanas de descanso. Cuando se usa calcitonina por vía IM se debe emplear una sal de calcio VO a las 4 horas.

Raloxifeno. Es un derivado de benzotiofeno que disminuye la resorción y el remodelado óseo, además de reducir la cantidad de osteoclastos y su actividad. Los efectos adversos son calambres, síntomas vasomotores y enfermedad tromboembólica (semejante a los estrógenos). Se indica en la osteopenia y osteoporosis trabecular con o sin fractura, en mujeres postmenopáusicas sin síntomas climatéricos. La dosis es de 60 mg/día VO.

Lasofoxifeno. Los efectos son favorables sobre el hueso y secundariamente reducen el colesterol LDL en mujeres postmenopáusicas. La droga es bien tolerada y su administración por tiempo prolongado en dosis de 10 mg VO/día no ha demostrado atipias, hiperplasia o cáncer endometrial.

Denosumab. Es un anticuerpo monoclonal diseñado para adherirse a un antígeno denominado RANKL *(Receptor Activator Nuclear kappa Ligand)*, que activa los osteoclastos. Al adherirse al RANKL y bloquearlo, reduce la formación, actividad y supervivencia de los osteoclastos, de manera que disminuye la pérdida de masa ósea y el riesgo de fracturas. Los efectos colaterales son infecciones, dermatitis e hipocalcemia. La dosis es de 60 mg SC cada 6 meses.

Ranelato de estroncio. Inhibe la resorción del hueso y estimula ligeramente la formación ósea. La absorción del medicamento por vía oral disminuye con los alimentos, especialmente los lácteos. Los efectos colaterales más importantes son náuseas, diarrea, cefalea, eczema y aumento del riesgo de tromboembolia venosa. Su uso debe evitarse en pacientes con fenilcetonuria y enfermedad renal grave (<30 ml/min de depuración de creatinina). Disminuye la absorción de quinolonas y tetraciclinas. Se usa a la dosis de 2 g/día VO en la noche.

Hormona peptídica paratiroidea (Teriparatida). Es un análogo de la PTH (1-34h PTH) con efecto anabólico sobre el hueso, por lo que aumenta la formación de masa ósea y disminuye la tasa de fracturas vertebrales y no vertebrales. Está indicada en osteoporosis postmenopáusica con alto riesgo de fracturas, hombres con osteoporosis primaria o por hipogonadismo y pacientes que reciben corticoesteroides sistémicos por tiempo prolongado. Sus efectos colaterales son leves, como cefalea, mialgias, debilidad, mareos y náuseas. Está contraindicada en pacientes con osteosarcoma, enfermedad de Paget, elevación de la fosfatasa alcalina o historia de radiación esquelética. Se usa a la dosis de 20 µg/día SC por un tiempo máximo de 2 años. Puede asociarse a los bifosfonatos y lamentablemente es muy costosa.

Vitamina D. Los análogos de la vitamina D son efectivos para preservar la falla ósea y en la osteoporosis; sin embargo, no deben usarse como tratamiento ordinario de la osteoporosis, a menos que exista una deficiencia demostrada de dicha vitamina (descenso de la 1-25-OH-D), como ocurre en los ancianos que no reciben sol o que el paciente tome medicamentos como difenilhidantoína, fenobarbital, corticosteroides o flúor. La vitamina D_3 (colecalciferol) se usa a dosis de 800 UI VO diarias combinada con calcio elemental, 375 mg VO diarios por 12 a 18 meses. El calcitriol (metabolito activo del colecalciferol) tiene efecto directo sobre las células óseas y reduce la tasa de fracturas, pero puede producir hipercalcemia e hipercalciuria; la dosis es de 0,5 a 1 mcg VO diarios. Los efectos secundarios observados por la vitamina D y sus metabolitos son hipercalcemia e hipercalciuria (0.2-0.4%), por lo que se recomienda un control sérico periódico; sin embargo, no aumenta el riesgo litiasis urinaria. Se deben usar en osteoporosis asociada a déficit de vitamina D, osteoporosis del adulto joven y sujetos mayores de 60 años con osteoporosis severa.

Calcio. El calcio en la niñez facilita el crecimiento y la consolidación del hueso; es determinante en la formación del pico de masa ósea y su mantenimiento previo a la menopausia. Después de que se ha alcanzado la madurez del esqueleto, evita la pérdida del hueso cortical (no el trabecular) y disminuye la pérdida de densidad mineral ósea, por lo cual debe emplearse tanto en la prevención como coadyuvante en todas las terapias de la osteoporosis. Se puede asociar a los bifosfonatos, estrógenos y progesterona. La ingestión de calcio con los alimentos como leche, yogurt, quesos y requesón, es conveniente en personas propensas a padecer osteoporosis. Las sales de calcio mejor toleradas son lactato, gluconato y carbonato (todas igualmente efectivas). Las sales solubles de calcio como el citrato de calcio parecen absorberse mejor y no requieren acidez gástrica. El efecto sobre la resorción ósea es superior si la sal de calcio se toma al acostarse a la dosis de 1 a 1.5 g VO diarios en la noche. En la tabla 97 aparecen los requerimientos diarios de calcio según la edad del individuo.

TABLA 97. DE REQUERIMIENTOS DE CALCIO POR GRUPO ETÁREO

Años de edad	Calcio (mg/día)	Vasos de leche/día
1 a 5	500	1 a 2
6 a 10	800	3
11 a 24	1200-1500	4 a 5
25 a 50	1000	3 a 4
>50	1200	4
Embarazo y lactancia	1200-1500	5

Esteroides (androgénico) anabolizantes. Se pueden usar cuando los estrógenos están contraindicados, e inclusive se pueden asociar a ellos. Son agentes antirresortivos y aumentan el calcio total del esqueleto y la masa ósea. Están contraindicados en presencia de cáncer mamario o genital. Producen virilización, retención de sodio, edema, alteraciones de las pruebas hepáticas e ictericia obstructiva. Se usa estanozolol, 10 mg VO diarios, o decanoato de nandrolona, 25 a 50 mg IM cada 4 semanas por 4 a 6 meses, y la testosterona, que mejora la osteoporosis del hombre con hipogonadismo.

Flúor. No se debe usar como preventivo de las fracturas porque aumenta la formación del hueso trabecular en extremidades y columna pero reduce la masa cortical. Su indicación más precisa es en la fracturas de las vértebras, pero un tercio de los pacientes no responde. Los efectos colaterales son trastornos gastrointestinales, dolores óseos y artralgias. Está contraindicado en insuficiencia renal, embarazo, osteomalacia y úlcera péptica. La dosis es de 20 a 40 mg VO diarios por 5 años, asociado al calcio y/o la vitamina D.

LA OSTEOPOROSIS EN EL HOMBRE

La osteoporosis ha incrementado su incidencia en la población masculina y en las últimas décadas. El aumento de la masa ósea en el hombre es similar al de la mujer durante la vida reproductiva y con el avance de la edad pierde un promedio de un 14% de hueso en comparación a 47% en la mujer. La pérdida de masa ósea trabecular es similar en ambos sexos, pero no el hueso cortical, que es menor en el hombre por la menor resorción cortical y mayor formación perióstica. La incidencia de fracturas es mayor en hombres que en mujeres desde los 18 hasta los 50 años de edad, y posteriormente se hacen más frecuentes en mujeres. Por razones aún no muy claras, la incidencia de fracturas de cadera en hombres tiene una tendencia a incrementarse más rápidamente que en las mujeres y la mortalidad en hombres mayores de 75 años es considerablemente más alta que en mujeres. La osteoporosis en el hombre puede ser primaria (46%) y secundaria (54%).

Osteoporosis primaria. Se define como osteoporosis idiopática y en ella que no se puede identificar un agente causal bajo criterios clínicos y de laboratorio. Ocurre hasta en un 46% de los hombres que son evaluados por la presencia de fracturas.

Osteoporosis secundaria. Ocurre entre un 54 a 77% de los hombres; la causa principal (16-18%) es el uso excesivo de corticoesteroides, que inhiben la síntesis de colágeno por parte de los osteoblastos y reducen los niveles de testosterona circulante. Los estrógenos, particularmente el estradiol, han sido implicados en la patogénesis de la osteoporosis masculina debido a que parte de la testosterona producida se convierte en estradiol por acción la enzima *aromatasa*. El hipogonadismo está asociado a una reducción de la densidad mineral ósea y un aumento de fracturas. El alcoholismo tiene una relación directa con la pérdida ósea y fracturas; además, se asocia el aumento en la incidencia de caídas, traumas, reducción de la actividad osteoblástica, deficiencias nutricionales y cierto grado de hipogonadismo. El tabaquismo está asociado a un aumento de fracturas vertebrales. La hipercalciuria y/o litiasis renal están relacionadas con reducción de la densidad mineral ósea.

Papel de los esteroides sexuales. En el hombre se ha confirmado la relación predominante entre la deficiencia de estrógenos y la pérdida ósea. Es conocida la deficiencia en la expresión de proteínas inducida por los receptores estrogénicos alfa en hombres con osteoporosis primaria. La expresión de los receptores a estrógenos alfa (RE-alfa) y beta (RE-beta) y de receptores andrógenos (RA) en el hueso, es 10 veces menor en las células osteoblásticas y osteoclásticas que en las células del aparato reproductivo. La testosterona cumple un papel importante a través de su acción anabólica para incrementar la masa muscular por ser un substrato para la conversión a estrógenos por la *5 alfa aromatasa* e incrementar los niveles de 1,25(OH) vitamina D.

REFERENCIAS

AN ENDOCRINE SOCIETY CLINICAL PRACTICE GUIDELINE OSTEOPOROSIS IN MEN. Journal of Clinical Endocrinology & Metabolism. 2012; 97(6): 1802-1822.

BORD S, IRELAND D, BEAVAN S, COMPSTON J. The effects of estrogens on Osteoprotegerin, RANKL, and estrogen receptor expression in human osteoblasts. Bone. 2003; 32: 136-41.

COSMAN F: PARATHYROID HORMON TREATMENT FOR OSTEOPOROSIS: Curr Opin Endocrinol Diabetes Obes. 2008; 15: 495.

CUMMINGS SR ET AL. FREEDOM TRIAL: Denosumab for prevention of fractures in postmenopausal women with osteoporosis. New Engl J Med. 2009; 361: 756.

CEDEÑO J. Osteoporosis en Hombres. Osteoporosis Una visión integral. Copyright Aventis Pharma 2001 p 121-8.

NELSON H, HANEY E, DANA T, BOUGATSOS C, CHOU R. Screening for Osteoporosis. Ann Intern Med. 2010; 153: 99-111.

POSITION STATEMENT. Management of osteoporosis in postmenopausal women: 2010 position Statement of the North American menopause Society. Menopause. 2010; 17 (1).

TENOVER JL. The androgen-deficient ageing male: Current treatment options. Rev Urol. 2003; 5: S22-S28.

TUCKER KL: Osteoporosis prevention and nutrition. Current Osteoporos Rep. 2009: 7: 111.

WEISINGER JR. Fisiopatología de la osteoporosis. Osteoporosis Una visión integral. Copyright Aventis Pharma. 2001 pp 17-26.

WEISINGER JR. Avances en el conocimiento de la fisiopatología de la osteoporosis. Rev. Escuela Luis Razetti. Universidad Central de Venezuela. 2002.

SÍNDROME VASCULÍTICO

Agustín Caraballo S.

INTRODUCCIÓN

El síndrome vasculítico o vasculitis comprende un amplio espectro de enfermedades que tienen como denominador común un proceso inflamatorio, y con frecuencia necrótico, de los vasos sanguíneos (arterias, venas o capilares), de diferente tamaño y localización. Cualquiera que sea la ubicación de la vasculitis, la consecuencia es la obstrucción del vaso con la consiguiente isquemia tisular y disfunción de diferentes órganos, aunque puede haber un daño parenquimatoso no necesariamente relacionado con la vasculitis. Se puede desencadenar por múltiples causas como infecciones, medicamentos y procesos autoinmunes. La vasculitis puede ser *primaria* como manifestación única de la enfermedad, tal como ocurre en la poliarteritis nudosa, o ser *secundaria* a una patología que padece el paciente, como ocurre en las enfermedades autoinmunes: lupus eritematoso sistémico o artritis reumatoide. La patogenia de la vasculitis es compleja; en la mayoría de las enfermedades intervienen procesos inmunológicos con depósitos de complejos inmunes en la pared del vaso. Clásicamente se han descrito dos mecanismos:

En el *primer mecanismo* se produce un aumento de la permeabilidad vascular por aminas vasoactivas de las plaquetas e IgE; luego, se depositan los complejos inmunes (antígeno-anticuerpo) en la pared del vaso, se activa el complemento y finalmente se generan factores quimiotácticos para los polimorfonucleares (PMN). La infiltración de PMN facilita la liberación de enzimas lisosomales (*colagenasa y elastasa*) que necrosan la pared del vaso, con la consecuente trombosis, hemorragia y cambios isquémicos de los tejidos.

El *segundo mecanismo* consiste en complejos inmunes que desencadenan la hipersensibilidad retardada y la lesión es mediada por la inmunidad celular. Las citoquinas, como el interferón gamma, activan las células endoteliales de los vasos y pueden expresar las moléculas del antígeno leucocitario humano de la clase II, lo cual permite a estas células participar en las reacciones inmunitarias como es la interacción con los linfocitos T CD4+; además, las células endoteliales pueden secretar IL-I, que activa los linfocitos T e inicia los procesos inmunitarios en la pared vascular y facilita el acúmulo de monocitos y macrófagos. La activación de los macrófagos genera enzimas lisosomales que causan daño directo de la pared vascular, o bien se transforman en células epitelioides y en células gigantes multinucleadas integrantes del granuloma típico. Actualmente, la vasculitis se clasifica según el Consenso Internacional Chapel Hill 2012, que intenta agruparla de acuerdo con el tamaño de los vasos comprometidos*, la seropositividad de los anticuerpos anticitoplásmicos de los neutrófilos (ANCA) y la presencia de complejos inmunes en la pared vascular.

CLASIFICACIÓN DE LAS VASCULITIS

Consenso Internacional Chapel Hill 2012

1. Vasculitis de vasos grandes*
   Arteritis de Takayasu
   Arteritis de células gigantes
2. Vasculitis de vasos medianos
   Poliarteritis nudosa
   Enfermedad de Kawasaki
3. Vasculitis de vasos pequeños
   a. Vasculitis con inmunoglobulina en la pared vascular ANCA positivo
      Poliangitis microscópica
      Granulomatosis con poliangitis (Wegener)
      Granulomatosis eosinofílica con poliangitis (Churg-Strauss)
   b. Vasculitis asociada a complejos inmunes en la pared vascular
      Enfermedad antimembrana basal glomerular
      Vasculitis crioglobulinémica idiopática
      Vasculitis IgA (Henoch-Schönlein)
      Vasculitis urticariana hipocomplementémica (vasculitis anti-C1q)
4. Vasculitis de vasos variables (afecta capilares, arterias y venas de cualquier tamaño)
   Enfermedad de Behçet
   Síndrome de Cogan

5. Vasculitis de un solo órgano
   Angitis leucocitoclástica cutánea
   Arteritis cutánea
   Vasculitis primaria del SNC
   Aortitis aislada
6. Vasculitis asociada a enfermedad sistémica (vasculitis secundaria): vasculitis reumatoide, lúpica, sarcoidosis, policondritis.
7. Vasculitis asociada con etiología probable
   Vasculitis crioglobulinémica asociada al virus de la hepatitis C
   Vasculitis asociada al virus de la hepatitis B
   Aortitis sifilítica
   Vasculitis asociada a drogas con inmunocomplejos (hidralazina)
   Vasculitis asociada a drogas con ANCA positivo
   Cáncer

*Vasos grandes: aorta, sus ramas y venas análogas; vasos medianos: arterias y venas viscerales principales y sus ramas iniciales; vasos pequeños: arterias intraparenquimatosas (riñones, piel, músculos), arteriolas, capilares, vénulas y venas. Cualquiera que sea el grupo, la vasculitis puede afectar arterias de cualquier tamaño.

La vasculitis comprende una serie de entidades clínicas muchas veces difíciles de incluir en una enfermedad específica; inicialmente puede ser localizada y posteriormente sistémica, con afectación de múltiples órganos. Generalmente, los exámenes de laboratorio, la biopsia y la evolución de la enfermedad ayudan a definir la enfermedad. A continuación se hace una descripción somera de algunas entidades clínicas poco vistas y, seguidamente, las patologías más frecuentes y su tratamiento específico.

Vasculitis de vasos pequeños asociada a complejos inmunes. Presenta depósitos de inmunoglobulina y complemento en la pared vascular, predomina en los vasos pequeños y se puede asociar a glomerulonefritis aguda. Esta vasculopatía se asocia frecuentemente a una vasculitis de etiología probable.

Enfermedad antimembrana basal glomerular. La vasculitis antimembrana basal del glomérulo presenta autoanticuerpos antimembrana basal que origina glomerulonefirtis con necrosis y medias lunas, aunque también pueden comprometer la membrana basal alveolocapilar del pulmón con tos y hemoptisis, propios del síndrome de Goodpasture.

Vasculitis crioglobulinémica idiopática. Cursa con depósitos inmunes de crioglobulinas en los vasos pequeños, además de crioglobulinas en el suero; compromete el glomérulo, piel y nervios periféricos. Cuando se descubre la etiología se escribe "asociada a", por ej., vasculitis crioglobulinémica asociada a hepatitis C.

Vasculitis urticariana hipocomplementémica (vasculitis anti-C1q). Se caracteriza por urticaria, hipocomplementemia y anticuerpos anti-C1q; cursa con glomerulonefritis aguda, artritis, EPOC e inflamación ocular.

Síndrome de Cogan. Se caracteriza por lesión inflamatoria ocular (conjuntivitis, queratitis intersticial, uveítis, epiescleritis), enfermedad del oído interno con pérdida de la audición neurosensorial y disfunción vestibular. Las manifestaciones de vasculitis incluyen arteritis de vasos pequeños a grandes, aortitis, aneurisma aórtico y valvulitis (mitral y aórtica). Se debe iniciar el uso de corticoesteroides para evitar la progresión de la enfermedad.

Vasculitis de un solo órgano. Afecta las arterias y venas de cualquier tamaño de un solo órgano (unifocal o multifocal) y algunas veces evolucionan a una vasculitis sistémica. El órgano y tamaño del vaso describen la vasculitis, por ej., vasculitis cutánea de pequeños vasos, vasculitis del SNC, vasculitis testicular. Generalmente no tiene expresión en los exámenes de laboratorio. La vasculitis del SNC amerita que no sea una manifestación de vasculitis sistémica, neurosífilis o enfermedad sistémica (LES, sarcoidosis).

Vasculitis asociada a probable etiología. Se debe especificar la causa, por ej., poliangitis microscópica asociada a la hidralazina, poliarteritis nudosa asociada al virus de la hepatitis B, vasculitis crioiglobulinémica asociada al virus de la hepatitis C, aortitis asociada a sífilis, vasculitis de la enfermedad del suero asociada a complejos inmunes y vasculitis asociada a cáncer (tumores sólidos, enfermedades linfoproliferativas clon de células B y síndrome mielodisplásico).

ARTERITIS DE TAKAYASU

Es una enfermedad frecuente en los países orientales; afecta a mujeres jóvenes y consiste en una oclusión por vasculitis, de grandes arterias, en particular las ramas del arco aórtico, carótidas, renales y viscerales; sin embargo, la angiografía con fluoresceína ha demostrado compromiso hasta de pequeñas arterias (ciliar y retiniana). Las manifestaciones clínicas de la enfermedad consisten en la asimetría o ausencia de pulsos arteriales, "enfermedad sin pulso", tensión arterial diferencial mayor de 10 mm de Hg, claudicación de los miembros, sobre todo los superiores, y presencia de soplos arteriales (subclavia, carótida). Son notables también isquemia cerebral (cefalea, vértigo, trastornos visuales, síncope e infarto cerebral), insuficiencia coronaria, insuficiencia cardíaca, hipertensión arterial (más del 50% de los pacientes). Otros síntomas son fiebre, artritis, malestar general, sudoración nocturna, debilidad y mialgias.

Los exámenes revelan VSG acelerada y anemia. El diagnóstico de certeza se hace con la biopsia arterial, pero esta solo se practica cuando se lleva a cabo una cirugía reparadora vascular. Para orientar el diagnóstico se hace un aortografía completa (angio TC y angio RM); mediante estos estudios se puede observar una irregularidad en las paredes de los vasos, estenosis, dilatación postestenótica, formación de aneurismas, oclusión y evidencia de una circulación colateral aumentada. La histopatología revela una panarteritis con infiltrado de células inflamatorias mononucleares y, ocasionalmente, células gigantes. Se suele observar una inflamación granulomatosa en la adventicia que progresa gradualmente hasta afectar toda la pared arterial.

El tratamiento consiste usualmente en prednisona 1 mg/kg/día por 8-12 semanas y luego una disminución progresiva hasta llegar a una dosis de mantenimiento de 10-20 mg/día/VO en una sola toma. En pacientes refractarios o dependientes de altas dosis de corticosteroides se han observado buenos resultados con el uso de metotrexato 25 mg/semanal. En casos seleccionados hay que recurrir a cirugía vascular y angioplastia de los vasos estenosados.

ARTERITIS DE CÉLULAS GIGANTES (ARTERITIS TEMPORAL)

Es una arteritis de células gigantes que afecta preferentemente al sexo femenino después de los 50 años de edad. Compromete con frecuencia ramas de la arteria carótida, en especial la arteria temporal superficial. Se asocia a la polimialgia reumática y se parece tanto a ella que a veces es difícil diferenciarla. Los síntomas son cefalea intensa de nueva aparición o de características distintas si es que el paciente padece de cefaleas previas, anorexia, pérdida de peso, fiebre, malestar general, fatiga o debilidad, claudicación de la mandíbula para masticar, diaforesis, dolor muscular proximal, trastornos visuales por compromiso de las arterias retinianas (amaurosis fugaz, ceguera y diplopía) y síntomas del SNC como alucinaciones, confusión, vértigo, sordera, síncopes, ataxia e infarto cerebral. La arteria temporal se palpa tortuosa, engrosada y dolorosa.

La *polimialgia reumática,* aunque puede ocurrir en forma aislada, en un 50% de los casos se asocia a la arteritis de células gigantes, lo que ha hecho pensar que son cuadros clínicos distintos que se originan de un mismo proceso patológico. No es tan agresiva como la arteritis de células gigantes y produce con menos pérdida de visión, aunque puede complicarse con aneurisma de la aorta. Se caracteriza por dolor y rigidez matutina por más de 30 minutos en la cintura escapular, cadera, cuello y espalda, al menos por 1 mes y en dos de estas áreas. Los exámenes revelan aumento importante de la VSG incluso frecuentemente por encima de 100 mm/ hora, anemia normocítica normocrómica, trombocitosis. La biopsia de la arteria temporal muestra engrosamiento de la íntima y cambios granulomatosos como infiltración de células mononucleares y células gigantes. La angioTC y angioRM pueden revelar lesiones estenosantes de las arterias grandes.

El tratamiento de la arteritis de células gigantes tiene por finalidad disminuir los síntomas y prevenir la pérdida visual. Se inicia con prednisona a la dosis de 40 a 60 mg VO diarios por 3 a 4 semanas, con reducción progresiva hasta alcanzar una dosis de 7.5 a 10 mg VO diarios según la respuesta del paciente. Los pacientes con polimialgia reumática responden bien al uso de prednisona a dosis bajas de 10-20 mg/día. Además de la respuesta clínica, la VSG se usa como un indicador para la reducción de la dosis de corticosteroides.

POLIARTERITIS NUDOSA

La poliarteritis nudosa (PAN) es una enfermedad poco frecuente caracterizada por una vasculitis necrotizante que afecta las arterias de mediano y pequeño calibre. Se presenta entre la cuarta a quinta década de la vida y ataca de preferencia al sexo masculino en proporción 3:1. Compromete múltiples órganos: riñones, piel, corazón, sistema nervioso central y periférico, músculos, hígado e intestino. Usualmente no afecta el pulmón ni se produce glomerulonefritis. Las manifestaciones clínicas comienzan, como en la mayoría de las vasculitis sistémicas, en forma insidiosa, con síntomas constitucionales, fiebre, malestar general, anorexia, pérdida de peso, cefalea, mialgias y artralgias. Se pueden palpar nódulos de 0.5 a 1 cm (aneurismas) en el trayecto de las arterias; signos de obstrucción arterial (equimosis, ulceración y gangrena de los dedos de las manos y pies); púrpura vascular palpable, fenómeno de Raynaud, *livedo reticularis*, sobre todo en las extremidades inferiores; mononeuritis múltiple; exudados y hemorragias retinianas. Puede haber afección genital, testicular, ovárica y dolor en el epidídimo.

Las complicaciones más frecuentes de la PAN son neuropatía periférica, mononeuritis múltiple, hipertensión arterial, encefalopatía difusa, accidente cerebrovascular, pancreatitis aguda, infarto del miocardio por afectación de las arterias coronarias e infarto intestinal. Las causas más frecuentes de muerte son la insuficiencia renal, infecciones, insuficiencia cardíaca y hemorragia gastrointestinal.

Los exámenes de laboratorio revelan leucocitosis con neutrofilia, anemia normocítica normocrómica, trombocitosis, VSG acelerada, hipergammaglobulinemia y ANCA negativo. Se debe investigar la presencia del antígeno del virus de la hepatitis B. La biopsia de órganos comprometidos, frecuentemente músculos y nervios de los miembros inferiores (nervio sural), revela una infiltración de polimorfonucleares y células mononucleares de los vasos con necrosis fibrinoide; no hay formación de granulomas. En el riñón se demuestra un compromiso vasculítico de las arterias de mediano calibre que produce infartos renales e hipertensión arterial. Si no hay tejidos fácilmente accesibles para una biopsia, la arteriografía demuestra aneurismas en arterias de mediano y pequeño calibre en la vasculatura renal, hepática y esplácnica y es suficiente para hacer el diagnóstico. El tratamiento es semejante al usado para la granulomatosis con poliangeitis (Wegener).

ENFERMEDAD DE KAWASAKI

La enfermedad de Kawasaki se asocia al **síndrome linfomucocutáneo**. Puede afectar arterias medianas (coronarias) y pequeñas. Es una vasculitis muy poco frecuente en nuestro medio y afecta generalmente a niños menores de 5 años. Al parecer, un microorganismo desencadena el fenómeno de hipersensibilidad. Se caracteriza por fiebre, erupción morbiliforme en tronco y extremidades, linfadenopatías cervicales, enrojecimiento conjuntival, eritema de la cavidad oral, labios y palmas con descamación en la punta de los dedos; la lengua es tan eritematosa que se le llama "lengua en fresa". La enfermedad puede complicarse con pericarditis, miocarditis, cardiomegalia e insuficiencia coronaria por arteritis con dilatación aneurismática y trombosis. El tratamiento consiste en el inicio precoz de gammaglobulina, 2 g/kg EV a pasar en 12 horas, más aspirina 100 mg/Kg VO repartidos en 4 tomas hasta que desaparezca la fiebre. Los corticosteroides se reservan para los casos que no responden al régimen anterior.

POLIANGITIS MICROSCÓPICA

Es una vasculitis necrotizante sistémica de vasos pequeños (vénulas, capilares y arteriolas) y ocasionalmente vasos de mediano calibre. Se ha separado de la granulomatosis con poliangeitis (Wegener) y la poliarteritis nudosa clásica por tener características particulares. Histopatológicamente no se observa la formación de granulomas ni depósitos inmunes y se manifiesta como una glomerulonefritis necrotizante focal (rápidamente progresiva) e insuficiencia renal si no es tratada adecuadamente. Con menos frecuencia afecta el pulmón, que se manifiesta clínicamente por hemoptisis debida a hemorragia alveolar; además, pueden ocurrir artralgias, lesiones cutáneas como *livedo reticularis* y púrpura palpable. Esta entidad es una de las causas más frecuente del síndrome riñón-pulmón. En los exámenes de laboratorio destaca la presencia de del anticuerpo anticitoplásmico de los neutrófilos (ANCA), positivos en un 90% de los casos, con un patrón perinuclear o mieloperoxidasa positivo (MPO-ANCA+). El tratamiento es similar a la granulomatosis con poliangeitis (Wegener).

GRANULOMATOSIS CON POLIANGITIS (GRANULOMATOSIS DE WEGENER)

Es una vasculitis caracterizada por la formación de granulomas intra o extravasculares con necrosis de pequeñas arterias y venas. Ataca preferentemente al adulto en la cuarta a quinta década de la vida y a los dos sexos por igual. Afecta el tracto respiratorio superior (95% de los pacientes) e inferior (85-90% de los pacientes), así como los riñones (80% de los pacientes). Cursa con úlceras de la mucosa nasal y perforación del *septum*, sinusitis, otitis media, disminución/ pérdida de la audición y trastornos oculares. El compromiso pulmonar puede ser asintomático o expresarse clínicamente con disnea, dolor torácico, tos y hemoptisis. La afección renal se caracteriza por una glomerulonefritis rápidamente progresiva y el desarrollo de una enfermedad renal crónica terminal en pocas semanas si no se administra el tratamiento adecuado. Además, los pacientes pueden presentar nódulos subcutáneos, lesiones ulcerosas y papulares en la piel, manifestaciones oculares tales como conjuntivitis, uveítis, epiescleritis, proptosis. Otras manifestaciones clínicas comprenden fiebre, artritis, mialgias, pericarditis, miocarditis, inflamación meníngea, neuropatías de pares craneales y mononeuritis múltiple.

Los exámenes de laboratorio revelan VSG acelerada, positividad de los ANCA en el 90% de los casos: antiproteinasa 3 (anti-PR3-ANCA+), hipoxemia, hematuria, proteinuria, cilindruria, hipergammaglobulinemia (IgA e IgE). La biopsia renal, inicialmente muestra una glomerulonefritis segmentaria y focal, la cual puede evolucionar con formación de medias lunas. La Rx del tórax revela un infiltrado intersticial y lesiones nodulares que frecuentemente se cavitan.

El tratamiento de elección de la granulomatosis con poliangitis debe iniciarse lo más pronto posible debido a su curso fatal con una mortalidad del 85% en el primer año, sobre todo en pacientes con vasculitis severa e insuficiencia renal. Se recomienda el uso de ciclofosfamida: 2 mg/Kg/día VO por el lapso de 3 a 6 meses, asociado a prednisona, 1 mg/kg/día VO durante 4 a 6 semanas, seguido de una disminución gradual y luego, dosis en días alternos por un lapso de 6 a 9 meses. Después del tratamiento de inducción con ciclofosfamida por 3 a 6 meses se recomienda cambiar a otro agente citostático para mantener la remisión, ya sea el metotrexato o azatioprina por un lapso de 2 años, luego del cual se puede intentar su descontinuación progresiva. También se ha propuesto el uso de la ciclofosfamida en infusión EV a la dosis de 15 mg/kg en tres dosis con intervalos de dos semanas y luego cada tres semanas; sin embargo, el porcentaje de recaídas es mayor con esta forma de administración. Para pacientes con una afección grave de un órgano que amenace la vida del paciente se indica la metilprednisolona a la dosis de 1 g EV en bolo diario por tres días, combinado con metotrexato, 25 mg/semanal. El control de los medicamentos citostáticos se hace con el recuento leucocitario para evitar una leucopenia inferior a 3.000 mm^3 y neutropenia menor de 1.000 mm^3. La ciclofosfamida, además de la supresión de la médula ósea, tiene efectos adversos como cistitis hemorrágica, cáncer de vejiga y supresión gonadal, asociados a los efectos colaterales de los corticosteroides. Un régimen alterno tan efectivo como ciclofosfamida y corticosteroides es la combinación de rituximab (anticuerpo monoclonal) y corticosteroides; el rituximab a la dosis de 375 mg/m^2/semanal durante 4 semanas; sus efectos colaterales severos son reacciones mucocutáneas, reactivación de la hepatitis B e, infrecuentemente, leucoencefalopatía multifocal progresiva.

GRANULOMATOSIS EOSINOFÍLICA CON POLIANGITIS (SÍNDROME DE CHURG-STRAUSS)

La edad promedio de inicio es a los 48 años y predomina en las mujeres. Es una enfermedad semejante a la poliarteritis nudosa pero se diferencia de ella por estar precedida de un estado alérgico como asma, rinitis, pólipos nasales o infecciones respiratorias, y básicamente por comprometer el pulmón. Se puede observar arteritis coronaria y periférica, mononeuritis múltiple y glomerulonefritis. La piel presenta nódulos y púrpura palpable. Los exámenes que ayudan al diagnóstico son una leucocitosis con eosinofilia mayor de 15%, anemia, VSG acelerada y elevación de la IgE. Aproximadamente la mitad de los pacientes tiene ANCA circulante contra *mieloperoxidasa* (MPO). La Rx del tórax muestra un infiltrado intersticial y lesiones nodulares, generalmente migratorias o transitorias. La biopsia es semejante a la PAN, con la diferencia de que hay infiltración de eosinófilos y granulomas perivasculares con células epitelioides y gigantes. Existe un cuadro denominado de imbricamiento o "sobreposición" que comparte las características clínicas de la PAN y la granulomatosis eosinofílica con poliangitis. El tratamiento es semejante al de la granulomatosis con poliangeitis.

VASCULITIS IgA (PÚRPURA DE HENOCH-SCHÖNLEIN)

Es un síndrome que se presenta en ambos sexos y a cualquier edad, aun cuando 80% de los casos se presenta en pacientes menores de 20 años. La histopatología revela una vasculitis leucocitoclástica de vasos pequeños provocada por la acción de diversos antígenos mediante una reacción de hipersensibilidad tipo III, por la cual, los complejos inmunes IgA1 y C3 se depositan básicamente en los vasos de la piel, articulaciones, serosa del tubo digestivo y membrana basal del riñón. En dichos órganos se produce una reacción inflamatoria en los vasos sanguíneos con aumento de la permeabilidad vascular. Las principales causas asociadas a esta vasculitis son infecciones bacterianas (*streptococcus beta* hemolítico), alimentos, vacunas, picaduras de insectos y fármacos.

Clínicamente se manifiesta con la triada: erupción cutánea o púrpura palpable en todos los pacientes, artralgia/artritis y dolor abdominal en el 85% y 65% de los casos respectivamente. Un 2-5% puede complicarse con glomerulonefritis aguda o crónica progresiva, indistinguible de la nefropatía IgA (esta última se limita solo al riñón). Los exámenes de laboratorio revelan una leucocitosis leve, recuento plaquetario normal y, en algunos, casos eosinofilia. Elevación de la IgA y complemento sérico normal.

La lesión cutánea consiste en maculopápulas eritematosas (púrpura palpable), en ocasiones pruriginosas, autolimitadas (6-8 semanas), que pueden ir desde lesiones aisladas de unos milímetros hasta la confluencia de ellas. Según la edad del paciente, la erupción posee dos tipos de distribución. En los pacientes pediátricos, las lesiones aparecen principalmente en la región glútea o en el dorso, aunque pueden presentarse en los miembros superiores e inferiores, tronco, cuello y rara vez en cara. Por el contrario, en los pacientes adultos, la distribución de las lesiones es simétrica y centrípeta; se inician en el dorso de ambos pies, ascienden y en varios días se localizan en tobillos, piernas, muslos y se detienen tanto en la región inguinal como glútea; rara vez llegan al tronco o las extremidades superiores y respetan cuello y cabeza. Cuando se presenta en pacientes encamados, las lesiones se localizan en la región dorsal.

Por tratarse de una vasculitis, estas lesiones desaparecen a la digitopresión, aunque, la extravasación de glóbulos rojos puede producir posteriormente petequias o pequeñas equimosis que no desaparecen a la presión; finalmente van cambiando de color rojo a café oscuro y ocre hasta desaparecer. En pocas ocasiones por trombosis capilar dejan como secuela pequeñas úlceras que cicatrizan posteriormente.

El tratamiento en la mayoría de los casos es sintomático. Cuando las lesiones cutáneas son extensas y hay afección visceral, especialmente renal y gastrointestinal, se recomienda el uso de metilprednisolona, 500-1.000 mg/ EV diarios por tres días, seguido de prednisona, 1 mg/kg/día/VO por el menor tiempo posible según la evolución clínica.

SINDROME DE BEHÇET

Es una vasculitis de arterias de todos los tamaños, aunque la lesión venosa es la más frecuente. Se producepanarteritis o panflebitis, engrosamiento de la íntima por fibrosis y obstrucción de la luz. La enfermedad afecta con más frecuencia individuos de la tercera década y es dos veces más frecuente en el hombre. Los pacientes cursan con úlceras orales o aftas, las cuales suelen ser extensas, dolorosas, de fondo amarillento, rodeadas de un halo eritematoso y que se resuelven sin dejar cicatriz en menos de tres semanas; tienden a respetar el dorso de la lengua y el paladar duro. Las úlceras genitales se presentan en 75% de los pacientes y asientan en el pene y el escroto en el hombre y en la vulva y vagina en la mujer, son dolorosas y más profundas que las orales y suelen dejar cicatriz. Las lesiones oculares se presentan en 30-70% e incluyen uveitis, iridociclitis, vasculitis retiniana y neuritis óptica que genera ceguera. También pueden observarse lesiones acneiformes en la piel, nódulos, eritema nudoso, tromboflebitis superficial migratoria, trombosis arterial y púrpura palpable, además de artritis de grandes articulaciones, no deformante, oligoarticular y asimétrica. Las complicaciones vasculares son aneurismas arteriales y trombosis venosa (profunda de los miembros inferiores, vena cava, porta y senos venosos cerebrales). Se describe también meningoencefalitis, déficit motor focal, ataxia, manifestaciones psiquiátricas, ulceraciones en el íleon distal o ciego. Se puede presentar el fenómeno de la patergia, que consiste en la aparición de pápulas o pústulas ante la más mínima erosión de la piel o inyección intradérmica de solución salina.

Los exámenes de laboratorio revelan leucocitosis con desviación a la izquierda, VSG acelerada, inmunocomplejos circulantes. En las etapas avanzadas están presentes en el suero autoanticuerpos contra enolasa alfa de las células endoteliales y anticuerpos anti-*Sacharomyces cerevisiae* (ASCA), característicos de la enfermedad de Crohn.

El tratamiento consiste usualmente en prednisona, 1 mg/Kg/día VO, hasta disminuir las manifestaciones clínicas; luego, deben retirarse progresivamente. Para el tratamiento de las úlceras orales y genitales es efectivo el uso de la colchicina en dosis de 1,5-2 mg/día VO. La talidomida, 100 mg/día VO, es también útil para el tratamiento de las manifestaciones mucocutáneas. Para las complicaciones se ha usado la azatioprina (2 mg/kg/día) y metotrexato (25 mg/semanal).

ANGITIS LEUCOCITOCLÁSTICA CUTÁNEA

Es la forma más común de vasculitis, denominada también vasculitis por hipersensibilidad o vasculitis cutánea idiopática. Afecta de preferencia las arteriolas, capilares y vénulas de la piel, y ocasionalmente se lesionan órganos internos como riñones y tubo digestivo; raramente produce una glomerulonefritis de curso benigno. La biopsia de piel revela un infiltrado de polimorfonucleares en las paredes y alrededor de los vasos sanguíneos de la dermis; muchos neutrófilos están fragmentados, dando origen al llamado "polvo nuclear", razón por la que se le denomina *vasculitis leucocitoclástica.* Se han encontrado depósitos granulares de IgM, IgG, C3 y complejos antígeno-anticuerpo en los vasos comprometidos, que supone un mecanismo de hipersensibilidad tipo III en la patogénesis de la inflamación vascular. La enfermedad puede ser idiopática (30% se desconoce la causa) o secundaria, precedida de múltiples factores: *medicamentos:* penicilina y betalactámicos, isoniazida, sulfas, AINES, anticonvulsivantes, alopurinol, metildopa, quinolonas, sueros heterólogos, quinidina, procainamida; antagonistas del factor de necrosis tumoral alfa (TNFa). *Microorganismos:* *Streptococcus B-hemolítico* y virus de la hepatitis B.

En esta vasculitis se observa la clásica "púrpura palpable" caracterizada por lesiones que se presentan al mismo tiempo, tienen la misma antigüedad y van desde alteraciones puntiformes hasta varios centímetros de diámetro, que pueden ser pruriginosas y dolorosas, además de pápulas, nódulos, vesículas, ampollas, úlceras y urticaria recurrente crónica, localizadas de preferencia en los miembros inferiores. Además de la manifestación cutánea puede presentarse ocasionalmente fiebre, artralgias y linfadenopatías. Por lo general cede al suspender la noxa y responde al uso de antihistamínicos corrientes y AINES. De no haber respuesta se emplea colchicina a la dosis de 0.5 a 2 mg VO BID o los corticosteroides (prednisona) 1 mg/kg/día, por el tiempo más corto posible según la evolución clínica.

REFERENCIAS

Bums J, Glodé M. Kawasaki syndrome. Lancet. 2004; 364: 533-544.

De Groot K, Harper L, Jayne D, et al. Pulse versus daily oral cyclophosphamide for induction of remission in antineutrophil cytoplasmic antibody-associated vasculitis: a randomized trial. Ann Intern Med. 2009; 150: 670-680.

Jennette JC, R. J. Falk RJ, P. A. Bacon PA, et al. 2012 Revised International Chapel Hill Consensus Conference Nomenclature of Vasculitides. Arthritis & rheumatism. 2013; 65 (1): 1-11.

Molloy ES and Langford CA Vasculitis mimics. Current Opinion in Rheumatology. 2008, 20:29-34.

Rasmussen N. The 2012 revised international Chapel Hill consensus conference nomenclature of the vasculitides. Ann Rheum Dis. 2012;71(Suppl 3):16.

Stone J, Merkel P, Spiera R, Seo P, Langford C, et al. Rituximab versus Cyclophosphamide in ANCA-associated renal vasculitis. N Engl J Med. 2010; 363: 221-232.

Valero M, García P, Zea A. Concepto, clasificación y etiopatogenia de las vasculitis. Medicine. 2005; 9: 2001-2009.

WALLER R ET AL. Best Practice & Research Clinical Rheumatology. 2013; 27: 3-17.

WATTS R, LANE S, HANSLIK T ET AL. Classification algorithm of vasculitis. Annals Rheumatic Diseases, 2007; 66: 222-227.

YURDAKUL S ET AL: Behcet síndrome. Curr Opin Rheumatol. 2004; 16: 38. Wiik A. Drug-induced vasculitis. Current Opinion in Rheumatology. 2008, 20:35–39.

DORSOLUMBALGIAS

Erik Muñoz

INTRODUCCIÓN

Los dolores de espalda (dorsalgias) y de la región lumbar (lumbalgias) son extremadamente frecuentes en la práctica médica, siendo una de las primeras causas de consulta en medicina interna. Esto tiene su explicación por la estructura y funciones de la región dorsolumbar: el raquis, con sus ligamentos que lo estabilizan, discos intervertebrales, músculos, médula espinal y sus envolturas, nervios segmentarios y vasos sanguíneos, aunque en un 80% de los pacientes se desconoce la explicación anatomopatológica del dolor.

La columna vertebral posee una parte anterior, compuesta por los cuerpos vertebrales que soportan el peso del organismo, y una posterior formada por los arcos vertebrales que forman el conducto raquídeo. Los cuerpos vertebrales están separados por medio de los discos intervertebrales, que tienen una porción central denominada núcleo pulposo, rodeada por un anillo fibroso que amortigua las sacudidas que sufre el encéfalo y la médula durante la marcha, los movimientos y los traumas del raquis. La estabilidad de la columna vertebral se debe a la presencia de ligamentos muy fuertes, algunos longitudinales, que unen las vértebras a lo largo de la columna, y otros cruzados y oblicuos entre los segmentos vertebrales. El raquis se articula con la pelvis merced a las articulaciones sacroilíacas reforzadas por poderosos ligamentos y a la caja torácica por las costillas que se articulan con las vértebras dorsales.

Los músculos de la región cérvico-dorso-lumbar están dispuestos en tres planos que permiten un extraordinario sostén y estabilidad de la columna y a la vez le facilitan los variados movimientos de flexión, extensión, rotación e inclinación hacia los lados. Dentro del conducto raquídeo, la médula espinal proyecta los nervios raquídeos que emergen por los agujeros de conjunción para inervar el tronco y las extremidades. Los nervios sensitivos, motores y autónomos para las estructuras de sostén del tronco, extremidades y vísceras abdominales, se ubican en la región dorsolumbar. Por otra parte, los órganos abdominales y pélvicos se mantienen en posición normal gracias al sostén de los ligamentos suspensores que los unen a la pared anterior del raquis.

Estas consideraciones anatómicas explican el por qué las dorsolumbalgias pueden ser producidas por diversas afecciones que comprometen cualquiera de las estructuras y órganos mencionados. Las dorsalgias puras son poco frecuentes si se comparan con las lumbalgias, puesto que la columna lumbar es la que soporta más carga y posee mayor movimiento.

Etiopatogenia. Las causas más comunes de dorsolumbalgias son las afecciones mecánicas y traumáticas de la espalda y región lumbar, como esguinces, distensiones, torsiones y fracturas, consecuencia de levantar objetos pesados, movimientos bruscos, caídas de cierta altura o desaceleraciones bruscas en accidentes de tránsito. Otras causas frecuentes de dorsolumbalgias son osteoartrosis, vicios posturales, contracturas musculares, anomalías congénitas de la columna (alteraciones vertebrales, cifosis, escoliosis y espina bífida), espondilolisis y espondilolistesis, metástasis o cáncer primario de los cuerpos vertebrales, protrusión o hernia de los discos vertebrales lumbares y, finalmente, factores emocionales que pueden originar, agravar y mantener dolores dorsolumbares, particularmente en pacientes con neurosis, ansiedad, depresión e hipocondría.

Por último, en la región dorsolumbar pueden ocurrir los llamados dolores referidos ocasionados por afecciones como neumotórax, dolor coronario, pleuroneumopatías, úlcera péptica, colecistitis, aneurisma disecante de la aorta torácica o abdominal (en esta patología el dolor se irradia a escrotos y piernas), cólico nefrítico, prostatitis, absceso perirrenal, fibromiomas y retroversión uterina. En líneas generales y para los fines prácticos de este capítulo, los dolores más frecuentes se pueden clasificar en dorsalgias puras, dorsolumbalgias, lumbalgias puras, lumbociáticas y ciáticas.

Dorsalgias puras. Las más frecuentes son las ocasionadas por osteoartrosis, contracturas musculares, cifosis dorsal, espalda recta, escoliosis, trastornos estáticos de los jóvenes, cifosis juvenil o enfermedad de Scheuermann, disfunción intervertebral segmentaria y los dolores referidos. Además, causas menos frecuentes como artropatías inflamatorias seronegativas (espondilitis anquilosante), tumores, metástasis óseas y abscesos epidurales.

Dorsolumbalgias. Se pueden deber a las mismas causas que originan las dorsalgias puras, pero la gran mayoría es por trastornos de la estática debido a modificaciones funcionales o anatómicas de los ejes de carga de la columna, como ocurre en la hiperlordosis lumbar, la hipercifosis dorsal, la espalda recta y la escoliosis, también por irritación de las ramas sensitivas dorsolumbares (D10 a L1), traumatismos óseos como esguinces, distensiones y torsiones agudas de la columna dorsolumbar, ruptura de los discos intervertebrales y fracturas vertebrales, artritis seronegativas (espondilitis anquilosante, artritis psoriásica, síndrome de Reiter y enfermedad inflamatoria intestinal), artritis hipertrófica y, finalmente, enfermedades destructivas del tipo de las neoplasias, infecciosas (*S. aureus*), osteoporosis, enfermedad de Paget, periartropatía de la cadera, osteoartritis en personas de edad con sobrepeso, lesiones del ligamento longitudinal común posterior y, finalmente, por compromiso de las articulaciones posteriores, otros ligamentos y pequeña musculatura autónoma. Se describirán las causas más trascendentales observadas en la práctica diaria.

Osteoporosis (microfracturas). Es digna de analizar por su alta frecuencia en mujeres a partir de la cuarta edad como consecuencia de menopausia, corticoterapia, hipertiroidismo, hiperparatiroidismo y enfermedad de Cushing. Se debe a una disminución de la masa ósea que condiciona aplastamientos vertebrales al efectuar movimientos bruscos, caer e, inclusive, hacer movimientos triviales. Afecta particularmente las vértebras dorsales más bajas. El diagnóstico se orienta por la radiología, que revela una reducción homogénea de la densidad ósea, adelgazamiento de la cortical y aplastamientos vertebrales en "cuña". Las compresiones medulares consecuencia del aplastamiento vertebral son rarísimas, puesto que el muro posterior del raquis permanece intacto. Es importante para el diagnóstico la densitometría ósea. El tratamiento consiste en reposo y ejercicios isométricos de manera sistemática para prevenir la atrofia muscular, AINES, consejos para prevenir futuros aplastamientos vertebrales y caídas, aporte suficiente de calcio y tratamiento farmacológico (ver capítulo de osteoporosis).

Osteomielitis de la columna (espondilodiscitis). Puede ser osteomielitis vertebral, discitis (inflamación del disco intervertebral) y abscesos epidurales producto de siembras bacterianas de procesos infecciosos a distancia. Se debe generalmente a *S. aureus*, gramnegativos y bacilo tuberculoso. Cursa con fiebre, compromiso del estado general, puntos dolorosos sobre las vértebras, leucocitosis y aumento de la VSG. La RM es superior a la gammagrafía ósea para determinar los procesos infecciosos de cuerpos vertebrales, discos y regiones paravertebrales. Una lesión discal acompañada de compromiso vertebral en la RM sugiere infección.

Espondilitis anquilosante. Es una artritis inflamatoria seronegativa (factor reumatoide ausente), crónica y progresiva que compromete la columna en general, las articulaciones sacroilíacas y, en menor grado, las grandes articulaciones de los miembros inferiores y esporádicamente las pequeñas. Es más frecuente en el sexo masculino entre los 18 y 30 años de edad. EL HLA B27 está presente en el 90% de estos pacientes, indicativo de un gen predisponente de esta enfermedad. Los dolores de la columna en general se presentan durante el reposo y las posiciones antálgicas no lo calman. Existe rigidez universal de la columna, especialmente matinal, así como una disminución de la expansión torácica. La Rx de la columna revela en los estados avanzados una forma en "caña de bambú" y signos de sacroileitis (erosiones y esclerosis de la articulación). Puede acompañarse de monoartritis, oligoartritis periférica, sinovitis y entesopatías. Suele haber manifestaciones extraarticulares como uveitis anterior no granulomatosa, amiloidosis renal e insuficiencia aórtica. En esta enfermedad existen muchas probabilidades de invalidez, por lo que el diagnóstico debe ser precoz para una fisioterapia inmediata y tratamiento farmacológico.

Lumbalgias puras. Se caracterizan por dolor ubicado especialmente en la región lumbosacra y en el ángulo costovertebral. Se puede deber a las mismas causas que originan las dorsolumbalgias, pero la gran mayoría es por trastornos de la estática ocasionados por modificaciones funcionales o anatómicas de los ejes de carga de la columna, como ocurre en la hiperlordosis lumbar; también por irritación de las ramas sensitivas lumbares (D11 a L1), por compromiso de las articulaciones posteriores con dolores que se irradian a las crestas ilíacas, por anomalías vertebrales congénitas lumbares (espina bífida), por espondilolisis y espondilolistesis (desplazamiento de una vértebra sobre otra, generalmente L5 sobre S1 o L4 sobre L5), traumatismos óseos que ocasionan esguinces, distensiones y torsiones agudas de la columna lumbosacra, ruptura de los discos intervertebrales y fracturas vertebrales; artritis hipertrófica y, finalmente, enfermedades destructivas del tipo de las neoplasias, infecciosas (TBC) y metabólicas (osteoporosis), enfermedad de Paget, periartropatía de la cadera, osteoartritis en personas de edad con sobrepeso, lesiones del ligamento longitudinal común posterior y, por último, al compromiso de las articulaciones posteriores, otros ligamentos y pequeña musculatura autónoma.

Neoplasias de la columna. Se sospecha de ellas en personas mayores de 50 años; las metástasis vertebrales provienen generalmente de la mama, pulmón, tiroides o próstata, aunque pueden ser por mieloma múltiple, leucemias, linfomas o tumores primarios medulares o extradurales. Cursan con anemia y aumento de la VSG. La RM es más sensible para metástasis de la columna (96%) que la gammagrafía ósea (77%).

Lumbociáticas y ciáticas. Se producen dolores intensos agudos o crónicos de la región lumbosacra, con irradiación a los miembros inferiores hasta el talón y el pie, siguiendo un trayecto radicular por lesión de una raíz nerviosa con déficit neurológico sensitivo-motor (parestesias, hiper o hiposensibilidad cutánea, alteración de los reflejos osteotendinosos y paresias del miembro afectado). Generalmente es producida por un prolapso discal, estenosis idiopática degenerativa del canal espinal, síndrome de la cola de caballo, reabsorción del disco intervertebral, discitis e hipertensión venosa intravertebral.

Hernia discal. La enfermedad se debe a una compresión radicular, generalmente de la región L4 -L5 y L5 S1, que abarca el 95% de los casos y, L2-L4, el 2 al 5%. El dolor se exacerba sentado y alivia al levantarse. El compromiso de las raíces da origen a una sintomatología en particular:

L2-L4: dolor y parestesia en la cara posterolateral o anterior del muslo y anterointerna de la pierna.

L3-L4: disminución de la fuerza extensión de rodilla por compromiso del músculo cuadríceps y disminución del reflejo rotuliano.

L4-L5: ocasiona dolor y parestesias que se irradian a la cara posterior del muslo, anterolateral de la pierna y cara interna del pie y dedo gordo. Disminución dorsiflexión del pie y del primer dedo del pie, y los reflejos están conservados.

L5-S1: ocasiona dolor y parestesia de cara posterior del muslo y la pierna, región posterolateral del pie y dedos laterales; debilidad para la flexión plantar y los dedos, así como para caminar en la punta de los dedos (por compromiso del músculo peroneo). Hay disminución del reflejo aquiliano y la maniobra de Lasègue es positiva.

Estenosis del canal raquídeo. Se producen compresiones de raíces nerviosas como consecuencia de hipertrofia de las facetas articulares del ligamento amarillo. El paciente refiere dolor lumbar y parestesias en los miembros inferiores, que empeoran con la extensión del tronco y al caminar (claudicación neurogénica), la cual cede a los 10 o 15 minutos de reposo; igualmente se calma sentarse. Se observa un déficit sensorial por dermatomas, maniobra de Lasègue positiva y debilidad muscular.

Síndrome de cola de caballo. Se debe a lesiones plurirradiculares como resultado de un gran esfuerzo con rotación o extensión violenta del tronco o una hernia discal voluminosa de la línea media. Es de instalación súbita y progres con dolor lumbar irradiado a la fosa ilíaca y arco crural, anestesia en "silla de montar" (región perianal y cara interna de los muslos), parestesias y debilidad de ambas piernas, ausencia de reflejos osteotendinosos y trastornos de los esfínteres (retención urinaria). Generalmente es una emergencia neuroquirúrgica, aunque los casos crónicos pueden tratarse electivamente.

DIAGNÓSTICO

El enfoque inicial de las dorsolumbalgias debe estar orientado a determinar el tiempo de evolución, puesto que el 90% de ellas remite en las primeras 4 semanas después del inicio de la sintomatología. Se puede determinar la duración de la sintomatología según su prolongación en el tiempo: agudo (menos de 6 semanas), subagudo (entre 6 semanas y 3 meses) y crónico (más de 3 meses). Para evaluar un dolor dorsolumbar es importante una adecuada historia clínica: edad, ocupación, antecedente de traumatismo, manifestaciones similares previas, en qué tipo de actividad apareció del dolor, localización, empeoramiento de los síntomas (por el ejercicio y los cambios posturales), alivio, duración, periodicidad, síntomas neurológicos asociados (parestesias, disestesias, hipostesias) y pérdida de control de esfínteres.

Durante el interrogatorio es importante detectar síntomas que sugieran "malignidad" o que pueda estar cursando un proceso neoplásico o infeccioso. Estas son las llamadas "banderas rojas" del dolor dorsolumbar (Tabla 98).

TABLA 98. "BANDERAS ROJAS" DEL DOLOR DORSOLUMBAR

- Edad: < de 20 años o > de 55
- Historia de cáncer
- Pérdida inexplicable de peso
- Factores de riesgo para infección espinal: infección bacteriana reciente como IVU, drogadicción EV, punciones lumbares, acupuntura
- Inmunosupresión (corticoterapia, trasplante o HIV)
- Dolor nocturno severo o que empeora en el supino

El examen físico debe comprender inspección de la columna para buscar deformidades, pruebas exploratorias de movilidad del cuello, raquis y extremidades (flexión, extensión y rotación); determinar alteraciones neurológicas (motoras, sensitivas, sensoriales (micción y defecación) e hiporreflexia osteotendinosa; exploración signos de que sugieran radiculopatía, como la maniobra de Lasègue o Bragard.

Los estudios radiológicos deben indicarse ante un cuadro de dolor persistente (> 1 mes) o empeoramiento de la sintomatología a pesar de un tratamiento apropiado o en presencia de "banderas rojas". Radiografías simples y dinámicas para evaluar lesiones de la columna (destrucción vertebral, masas, tumores, infecciones de las estructuras paravertebrales, anormalidad de las caras articulares, degeneración discal, espondilosis, espina bífida oculta, sacralización de la quinta lumbar o lumbarización de la primera sacra) y articulaciones sacroilíacas para observar "sacroileitis", tomografía computarizada para evaluar estructuras óseas (fracturas, atrofia facetaría) y estrechez del canal medular. La RM es el estudio de elección en patología de columna por permitir la visualización de las estructuras normales y patológicas en ella contenidas (médula espinal, ligamentos, raíces nerviosas, disco intervertebral, grupos musculares); estudios más especializados, electromiografía y conducción nerviosa, que permiten confirmar el compromiso neurológico radicular. La gammagrafía ósea es útil para descartar malignidad o infección en presencia de una radiografía normal.

Los estudios de laboratorio deben incluir hematología básica y reactantes de fase aguda (PCR, VSG) cuando se sospeche de infección y artritis, proteínas séricas para descartar un mieloma, la fosfatasa alcalina se eleva por la actividad osteoblástica en fracturas y metástasis y el antígeno prostático específico (total y libre) para el carcinoma metastásico de la próstata. El PPD es útil para orientar a una tuberculosis, el HLB27 cuando se piensa en una espondilitis anquilosante y el TC para evaluar ruptura de ligamentos y contusiones/contracturas musculares.

TRATAMIENTO

Cualquiera que sea el diagnóstico, el tratamiento del dolor dorsolumbar leve a severo, con cierto grado de invalidez, incluye medidas generales, farmacológicas y quirúrgicas. El tratamiento de más del 80% de los pacientes con dorsolumbalgias debe ser médico y consiste en reposo en cama, fisioterapia, analgesia y relajantes musculares según el caso.

Medidas generales

1. Reposo en cama dura. Se usa cuando el dolor es muy severo, particularmente en las hernias discales protruidas. Se prefiere la posición semirreclinada con almohadas bajo las rodillas y los hombros, y no menos de dos semanas ni más de cuatro. Solo se debe permitir al paciente sentarse para comer e ir al baño

2. Higiene postural adoptar posturas especiales, corregir vicios posturales, efectuar correctamente ciertos trabajos, evitar tacones altos, levantar adecuadamente objetos pesados (doblar las rodilla) y corregir la obesidad

3. Fisioterapia. Terapia sedativa que incluye manejo con frío y calor local o estimulación eléctrica para disminuir el espasmo muscular y calmar el dolor. Higiene postural para el correcto posicionamiento y movilización de la columna. Fortalecimiento del grupo muscular espinal (la natación es muy útil para el dolor lumbar crónico)

4. Inmovilizaciones. En caso de dorsolumbalgias sin indicación quirúrgica es recomendable el uso de corsés y tirantes para aumentar la presión intraabdominal e inmovilizar temporalmente la articulación lumbosacra. En los pacientes con artritis reumatoide y osteoartritis, las fajas y corsés pueden ser de ayuda en los lapsos de enfermedad activa, mientras que en los períodos asintomáticos, el ejercicio dirigido refuerza los músculos y mejora las posibilidades de movimiento

5. Ultrasonido, estimulación neural eléctrica transcutánea y diatermia de onda corta

Medidas farmacológicas

1. Analgésicos. Se puede usar cualquiera de los analgésicos comunes: acetaminofen, dipirona o AINES como ibuprofeno o naproxeno, o los nuevos inhibidores preferenciales o selectivos de de la COX_2 (meloxicam, celecoxib, etericoxib, acetamicina). Para casos severos se debe indicar codeína, sola o combinada con analgésicos como acetaminofen y corticoesteroides orales o endovenosos

2. Infiltraciones locales de los puntos dolorosos con lidocaína o novo-caína, solas o combinadas con dexametasona o betametasona

3. Relajantes musculares (tiocolchicósido, metocarbamol, tizanidina)

Medidas quirúrgicas

1. Estenosis espinal si aparecen signos sugestivos de déficit neurológico

2. Estados severos de espondilolistesis. Se debe recurrir a la fijación quirúrgica del segmento listésico con laminectomía, remoción del disco y fusión en casos graves.

3. Tumores o lesiones óseas que compriman las raíces nerviosas. Se debe indicar irradiación, descompresión quirúrgica y la quimioterapia.

4. Hernias discales con afectación progresiva de nervios sensitivomotores tipo ciática intratable, con maniobra de Lasègue positiva, ausencia de reflejos y compromiso de esfínteres o si persisten estas manifestaciones después de los 4 a 6 meses de tratamiento conservador.

5. Síndrome de la cola de caballo con afectación de esfínteres (retención urinaria), anestesia en silla de montar (región perianal y cara interna de los muslos), parestesias y debilidad de ambas piernas.

REFERENCIAS

BAGLEY LJ. Imaging of spinal trauma. Radiol Clin North Am. 2006; 44: 1.

BHANGLE SD, ET AL: Back pain made simple: An approach based on principles and evidence. Cleve Clin J. Med. 2009; 76: 393.

CAVLIER R ET AL. Spondylolysis and spondylolisthesis in children and adolescent: Diagnosis, natural history, and non-surgical management. J Am Acad Orthop Surg. 2006; 14:417.

DEYO RA & EINSTEIN IN. Low Back pain N Engl J Med. 2001; 344 (5).

EHRLICH GE, KHALTAEV NG. Low back pain initiative. Geneva: World Health Organization; 1999.

INSTITUTE FOR CLINICAL SYSTEMS IMPROVEMENT HEALTH CARE GUIDELINES. Adult Acute and Subacute low back pain. November 2012. www.icsi.org.

KOES BW, TULDER MW VAN AND THOMAS S. Diagnosis and treatment of low back pain BM. 2006; 332; 1430-1434.

MANAGEMENT OF OSTEOPOROSIS IN POST MENOPAUSAL WOMEN: 2010 Position Statement of the North American Menopause Society. Menopause 2010; 17(1):25-54.

PEUL WC ET AL. Surgery versus prolonged conservative treatment for sciatica. N Engl J Med. 2007; 356: 2245.

SIEPER J ET AL. The Assesment of Spondyloarthritis International Society (ASAS) habdbook: A guide to assess spondyloarthritis. Ann Rheum Dis. 2009; 68: ii1.

WEINSTEIN JN ET AL. Surgical vs nonoperative treatment for lumbar disc herniation. The spine patients outcomes research trial (SPORT): A randomized trial. JAMA. 2006; 296: 2441.

REUMATISMO DE TEJIDOS BLANDOS

Luisa Betancourt de Adarmes +
Yohama Caraballo-Arias

INTRODUCCIÓN

El reumatismo de tejidos blandos es una causa frecuente de consultas en medicina interna y reumatología; genera ausentismo laboral y cada vez son más los casos que se declaran como *enfermedad ocupacional,* tanto en países desarrollados como en otros en vías de desarrollo. Generalmente es causado por microtraumas agudos o crónicos, cuya causa habitual es el abuso de movimientos repetitivos y posturas forzadas sobre tendones, entesis y bursas, durante ciertas actividades laborales y recreativas, sin embargo, pueden ser manifestaciones prodrómicas de algunas enfermedades sistémicas, metabólicas e inflamatorias como diabetes mellitus, hipotiroidismo y artritis reumatoide, LES y miopatías inflamatorias. El impacto epidemiológico y las consecuencias socioeconómicas del reumatismo de tejidos blandos son significativos; se estima que su prevalencia varía entre el 3 y el 15% y, obviamente, supera las artritis propiamente dichas (AR, LES). Lamentablemente, los recursos asignados para la investigación y difusión del conocimiento de estas enfermedades son muy escasos; no obstante, el interés de la comunidad médica acerca de estas afecciones es cada vez mayor, hecho que redunda en la calidad de atención de los pacientes con la consecuente disminución de sufrimiento, discapacidad y pérdidas socioeconómicas personales y laborales.

El reumatismo de tejidos blandos también se conoce como trastornos musculoesquelético (TME) y está considerado una de las principales causas de morbilidad en el mundo, muy común y potencialmente discapacitante, pero prevenible. Clínicamente se caracteriza por dolor regional de las extremidades y comprende un amplio número de enfermedades que afectan músculos, tendones, vainas tendinosas y componentes periarticulares y neurovasculares. Por similitudes clínicas y etiopatogénicas se incluyen algunas neuropatías por atrapamiento (síndrome del túnel del carpo y la neuropatía del nervio axilar), ciertos procesos vasculares como el síndrome del opérculo torácico y los síndromes compartamentales crónicos, además de enfermedades generalizadas como fibromialgia, síndrome miofascial y síndrome de fatiga crónica. Otras enfermedades a tener en cuenta son la polimialgia reumática y las fases iniciales de las enfermedades autoinmunes, que cursan con aumento de la VSG y PCR.

Hoy día se sabe que estos trastornos son de origen multifactorial y la OMS los define como "desórdenes relacionados con el trabajo" que pueden ser causados tanto por exposiciones ocupacionales como no ocupacionales. Sin embargo, casi todos los TME guardan relación con el trabajo, aunque no hayan sido causadas directamente por la actividad laboral; impactan de manera importante en la calidad de vida de los trabajadores y en muchos países son consideradas *enfermedades laborales*. La comprensión sobre las causas de los TME ha progresado en los últimos años en el campo de la epidemiología, biomecánica de la carga, tolerancia de los tejidos, respuesta fisiológica a la carga sobre los tejidos, percepción del dolor, influencias individuales, genéticas, psicosociales y organizacionales, y el papel de las intervenciones médicas primarias y secundarias.

Un error conceptual es la utilización del sufijo "itis", que indica inflamación como, por ejemplo, en las designaciones "síndromes de tendinitis-bursitis" y "periartritis", cuando la evidencia histopatológica en diversos síndromes de mano, muñeca, codo, hombro y pie no revela inflamación, sino que se trata de una tendinosis angiofibroblástica. Este proceso, que se repite con pequeñas variaciones en los distintos cuadros, está caracterizado por hiperplasia vascular, desorganización de fibras colágenas, incremento de la sustancia intercelular, hiperplasia miofibroblástica y metaplasia fibrocartilaginosa. Una denominación correcta de estos síndromes sería la sustitución de "itis" por "patía" u "osis"; por ejemplo, tendinosis, tendinopatía o fasciopatía.

En Venezuela se aplica una lista de trastornos músculo-esqueléticos de origen ocupacional publicada en el CIE 10 - 2008 (Tabla 99).

Tabla 99. Listado de trastornos músculo-esqueléticos ocupacionales aplicados en Venezuela

Código 010	CIE 10	TRASTORNOS MÚSCULO-ESQUELÉTICOS
010-01	M54 5	Lumbago no especificado
010-02	M50	Trastorno del disco intervertebral
010-03	G56.0	Síndrome del túnel del carpo
010-04	M70	Trastornos de los tejidos blandos relacionados con el uso excesivo y la presión
010-05	M75	Lesiones de hombro
010-06	M77	Epicondilitis
010-08	M65	Sinovitis y tendinitis
010-09	M50.1	Trastorno del disco cervical con radiculopatía
010-10	M50.8	Otros trastornos del disco cervical
010-11	M51.1	Trastornos del disco lumbar con radiculopatía
010-12	M51.9	Trastornos de los discos intervertebrales no específicos
010-13	M70.1	Bursitis de mano
010-14	M70.2	Bursitis del olécranon
010-15	M70.3	Otras bursitis de codo
010-16	M70.5	Bursitis de la rodilla
010-17	M 70.8	Otros trastornos no especificados de los tejidos blandos relacionados con el uso excesivo y la presión
010-18	M 75.1	Síndrome del manguito rotador
010-19	M 75.5	Bursitis de hombro
010-20	M 75.9	Lesiones de hombro no especificadas

El reumatismo de partes blandas, según el área anatómica y las estructuras comprometidas, se puede agrupar en las siguientes patologías:

Extremidad superior (manos, carpo, codo, hombro): dedo en gatillo, tendinopatía de De Quervain, epicondilitis lateral, epicondilitis medial, bursitis olecraneana, síndrome de pinzamiento subacromial, tendinopatía bicipital y síndromes de atrapamiento neural (túnel del carpo y túnel de Guyon).

Cadera: síndrome trocantérico

Rodillas: síndrome anserino

Pies: talalgia plantar, síndrome del túnel del tarso

Otros síndromes: doloroso regional complejo, doloroso miofascial y fatiga crónica.

A continuación, y siguiendo una orientación de distal a proximal, se describen los aspectos más relevantes de los síndromes más frecuentes o representativos incluidos dentro de esta enfermedad.

DEDO EN GATILLO. El dedo en gatillo (dedo en resorte o tendinopatía flexora digital por atrapamiento), es una tendinopatía por compresión de los tendones flexores digitales de la mano durante su paso por debajo de las poleas flexoras en la cara palmar de las articulaciones metacarpofalángicas. Se debe a la hipertrofia de la vaina fibrosa digital por una lesión angiofibroblástica, generalmente por abuso de labores biomecánicas y en pacientes con diabetes. El diagnóstico es muy sencillo; el dedo se bloquea en flexión y al extenderlo se desbloquea con un chasquido palmar. Debido a que solo el 15% de los pacientes mejora espontáneamente, el dedo engatillado requiere intervención terapéutica. La infiltración local con esteroides de depósito es eficaz en 50% de los casos, después de la primera inyección. Luego de tres semanas, los dedos que no mejoran se pueden reinfiltrar. La liberación quirúrgica cerrada o abierta, es una alternativa cuando falla el manejo médico o estén contraindicados los corticoesteroides.

TENDINOPATÍA DE De QUERVAIN. También llamada "tendinopatía estenosante del primer túnel dorsal". Se produce por comprensión mecánica de los tendones que conforman la tabaquera anatómica (extensor corto y abductor largo del pulgar) cuando pasan por el primer compartimiento extensor de la región radial de la muñeca (apófisis estiloides del radio); se produce una lesión angiofibroblástica por el estrés biomecánico (rotación de la muñeca) debido al uso de herramientas manuales, madres noveles o cuidadoras de infantes, por cargarlos con el pulgar extendido. El cuadro clínico es característico, dolor en la cara radial de la muñeca, con importante dificultad para ejecutar acciones como girar la chapa de una puerta, manipular llaves o abrir botellas con tapón de roscas. El signo de Finkelstein despierta dolor de la tabaquera anatómica al apretar el pulgar con los dedos y girar la mano en sentido cubital. La infiltración con esteroides de depósito es el tratamiento de elección. Los raros fracasos al tratamiento médico requieren manejo quirúrgico.

EPICONDILITIS LATERAL. Denominada también "codo del tenista" o epicondilalgia, consiste en una tendinopatía angiofibroblástica por sobreuso de los tendones extensores de la muñeca cercana a su inserción proximal en el epicóndilo lateral; usualmente se autolimita si se reducen los factores causales. Se debe al abuso laboral o deportivo, un leve esfuerzo de carga o extensión con rotación forzada de la muñeca (desyerbar, destronillar). Los pacientes tienen dolor lateral del codo, que se exacerba al estrechar la mano al saludar o abrir una puerta; se encuentra un punto hipersensible inmediatamente distal al epicondilo lateral y la extensión resistida de la muñeca reproduce el dolor. El cuadro es regresivo cuando se deja evolucionar y se evitan esfuerzos mayores; el dolor desaparece espontáneamente en unos meses o en un año; a veces es conveniente poner el codo en reposo con un cabestrillo a 90°. Los AINES pueden ser útiles. La infiltración local es eficaz en la mayoría de los casos.

EPICONDILITIS MEDIAL. Denominado "codo del golfista" y "beisbolista", es una condición paralela a la epicondilitis lateral. La diferencia entre estas condiciones estriba en el hecho de que en la epicondilitis medial, los tendones afectados corresponden al origen de los músculos que efectúan la flexión y pronación de la muñeca (palmar mayor y pronador redondo), por lo que el dolor y disfunción son localizables en la proyección cutánea de la epitróclea y las maniobras de provocación, en los casos dudosos, consisten en la reproducción del dolor durante la flexión y pronación de la muñeca contrarresistencia. Recordemos que un 25-50% de estos pacientes puede tener una neuritis del nervio cubital, caracterizada por dolor exquisito al tacto del nervio en el canal epitrócleo-olecraneano e hipoestesia y parestesia en el lado cubital de la mano. Las medidas terapéuticas son similares a las empleadas en la epicondilitis lateral.

BURSITIS OLECRANEANA. Se asocia a la presencia de derrame en la bursa olecraneana, localizada entre la piel y la apófisis olecraneana, en el ápice del codo. Las condiciones desencadenantes frecuentes son los traumatismos crónicos por presión de origen ocupacional y la sinovitis intrabursal por artropatía inflamatoria crónica (artritis reumatoide o gota). La bursitis olecraneana séptica se puede presentar por el acceso de microorganismos a la bursa a través de abrasiones o fisuras cutáneas; el cuadro clínico se caracteriza por fiebre y afectación del estado general. El tratamiento depende fundamentalmente de la etiología; los casos atribuibles a microtraumatismo responden usualmente al drenaje de la bursa, vendaje compresivo y supresión del evento desencadenante. Los casos que aparecen en el contexto de una enfermedad inflamatoria articular o depósito de cristales responden al tratamiento dirigido contra la enfermedad subyacente.

SÍNDROME DE PINZAMIENTO SUBACROMIAL "TENDINITIS DEL MANGUITO DE LOS ROTADORES". Es uno de los más comunes de los reumatismos de partes blandas y por lo tanto, la causa más frecuente de dolor del hombro. Se debe a la compresión anatómica o dinámica del manguito rotador, constituido por los tendones del supraespinoso, infraespinoso, redondo menor y subescapular, lo cual provoca una lesión angiofibroblástica que en algunos casos progresa a la ruptura tendinosa parcial o completa. El tendón supraespinoso es el más vulnerable, seguido del infraespinoso. El diagnóstico se sospecha por dolor en la región superolateral del hombro, se irradia al deltoides, es recurrente con discapacidad/debilidad para llevar a cabo actividades que implican la abducción y rotación externa del hombro; además, se despierta dolor del hombro al tratar de tocar el omóplato con la mano. El ultrasonido y la RM son útiles para el diagnóstico. El tratamiento incluye AINES y ejercicios pendulares. En casos severos se hace la infiltración subacromial con esteroides por vía lateral. En casos refractarios al manejo médico o en quienes se demuestre comprensión anatómica o ruptura tendinosa, la tendencia actual es efectuar procedimientos quirúrgicos descompresivos y fijación con grapas.

TENDINOPATÍA BICIPITAL. La tendinopatía bicipital se asocia frecuentemente a la patología del manguito rotador debido a la proximidad anatómica entre estas estructuras. Se presenta con dolor en la cara anterior del hombro a lo largo de la proyección cutánea de la corredera bicipital. En el examen físico se aprecia hipersensibilidad al deslizar el dedo pulgar del examinador sobre el tendón bicipital a su paso por la corredera bicipital. El manejo sigue las guías generales para los síndromes de tejidos blandos: identificar y suprimir o modificar del factor biomecánico desencadenante, AINES, fisioterapia, infiltración con esteroides de depósito y en casos refractarios cirugía ortopédica.

SÍNDROME TROCANTÉRICO. Denominado anteriormente bursitis trocantérica, es una tendinopatía por abuso biomecánico de los tendones glúteos en un sitio cercano a su inserción en el trocánter mayor; la RM muestra que en la mayoría de los pacientes, la lesión anatómica es una tendinopatía o desgarro periinsercional del glúteo medio o del menor. Es común hasta un 15% en sujetos de la tercera edad. El paciente típico se queja de dolor en la región peritroncantérica y cara lateral de la cadera durante la marcha y a menudo cuando se acuesta sobre el lado afectado; el dolor se puede irradiar lateralmente hasta la rodilla y en algunos casos llega a la pierna. La maniobra diagnóstica más confiable es la palpación profunda, con la que se encuentra hipersensibilidad "exquisita" en el ángulo posterior del trocánter mayor. El tratamiento debe incluir la corrección de la anomalía biomecánica, AINES y fisioterapia. Los casos refractarios a estas medidas responden generalmente a la infiltración de esteroides de depósito en la región trocantérica.

SÍNDROME ANSERINO. Aún no se ha identificado la estructura anatómica que origina este padecimiento; anteriormente se llamaba "bursitis anserina", derivada de las estructuras que –se pensaba– eran su ubicación anatómica o tendón del pie anserino (el apelativo anserino denota su similitud con la pata de ganso); este corresponde a la inserción tendinosa de los músculos sartorios, grácil y semitendinoso en la cara medial de la tibia proximal y la bursa subyacente a esta inserción, que separa el tendón del sartorio de los otros dos tendones. Es una causa frecuente y fácilmente tratable de dolor inferomedial de la rodilla y se ha postulado que los síntomas se deben a una entesopatía del pie anserino o también reflejo de procesos patológicos del compartimiento medial de la rodilla como osteoartritis y rupturas o quistes del menisco. Su prevalencia es mayor en mujeres de mediana edad con sobrepeso/obesidad, así como en diabéticos. El ultrasonido no ha demostrado alteraciones en la bursa anserina. El diagnóstico es clínico y el tratamiento inicial incluye control ponderal, AINES y fisioterapia; en casos refractarios se infiltran esteroides de depósito en la zona dolorosa.

TALALGIA PLANTAR "FASCITIS PLANTAR". Es el reumatismo de partes blandas más frecuente de los miembros inferiores y se caracteriza por dolor en la región plantar del talón, específicamente percibido en el centro o en la región inferomedial del calcáneo. La talalgia plantar es relativamente frecuente en corredores recreativos o profesionales que tienen alteraciones biomecánicas con la marcha. En no atletas se puede desarrollar *de novo* o como manifestación de espondiloartropatías o artritis reumatoide. Esta entidad es también conocida erróneamente como fascitis plantar o espolón calcáneo, sin embargo, los estudios de imagen, ganmagrafía ósea, ultrasonido o RM han mostrado que en la gran mayoría de pacientes la anomalía corresponde a una fasciopatía angiofibroblástica en la región cercana a la inserción proximal de la fascia plantar. El diagnóstico no impone ningún reto para el clínico; hay dolor subcalcáneo a la presión digital y al apoyar el talón. En fases tempranas hay dolor con los primeros pasos; en casos de evolución prolongada, el dolor es permanente durante la marcha. El diagnóstico se confirma por la hipersensibilidad en la región plantar, en la parte central o inferomedial del talón, particularmente sobre la tuberosidad inferomedial del calcáneo. Aunque su eficacia no se ha demostrado definitivamente, se utilizan las siguientes medidas para corregir anomalías en la alineación del talón: uso de calzado con tacón elevado, dispositivo ortóticos como "taloneras" y férulas nocturnas para mantener el pie en dorsiflexión y ejercicios de distención del talón. Los AINES son útiles para el control sintomático. La aplicación de esteroides de depósito por inyección puede ser eficaz cuando las medidas previas han fracasado. Las ondas de choque extracorpóreas son eficaces a corto y largo plazo en sujetos que no han respondido a las medidas terapéuticas anteriores.

SÍNDROMES CANALICULARES O DE ATRAPAMIENTO NEURAL

Comprenden un conjunto de manifestaciones neurológicas debidas a la irritación mecánica de los nervios por causas reumáticas o no. El nervio se comprime a su paso por el desfiladero osteoligamentario y muscular inextensible o al atravesar una fascia aponeurótica o muscular. El diagnóstico definitivo se establece con la electromiografía.

SÍNDROME DEL TÚNEL DEL CARPO. Se trata de una neuropatía por atrapamiento del nervio mediano en el canal del carpo. Hay un claro riesgo ocupacional en actividades que implican el uso repetitivo y actividades contra resistencia de la mano y muñeca, como peluqueras, trabajadores manuales, empaquetadores. Cualquier condición que aumente el volumen del contenido (edema por embarazo, mixedema, amiloidosis) o produzca compresión extrínseca (contenido fibro-óseo-luxación del semilunar o inflamación por necrosis avascular del escafoides), resulta en incremento de la presión en el interior del túnel y compresión del nervio mediano en este sitio inextensible. Las manifestaciones clínicas varían según el estadio de la enfermedad y su etiología. Los pacientes con síndrome del túnel carpiano dinámico presentan parestesias nocturnas y diurnas en la región tenar y dedos pulgar, índice y parte del anular; en estadios avanzados de la enfermedad hay dolor, hipoestesia en el territorio del mediano y por lo general atrofia tenar. Para el diagnóstico es útil el signo de Tinel, que consiste en percutir a nivel de la cara palmar de la muñeca (ocasiona parestesia de uno o varios dedos), y la maniobra de Phalen, que consiste en mantener las muñecas en máxima flexión durante un minuto, y si aparecen parestesias se orienta el diagnóstico. La EMG confirma el compromiso del nervio mediano. El tratamiento debe incluir el manejo general de la enfermedad de base y la supresión o modificación del factor biomecánico desencadenante, además de las medidas locales necesarias para disminuir la presión en el canal del carpo. En pacientes con patología inflamatoria subyacente se indica un corticoesteroides intramuscular seguido por un curso breve de prednisona oral. El síndrome dinámico se puede tratar con férulas nocturnas en posición neutra. Si las molestias no cesan, se infiltra con esteroides. La recurrencia después de una tercera infiltración sin respuesta a un curso corto de manejo fisioterápico, es indicativo de cirugía descompresiva y la primera elección cuando el síndrome es de origen ocupacional.

SÍNDROME DEL TÚNEL DE GUYON. Este túnel se encuentra por delante del ligamento anular del carpo y por dentro del pisiforme (canal de Guyon). Se produce una compresión del nervio cubital a ese nivel, lo que ocasiona alteraciones sensitivas de la parte cubital de la mano y parestesias en la región cubital del cuarto y quinto dedo.

SÍNDROME DEL TÚNEL CRURAL. Se produce una compresión del nervio femorocutáneo por un desdoblamiento fibroso del arco crural cerca de su inserción en la espina ilíaca anterosuperior. Ocasiona una neuralgia parestésica con disestesia en raqueta de la cara anterior y externa del muslo.

SÍNDROME DEL TÚNEL DEL TARSO. Ocurre una compresión del nervio tibial posterior y sus ramas en el canal del tarso, justo por detrás del maléolo interno, debido a traumatismos, esguinces, fracturas del tobillo, compresiones, artritis o tenosinovitis. Hay edema, dolor y parestesias con "sensación de quemadura" en el tobillo, la planta del pie y los dedos, que se exacerban al caminar. A veces se produce un déficit sensitivo y paresia de la flexión plantar de los dedos. El signo de Tinel es positivo cuando se percute la parte posterior del maléolo interno.

SÍNDROME DOLOROSO REGIONAL COMPLEJO (SDRC). El SDRC se divide en I y II; el SDRC I, anteriormente llamado *distrofia simpática refleja*, y el SDRC II, o *causalgia*, el cual se debe al compromiso de un nervio periférico y cuyas molestias se centran particularmente en la distribución anatómica de ese nervio.

Síndrome doloroso regional complejo I. Es el más frecuente de estos síndromes y se debe a un trastorno vasomotor neurovegetativo observado en muchas condiciones: fracturas de extremidades, infarto cardíaco y ACV. Se caracteriza fundamentalmente por anodinia (percepción dolorosa con cualquier estímulo) e hiperpatía (dolor exagerado a un estímulo poco doloroso). Afecta cualquier parte de la extremidad; se puede ver desde un hombro doloroso simple hasta su anquilosis completa y el lado contralateral se puede afectar en un 25%. Este síndrome puede evolucionar en tres fases.

Fase I. Ocurre de semanas a meses después del evento desencadenante y se caracteriza por dolor intenso de la extremidad afectada, es difuso, espontáneo, de carácter urente, pulsátil o sordo; concomitantemente se produce edema que deforma la mano, inclusive la región periarticular, con calor, sudoración y crecimiento del vello.

Fase II. Ocurre 3 a 6 meses de la lesión inicial; la piel se vuelve fina, rosada, brillante y fría; se puede detectar diferencia de temperatura al compararlo con el lado sano.

Fase III. Se presenta de 6 a 12 meses del accidente; la piel y el tejido celular subcutáneo se observan atróficas con piel seca, contracturas irreversibles en flexión, rigidez articular, contractura de Dupuytren, mano en garra, alteración de los movimientos del hombro, codo y mano, y hay osteopenia en la radiografía. El tratamiento consiste en movilización precoz después del accidente, AINES, esteroides orales, calcioantagonistas y moduladores neuropáticos (pregabalina, carbamazepina, amitriptilina). Algunos pacientes requieren inmovilización con férulas de ser necesario, así como corticoesteroides locales a dosis bajas.

SÍNDROME DOLOROSO MIOFASCIAL. Es la causa más común de dolores musculoesqueléticos y está asociado frecuentemente a posturas inadecuadas y contracción estática prolongada, como leer o trabajar frente a computadoras. Se caracteriza por dolor localizado en un área muscular con una distribución típica; el músculo afectado es de una consistencia firme, tenso, indurado y con "sensación de cuerda". El área o sitio del dolor se llama "punto de gatillo" y el dolor es referido desde estos puntos hacia áreas definidas a distancia. Si el punto es localizado con certeza y se inyecta un anestésico local, seguido de estiramiento pasivo, el dolor puede desaparecer. Los puntos son hiperirritables, dolorosos a la presión y pueden producir fenómenos autonómicos, respuesta de tipo "salto" dirigida a un sitio específico, generalmente a cierta distancia del punto inicial. El dolor es sordo, también profundo y el paciente puede describir el movimiento, la actividad o posición que lo origina. Los puntos se localizan frecuentemente en la cintura escapular, con dolor referido al cuello, hombros, brazos y parte superior de la espalda. También se encuentra en los músculos de la cabeza, la región suboccipital y el cuello, lo cual origina cefaleas atípicas. Los puntos de gatillo en las regiones lumbosacras y músculos glúteos causan a menudo síndromes que remedan un dolor del nervio ciático.

El tratamiento consiste en inactivar el punto de gatillo (xilocaína al 1%, 1 a 2 ml), seguido de estiramiento del músculo por un minuto; también se puede colocar un *spray* de fluorimetano en el sitio doloroso. Además, se deben eliminar los factores perpetuantes (malas posturas y movimientos repetitivos). También se ha usado con buenos resultados la electropuntura y la digitopresión, complementados con medios físicos, ejercicio, masajes, estiramientos, educación postural y apoyo emocional.

SÍNDROME DE FATIGA CRÓNICA. Es un síndrome de etiología incierta y curso autolimitado que afecta dos veces más al sexo femenino entre los 25 y 45 años de edad. Aunque no existe una etiología demostrada se han incriminado causas virales, inmunológicas y hormonales. El paciente, por lo general, recuerda el comienzo, relativamente rápido, posterior a un proceso infeccioso agudo viral o estrés; queda con debilidad, agotamiento insoportable, febrícula, depresión y ansiedad. Los criterios clínicos se enumeran a continuación:

1. Fatiga persistente que no se alivia con el reposo, limitando las actividades profesionales, sociales y personales del individuo.

2. Cuatro o más de los siguientes síntomas, que persisten por más de 6 meses, son déficit de la concentración y memoria, cefalea, dolor de garganta, linfadenopatías dolorosas, artralgias, mialgias, insomnio y sueño no reparador. El diagnóstico del síndrome de fatiga crónica es esencialmente clínico; los exámenes de laboratorio, generalmente se usan para excluir otras enfermedades como las autoinmunes, el hipotiroidismo, la mononucleosis infecciosa y las enfermedades psiquiátricas. El tratamiento consiste en atender seriamente las quejas del paciente, explicarle que se conoce la enfermedad, que dura varias semanas y que puede repercutir en su trabajo, ambiente social y familiar. Calmar los síntomas con AINES para dolores, antihistamínicos y descongestionantes para las manifestaciones rinofaríngeas y antidepresivos no sedantes para la depresión. Pequeñas o leves mejorías son fundamentales para la recuperación del paciente. Se debe evitar alcohol, cigarrillo, café y hacer ejercicios moderados.

REFERENCIAS

ÁLVAREZ-NEMEGYEI J Y CANOSO JJ. Nombre y clasificación de los reumatismos de tejidos blandos. Reumatol Clin. 2007; 3(4):151-2.

AVELLANEDA-FERNÁNDEZ A, PÉREZ-MARTÍN ÁLVARO, IZQUIERDO-MARTÍNEZ ET AL. Chronic fatigue Syndrome: aetiology, diagnosis and treatment. BMC Psichiatry. 2009; 9 (Suppl I): SI.

Canoso JJ, Álvarez J. Reumatismo de partes blandas. En: Alarcon-Segovia D, Molina J,editores.Tratado Hispanoamericano de Reumatología. 1ª ed. Bogotá: Nomos; 2006.

Demers-Lavelle E, Lavelle W, Smith H. Myosfascial Trigger Points. Anesthesiology Clin. 2007; 25:841-851.

Guía de Atención Integral Basada en la Evidencia para Desórdenes Musculoesqueléticos (DME) relacionados con Movimientos Repetitivos de Miembros Superiores (Síndrome de Túnel Carpiano, Epicondilitis y Enfermedad de De Quervain (GATI- DME)

Echezuría L, Fernández M, Rísquez A, Rodríguez Alfonso. Temas de epidemiología y salud pública Tomo II. Capítulo: Trastornos músculo-esqueléticos de origen ocupacioanal. 1° ed., Venezuela: EBUC; 2013. p. 745-764.

Goff J, Crawford R. Diagnosis and Treatment of Plantar Fasciitis. AFP. 2011; 84(6):676-682.

Reid S, Chalder T, Cleare A et al. Chronic Fatigue Syndrome. Clinical Evidence 2011; 05:1101-1156.

So Ho and Man-Lung Yip R. Management of Common Soft Tissue Rheumatism. Hong Kong Bull Rheum Dis. 2009; 9:50-56

Tosti Rick, Ilyas, Asif. Acute Carpal Tunnel Syndrome. Orthop Clin N Am. 2012; 43:459-465.

Vélez H, Rojas W, Borrero J y colaboradores. Fundamentos de Medicina. Reumatología. Capítulo 36 y 62. Reumatismo de Tejidos blandos. 7ª edición. Corporación para Investigaciones Biológicas. Colombia. 2012.

FIBROMIALGIA

Luisa Betancourt de Adarmes +

INTRODUCCIÓN

La fibromialgia es una forma de reumatismo no articular caracterizado por "múltiples puntos dolorosos", mialgias generalizadas que causan con cierta incapacidad. Resaltan sentimientos de "infelicidad crónica" con gran necesidad de afecto y simpatía. Constituye la causa más común de dolor crónico musculoesquelético generalizado. No es una enfermedad degenerativa o amenazante de la vida, y tampoco existe evidencia de artritis, debilidad muscular o trastornos neurológicos. Fue reconocida como enfermedad por la OMS en el año 1992 y se tipifica en el CIE-10 con el código M79.0. No existen pruebas de laboratorio ni imagenológicas para hacer el diagnóstico, razón por la que es una enfermedad de exclusión.

La mayoría de los pacientes pertenece al sexo femenino, entre los 25 y 50 años de edad, con una frecuencia de 4 por 100 mujeres y 1 por 200 hombres; afecta 2 a 4% la población en general. De los pacientes afectados, 80-90% son mujeres en edad productiva. Cerca del 20% de la consulta de los reumatólogos y hasta 10% de los internistas está ocupada por esta enfermedad y es el segundo trastorno más común observado por los reumatólogos (después de la artrosis). La enfermedad se estima que afecta a más de 5 millones de estadounidenses (2 a 5% de la población adulta).

Aunque la etiología es incierta, análisis fisiopatológicos sugieren que la fibromialgia es una enfermedad dolorosa que compromete varios mecanismos como la sensibilización central, la supresión de las vías inhibidoras descendentes y alteraciones en la liberación de neurotransmisores, factores que actúan como desencadenantes en pacientes predispuestos. En muchos casos, las alteraciones emocionales y psiquiátricas pueden afectar y modular el procesamiento del dolor y aumentar la severidad de la enfermedad.

La fibromialgia es de comienzo insidioso, frecuentemente desencadenada por traumas físicos, psíquicos o infecciones virales; el dolor dura mucho tiempo a pesar de múltiples tratamientos, la remisión completa ocurre en un 25% y las recaídas son frecuentes. Alrededor de un 26% de los pacientes es deprimido con antecedentes familiares de depresiones mayores; sin embargo, es importante aclarar que los síntomas de la fibromialgia no pertenecen a somatizaciones o histeria conversiva. Se asocia a otras enfermedades como síndrome de intestino irritable (50 a 80%), cefalea tensional, migraña y síndrome de fatiga crónica. Es muy importante excluir de entrada patologías orgánicas que angustian al paciente, como osteoartritis, enfermedades autoinmunes, artritis reactiva, artritis reumatoide, espondilitis anquilosante e hipotiroidismo.

MANIFESTACIONES CLÍNICAS Y DIAGNÓSTICO

Una buen historia clínica y excelente examen musculoesquelético definen la enfermedad en cerca de un 80% de los pacientes. Recordemos que el estudio histopatológico de los músculos no revela procesos inflamatorios o inmunes, no existen exámenes de laboratorio que orienten el diagnóstico de la enfermedad y las pruebas de laboratorio para enfermedades inmunológicas o inflamatorias son normales. La fibromialgia se caracteriza por dolores musculoesqueléticos generalizados, fatiga, trastornos del sueño, síntomas afectivos/cognitivos y somáticos.

Dolor. Es el síntoma que centra la vida del paciente; puede comenzar en la nuca, hombros y columna dorsolumbar (más del 80% de los pacientes tienen dolor en estos sitios); luego, se extiende por todo el cuerpo. El paciente tiene dificultad para señalar el sitio exacto del dolor, si es articular o muscular. Expresa frecuentemente "me duele todo el cuerpo", "es desparramado", "quemante", "urente" o "punzante", y corresponde a la inserción ósea de ciertos tendones y algunos músculos. Hay sensaciones parestésicas de las extremidades que simulan una polineuropatía y la piel es dolorosa al tacto ligero. El dolor empeora con la tensión física y emocional, la mala calidad del sueño y los cambios climáticos.

Fatiga. La sensación de cansancio es un síntoma fundamental en estos pacientes. Se puede manifestar en forma de crisis de agotamiento de uno o dos días de duración o, más frecuentemente continuo, y por lo general no mejora con el sueño ni el reposo. Existe una sensación de debilidad muscular con el ejercicio o las actividades mínimas, que remedan una polimiositis.

Trastornos del sueño. La alteración del sueño constituye otro síntoma cardinal de la enfermedad. Puede preceder al dolor y se suele correlacionar con la intensidad del síndrome. Se caracteriza por afectación, tanto de la conciliación como de su mantenimiento y despertares frecuentes, hechos que determinan su carácter poco o no reparador.

Trastornos afectivos y cognitivos. Están presentes en la mayoría de estos pacientes, primeramente ansiedad, depresión, inestabilidad emocional e intolerancia al estrés, y después, déficit de la memoria reciente, alteraciones en la atención y concentración.

Síntomas somáticos. Ver síntomas somáticos en el SS Score (Parte 2).

American College of Rheumatology (ACR), en el año 1990 estableció los criterios de clasificación de la fibromialgia según los puntos dolorosos, hipersensibilidad a la presión y distribución (extensa y simétrica). Debe haber dolor importante, al menos en 11 de 18 puntos de hipersensibilidad, de ubicación bilateral, bien definido y por más de 3 meses. La palpación digital se hace con una fuerza aproximada de 4 Kg/cm², que equivale a la palidez del lecho ungueal del examinador; se debe deslizar el dedo para precisar mejor el punto. Los puntos y ubicación son:

1. Occipucio: inserción de los músculos occipitales
2. Cervicales bajos: por detrás del tercio inferior del músculo esterno-cleidomastoideo, que corresponde a la cara anterior de los espacios intertransversos a nivel de C5-C7
3. Trapecios: parte media del borde superior
4. Supraespinosos: en el extremo interno de la espina del omóplato
5. Segunda costilla: en la cara anterior de la segunda articulación con-drocostal
6. Epicóndilos: dos centímetros por debajo de los epicóndilos laterales (externos).
7. Glúteos: en el cuadrante superoexterno de las nalgas
8. Trocánter mayor: por detrás de la prominencia trocantérea
9. Rodillas: cara interna, por encima de la línea articular

En el año 2010, la ACR estableció nuevos criterios para el diagnóstico de fibromialgia debido a que un 25% de los pacientes no satisfacía los criterios de clasificación del año 1990; con esta nueva definición se clasifica correctamente el 88% de los casos. Las variables diagnósticas más importantes son el Índice de Dolor Generalizado (Widespread Pain Index o WPI) y el Índice de Gravedad de Síntomas (Symptom Severity Score o SS Score), parte 1, que incluye la fatiga, sueño no reparador y síntomas cognitivos y, parte 2 que evalúa los síntomas somáticos.

WPI. Se anota el número de áreas dolorosas que el paciente refiere durante la última semana (ver puntos arriba). El valor oscila entre 0 y 18.

SS Score (Parte 1): fatiga, sueño no reparador y síntomas cognitivos. Para cada uno de los tres síntomas indicados el SS Score se suma la gravedad de ellos durante la pasada semana. La puntuación final debe oscilar entre 0 y 9 puntos con base en la siguiente escala:

0 = Sin problemas
1= Leve, casi siempre leve o intermitente
2= Moderado. Produce problemas considerables, casi siempre presentes
3= Grave. Es persistente, continua y con gran compromiso de la calidad de vida

SS Score (Parte 2): síntomas somáticos. Se debe indagar la existencia de problemas de comprensión o memoria, cefalea, mareos, intolerancia al ortostatismo y a los cambios de temperatura, visión borrosa, sequedad de ojos, tinnitus, ansiedad, depresión, fatiga/agotamiento, manifestaciones musculares (dolor, debilidad, contracturas, rigidez a predominio matutino, sensación subjetiva de tumefacción, entumecimiento y hormigueo), dolor torácico, pérdida o cambios en el gusto, boca seca, aftas orales, anorexia, náuseas, vómitos, acidez gástrica, dolor epigástrico, cólicos abdominales, estreñimiento, diarrea, caída del cabello, intolerancia al sol, hiperhidrosis, prurito, erupciones, urticaria, equimosis frecuentes, hipersensibilidad sensorial, fenómeno de Raynaud, respiración entrecortada, palpitaciones sibilancias, dismenorrea, micciones frecuentes y dolorosas y espasmos vesicales. Se enfatiza en que estas manifestaciones empeoran con el estrés, frío, ansiedad y exceso de actividades. Los síntomas somáticos se cuantifican de la siguiente manera:

0= Asintomático (0 síntomas)
1= Pocos síntomas (entre 1 y 10)
2= Un número moderado de síntomas (entre 11 y 24)
3= Un gran acúmulo de síntomas (25 o más)

Síntomas	Puntuación
0	0
1 y 10	1
11 y 24	2
25 o más	3

Se cuenta el número de síntomas marcados por el paciente, que equivale a una puntuación y se anotan; la suma de la puntuación de la SS-Parte 2 está entre 0 y 3. Se suma de la puntuación SS-Parte 1+ SS-Parte 2 y se comprueba que la puntuación total se encuentre entre 0 y 12 puntos.

Un paciente cumple criterios diagnósticos para fibromialgia si están presentes las siguientes tres condiciones:

1. Índice de dolor generalizado (WPI) $\geq$ 7 e índice de gravedad de síntomas (SS Score) $\geq$ 5 o (WPI entre 3-6 y SS Score $\geq$ 9)
2. Los síntomas han estado presentes, en un estado similar, durante los últimos tres meses
3. El enfermo no tiene otra patología que pueda explicar el dolor

TRATAMIENTO

Hasta el momento no se dispone de un tratamiento curativo que controle totalmente la sintomatología o modifique de forma sustancial la evolución natural de la fibromialgia. Se debe insistir al paciente en que es una enfermedad frecuente, tratable, no orgánica, no incapacitante, estrechamente relacionada con el estrés de la vida diaria, y que la cooperación a un cambio de conducta cotidiana es sumamente importante para la recuperación de sus dolencias. Los principales objetivos del tratamiento son controlar el dolor, mejorar la calidad de vida y la funcionalidad del paciente a través de una estrategia terapéutica multidisciplinaria e individualizada que combine el tratamiento farmacológico y no farmacológico sobre aspectos físicos, cognitivos, comportamiento y educación de la enfermedad (1A).

Tratamiento no farmacológico. Los objetivos del tratamiento de la fibromialgia son aliviar el dolor, incrementar el sueño reparador y mejorar la actividad **física a través de una reducción de los síntomas asociados.** No se dispone de suficientes estudios para recomendar una terapéutica alternativa como: homeopatía, acupuntura, Tai Chi y quiropraxia.

Educación e información al paciente. Constituyen una piedra angular y debe ser el primer paso en el abordaje terapéutico de todo paciente con fibromialgia (1C). Se debe dar una información adecuada y expresada en un lenguaje claro, sencillo y empático, además de dar charlas educativas sobre el diagnóstico, pronóstico y terapia de la enfermedad.

Ejercicio físico. Es uno de los pilares básicos del tratamiento de la fibromialgia (1A). El ejercicio aeróbico, en cualquiera de sus modalidades, ha mostrado un efecto beneficioso por sí mismo. Mejora la sensación global de bienestar, la función física y el dolor.

Tratamiento psicológico. Su objetivo es controlar los aspectos emocionales, cognitivos, conductuales y sociales que pueden precipitar o agravar la enfermedad. La terapia cognitivo-conductual es la intervención psicológica que ha demostrado más eficacia en esta enfermedad, especialmente si se combina con un programa de ejercicio físico aeróbico (1A).

Medidas generales. Incluyen aspectos laborales, fisiatría y psicoterapia.

Laborales y actividad física: ajustar la altura de la silla al escritorio, usar un soporte en la cabeza (cabecera de apoyo) e iniciar lenta y progresivamente ejercicios aeróbicos: caminatas, bicicleta o natación, 20 a 30 minutos 3 a 4 veces por semana.

Fisiatría: masajes profundos, estiramiento muscular, aplicación de calor local, empleo de anestésicos tópicos y estimulación eléctrica. Se puede permitir a algunos pacientes la acupuntura y quiropráctica.

Control del estrés. Se usa la terapia de relajación, biorretroalimentación, programas conductuales, hipnoterapia e identificar los factores angustiantes del paciente para ayudarle a enfrentarlos.

Tratamiento farmacológico. Actualmente hay tres medicamentos aprobados por la FDA: pregabalina, 75 a 300 mg VO OD HS y dos antidepresivos inhibidores de la recaptación de noradrenalina y serotonina: duloxetina a la dosis de 30-60 mg VO en el día, y milnacipram, 50 mg VO BID. El uso de tramadol, solo o combinado con paracetamol, es útil para el control del dolor con mejoría de la calidad de vida de estos pacientes (1B). Seguidamente se describen los medicamentos tradicionalmente usados con excelentes resultados.

1. Antidepresivos. Mejoran el sueño y la depresión. Los antidepresivos tricíclicos se deben emplear a dosis bajas y a la hora del sueño, como la amitriptilina, 25 mg VO HS. También se han empleado otros antidepresivos como fluoxetina (20 mg VO AM), duloxetina (30-60 mg VO HS), milnacipran (50 mg VO BID), moclobemida y pirlindole, que además de su efecto antidepresivo reducen el dolor y mejoran la funcionalidad.

2. Alprazolan: 0.5 a 2 mg VO HS, o diazepam, para controlar la ansiedad y el insomnio

3. Analgésicos sedantes como el tramadol más acetaminofen

4. Otros para reducir el dolor: pregabalina, tropisetron y pramipexole.

REFERENCIAS

BELLATO E, MARINI E, CASTOLDI F ET AL. Fibromyalgia Syndrome: Etiology, Pathogenesis, Diagnosis, and Treatment. Pain Research and Treatment. 2012.doi:10.1155/2012/426130.

CARVILLE SF, ARENDT-NIELSEN S, BLIDDAL H, ET AL. EULAR evidence based recommendations for the management of fibromyalgia syndrome. Ann Reum Dis. 2007. doi:10.1136/ard.2007.071522.

CLAUW J, LESLEY M, ARNOLD M. D., BILL, H. & MCCARBERG, M. D. The Science of Fibromyalgia. Mayo Clin Proc. 2011; 86(9): 907-911.

CHAVES D. Actualización en Fibromialgia. Asociación Costarricense de Medicina Forense - ASOCOMEFO. 2013; 30 (1): 1409-0015.

ESCOLAR-MARTIN JM Y DURÁN-BARBOSA R. Fisiopatología de la fibromialgia: alteraciones a nivel cerebral y muscular. Fisioterapia. 2011;33(4):173-182.

JAHAN, FIRDOUS, NANJIKSHMIRA, QIDWAIWARIS, QASIMRIZWAN. Fibromyalgia Syndrome: An Overview of Pathophysiology, Diagnosis and Management. Oman Medical Journal. 2012; 27(3):192-195.

REVUELTA-EVRARD E, SEGURA-ESCOBAR E, TEVAR JP. Depresión, ansiedad y fibromialgia. Rev Soc Esp Dolor. 2010; 17(7):326–332

SÁNCHEZ-SENDÍN, CALDERÓN-MORENO DM, GARCÍA-LEONI ME, PALAZUELOS-MOLINERO V. Dolores musculoesqueléticos. Radiculopatías.

Afectación de partes blandas. Artritis aguda. Medicine. 2011; 10(89): 6023-40.

Vélez H, Rojas W, Borrero J y colaboradores. Fundamentos de Medicina. Reumatología. Capítulo 62; Reumatismo de Tejidos blandos.7ª edición Corporación para Investigaciones Biológicas. Colombia. 2012.

Wolfe F, Clauw D, Fitzcharles MA et al. Arthritis Care & Research. 2010; 62 (5): 600–610.

Wolfe F, Clauw D, Fitzcharles MA et al.The American College of Rheumatology Preliminary Diagnostic Criteria for Fibromyalgiaand Measurement of Symptom Severity. Arthritis Care&Research. 2010; 62(5):600-610.

HIPERURICEMIA Y GOTA

Alberto Noguera

INTRODUCCIÓN

La hiperuricemia es la elevación del ácido úrico en la sangre por encima de 7 mg/dl por causas que incrementan la producción de urato o que disminuyen su excreción renal. La hiperuricemia mantenida en el tiempo puede ser asintomática o inducir a la gota articular, inducir la formación de tofos gotosos en tejidos no articulares, llevar a la enfermedad renal crónica o producir un daño del endotelio vascular.

La *gota articular* se manifiesta por ataques de artritis gotosa aguda o por artropatía tofácea crónica. Se estima que la gota articular aparece en 3 de cada 1000 personas, la mayoría hombres de mediana edad y en menor proporción mujeres postmenopáusicas. La frecuencia de la artritis gotosa fue 3,79% en los primeros 1.879 pacientes atendidos en la Unidad de Reumatología del Hospital Universitario de Mérida. La artritis gotosa aguda es dolorosa, autolimitada, con tendencia a repetir y se produce por inflamación sinovial intensa desencadenada por los cristales de urato monosódico depositados recientemente en la membrana sinovial por efecto de la hiperuricemia. Por su parte, la artropatía tofácea crónica se debe a la formación de tofos en la articulación y alrededor de ella, con una deformación dura de la articulación y por lo general no dolorosa. Los tofos son nódulos granulomatosos que envuelven los depósitos de cristales de urato monosódico y crecen lentamente por la aposición de nuevos cristales. En el enfermo con hiperuricemia y gota se debe tener especial cuidado con la comorbilidad asociada (diabetes mellitus, hipertensión arterial, obesidad y tabaquismo) debido a que la suma de ellos aumenta la morbilidad y mortalidad por accidente cerebro vascular e infarto del miocardio.

CAUSAS DE HIPERURICEMIA

A. Hiperuricemia por aumento de la producción de uratos

- Primaria (mutaciones enzimáticas): Deficiencia de HPRT*; aumento de PRPP**
- Nutricional: exceso de purinas (cerveza, vísceras), fructosa
- Enfermedades: linfoproliferativas, mieloproliferativas, policitemia
- Medicamentos: citostáticos, vitamina B_{12}
- Misceláneas Obesidad, etanol, psoriasis, hipertrigliceridemia

B. Hiperuricemia por disminución de la excreción renal de uratos

- Primaria: Polimorfismos gen SLC2A9 y URAT-1
- Sustancias y fármacos: alcohol, ciclosporina, tiazidas, furosemida y otros diuréticos del asa, etambutol, pirazinamida, aspirina a dosis bajas, levodopa, ácido nicotínico
- Renal: hipertensión arterial nefrógena, poliquistosis renal, enfermedad renal crónica de cualquier etiología
- Metabólicas y endocrinas: deshidratación, acidosis láctica, cetosis, hipotiroidismo, hiperparatiroidismo
- Misceláneas: Obesidad, sarcoidosis, toxemia del embarazo

*HPRT (enzima hipoxantina guanina fosforribosiltransferasa)
**PRPP (enzima fosforribosilpirofosfato sintetasa).

HIPERURICEMIA ASINTOMÁTICA

La hiperuricemia asintomática es un hallazgo de laboratorio frecuente. La mayoría son portadores sanos y puede haber estado presente, de por vida, sin manifestaciones de enfermedad; sin embargo, una minoría desarrolla gota. La incidencia anual de artritis gotosa en 2.046 hombres inicialmente sanos, seguidos durante 15 años, fue de 4,9% con más de 9 mg/dl de ácido úrico en comparación con 0,5% y ácido úrico entre 7,0 y 8,9 mg/ dl , y 0,1% con ácido úrico menor de 7,0 mg/dl. Además, la incidencia acumulada de artritis gotosa a los 5 años fue del 22% con ácido úrico mayor de 9 mg/dl y dicha incidencia fue tres veces mayor en pacientes con hipertensión arterial. Otros riesgos de los portadores de hiperuricemia sostenida (asintomáticos o gotosos) son las enfermedades cardiovasculares y renal crónica. Para establecer el diagnóstico de la fase subclínica de la artritis gotosa es prudente buscar periódicamente signos ecográficos de inflamación sinovial incipiente, asintomática y que no es detectada por examen físico.

ARTRITIS GOTOSA AGUDA

La artritis gotosa aguda es una sinovitis de comienzo brusco debida a la respuesta inflamatoria que se produce en la sinovial ante la precipitación reciente de cristales de urato monosódico. El *inflamasoma*, un complejo multiproteico esencial en los mecanismos naturales de la defensa inmune, reconoce a los cristales como "cuerpos extraños peligrosos" y responde con inflamación intensa, en la cual participa la *interleuquina-1*. Hay factores que favorecen la precipitación de los cristales en la sinovial, como infecciones, traumatismos, etilismo, cirugía y cambio brusco de la dosis de alopurinol. Más de dos tercios de los casos de ataques agudos de gota se localizan en una articulación de la extremidad inferior, con mayor frecuencia en la primera articulación metatarsofalángica, donde es conocida como podagra. Con menos frecuencia se comprometen las articulaciones mediotarsianas, tobillo o rodilla y raramente las bolsas serosas preaquiliana o prerrotuliana. El ataque agudo se produce en la articulación donde se precipitan los cristales, donde no se puedan disolver por la menor temperatura en ese sitio del cuerpo; ello explica la mayor frecuencia de localización de la gota en las articulaciones de los miembros inferiores. El ataque agudo se manifiesta por dolor intenso, rubor e impotencia funcional de la articulación comprometida; fiebre y malestar general asociado a leucocitosis, aumento de la VSG y de la proteína C reactiva. Es frecuente que el ácido úrico sanguíneo esté normal o bajo. La artritis gotosa aguda se autolimita y su evolución natural dura días o pocas semanas. El primer ataque de artritis gotosa aguda suele ser monoarticular (podagra) y los siguientes mono o poliarticular y pueden comprometer el carpo, codo u otras articulaciones. No hay factores predictores de la frecuencia, intensidad y localización de los nuevos ataques de artritis gotosa aguda.

El diagnóstico clínico de la artritis gotosa se ratifica con el hallazgo en el líquido sinovial de cristales en forma de agujas con birrefringencia negativa, dentro y fuera de los leucocitos, estos observados mediante el microscopio de luz polarizada. Este hallazgo en el líquido sinovial es relevante para diferenciar la artritis gotosa inicial de otras artritis de comienzo reciente, entre ellas la reumatoide, psoriática, infecciosa, reactiva, lúpica, artritis periférica de una espondiloartropatía o las artritis autolimitadas de reciente comienzo en el síndrome de fiebre periódica asociada a criopirinas. El tratamiento de la artritis gotosa aguda incluye los siguientes medicamentos.

Antiinflamatorios no esteroides (AINEs). Los AINEs, al inhibir la enzima ciclooxigenasa (COX) bloquean la síntesis de prostaciclina y, por tanto, los mecanismos inflamatorios. Se indican lo antes posible combinados si es necesario con otros analgésicos potentes y se mantienen hasta que desaparezca la artritis. Se puede indicar un AINE clásico (ketoprofeno, naproxeno, ibuprofeno, diclofenac) o un AINE selectivo inhibidor de la COX-2 (meloxicam, celecoxib, parecoxib o etoricoxib).

Colchicina. La colchicina tiene contraindicaciones gastrointestinales, hepáticas y renales y su uso se dificulta por la poca disponibilidad. Se administra a la dosis es de 0,5 a 1 mg VO cada 2 horas hasta obtener la mejoría del dolor y la flogosis o la aparición de vómito, diarrea o dolor abdominal (no sobrepasar la dosis máxima de 8 mg). Se administrar con una infusión de 1 o 2 mg disueltos en solución salina isotónica EV lentamente y repetirlo a las 6 horas si es necesario.

Corticosteroides. Se puede usar por vía oral, parenteral o intraarticular.

Anakinra. Es un anticuerpo monoclonal inhibidor de la *interleuquina 1*. Forma parte de los fármacos biológicos disponibles para el tratamiento de la artritis reumatoide. La dosis es de 100 mg/día SC durante 3 días consecutivos.

Canakinumab. Es un anticuerpo monoclonal humano antiinterleuquina-1beta, con una vida media de 28 días. La dosis es de 90 a 150 mg SC.

Mientras dure la inflamación no se debe dar alopurinol por el peligro de exacerbar un ataque agudo, pero si el paciente lo está recibiendo se debe mantener la dosis previa al ataque. El reposo en cama o sillón y el hielo local, deben durar el tiempo necesario.

ARTRITIS CRÓNICA TOFÁCEA

Se produce por formación de tofos gotosos en las articulaciones y alrededor de ellas. Los tofos articulares son más frecuentes después de varios ataques sucesivos de artritis gotosa aguda, aunque en raras ocasiones, los tofos representan la primera manifestación clínica de la gota. Los tofos son formaciones nodulares de depósitos de cristales de urato monosódico rodeados por una cubierta granulomatosa; crecen lentamente por la adición de nuevos cristales mientras se mantenga la hiperuricemia, y cuando alcanzan cierto tamaño se hacen visibles y palpables; pueden deformar la articulación y erosionar el hueso y cartílago articular. El estudio anatomopatológico del tofo gotoso revela la existencia de agujas birrefringentes dentro de un granuloma de cuerpo extraño, y el estudio químico confirma que las agujas son cristales de urato. Los objetivos terapéuticos en la gota tofácea crónica incluyen la normalización de la uricemia, la disolución de los cristales y la reducción del tamaño de los tofos.

TOFOS EXTRARTICULARES

Los tofos gotosos se pueden formar en cualquier parte del cuerpo donde se hayan depositado los cristales por una hiperuricemia mantenida, excepto en el SNC debido a que el ácido úrico no atraviesa la barrera hematoencefálica. Las localizaciones más frecuentes son el tejido celular subcutáneo de las manos, pies y codos, lóbulo de la oreja, bolsa serosa olecraniana, aquiliana o prerotulina. Se han hallado tofos gotosos en el riñón, miocardio, aorta, lengua, laringe y ojos. Los tofos subcutáneos tienen forma nodular, tamaño variable y consistencia dura y la piel que los recubre es lisa, brillante y amarillenta. Los tofos no duelen ni dan síntomas, a no ser que se inflamen, rompan, ulceren o, compriman un nervio periférico. La compresión del nervio mediano por un tofo carpiano puede producir un síndrome del túnel del carpo. En estos casos, si los tofos no se disuelven por efecto del tratamiento hipouricemiante, se debe recurrir a la cirugía.

HIPERURICEMIA Y ENFERMEDAD RENAL

La hiperuricemia mantenida puede conducir en algunas personas a enfermedad renal crónica e insuficiencia renal terminal. La precipitación de cristales de urato monosódico en los túbulos y en el intersticio renal puede desencadenar mecanismos patogénicos como aumento de la presión preglomerular, alteraciones del endotelio de la arteriola aferente o esclerosis de los glomérulos. Lo grave de esta patología es que puede transcurrir silenciosamente, por lo que en la actualidad, la tendencia es el tratamiento de la hiperuricemia como única forma de oponerse al daño renal. La formación de cálculos de ácido úrico, por precipitación de sus cristales en los cálices y pelvis del riñón, se puede manifestar por ataques de cólico renal; la pielonefritis es una complicación de la nefrolitiasis. La sobreproducción de ácido úrico en la crisis blástica de la leucemia aguda o en la destrucción de células y liberación de purinas por uso de citostáticos, favorece la precipitación brusca de gran cantidad de cristales de ácido úrico en los túbulos renales y conductos colectores, que pueden ocasionar una insuficiencia renal aguda reversible. La deshidratación e hiperaciduria favorecen la precipitación de los cristales. Los pacientes que han sufrido cólicos renales o han expulsado cálculos de ácido úrico deben ser tratados con alopurinol, líquidos abundantes (dos litros diarios) y alcalinizar la orina con bicarbonato de sodio o acetozolamida para aumentar la solubilidad del ácido úrico. En los primeros meses del tratamiento debe administrarse colchicina o indometacina para prevenir un ataque agudo de gota.

TRATAMIENTO DE LA HIPERURICEMIA

El tratamiento de la hiperuricemia comienza por la educación del paciente; se debe dar información acerca de los riesgos de la enfermedad, cambios de estilo de vida y control de las comorbilidaes, tales como:

1. Riesgos de la hiperuricemia mantenida sobre las articulaciones, el riñón y la integridad de la placa ateromatosa

2. Costos, beneficios y efectos adversos del tratamiento hipouricemiante de por vida

3. Necesidad de reducir la uricemia por debajo de 6 mg/dl para garantizar mejores resultados

4. Tratamiento de las comorbilidades, si existen, como obesidad, hipertensión arterial, diabetes mellitus, hipercolesterolemia, tabaquismo

5. Reducción de la ingesta de alimentos ricos en purinas: sardinas, truchas, anchoas, pescados de carne oscura, mariscos, arenques ahumados, carnes rojas, tocineta, vísceras.

Alopurinol. Este fármaco es eficaz, bien tolerado y accesible al costo. Reduce las concentraciones de ácido úrico en la sangre por bloqueo de la enzima *xantina oxidasa* y otras de la vía metabólica de las purinas. El esquema progresivo de la dosis comienza con 100 mg/día VO y aumentos de 100 mg cada 2 semanas hasta llegar a 300 mg/día, o dosis mayores para lograr la reducción de la uricemia por debajo de 6 mg/dl; no es aconsejable dosis mayores de 600 mg/día.

Febuxostat. Este fármaco inhibe intensamente la *xantina oxidasa* y disminuye las concentraciones sanguíneas de ácido úrico; a diferencia del alopurinol, no inhibe otras enzimas de las vías metabólicas de las purinas y pirimidinas. El febuxostat se debe considerar en el paciente que no pueda recibir alopurinol por contraindicaciones, ineficacia o efectos adversos graves o antes de intentar la desensibilización al alopurinol; asimismo se debe considerar su utilización en enfermos con insuficiencia renal y antes de administrar fármacos uricosúricos (probenecid, sulpinpirazona) para el tratamiento y prevención de la nefrolitiasis por cálculos de ácido úrico. La dosis es de 40 a 80 mg/día VO.

Probenecid. Favorece la excreción de ácido úrico por el riñón (efecto uricosúrico), por lo que es ineficaz en pacientes con insuficiencia renal crónica. Se usa en pacientes con las siguientes condiciones: hiperuricemia atribuida a escasa eliminación de ácido úrico (< de 800 mg en 24 horas), con una dieta normal, depuración de creatinina > de 80 ml/min y ausencia de nefrolitiasis por ácido úrico por la tendencia del probenecid a producir cálculos por este ácido. El probenecid aumenta los niveles plasmáticos de la indometacina y la sulfinpirazona, y su acción uricosúrica es antagonizada por los salicilatos. Los efectos colaterales son ataque agudo de gota, litiasis renal, erupciones cutáneas y problemas gastrointestinales; está contraindicado en la úlcera péptica. La dosis inicial es de 250 mg VO BID por cuatro semanas; luego, se aumenta progresivamente, si es necesario, hasta 3 g diarios divididos en 3 tomas, por tiempo indefinido. El paciente debe tomar suficiente cantidad de líquido para mantener una diuresis diaria de 2 litros y alcalinizar la orina con bicarbonato de sodio.

Sulfinpirazona. Es un uricosúrico más potente que el probenecid, por el que puede sustituirse; inhibe la reabsorción tubular de ácido úrico. La sulfinpirazona potencia la acción de las sulfas y los hipoglicemiantes orales (sulfonilureas) y sus efectos uricosúricos son neutralizados por los salicilatos; además, tiene efecto antiagregante y produce irritación gástrica. La dosis es de 50 mg VO BID por cuatro semanas; si no hay respuesta se puede aumentar hasta 400 mg VO en dos o tres tomas diarias.

Pegloticasa. Es la primera *uricasa* recombinante conjugada con polietilenglicol que se ha desarrollado para el tratamiento preventivo de la gota. Actúa por degradación del ácido úrico a alantoína. Representa una alternativa hipouricemiante en enfermos con gota que no responden al alopurinol ni al febuxostat. El efecto hipouricemiante comienza meses después de la primera dosis, por lo que en ese tiempo se recomienda la colchicina para prevenir ataques de artritis gotosa aguda. Los anticuerpos antipegloticasa reducen la eficacia. La dosis es de 8 mg quincenal o mensual, mediante infusión endovenosa lenta y bajo vigilancia médica, por la posibilidad de reacción anafiláctica.

Inhibidores de la interleuquina 1 (anakinra, canakinumab, rinolacept). El uso de terapia biológica con anticuerpos monoclonales antiinterleuquina1 es una alternativa terapéutica a considerar en pacientes con gota que no pueden recibir, no toleren o no responden al alopurinol, febuxostat u uricosúricos. El rinolacept subcutáneo está aprobado en niños con síndromes de fiebre periódica asociada a criopirinas y se ha ensayado en pacientes con gota poliarticular refractaria a los tratamientos convencionales. Lo mismo ocurre con el canakinumab. Se deben esperar los resultados de los estudios de investigación que se adelantan con inhibidores de la interleuquina para el tratamiento y la prevención de la gota.

El tratamiento a largo plazo de la hiperuricemia tiene objetivos preventivos: impedir la repetición de ataques de artritis gotosa aguda, evitar la formación de tofos, favorecer la disolución de estos y prevenir la aparición de nuevos depósitos de cristales de urato monosódico en los tejidos del cuerpo, en especial el intersticio renal y la placa ateromatosa. Los mejores resultados hipouricemiantes en los últimos años se han conseguido con el alopurinol y la esperanza a futuro se cifra en el febuxostat. En Reumatología se han obtenido resultados prometedores en enfermos con gota refractaria a los tratamientos convencionales, en los cuales se han ensayado la pegloticasa y los anticuerpos monoclonales.

Cirugía. Se emplea en caso de tofos voluminosos periarticulares con la finalidad de acelerar la recuperación mecánica y funcional. Cuando el paciente va a ser intervenido debe recibir, tres días antes y tres días después de la cirugía, colchicina, 2 mg VO diarios, o en su defecto indometacina para evitar un ataque agudo de gota. En caso de intolerancia gástrica puede administrarse la colchicina EV y la indometacina por vía rectal, siempre asociados a protectores gástricos

REFERENCIAS

A So DMM, Shamim T Canakinumab (ACZ885) vs. triamcinolone acetonide for treatment of acute flares and prevention of recurrent flares in gouty arthritis patients refractory to or contraindicated to NSAIDs and/or colchicine. Arthritis Rheum. 2009; 60:LB4.

Burns CM, Wortmann RL. Gout therapeutics: new drugs for an old disease. Lancet 2011; 377(9760): 165-177.

Di Vitorio G, Noguera A, Rosas A, Quintero M, Betancourt L. Actitud Terapéutica ante la Hiperuricemia y la Gota. Bol de la Soc de Intern y Resid. HULA, año 2 Vol 2 - No 1, Mérida, 1984 doi:10.3265/Nefrologia Suplemento Extraordinario.pre 2012.Mar.114 http://www.revistanefrologia.com

Noguera, A: Frecuencia de Enfermedades Reumáticas en la consulta externa de la Unidad de Reumatología, Hospital Universitario, Mérida. En: "Lupus Eritematoso Sistémico", página 39 (Alberto Noguera, Editorial Quintero, Mérida). Consejo de Publicaciones ULA, 1994.

Perez-Ruiz F. Treating to target: a strategy to cure gout. Rheumatology (Oxford) 2009;48 Suppl 2:ii9-ii14).

Shah A, Keenan RT. Gout, hyperuricemia, and the risk of cardiovascular disease: cause and effect? Curr Rheumatol Rep 2010;12(2):118-124).

Terkeltaub R, Sundy JS, Schumacher HR, Murphy F, Bookbinder S, Biedermann S, et al. The interleukin 1inhibitor rilonacept in treatment of chronic gouty arthritis: results of a placebo-controlled, monosequence crossover, non-randomised, single-blind pilot study. Ann Rheum Dis. 2009;68(10):1613-1617.

Wright SA, Filippucci E, McVeigh C, Grey A, McCarron M, Grassi W, et al. High-resolution ultrasonography of the first metatarsal phalangeal joint in gout: a controlled study. Ann Rheum Dis 2007; 66(7):859-864.

ESTADOS DE HIPERCOAGULABILIDAD

Antonio Franco Useche
Hildebrando Romero S.

INTRODUCCIÓN

Los estados de hipercoagulabilidad consisten en una activación exagerada del sistema de la coagulación y cumple un rol importante en la patogénesis del tromboembolismo venoso (TEV) y, en menor proporción, en la trombosis arterial, ya que esta última, por lo general, se debe fundamentalmente a una elevada activación plaquetaria y la a pérdida de las propiedades tromborresistente del endotelio vascular. Evoluciona con recurrencias de 17,5% a los 2 años y de 30,3% a los 8 años. Cuando se repite una trombosis venosa profunda (TVP) en una pierna, aumenta la posibilidad de presentarla en el miembro contralateral.

Normalmente existen proteínas plasmáticas antitrombóticas que actúan como inhibidores fisiológicos en sitios estratégicos de la cascada de la coagulación y sirven para mantener una fluidez sanguínea adecuada (Fig. 23). Una alteración o disminución de estas proteínas lleva a un estado de hipercoagulabilidad, que puede ser primario, conocido como trombofilia (congénita o adquirida) o secundario. La trombofilia se define como *una predisposición genética al tromboembolismo,* es decir, que existen factores hereditarios que por sí solos predisponen a la trombosis, pero que generalmente requieren la interacción de otros factores (hereditarios o adquiridos) para desencadenar la enfermedad. Las bases hereditarias del TEV están soportadas por el hecho de que estos pacientes tienen una o más anormalidades genéticas asociadas (*trombofilias*), detectadas en un 50% con análisis de laboratorio especializados.

Los estados de hipercoagulabilidad se caracterizan por presentar episodios tanto tromboembólicos venosos como embólicos arteriales; esto se explica, primero, por la significativa asociación entre trombosis venosa espontánea y la enfermedad aterosclerótica, y segundo porque el tromboembolismo arterial puede originarse de un trombo venoso por *embolismo paradójico* a través de un foramen oval patente; este último representa el 31 al 77% de los accidentes cerebrovasculares criptogénicos.

FIGURA 23. CASCADA DE LA COAGULACIÓN

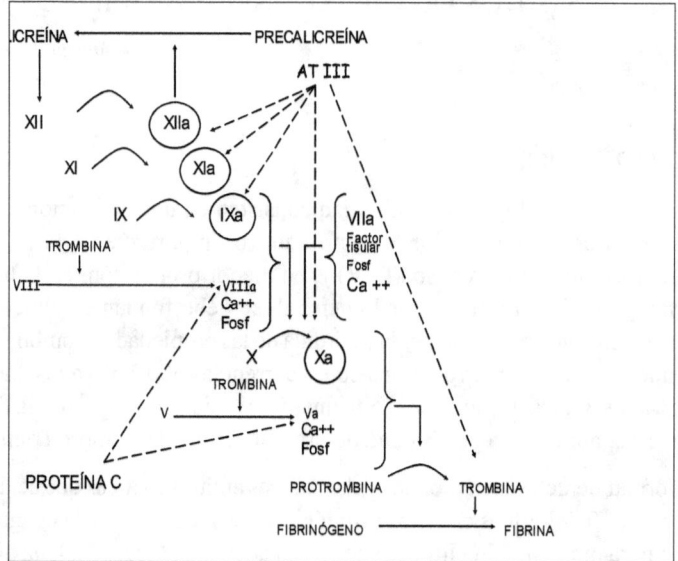

Muchas enfermedades comunes se asocian con un riesgo aumentado de trombosis, tales como insuficiencia cardiaca crónica, cáncer (tromboflebitis superficiales migratorias o síndrome de Trousseau), cirugía mayor, obesidad, quimioterapia. En muchos casos se genera una mayor actividad de factor tisular, estasis venoso y daño endotelial que promueve la trombosis y la CID crónica. Varias enfermedades hematológicas que incluyen la hemoglobinuria paroxística nocturna, trombocitemia esencial, poliglobulia, predisponen a la trombosis a través de un aumento de la viscosidad sanguínea y células sanguíneas anormales. Otras enfermedades promueven la trombosis mediante la producción de daño endotelial como la enfermedad de Behçet, la enfermedad de Kawasaki y la hiperhomocistinuria. Los estados de hipercoagulabilidad se clasifican en la siguiente forma:

CLASIFICACIÓN DE LOS ESTADOS DE HIPERCOAGULABILIDAD

ESTADOS DE HIPERCOAGULABILIDAD PRIMARIOS

Trombofilias congénitas o primarias

1. Disminución de proteínas antitrombóticas
   a. Deficiencia de antitrombina
   b. Deficiencia de proteína C
   c. Deficiencia de proteínas S
2. Incremento de proteínas protrombóticas
   a. Factor V de Leiden (resistencia de proteína C activada)
   b. Mutación del gen de la protrombina G 20210A
   c. Niveles elevados de factores VII, XI, IX, VIII, y factor de von Willebrand

Trombofilias adquiridas o secundarias

1. Síndrome de anticuerpos antifosfolípido
2. Hemoglobina paroxística nocturna
3. Purpura trombótica trombocitopénica

ESTADOS DE HIPERCOAGULABILIDAD SECUNDARIOS

1. Síndrome nefrótico
2. Embarazo y puerperio
3. Uso de anticonceptivos orales (estrógenos)
4. Neoplasias

ESTADOS DE HIPERCOAGULABILIDAD Y SITIOS ASOCIADOS DE TROMBOSIS

Estados de hipercoagulabilidad Congénitos	Sitios característicos de trombosis
1. Deficiencia de proteínas C	Venas profundas de las piernas y tromboembolismo pulmonar
2. Deficiencia de proteína S	Venas profundas de las piernas
3. Deficiencia de antitrombina heterocigoto	Venas profundas de las piernas
4. Homocigoto por mutación del dominio	Venas profundas y arterias de unión de la heparina
5. Presencia del factor V Leiden	Venas profundas de piernas y cerebro, arterias coronarias

6. Mutación del gen protrombina G 20210A   Venas profundas de piernas y
                                             cerebro, arteria coronarias y
                                             cerebrales

Adquiridos

1. Hemoglobinuria paroxística nocturna   Vena porta y hepática
2. Desórdenes mieloproliferativos   Vena porta y hepática
3. Síndrome de anticuerpos antifosfolípido   Arterias y venas
4. Necrosis de piel inducida por warfarina   Microvasos subcutáneos
5. Púrpura trombótica trombocitopénica   Todos los microvasos, con
                                             excepción de hígado y pulmón

DEFICIENCIA DE PROTEÍNA C

La deficiencia de proteína C se transmite por herencia autosómica recesiva; el defecto puede ser cuantitativo o cualitativo. La síntesis de esta proteína ocurre en el hígado y depende de la vitamina K; esta proteína debe ser activada en la superficie del endotelio vascular por un complejo que forma la trombina con una proteína endotelial llamada trombomodulina. La proteína C activada se libera en la superficie endotelial y se une a un cofactor, la proteína S, para formar el *complejo proteína C/S,* este se une a los fosfolípidos de la membrana plaquetaria, en donde ejerce una acción antitrombótica y además inhibe los factores Va y VIIIa de la coagulación.

La deficiencia de proteína C representa alrededor del 10% de los pacientes adultos con fenómenos trombóticos a repetición. Se pueden presentar trombosis venosa y embolismo pulmonar recurrente en el adulto joven, necrosis cutánea inducida por el uso de la warfarina sódica y púrpura fulminante neonatal.

Los niveles de proteína C caen rápidamente cuando se comienza la terapia con warfarina; esto ocurre antes que los niveles de protrombina y factor X disminuyan a un nivel de anticoagulación. Este inbalance inicial transitorio entre los mecanismos procoagulantes y anticoagulantes favorece la trombosis en los primeros días de la anticoagulación oral. Existen dos métodos para analizar la proteína C: el funcional y el inmunológico; este último comprende (electroinmunoensayo, ELISA y radioinmunoensayo). Los estudios funcionales son los preferidos e incluyen:

1. Aislamiento o purificación parcial de la proteína C del plasma

2. Activación de la proteína C por la trombina o el complejo trombina-trombomodulina

3. Cuantificación de la proteína C activada; se logra con la medición de la actividad anticoagulante o la habilidad para escindir substratos de bajo peso molecular.

DEFICIENCIA DE PROTEÍNA S

Como la deficiencia de proteína C, también se transmite por herencia autonómica. Es una glicoproteína vitamina K dependiente que se sintetiza en los hepatocitos, megacariocitos y células de Leydig del testículo. Actúa como un cofactor para que la proteína C inactive los factores Va y VIIIa. La incidencia del déficit congénito de la proteína S es del 10% y existen dos formas diferentes: cualitativa y cuantitativa. En la forma cualitativa "tipo I" hay una disminución de la proteína S libre, pero la unida a la C4b es normal. En la cuantitativa, denominada "tipo II", hay una disminución de la proteína S libre y la unida a la C4b. El tratamiento de las deficiencias de proteínas C/S consiste en el uso prolongado de heparina (alto o bajo peso molecular); sin embargo, existe el riesgo de recidiva de la trombosis cuando se pasa la heparina a los anticoagulantes orales.

ANTITROMBINA (ATT)

Es una globulina alfa$_2$ que inhibe la coagulación al inactivar no solo la trombina, sino otras proteínas séricas como los factores XIIa, XIa, Xa y IXa, la proteína C activada y la kalicreína. En presencia de heparina, la inactivación de la trombina y Xa por la ATT es notablemente acelerada y casi instantánea. La deficiencia de ATT es generalmente hereditaria y autosómica dominante (0.2-0.4% de la población general); comúnmente hay una reducción de la síntesis de ATT, aunque puede ser una disfunción o defecto cualitativo. La enfermedad se presenta en jóvenes y ocurre cualquier fenómeno tromboembólico arterial o venoso y dificultad para alcanzar la anticoagulación con heparina. El uso de anticonceptivos orales disminuyen los niveles de antitrombina. El tratamiento se hace con base en concentrados potentes de ATT.

MUTACIÓN DEL FACTOR V LEIDEN

El factor V es una glucoproteína plasmática que se sintetiza en el hígado y se activa por la trombina; es el cofactor del factor Xa en el *complejo protrombinasa*

(Xa-Va). La mutación consiste en un trastorno molecular que sustituye el aminoácido arginina por el ácido glutámico del factor V (alteración conocida como factor V Leiden), exactamente en el punto donde la proteína C inactiva este factor. La proteína C rompe, en condiciones normales, la unión Arg-Gly, y como lo que se encuentra unida a la glicina en esta patología no es arginina sino el ácido glutámico, entonces no lo reconoce y el factor V sigue acelerando la coagulación y, por ende, favoreciendo la trombosis. Como importancia clínica destaca en primer lugar que la mutación del factor V Leiden está relacionada con un mayor riesgo de trombosis asociada al uso de anticonceptivos orales (30 veces mayor), y en segundo lugar, que es la causa de trombosis más frecuente en personas relativamente jóvenes sin factores de riesgo. Una manera de determinarlo es haciendo un tiempo de tromboplastina parcial activada (TTPa) como control; luego, se repite añadiendo proteína C activada y se vuelve a medir el TTPa; en esta enfermedad no se prolonga como debería hacerlo, ya que la proteína C actúa como un anticoagulante.

MUTACIÓN DEL GEN DE LA PROTROMBINA (G20210A)

En este trastorno se produce una mutación en el nucleótido 2021ª de la molécula de protrombina (cambia la guanina por adenina en el último nucleótido de la región 3'UT). Este polimorfismo dialélico no ocasiona alteraciones estructurales en la molécula de protrombina, pero sí cuantitativo, es decir, en estos pacientes hay un aumento de los niveles plasmáticos de protrombina. El riesgo de trombosis es 2 a 3 veces mayor que en las personas normales y predomina entre los 40 y 50 años de edad. Como importancia clínica destaca una mayor prevalencia en pacientes con trombosis de los senos venosos intracraneales y mayor riesgo de trombosis con el uso de anticonceptivos orales. En la pruebas de coagulación *in vitro* se ha demostrado una mayor generación de trombina a medida que aumenta la concentración de protrombina.

MUTACIÓN C46T EN EL GEN DEL FACTOR XII

El factor XII es una *serin-proteasa* de contacto que forma parte del sistema de la coagulación y fibrinólisis. La función del factor XII es controversial, ya que su deficiencia se ha asociado a fenómenos trombóticos. Debido a que el polimorfismo C46T en el gen del factor XII influye en los niveles plasmáticos de este, se ha observado un incremento de hasta un 6% de riesgo de padecer trombosis venosa en los paciente que presentan esta mutación. El factor XII está disminuido y de hecho fue la primera manifestación de trombosis en el personaje que la descubrió, ya que cursaba con un PTT prolongado sin hemorragias. Últimamente se han puesto de manifiesto mutaciones del gen que codifica esta proteína, de manera que si existe una mutación, no se sintetiza adecuadamente el factor.

AUMENTO DEL FACTOR VIII

El factor VIII constituye un importante cofactor en la activación del factor X; su deficiencia produce la hemofilia A (enfermedad hemorrágica); por el contrario, niveles elevados se asocian con el incremento del riesgo de trombosis. Un valor por encima del percentil 90 de la población normal se asocia con un riesgo 3 a 5 veces mayor de padecer trombosis. Hoy día se acepta que este trastorno tiene una base genética, aunque también puede ser adquirido (enfermedades inflamatorias, hepatopatías, embarazo).

SÍNDROME DE ANTICUERPOS ANTIFOSFOLÍPIDOS

El síndrome de anticuerpos antifosfolípidos es un trastorno autoinmune trombofílico adquirido que consiste en la presencia de anticuerpos antifosfolípidos (AAF) IgG o IgM que tienen la propiedad de favorecer la coagulación *in vivo* pero inhibirla *in vitro,* es decir, en el paciente se asocia con eventos tromboembólicos (inhiben las vías anticoagulantes), mientras que en el laboratorio, estos anticuerpos ocasionan prolongación de los tiempos de coagulación (inhiben las vías procoagulantes). Inicialmente se describió el llamado *anticoagulante lúpico* por haber sido descubierto en pacientes con lupus eritematoso sistémico; sin embargo, posteriormente se descubrieron otros anticuerpos antifosfolípidos llamados anticardiolipina, por lo general, IgG o IgM, y anticuerpos IgG o IgM contra el complejo β-glicoproteína-1-*fosfolípido* (anti-β_2-GP1). También se han encontrado anticuerpos anticardiolipina que tienen reacción cruzada contra algunos productos biológicos usados para la prueba de la sífilis, razón por la que estos pacientes pueden presentar un VDRL falso positivo. Sin embargo se debe destacar que los anticuerpos anticardiolipina son 200 a 400 veces más sensibles que el VDRL para detectar el síndrome antifosfolípido.

Los AAF se pueden encontrar en personas normales sin evidencias clínicas de trombosis o por el uso de medicamentos como clorpromazina, procainamida, quinidina, difenilhidantoína e hidralazina, y en enfermedades autoinmunes como LES, síndrome de Sjögren, enfermedades mixtas del tejido conectivo, artritis reumatoide, púrpura trombocitopénica autoinmune, enfermedad de Behcet y SIDA. Recordemos que los pacientes con LES tienen tres veces más probabilidad de presentar púrpura trombocitopénica autoinmune cuando está presente el anticoagulante lúpico; la trombocitopenia se produce por unión de los AAF a los fosfolípidos de las plaquetas, lo que favorece su destrucción por el sistema mononuclear fagocítico.

En líneas generales, el síndrome AFL puede cursar con *livedo reticularis,* afección pulmonar con tos no productiva, disnea, infiltrados y edema pulmonar. Los cuadros de trombosis en diferentes órganos y sus consecuencias en un paciente relativamente joven y sin factores de riesgo, hacen sospechar la enfermedad primaria. Los eventos clínicos más resaltantes son:

1. Trombosis venosa profunda de los miembros inferiores, de la vena cava y tromboembolia pulmonar

2. Síndrome de Budd-Chiari (trombosis de venas suprahepáticas)

3. Isquemia cerebral transitoria, ictus isquémico (trombótico o embólico), corea, convulsiones, demencia multiinfarto, mielitis transversa, migraña, hipertensión endocraneana benigna, trombosis venosa cerebral, mononeuritis múltiple

4. Angina pectoris, infarto del miocardio, vegetaciones valvulares cardiacas, trombos intracardiacos, endocarditis trombótica no-bacteriana

5. Trombosis arterial periférica con necrosis y gangrena superficial de la piel, isquemia digital, retiniana, úlceras crónicas de las piernas, acrocianosis

6. Anemia hemolítica y trombocitopenia

7. Afectación renal: microangiopatía renal e hipertensión arterial

8. Infarto mesentérico, esplénico y hepático

9. Pérdidas fetales y partos prematuros debido a enfermedad hipertensiva asociada al embarazo y a una insuficiencia úteroplacentaria que resulta de una pobre perfusión placentaria debida a trombosis localizada. Los anticuerpos antifosfolípidos pueden también impedir la implantación trofoblástica y la producción hormonal.

La predisposición *in vivo* a desarrollar trombosis se debe a múltiples mecanismos:

1. La unión de los AAF a los fosfolípidos plaquetarios (factor plaquetario III) favorece la adhesión y agregación de las plaquetas

2. La unión de los AAF a los fosfolípidos endoteliales deterioran el endotelio, hecho que dificulta la generación de prostaciclina (potente inhibidor de la agregación plaquetaria) y del "factor relajante del endotelio" con el consiguiente espasmo vascular y cambios isquémicos

3. Los AAF promueven la coagulación a través de los factores VIII y V activados en presencia de Ca++, e inhibe la activación de la proteína C y S

4. Activan el complemento

5. Disminuye una proteína proteolítica fibrinolítica llamada anexina V

6. Reacción cruzada entre los anticuerpos antifosfolípidos y los glucosaminoglucanos

7. Daño endotelial mediado por oxidantes

A pesar de los esfuerzos internacionales para estandarizar las pruebas de laboratorio para detectar AAF, esto continúa siendo un problema por la variedad en su ejecución. Los datos de prevalencia de estos anticuerpos varían de un centro a otro, lo cual, seguramente, ha contribuido a la generación de controversias para el entendimiento de este síndrome. A continuación de describen las pruebas de laboratorio más prácticas para su detección.

ANTICUERPOS CONTRA EL ANTICOAGULANTE LÚPICO

Primer paso. Prolongación de la coagulación en por lo menos una prueba de coagulación *in vitro* dependiente de fosfolípidos. Estas pruebas pueden subdividirse según la vía de la cascada de la coagulación que se estudia:

1. La vía extrínseca de la coagulación (tiempo de tromboplastina diluido: TTP diluido)

2. La vía intrínseca de la coagulación (tiempo de tromboplastina parcial activado, TTPa diluido, tiempo de coágulo sílica-coloidal y tiempo de coágulo-caolín)

3. La vía final común de la coagulación (tiempo de veneno de la víbora de Russell, tiempo de veneno de la taipán, tiempos de Textarin y Ecarin)

Se recomienda el uso de dos o más pruebas sensibles antes de excluir los anticuerpos anticoagulante lúpico. Dichas pruebas deben evaluar distintas vías de la cascada de la coagulación.

Segundo paso. Falta de corrección del tiempo de coagulación al mezclar el plasma del paciente con plasma normal.

Tercer paso. Confirmación de la presencia de anticuerpos anticoagulante lúpico a través del acortamiento o corrección del tiempo de coagulación, anormalmente prolongado, después de agregar fosfolípidos en exceso o plaquetas congeladas.

Cuarto paso. Excluir otras coagulopatías si la prueba confirmatoria es negativa o si se sospecha la presencia de un inhibidor a través del uso de factores específicos de la coagulación.

Anticuerpos anticardiolipina. Se usan pruebas inmunológicas de fase sólida (generalmente inmunoanálisis enzimático). Se hacen con plaquetas cubiertas de cardiolipina en presencia de β_2-GP 1 sérica de origen bovino. Los anticuerpos anticardiolipina de los pacientes con síndrome de anticuerpos antifosfolípido son dependientes de β_2-GP 1, mientras que los anticuerpos de los pacientes con enfermedades infecciosas son independientes de β_2-GP 1.

Anticuerpos anti β_2-GP 1. También se emplean pruebas inmunológicas de fase sólida (prueba de inmunoabsorción ligada a enzima), que se hace con plaquetas cubiertas de β_2-GP 1. Las pruebas de anticuerpos contra el complejo β_2-glucoproteína-fosfolípido (anti-β_2-GP 1) detectan anticuerpos contra la β_2-GP 1 humana con mayor frecuencia que la β_2-GPI bovina (como en la prueba de anticuerpos anticardiolipina).

El diagnóstico actual del síndrome de anticuerpos antifosfolípidos se basa en el Consenso Internacional de 1999 sobre los criterios de clasificación preliminar para el síndrome antifosfolípido definitivo, el cual proporciona los parámetros diagnósticos. Un diagnóstico de SAF definido requiere la presencia de al menos uno de los criterios clínicos y uno de los criterios de laboratorio. No necesariamente los criterios clínicos y el de laboratorio deben coincidir en el tiempo.

1. Uno o más episodios de trombosis vascular, que puede presentarse en cualquier órgano o tejido e involucrar a vasos de cualquier calibre, inclusive lechos capilares, bien sea del sistema venoso o arterial

2. Complicaciones obstétricas: Una o más muertes inexplicadas de fetos morfológicamente normales a las 10 semanas o más de la gestación, o uno o más partos prematuros de neonatos morfológicamente normales a las 34 semanas o más de gestación, o tres o más abortos espontáneos consecutivos inexplicados antes de las 10 semanas de gestación.

3. Criterios de laboratorio

Anticuerpos anticardiolipina. Títulos del isotipo IgG o IgM detectados con la prueba de ELISA, en niveles moderados o altos, en dos o más ocasiones al menos en intervalos de 6 meses entre uno y otro

Anticoagulante lúpico positivo. Este anticuerpo debe ser detectado en la sangre por pruebas de coagulación en dos o más ocasiones, al menos a intervalos de 6 meses entre una y otra determinación

Anticuerpos anti-β_2-glucoproteína-fosfolípido (anti-β_2-GP 1), confirmadas en dos ocasiones y separadas por un mínimo de seis meses.

HOMOCISTEINEMIA

La homocisteína es un aminoácido que contiene azufre y participa en el metabolismo de la metionina de la dieta. Su concentración depende de la ingesta adecuada de proteínas, vitaminas B_6, B_{12} y folato, y está regulada por tres enzimas: *CBS*, que convierte homocisteína en cistionina, en presencia de vitamina B_6; *5,10 MTHFR* necesaria para la remetilación de la homocisteína a metionina en el ciclo del ácido fólico y *metionina sintasa* que requiere vitamina B_{12}. Cualquier deficiencia de vitamina B_6, B_{12}, folatos, así como mutaciones funcionales del gen MTHFR, CBS o *metionina sintasa* conduce al aumento de la homocisteína plasmática. La importancia de eso estriba en que la hiperhomocisteinemia es un factor de riesgo independiente de padecer trombosis arterial: 1.7 veces mayor de enfermedad coronaria, 2.5 de enfermedad cerebrovascular y 6.8 de enfermedad arterial periférica.

ESTADOS DE HIPERCOAGULABILIDAD SECUNDARIOS

En determinadas situaciones clínicas existe un riesgo de trombosis. En estas circunstancias se producen cambios biológicos relacionados con la inflamación y las respuestas inflamatorias de fase aguda, que desequilibran los mecanismos antitrombóticos y protrombóticos. Actualmente, estas situaciones clínicas adquiridas pueden concurrir en pacientes con una base genética que favorezca la trombosis y en las que el riesgo trombótico indudablemente es mayor. A continuación se describen las condiciones adquiridas que frecuentemente cursan con fenómenos tromboembólicos.

Síndrome nefrótico. Estos pacientes son susceptibles de padecer trombosis; se ha asociado a diferentes factores: pérdida renal de la ATIII, aumento del fibrinógeno y factor VIII; además, alteración de la función plaquetaria por la hiperlipidemia.

Embarazo y puerperio. El mayor riesgo de trombosis es en el último trimestre del embarazo, puerperio, mujeres mayores de 35 años, preeclampsia los y partos intervenidos por cesárea. Los fenómenos trombóticos se deben a la compresión y estasis venosa y a la relajación del músculo liso inducido por las hormonas. También al aumento de los factores de la coagulación II, VII y X, disminución de los niveles de ATT, disminución de la proteína S, mayor generación de fibrina, descenso de la actividad fibrinolítica y aumento del PAI-2 (inhibidor del activador del plasminógeno de tipo placentario).

Uso de anticonceptivos orales. Se observan con el uso de altas dosis de estrógenos que ocasionan disminución del tono vascular y vasodilatación, elementos que promueven estasis venosa, proliferación del endotelio y engrosamiento de la íntima. También se produce aumento de los factores de la coagulación como el II, VIII, IX, X y fibrinógeno; finalmente, disminución de la capacidad del plasma para inhibir el factor Xa.

Neoplasias. Desde hace mucho tiempo se ha observado relación entre neoplasia y enfermedad tromboembólica. Su frecuencia se ha estimado alrededor de un 15% para todo tipo de cáncer, llegando incluso a un 50% para el de páncreas, lo cual se debe tener en cuenta en el período postoperatorio de estos pacientes. La trombosis venosa profunda puede ser el primer signo de la presencia de un tumor en más del 50% de los pacientes (puede aparecer hasta seis meses previos al inicio de las manifestaciones neoplásicas); es frecuente en el cáncer de pulmón, útero, páncreas, próstata o mama. La tromboflebitis superficial migratoria (signo de Trousseau) es más sugestiva de cáncer que la típica TVP de un solo miembro. Entre los mecanismos involucrados en su génesis se mencionan fallas en el sistema fibrinolítico (hipofibrinolisis secundaria a un aumento del PAI-1), anticuerpos anticoagulantes (parecidos al lupus) y citoquinas procoagulantes proinflamatorias.

TRATAMIENTO

Cualquier factor que predisponga a los pacientes a la trombosis debe ser tratado o eliminado; igualmente es prudente tratar los factores de riesgo secundarios a la ateroesclerosis. La evidencia actual indica que el tratamiento de los pacientes que presentan una trombosis asociada a un SAF debe ser el mismo que el indicado a pacientes con trombosis de otras etiologías. Se inicia con una heparina no fraccionada o una heparina de bajo peso molecular en dosis administradas cada 12 horas (por ej., enoxaparina 1 mg/kg/12 horas) y simultáneamente se indica la warfarina sódica, en dosis diarias de 5 mg. Al quinto día se ajusta la dosis diaria según el resultado del PT y del radio internacional normalizado o INR, el cual debe ser estabilizado entre 2,0-3,0 haciendo controles periódicos. En vista de las altas tasas de recurrencia, la anticoagulación debe prolongarse indefinidamente.

Actualmente se dispone de un grupo heterogéneo de fármacos para el tratamiento de estos padecimientos, dentro de los cuales se distinguen tres grupos según el mecanismo de acción: los que potencian la acción de la antitrombina (heparinas y pentasacáridos), los que bloquean la acción de la trombina (hirudina y análogos sintéticos) y las que interfieren en la síntesis de las serinproteasas vitamina K dependientes de la coagulación (cumarínicos).

La heparina no fraccionada es un glucosaminoglucano cuyas cadenas contienen una secuencia repetitiva de unidades disacáridas formadas por glucosamina y ácido urónico. La acción antitrombótica de las heparinas se debe fundamentalmente a su capacidad de potenciar la actividad de la antitrombina, es decir, las heparinas no poseen una acción antitrombínica propia. La antitrombina es una serinproteasa que inhibe especialmente a la trombina y al factor Xa. Las heparinas de bajo peso molecular se obtienen a partir de las heparinas no fraccionadas mediante despolimerización de sus cadenas por métodos químicos o enzimáticos, lo que da a lugar a fragmentos de heparina que presentan un bajo peso molecular, que le confiere la propiedad de potenciar la acción anti-Xa de la antitrombina sin potenciar la inhibición de la trombina por la antitrombina. Los pentasacáridos son fármacos sintéticos que poseen mayor afinidad por la antitrombina que el pentasacárido natural presente en las heparinas, con una elevada actividad anti-Xa y carecen de actividad antitrombina. El más usado es el fondaparinux, que presenta una biodisponibilidad del 100% por vía subcutánea con una vida media de 15 a 20 horas y eliminación renal.

Los inhibidores específicos de la trombina como la hirudina y algunos péptidos sintéticos no utilizan la antitrombina para expresar su acción, por lo que los hace más eficaces que las heparinas para neutralizar la trombina unida a la fibrina. La warfarina (cumarínico) es el tratamiento más indicado, debe utilizarse la dosis (<10 mg/día) según el valor de INR. Si el tratamiento está indicado para el tratamiento de la trombosis venosa, el INR debe mantenerse entre 2-3; si se trata de trombosis arterial cerebral, el INR debe mantenerse entre 1.4 -2.8, y de ser una trombosis arterial no cerebral, entre 2-3.

Los pacientes con el SAF catastrófico deben ser tratados en forma intensiva. Se recomienda una combinación de anticoagulantes y corticosteroides. Adicionalmente, plasmaféresis y gammaglobulina inmune intravenosa. Los agentes fibrinolíticos o trombolíticos (estreptokinasa) han sido usados para tratar la microangiopatía trombótica aguda. En mujeres embarazadas se recomienda la heparina no fraccionada, 5.000 U/C-12 horas o dosis más altas si ha ocurrido tromboembolia previa, combinada con dosis bajas de aspirina, o el uso alternativo de la heparina de bajo peso molecular.

REFERENCIAS

BAUER KA. Management of thrombophilia. J Thromb Haemost. 2003; 1:1429-1434

GEORGED D, ERKAN D. Antiphospholipid syndrome. Prog Cradiovasc Dis. 2009; 52: 115.

KAPLAN KLL AND FRANCIS CHW. Diret thrombin inhibitors. Seminars in Hematology. 2002; 39 (3): 187-196.

KEELING, DAVID, ET AL. Guidelines on the investigation and management of antiphospholipid syndrome. British J Haematol. 2012; 157:47-58.

LIM WENDY, ET AL. Management of Anthiphospholipid Antibody Syndrome. A Systematic Review. JAMA 2006; 295:1050-1057.

MIDDELDORP S, MEINARDI JR, KOOPMAN MMW. A prospective study of asyntomatic carries of the factor V Leiden mutation to determine the incidence of venous thromboembolism. Ann Intern Med 2001; 135: 322-327.

MOLL, S AND ROBERTS, HR. Overview of anticoagulacion drugs for the future. Semen in Hematol. 2002; 39 (3): 145-157.

O'SHEA SI ET AL. Issnes in the utilization of low molecular weight heparins. Seminars in hematol. 2002; 39 (3): 172-178.

ROSENDAAL FR, VAN HYCKAMA TANIS BC. Estrogens, progestones and thrombosis. J Thromb Haemost. 2003; 1:1371-1380.

RUIZ-IRASTORZA G ET AL. Antiphospholip syndrome. Lancet. 2010; 376:1498.

SCHAFER, AI. Thrombotic disorders: Diagnosis and treatment. Hematology. 2003;1: 520-539.

SELIGSOHN U, LUBETSKY A: Genetic susceptibility to venous thrombosis. N Engl J Med. 2001; 344: 1222-1231.

SHAPIRO SS. Treating trombosis in the 21st century. N Engl J Med. 2003; 349 (18): 1762-1764.

TURPIE AGG. Pentasaccharides. Seminans in Hematol. 2002; 39 (3): 158-171.

EMERGENCIAS REUMATOLÓGICAS

Luis Arturo Gutiérrez G.

INTRODUCCIÓN

Las verdaderas emergencias reumatológicas son aquellas que ponen en peligro la vida del paciente en minutos o afectan gravemente un órgano con una mortalidad del 50%, inclusive con la intervención terapéutica. Estas emergencias comprenden el síndrome antifosfolipídico catastrófico (SAFc), síndrome pulmón-riñón (SPR), vasculitis del sistema nervioso central (SNC), síndrome anti-Ro (lupus neonatal) y síndrome de activación macrofágica (SAM). Por el contrario, las urgencias reumatológicas son de evolución lenta y no necesariamente mortales, y deben ser atendidas en el lapso de seis horas para evitar complicaciones mayores; estas incluyen artritis séptica, anemia hemolítica, ataque de gota, crisis lúpica (exceptuando la que afectan órganos vitales) y glomerulonefritis rápidamente progresiva. A continuación se describen las verdaderas emergencias reumatológicas.

SÍNDROME ANTIFOSFOLÍPIDO CATASTRÓFICO

El SAFc o síndrome de Asherson es una forma grave y rápidamente evolutiva del síndrome antifosfolípido (SAF) que conduce a insuficiencia multiorgánica (afectación de tres o más órganos). Existen evidencias anatomopatológicas de oclusión en los vasos de pequeño y gran calibre, y el laboratorio revela generalmente títulos elevados de anticuerpos antifosfolípido (AAF). Esta entidad ocurre en menos del 1% de los pacientes con SAF, >90% de ellos es primario; el resto se presenta en *overlap* con otras enfermedades autoinmunes (SAF secundario), que en orden decreciente son LES, síndrome de Sjögren, esclerosis sistémica, artritis reumatoide, *lupus-like* y un pequeño porcentaje de colitis ulcerosa. La evidencia clínica de oclusión vascular se confirma con angio-TC, angio-RM, arteriografía y ultrasonografía duplex arterio/venosa. Es importante, siempre que se sospeche e esta entidad, solicitar el funcionalismo renal, ya que el riñón es uno de las primeros órganos en comprometerse; la afectación renal se sospecha por la presencia de hipertensión arterial severa (>180/100 mmHg), retención azoada súbita y/o proteinuria (>500 mg/24 horas). Los criterios del SAF catastrófico pueden ser definitivos o probables.

SAFC DEFINITIVO

1. Evidencia de oclusión de un vaso o el efecto de su oclusión, en más de 3 órganos, sistemas o tejidos *
2. Manifestaciones clínicas simultáneas o en menos de una semana
3. Confirmación anatomopatológica de la oclusión de los vasos de pequeño calibre en por lo menos un órgano o tejido**
4. Presencia de anticuerpos antifosfolípidos (anticoagulante lúpico y/o anti-cuerpos anticardiolipina)***

SAFC PROBABLE

1. Afectación de dos órganos o sistemas
2. Ocurrencia de dos eventos en menos de 1 semana y un tercero antes de la 4ª semana
3. Los cuatro criterios, excepto la ausencia de confirmación de laboratorio separada de al menos seis semanas debido a la muerte precoz del paciente
4. Generalmente, evidencia clínica de oclusión vascular confirmada por técnicas de imagen hechas a su debido tiempo. Se debe descartar la afectación renal.

---

* Generalmente, evidencia clínica de oclusión vascular, confirmada por técnicas de imagen. La afectación renal se establece por un aumento del 50% de la creatinina plasmática, hipertensión arterial grave (>180/100 mmHg) y proteinuria (>500 mg/24 horas).

** Para la confirmación anatomopatológica deben estar presentes signos de trombosis y en ocasiones puede coexistir con vasculitis.

*** Si el paciente no había sido diagnosticado previamente de SAF, la confirmación del laboratorio requiere que los AAF sea detectada en dos o más ocasiones separadas al menos seis semanas (no necesariamente en el momento del accidente trombótico), de acuerdo con los criterios de clasificación del SAF definitivo.

Se sospecha esta enfermedad en pacientes por lo general jóvenes, del sexo femenino, gran afectación sistémica, VDRL positivo, trombocitopenia, leucopenia, anemia hemolítica y, muchas veces, Coombs positivo. El frotis de sangre periférica es fundamental, ya que puede revelar glóbulos rojos fragmentados (esquistocitos) característicos de la hemólisis microangiopática; además, TP/TTP prolongados (recordemos que *in vitro*, los tiempos de coagulación se prolongan pero, *in vivo* existe un estado de hipercoagulabilidad) y el *fast lab* (VSG, PCR, fibrinógeno, procalcitonina, VDRL, C3, C4, RA, prueba de Coombs).

Manifestaciones clínicas. La afectación es multiorgánica; se producen trombos en el tronco de la arteria renal o sus ramas, arterias intrarrenales o arteriolas, capilares glomerulares y venas renales; predomina la oclusión de los pequeños vasos (microangiopatía trombótica). El compromiso pulmonar ocasiona un SDRA, algunas veces acompañado de hemoptisis (hemorragia intraalveolar), embolia pulmonar o trombosis de la arteria pulmonar. El porcentaje de compromiso de órganos y sistemas en el SAFc comprende: renal 78%, pulmonar 66%, SNC 56%, cutánea 50%, cardiaca 50%, gastrointestinal 38%, hepática 34%, suprarrenal 13% y urogenital 6%. La afectación más temida es la del SNC, manifestada por infartos cerebrales, que producen deterioro neurológico y convulsiones. La manifestación del sistema nervioso periférico más frecuente es la mononeuritis múltiple. Los pacientes pueden cursar con infarto testicular, caracterizado por dolor escrotal intenso e inflamación; además se ha observado necrosis de la próstata que simula una prostatitis aguda e infarto ovárico. Las manifestaciones gastrointestinales incluyen perforación esofágica, colitis isquémica e infartos hepáticos y esplénicos. El dolor abdominal agudo y distención abdominal simulan un abdomen agudo quirúrgico que obliga a laparotomías innecesarias.

Tratamiento. Debido a lo aparatoso del cuadro clínico es necesario iniciar el tratamiento en la UCI; es urgente el acceso venoso central, línea arterial, soporte ventilatorio, control de la tensión arterial, fluidoterapia y manejo del desequilibrio hidroelectrolítico. La presencia de un fallo multiorgánico amerita el uso de anticoagulantes; se puede iniciar con heparina no fraccionada a la dosis de ataque de 5.000 U en *bolus* seguido de una infusión continua de 1500 unidades/h con un control estricto de TTP. La heparina de bajo peso molecular como la enoxaparina es también altamente efectiva a la dosis de 1 mg/kg/BID. Si el curso clínico es satisfactorio y el paciente tolera la vía oral, se debe iniciar warfarina sódica hasta obtener un INR entre 3 y 4,5. Los corticoesteroides inhiben la inflamación, estabilizan las membrana de los lisosomas y disminuyen la fagocitosis y la opsonización; se debe usar la metilprednisolona (de mayor potencia y no posee el efecto del primer paso hepático) a la dosis de 15-20 mg/día en *bolus* durante 3-5 días, luego, una dosis de mantenimiento de 1-2 mg/kg dividido en 3 tomas al día. Si el paciente no responde se asocia gammaglobulina, 400 mg/kg/día por 5 días (dosis promedio 25-30 g/día) a una velocidad de infusión de 0,5ml/Kg/hora, esta se debe repetir mensualmente una vez que el paciente esté fuera de peligro. En los enfermos que no respondan a los corticoesteroides se usa la ciclofosfamida a la dosis de 0.5-1 g/m^2 SC, siempre en conjunto con la gammaglobulina. A los pacientes gravemente enfermos que no hayan respondido a la gammaglobulina y los citostáticos, se recomienda hacerles aféresis por 3 a 5 días seguidos (100-150ml/min).

SÍNDROME PULMÓN-RIÑÓN

El "síndrome pulmón-riñón" fue descrito inicialmente por Goodpasture en 1919. Se caracteriza por cursar con insuficiencia renal y respiratoria debido a un proceso autoinmune que desencadena una glomerulonefritis rápidamente progresiva y hemorragia alveolar difusa. Desde el punto de vista fisiopatológico ocurre una vasculitis sistémica de pequeños vasos (arteriolas, vénulas y capilares), con infiltración y necrosis de las paredes vasculares y la consecuente extravasación de eritrocitos al alveolo pulmonar. La histopatología pulmonar revela capilaritis, y en el riñón produce disrupción del glomérulo, necrosis fibrinoide y formación de semilunas; el daño de las paredes vasculares produce extravasación de células de extirpe inmune y fibrina en el espacio de Bowman, con la consecuente obliteración y pérdida de la función renal. Desde el punto de vista inmunopatológico se han descrito tres entidades: tipo 1 (mediados por anticuerpos), tipo 2 (mediado por complejos inmunes) y tipo 3 (pauci-inmune). El tipo 1 está relacionado con anticuerpos antimembrana basal glomerular (anti-MBG), el tipo 2 con el LES y el tipo 3 con las vasculitis asociadas a los anticuerpos anticitoplasma contra neutrófilos (ANCA).

Las causas más frecuentes del SPR en el adulto son las vasculitis asociadas a los ANCA en un 56-77% de los pacientes seguido por los anticuerpos anti-MBG en un 12-17%. Entre las causas menos frecuentes (<10%) se encuentran la enfermedad doble positiva, vasculitis asociada a SAF, vasculitis asociada a LES y vasculitis por IgA (púrpura de Henoch-Schönlein). En este tipo de patología se describe a continuación otras causas menos frecuente de etiología no autoinmune.

Enfermedades cardiovasculares: insuficiencia cardiaca crónica, hipertensión maligna con falla renal y cardiaca, daño renal con edema pulmonar, enfermedad valvular y tumores auriculares

Infecciones: leptospirosis, infecciones (*Staphylococcus aureus, Legionella pneumophila*), Hantavirus y malaria

Fenómenos embólicos: enfermedad tromboembolica, émbolos de colesterol y embolismo graso

Toxinas: intoxicación por paraquat, solventes, *Cannabis* (marihuana) y *crack* (cocaína)

Anormalidades hemostáticas: trombocitopenia, uremia, uso de (anticoagulantes, antitrombóticos, antiplaquetarios o trombolíticos) y CID

Malignidad: cáncer pulmonar primario y metastásico

Varios: barotrauma, hemosiderosis idiopática, linfoangioleiomatosis y hemangiomatosis pulmonar-capilar.

Enfermedad Doble-Positiva en el SPR. En pacientes con SPR existe un subgrupo de enfermos en quienes se encuentran presentes ambos autoanticuerpos (ANCA y anti-MBG). Este subgrupo de pacientes solo representa 5-14% de todos los SPR. El antígeno mayormente asociado al ANCA es la mieloperoxidasa (MPO), que junto a la edad avanzada y ameritar hemodiálisis, son factores de mal pronóstico y menor tasa de sobrevida.

Diagnóstico. La Rx simple del tórax es muy sensible, pero no específica para el diagnóstico de SPR; menos del 13% de los pacientes con hemorragia alveolar difusa no presenta el típico sombreado extenso en parches debido a que es un proceso muy dinámico y las opacidades cambian rápidamente (Fotografía19). Los pacientes con SPR autoinmune no presentan derrame pleural, y si este existe, posiblemente se deba a ICC o sobrecarga de líquidos. La TACAR (tomografía de tórax de alta resolución) es superior a la radiografía de tórax para detectar opacificaciones localizadas en "vidrio esmerilado" o zonas más confluentes en "parches". La ecocardiografía transtorácica puede ayudar al diagnóstico del edema pulmonar cardiogénico.

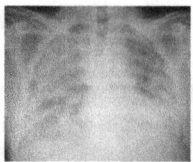

FOTOGRAFÍA. 19. RADIOGRAFÍA DEL TÓRAX EN SPR (OPACIDADES EN PARCHES)

El examen simple de orina con tira reactiva revela hematuria y proteinuria (sedimento activo). En el SPR, la hematuria suele ser microscópica con eritrocitos dismórficos (provenientes del glomérulo). El examen microscópico puede revelar cilindros hemáticos que sugieren LES. La presencia de células tubulares renales, cilindros (hialinos, celulares epiteliales y mixtos), orienta a una sepsis. Se debe insistir en estudios más avanzados como el perfil "inmunorreumatológico", biopsia renal y el lavado broncoalveolar por fibrobroncoscopia.

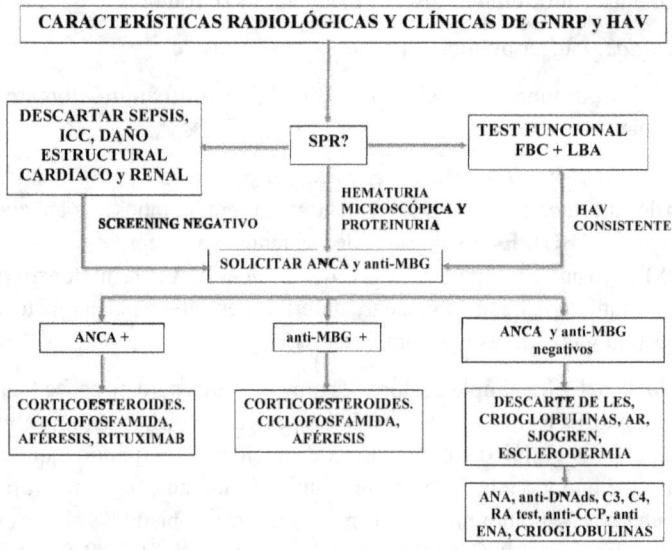

Tratamiento. Como ocurre en todas las enfermedades autoinmunes, y en especial cuando una intervención temprana puede salvar la vida del paciente, no se deben esperar los estudios avanzados. El corticoesteroides con mejor resultado en esta vasculitis es la metilprednisolona 15-20 mg/día EV en *bolus* por 3-5 días continuos seguido de una dosis de mantenimiento de 1-2 mg/kg/ (dividido en tres tomas); concomitantemente, ciclofosfamida a la dosis de 0,5-1 g/m² SC. En el SPR asociado a los anti-MBG se usa el recambio plasmático (aféresis) 100-150 ml/min por 14 días continuos o hasta que desaparezcan los anticuerpos anti-MBG. Cuando el SPR se asocia a un ANCA positivo se usa una terapia biológica como el rituximab (anti-CD20), a la dosis de 350 mg m² SC, cuatro veces por semana. Dado que la tasa de recaída en estos pacientes oscila entre un 27-35%, se recomiendan medicamentos inmunosupresores de mantenimiento como el metotrexato, azatioprina o el micofenolato mofetilo (Fig. 24).

VASCULITIS DEL SISTEMA NERVIOSO CENTRAL

La vasculitis del SNC compromete las arterias y venas cerebrales de todo calibre, que lleva a daño tisular por isquemia y consecuente activación de la cascada inflamatoria por efecto directo del complejo antígeno-anticuerpo, mediada fundamentalmente por citoquinas Th1. Las enfermedades reumáticas que producen vasculitis en el SNC y periférico se mencionan a continuación y, seguidamente, una aproximación diagnóstica (Tabla 100).

1. Enfermedades del tejido conectivo: lupus eritematoso sistémico, esclerosis sistémica, artritis reumatoide, síndrome de Sjögren, enfermedad mixta del tejido conectivo y enfermedad de Behcet

2. Vasculitis sistémica necrotizante: poliarteritis nodosa, síndrome de Churg-Strauss, poliangitis microscópica, enfermedad de Kawasaki

3. Vasculitis granulomatosa sistémica: granulomatosis de Wegener, granulo-matosis linfomatoide, granuloma letal de la línea media

TABLA 100. APROXIMACIÓN DIAGNÓSTICA EN LAS VASCULITIS DEL SNC

	Reactantes de fase aguda VSG/PCR	Pulsos	Úlceras recurrentes	Anticuerpos
Wegener	↑↑↑↑	Normal	(-)	ANCAc
Behçet	↑↑↑↑	Normal	(-)	(-)*
LES	↑↑	Normal	(+/-)	ANA, Anti- DNAds
Sjögren	↑	Normal	(-)	Anti-Ro/Anti La
Takayasu	↑↑↑↑	≠	(+)	(-)

* No asociado a autoanticuerpo, pero sí al antígeno de histocompatibilidad HLA B-51

Diagnóstico. Se sospecha de una vasculitis cerebral de naturaleza autoinmune cuando ocurre en una paciente del sexo femenino, joven, sin historia previa de enfermedad cardiovascular y con lesiones cerebrales focales o múltiples en la RM o TC (Figura). El LCR revela pleocitosis a predominio de células plasmocitarias y, con menor frecuencia, los PMN. Es importante conocer los niveles de proteínas en el LCR, ya que una disociación citoproteica (LCR con pleocitosis sin elevación de las proteínas o discreto aumento) orienta a un proceso autoinmune; mientras que una disociación albúmino-citológica (elevación de las proteínas con discreta pleocitosis) se observa en el síndrome de Guillain-Barré y la esclerosis múltiple. El estudio del LCR también descarta infecciones o neoplasias.

Las lesiones sugestivas de vasculitis en la imagen cerebral se caracterizan por un mayor compromiso en la unión de la sustancia blanca con la gris, lesiones puntiformes en el parénquima y lesiones focales múltiples. La angiografía cerebral sirve para demostrar la estenosis segmentaria de vasos intracraneales. La biopsia leptomeníngea y parenquimatosa cerebral muestran la existencia de inflamación vascular y permiten excluir otros diagnósticos, pero ha caído en desuso por su complejidad y poca sensibilidad. Las imágenes observadas en la RM cerebral son sensibles pero no específicas porque las alteraciones comparten características con lesiones focales de la sustancia blanca de origen vascular no inmune; igualmente, la presencia de atrofia cortical y del cuerpo calloso se observa en otras enfermedades autoinmunes como la esclerosis múltiple (Fotografía 20).

El advenimiento de la TC con emisión de fotón único (SPECT) ha sido de gran ayuda para evaluar el flujo sanguíneo regional cerebral y detectar alteraciones funcionales como, por ej., inflamación de grandes vasos en la enfermedad de Takayasu. Actualmente se considera el estudio de elección en los síndromes vasculíticos del SNC por ser de mayor sensibilidad que la angiorresonancia e incluso de mayor utilidad que la arteriografía cerebral. Gracias al SPECT se puede hacer seguimiento de las enfermedades autoinmunes antes y después del tratamiento.

Tratamiento. El tratamiento inicial consiste en *bolus* de metilprednisolona, 1 g/día por 3 días, más ciclofosfamida 0.5-1 g/m^{2}SC EV mensual por 1-2 años, seguido de prednisona, 1 mg/kg/día VO dividida en dos dosis. Luego de alcanzar la remisión en el caso de las vasculitis de Wegener se puede sustituir el inmunosupresor por metotrexato 20-25 mg/semanal VO; en caso de vasculitis por Behçet, azatioprina 1-2 mg/kg/día VO o colchicina. En la vasculitis por Takayasu, además de los inmunosupresores comunes se puede indicar micofenolato de mofetilo 1-2 g/día VO, y como la alternativa los bloqueantes del factor de necrosis tumoral (Anti -TNF: adalimumba, infliximab y etanercept).

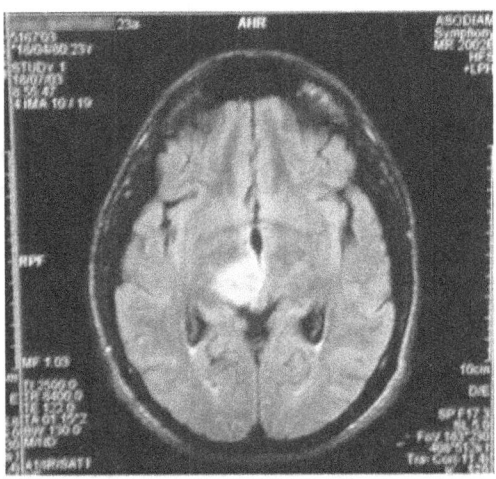

FOTOGRAFÍA 20. RM CON LESIÓN ÚNICA ISQUÉMICA EN UN PACIENTE CON NEURO-BEHÇET

SÍNDROME ANTI-RO (LUPUS NEONATAL)

El lupus eritematoso neonatal es considerado como un modelo de adquisición pasiva de enfermedad autoinmune; se debe al paso transplacentario de los anticuerpos maternos anti-SSA/Ro y anti-SSB/La al feto. Se presenta después de la semana 16 y con mayor frecuencia alrededor de la semana 30 del embarazo, con una incidencia de 1:15.000 nacidos vivos. Sin tratamiento, la mortalidad *in utero* es de 23% y al año de 54%.

Los rasgos clínicos característicos del síndrome anti-Ro neonatal son erupción cutánea transitoria, bloqueo cardiaco congénito, disfunción hepatobiliar, alteraciones hematológicas, neurológicas y pulmonares. La presentación clínica en el feto y el recién nacido es la bradicardia al momento del nacimiento, lesiones cutáneas en un 15-25%, caracterizadas por un eritema anular que afecta todo el cuerpo (placas anulares descamativas) y sin el típico eritema malar del LES. La afectación hepática suele ser asintomática y se expresa por elevación de las aminotransferasas e hiperbilirrubinemia con patrón colestásico. Una vez alcanzada la adolescencia y la adultez no se encuentran hallazgos de enfermedad autoinmune. Se debe sospechar esta patología en toda embarazada cuando al inicio del embarazo estén positivos los anticuerpos anti-Ro y anti-La.

Tratamiento. Se recomiendan evaluaciones mensuales en toda paciente embarazada portadora de enfermedades autoinmunes, por un equipo multidisciplinario (internista-reumatólogo, ginecobstetra y neonatólogo). En el momento que se observe bradicardia *in utero* se recomienda mantener o iniciar corticoesteroides fluorados como la dexametasona (los fluorados traspasan la barrera transplacentaria), 4 a 6 mg VO OD. Una vez fuera del útero, el recién nacido debe contar con una UCI y un cardiólogo infantil por la posibilidad de tener que instalar un marcapaso definitivo o transitorio.

SÍNDROME DE ACTIVACIÓN MACROFÁGICA

La entidad más temida de todas las emergencias reumatológica es sin duda el SAM, con una mortalidad de alrededor del 70% y generalmente subdiagnosticada (30% *post mortem*). Consiste en un cuadro clínico agudo y grave de insuficiencia hepática, CID y encefalopatía asociado a la presencia de macrófagos activados en la MO, con signos de hemofagocitosis. La activación macrofágica puede ser desencadenada por infecciones virales (Epstein Barr, HIV), drogas (aspirina, antirretrovirales, sulfasalazina, corticoesteroides, azatioprina y anti-TNF). Desde el punto de vista inmunopatogénico, las histiocitosis reactivas son procesos de activación y proliferación no maligna e incontrolada de los macrófagos-histiocitos que llevan a un estado de hipercitoquinemia. La citometría de flujo reporta un defecto en la función de la células *natural killer* (NK) con bajo nivel de expresión de perforina.

Las manifestaciones clínicas consisten en fiebre prolongada (mínimo 7 días), con picos mayores de 39°C, melenas, somnolencia, erupciones, eritema, ictericia y linfadenopatías. Es frecuente la hepatoesplenomegalia. El SAM se ha descrito en enfermedades autoinmunes como el LES, artritis idiopática juvenil, enfermedad Still del adulto, poliarteritis nudosa y enfermedad de Kawasaki. Los criterios diagnósticos del SAM se describen a continuación.

Criterio clínico: fiebre (con picos >de 39°C, mínimo 7 días), esplenomegalia y linfadenopatías

Criterios de laboratorio: citopenias (Hb <9 g/dl, plaquetas <10 x 10^9/L y neutrófilos <1 x 10^9/L), hipertrigliceridemia > 265 mg/dl, hipofibrinogenemia < 150 mg/L, hiperferritinemia >500 mcg/L y actividad de la NK baja o ausente

Criterio histopatológico: confirmación de hemofagocitosis en la MO, bazo o ganglios linfáticos.

Tratamiento. El tratamiento debe ser precoz para evitar el daño grave de los órganos involucrados. Comprende terapia de soporte precoz, vigilancia y monitorización continua en una UCI, corrección del equilibrio hidroelectrolítico, transfusiones de plasma fresco congelado, pancultivos y antibioticoterapia en el caso de que la reactivación sea de causa infecciosa. El tratamiento de elección es la ciclosporina A a la dosis de 3-5 mg/kg/día VO o EV; asociar corticoesteroides al comienzo o 24 horas después si no hay mejoría hasta que se normalicen los parámetros biológicos. La ciclosporina suprime selectivamente la función de los linfocitos T, lo cual inhibe la producción de citoquinas. La efectividad de la inmunoglobulina intravenosa ha sido modesta, solo se recomienda después de las ocho semanas (su uso prematuro está contraindicado) y la dosis es de 500 mg/kg una vez al mes. El trasplante de células hematopoyéticas alogénicas parece proporcionar la mejor tasa de curación global en el SAM.

REFERENCIAS

Bucciarelli S, Espinosa G, Cervera R, Erkan D, Gómez-Puerta JA, Ramos-Casals M, *et al*. For the CAPS Registry Project Group (European Forum on Antiphsopholipid Antibodies). Mortality in the catastrophic antiphospholipid syndrome. Causes of death and prognostic factors in a series of 250 patients. Arthritis Rheum. 2006; 54:2568-76

Buyon JP, Waltock J, Kleinman C, Copel J. In utero identification and therapy of congenital heart block. Lupus. 1995; 4:116-21.

Erkan D, Asherson RA, Espinosa G, Cervera R, Font J, Piette JC, et al. The long-term outcome of catastrophic antiphospholipid syndrome survivors. Ann Rheum Dis. 2003;62:530-3

Grom AA, Mellins ED. Macrophage activation syndrome: advances towards understanding pathogenesis. Curr Opin Rheumatol. 2010; 22:561.

Gutierrez-Gonzalez, LA. Síndrome anti-fosfolipido catastrófico. A propósito de un caso. Archivos del CNER. Caracas, DC [update Oct 2007; cited april 2013]. Available from: http://cner.org.ve/pdf/caso1-2007.pdf

Janka GE. Haemophagocytic syndromes. Blood Reviews. 2007; 21: 245-53.

Jayne DR, Gaskin G, Rasmussen N, ET AL. Randomized trial of plasma exchange or high-dosage methylprednisolone as adjunctive therapy for severe renal vasculitis. J Am Soc Nephrol. 2007;18:2180-8.

Lee RW, D'Cruz DP. Pulmonary renal vasculitis syndromes. Autoimmun Rev. 2010;9:657-60.

Oku K, Atsumi S, Furukawa, et al. Cerebral imaging by magnetic resonance imaging and single photon emission computed tomography in systemic lupus erythematosus with central nervous system involvement. Rheumatology 2003; 42: 773-777.

Plasma exchange and glucocorticoid dosing in the treatment of ANCA-associated vasculitis: a multicentre randomised controlled trial— PEXIVAS 2010; http://www. bctu.bham.ac.uk/pexivas.

West SC, Arulkumaran N, Philip W Ind, Pusey CD. Pulmonary-renal syndrome: a life threatening but treatable condition. Postgrad Med. J 2013; 89:274-283.

9

NEUMOLOGÍA

ASMA BRONQUIAL

Robin Rada Escobar

INTRODUCCIÓN

El asma bronquial consiste en un trastorno inflamatorio crónico con hiperreactividad de las *vía*s respiratorias bajas que conduce a crisis recurrentes y reversibles de broncoespasmo, particularmente en la noche y temprano en la mañana, y ceden espontáneamente con tratamiento farmacológico. La enfermedad afecta 300 millones de personas en el mundo y, es más frecuente en el *área urbana. La* mortalidad mundial es de 250.000 personas por año; es decir, 15 millones de años de vida saludable perdidos. Es considerada la primera causa de ausencia laboral en muchos países.

El asma es un trastorno heterogéneo relacionado con factores *endógenos* (genética y atopia), *ambientales* como los alérgenos, tóxicos ocupacionales (tolueno, anh*í*drido trimet*í*lico), *tabaquismo y desencadenantes* como infecciones, ejercicio, aire frio, polución (dióxido de azufre, ozono y óxido de nitrógeno) y *betabloqueadores*, aspirina e irritantes (aerosoles, perfumes, pinturas). Las infecciones respiratorias superiores por rinovirus, virus sincitial respiratorio y coronavirus son los factores desencadenantes más frecuentes de las exacerbaciones agudas y graves del asma.

Predisposición genética. El asma se considera un trastorno poligénico asociado a polimorfismos de genes en el cromosoma 5q que compromete los linfocitos T2 colaboradores (*T helper 2* o *Th2*) y la producción de sus interleuquinas (4, 5, 9 y 13), que son los mediadores responsables de la inflamación alérgica crónica del asma. Otras citoquinas proinflamatorias como el TNF-α y la interlequina 1β, amplifican la respuesta inflamatoria e intervienen en la forma más grave de la enfermedad

Atopia. Es el principal factor de riesgo para padecer asma; un 80% de los pacientes asmáticos padece de rinitis alérgica y dermatitis atópica. Los alérgenos que provocan la sensibilización son proteínas que generalmente provienen de ácaros (*Dermatophagoides pteronyssinus*), pelos de perros y gatos, cucarachas, polen y esporas de hongos. La patogenia de la atopia se basa en la producción de anticuerpos IgE (anti-IgE) específicos, indiscutiblemente, regida por mecanismos genéticos; los niveles sanguíneos de IgE se correlacionan con la respuesta inicial y sostenida a los alérgenos. En este grupo también se incluye el *asma intrínseca,* sin elevación de la IgE sérica; caracterizada por aparecer en el adulto, ser persistente, presentar pólipos nasales y desencadenarse por la ingestión de ácido acetilsalicílico.

Factores ambientales. Es posible que los factores ambientales decidan en los primeros *años de vida que las personas atópicas se vuelvan asmáticas*, aunque también existen pacientes que tienen una sensibilización independiente de la atopia. La "hipótesis de la higiene del asma" sugiere que existen factores protectores contra el asma como ingreso prematuro a guarderías, tener hermanos mayores e infecciones virales tempranas. La exposición a infecciones y endotoxinas provoca una respuesta inmunitaria protectora predominantemente a base de células Th1.

La mucosa bronquial en el paciente asmático está infiltrada por linfocitos T, mastocitos y eosinófilos, además de presentar engrosamiento de la membrana basal por colágeno, tapón de moco, vasodilatación y angiogénesis. Los mastocitos son responsables de la respuesta broncoconstrictora aguda a los factores ambientales, estos son activados por alérgenos mediante un mecanismo que depende de su unión a la IgE específica, que los hace más sensibles a la activación y liberación de mediadores como histamina, prostaglandina D_2 y cisteinil-leucotrienos, que al final son los responsables de la broncoconstricción y, además, del aumento de la permeabilidad microvascular, secreción de moco, hiperplasia e hipertrofia del músculo liso bronquial.

Por su parte, las *células dendríticas* de la mucosa bronquial captan alérgenos y los transforman en péptidos alergénicos (antígenos), que son presentados a los linfocitos T de los ganglios linfáticos regionales para generar anti-IgE específica para cada antígeno. De igual manera, las células dendríticas estimulan la generación de linfocitos Th2. Una vez sintetizada la IgE se une a sus receptores de alta afinidad (FcERI) en la superficie de los mastocitos tisulares o basófilos en la sangre periférica, así como también a los receptores de baja afinidad (FcERII o CD 23) en la superficie de linfocitos, eosinófilos, plaquetas y macrófagos. La unión de un receptor del mastocito a la IgE con el alérgeno, activa e induce la liberación de mediadores: interleuquinas 1-5, interferón gamma y TNF-α, que favorecen la inflamación. Por su lado, los eosinófilos liberan la proteína mayor básica, peroxidasa y proteína catiónica, que lesiona la vía aérea y perpetúa el proceso inflamatorio; además, estos generan leucotrienos, especialmente C4, un potente broncoconstrictor que se mantiene gracias a la liberación de citoquinas y quemoquinas. También, al ingresar el antígeno a la vía aérea se activan los linfocitos Th2 para producir iterleuquina 5, que favorece la maduración de los eosinófilos en la médula ósea, los cuales, al migrar al tejido pulmonar, liberan las sustancias mencionadas.

MANIFESTACIONES CLÍNICAS

Se caracteriza por episodios recurrentes de disnea, particularmente en la noche o temprano en la mañana, opresión torácica y tos con moco pegajoso y espeso, muy difícil expectorar. El examen físico consiste en estertores roncantes y sibilancias en todo el tórax a predominio espiratorio. El asma se clasifica en intermitente, leve persistente, moderada persistente y severa persistente según la severidad de los síntomas, la obstrucción al flujo de aire y la alteración de las pruebas de función pulmonar. Esta clasificación es útil al inicio de la enfermedad para definir la conducta; además, con el paso del tiempo puede cambiar la severidad. Para el seguimiento se usa la evolución clínica y las pruebas de función pulmonar.

DIAGNÓSTICO

Las pruebas de la función pulmonar permiten diagnosticar y supervisar la obstrucción al flujo del aire, las cuales son reversibles y variables en el tiempo. Apoyan el diagnóstico la variabilidad en los síntomas, que pueden ser hasta en horas en el mismo día, y la variabilidad del flujo espiratorio forzado en el primer segundo (VEF1) y el pico de flujo espiratorio (PFE) antes y después de broncodilatadores. La espirometría es el método preferido que permite medir la limitación al flujo del aire y la reversibilidad con el uso de agonistas β_2 de acción corta. Son útiles el volumen espiratorio forzado en el primer segundo (VEF1), CVF (capacidad vital forzada), relación de VEF1/CVF y, el pico flujo espiratorio (PFE).

Volumen espiratorio forzado en el primer segundo (VEF1) VN= 3-4 L. Esta medida es comparada con valores predeterminados según talla, género y raza; al encontrarse disminuido y aumentar 12% o 200 ml tras el uso de agonistas β_2, eso sugiere el diagnóstico de asma. En pacientes tratados disminuye la sensibilidad de la espirometría y puede haber variabilidad entre las diferentes tomas. La relación de VEF1/CVF (VN= 80%), permite predecir el resultado; un valor inferior a 80% favorece el diagnóstico.

Pico flujo espiratorio o PFE (VN $\neq$ 449,1 L/min). Es una medida útil para el diagnóstico y tratamiento del asma; se analiza según curvas predeterminadas pero tiene la limitación de ser esfuerzodependiente. Un PFE de 60 L por minuto o una mejoría del 20%, luego del uso de broncodilatadores y la variabilidad diurna mayor del 20% son útiles para el diagnóstico. Para identificar desencadenantes ambientales o inducción por ejercicio se hace PFE varias veces al día y en diferentes actividades. Se sugiere comparar con las mejores cifras obtenidas en el paciente durante la evolución de su enfermedad cuando está asintomático o tiene tratamiento farmacológico pleno; se promedian los resultados de 2 semanas: se mide al levantarse (cuando se espera mayor grado de obstrucción) y al acostarse (cuando se espera mejores resultados); al promediar estos hallazgos y comparar con los mejores resultados obtenidos se infiere el estado de control de la enfermedad.

Prueba de broncoprovocación. Es útil para personas con sintomatología de asma pero con espirometría normal. Mide la reactividad de las vías aéreas ante el ejercicio o la infusión de metacolina o histamina; una caída > de 20% del VEF_1 hace el diagnóstico con alta sensibilidad y valor predictivo negativo; sin embargo, la especificidad es baja debido a que los pacientes con EPOC, rinitis alérgica y fibrosis quística pueden también resultar positivos con esta prueba.

Según la severidad del asma antes del inicio del tratamiento, esta puede ser:

Intermitente. Los síntomas ocurren menos de una vez por semana, con exacerbaciones cortas y leves y síntomas nocturnos máximo dos veces al mes. VEF_1/CVF ^{3} 80% del predeterminado. Variabilidad de VEF1 o PEF < 20%.

Leve persistente. Síntomas más de una vez a la semana pero menos de una vez al día, exacerbaciones que afectan el sueño y limitan la actividad, y síntomas nocturnos más de dos veces al mes. VEF_1/CVF $\leq$ 80% del predeterminado. Variabilidad 20-30%

Moderada persistente. Síntomas todos los días, manifestaciones nocturnas más de una vez a la semana, las exacerbaciones limitan sueño y la actividad;

requerimiento diario de agonistas β_2 de corta acción. VEF_1/CVF 60 < 80% del predeterminado. Variabilidad > 30%

Severa persistente: síntomas diarios, exacerbaciones frecuentes, manifestaciones nocturnas frecuentes, limitación de la actividad física. $VEF_1/$ CVF ≤ 60% del predeterminado. Variabilidad > 30%.

TRATAMIENTO

El tratamiento integral del asma consiste en evitar la exposición de los factores desencadenantes, monitorizar la evolución clínica y las pruebas de función pulmonar y establecer el plan de medicamentos para cada paciente. La meta es obtener un adecuado control clínico no solo en las situaciones de crisis, sino en su prevención y mantenimiento. Los medicamentos de emergencia (*aliviadores*) se utilizan para revertir la broncoconstricción en forma rápida mediante agonistas β_2 inhalados de corta acción, sulfato de magnesio, anticolinérgicos inhalados y corticoesteroides sistémicos. Los medicamentos usados para el mantenimiento (*controladores*) inhiben los mecanismos inflamatorios básicos e incluyen esteroides inhalados, modificadores de leucotrienos, combinación de agonistas β_2 de larga acción con esteroides inhalados, cromoglicato sódico, teofilina de liberación sostenida y anticuerpos anti Ig E.

MEDICAMENTOS USADOS DE EMERGENCIA

Agonistas β_2 de acción corta. Son drogas que activan los receptores adrenérgicos β_2 y relajan el músculo liso bronquial, además de que inhiben la liberación de mediadores por los mastocitos, reducen el edema bronquial y mejoran la secreción de moco; no anulan la inflamación primaria, razón por la que se deben usar o estar precedidos por los corticoesteroides. Son los medicamentos preferidos para aliviar el broncoespasmo en el episodio agudo y para la prevención de la broncobstrucción generada por el ejercicio. Sus efectos secundarios son temblor, taquicardia y arritmias cardiacas. Los más usados son salbutamol, terbutalina, clenbuterol, fenoterol, reproterol y pirbuterol. El formoterol, aunque es un agonista β_2 de larga acción, también se puede usar para aliviar síntomas agudos por su rápido inicio de acción, siempre y cuando el paciente esté recibiendo previamente y en forma regular los esteroides inhalados. Los agonistas β_2 de acción corta deben usarse solo para el control agudo de síntomas a la menor dosis y frecuencia posible. El uso demasiado frecuente de estos medicamentos debe alertar a que el tratamiento suministrado no es el apropiado, lo que requiere una revaloración e incluso es recomendable un ciclo corto de esteroides por vía oral. Los agonistas β_2 se nebulizan a través de oxígeno o aire comprimido, mezclados con solución fisiológica 2 a 5 ml cada 4-6 horas a las dosis siguientes: salbutamol, 2.5 a 5 mg (también aerosol ,100 a 200 µg cada 6-12 horas); terbutalina, 500 µg; clenbuterol, 20 a 40 µg; fenoterol, 0.5-1 mg (aerosol 0.05 a 0.1 mg TID). Se puede usar una infusión EV continua de salbutamol, 2 a 5 µg/minuto o terbutalina, 1.5 a 5 µg/minuto según la respuesta del paciente.

Sulfato de magnesio. Es útil para las crisis severas, una vez que los demás medicamentos de primera línea se han aplicado sin obtener mejoría. Disminuye la necesidad de hospitalización y mejora el pico flujo. Se usa 2 g EV en 2 a 5 minutos seguido de una infusión de 2 g por hora hasta alcanzar la respuesta deseada. Sus efectos colaterales son fogaje facial, hipotensión, diaforesis, vómitos, sedación, debilidad y depresión respiratoria. Para bloquear la depresión respiratoria producida por el sulfato de magnesio se emplea el gluconato de calcio.

Anticolinérgicos. Los antagonistas de los receptores muscarínicos evitan la broncoconstricción inducida por los nervios colinérgicos y la secreción de moco. Han demostrado mejoría de la función pulmonar y disminuyen la probabilidad de hospitalización. Es una alternativa en pacientes que presentan efectos indeseables con los agonistas β_2. Sus efectos adversos son sequedad, sabor amargo en la boca y en ocasiones hay broncoconstricción refleja. Se dispone del bromuro de ipratropio, el oxitropium y el bromuro de tiotropio, que es de acción prolongada. El bromuro de ipratropio se usa a la dosis de 0.25 a 0.50 mg en 3 ml de solución fisiológica cada 4 a 6 horas o 2 inhalaciones (0.04 mg) del aerosol cada 4 a 6 horas. El bromuro de tiotropio, 18 µg por inhalación OD.

Corticoesteroides. Disminuyen el número de células inflamatorias activadas (neutrófilos, mastocitos y linfocitos T) y anulan la producción de citoquinas, moléculas de adhesión y enzimas en la mucosa bronquial. Son importantes en las crisis severas porque previenen la exacerbación y recaídas de las crisis, además, son útiles para prevenir el asma por ejercicio. El inicio de acción es de 4-6 horas y son igualmente efectivos por VO o EV. La prednisona se usa a dosis de 40-50 mg VO día por 10 días y luego se disminuye progresivamente al mejorar los síntomas y se logre el retorno a la función pulmonar previa del paciente. Las dosis bajas de metilprednisolona, 80 mg o hidrocortisona, 400 mg EV diarias son tan efectivas como las dosis altas. Es importante continuar con un mantenimiento de esteroides inhalados.

Teofilinas. Su efecto broncodilatador es por inhibición de la *fosfodiesterasa* del músculo liso y aumenta las concentraciones de AMP cíclico; además, a dosis bajas tiene efecto antiinflamatorio. No agrega broncodilatación a los agonistas β_2 pero puede mejorar el control de la respiración. Tiene importantes efectos adversos como anorexia, vómitos, cefalea, arritmias cardíacas irritabilidad, agitación psicomotriz y convulsiones, y no debe suministrarse una teofilina de acción corta en pacientes que reciben teofilina de acción retardada, a no ser que se determinen niveles bajos de ella. La intoxicación con aminofilina es factible en aquellos pacientes que han recibido previamente teofilina oral extrahospitalaria y en pacientes con enfermedad pulmonar crónica, cardiopatías, hepatopatías crónicas y ancianos. La aminofilina se emplea a la dosis inicial de 5 mg Kg diluida en 10 ml de solución glucosada al 5% EV en 20 minutos. La dosis de mantenimiento es de 0.5 a 1 mg Kg por hora en infusión EV continua o, en su defecto, 240 mg diluidos EV cada 6 horas.

MEDICAMENTOS DE MANTENIMIENTO (CONTROLADORES)

Corticoesteroides inhalados. Mejoran la calidad de vida del paciente, normalizan las pruebas de función pulmonar, disminuyen la hiperreactividad e inflamación de la vía aérea y reducen la frecuencia y severidad de las crisis y la baja la mortalidad asociada al asma. No curan la enfermedad y al descontinuarlos hay recaídas en una alta proporción de pacientes. Tienen el inconveniente de candidiasis oral, disfonía y, ocasionalmente, tos, que se pueden controlar con el enjuague bucal después del esteroide o con el uso de prodrogas que se activan en pulmón (no en la faringe), como la ciclesonida. Las dosis de dipropionato de beclometasona es de 50 a 100 µg BID; de budesonida, 200 a 400 µg BID o TID; fluticasona, 100 a 200 µg BID; mometasona, 200 a 400 µg BID y ciclesonida 200, µg BID o TID hasta el momento en que la dosis de prednisona llegue a 20 mg diarios.

Antileucotrienos. Son antagonistas de los receptores de la cisteinil-leucotrieno (CysLT1). Los más usados son montelukast, zafirlukast, pranlukast y zileutón (inhibidor de la *5 lipooxigenasa*). Es una opción para pacientes con asma leve persistente, pero son menos eficaces que los esteroides inhalados. Tienen un pequeño y variable efecto broncodilatador, disminuyen los síntomas, reducen la inflamación de la vía aérea y las exacerbaciones mejorando las pruebas de función pulmonar. No deben reemplazar al esteroide inhalado en pacientes que ya lo reciben, sino agregarlo para disminuir su dosis y para pacientes con asma severa o moderada que no se han podido controlar. La dosis de montelukast es de10 mg VO día; zafirlukast, 20 mg VO c/12 horas; zileutón, 600 mg VO TID o QID.

Agonistas β_2 de acción prolongada. Por no tener efecto antiinflamatorio no deben usarse como monoterapia. Se emplean para prevenir el asma desencadenada por el ejercicio. Son muy útiles adicionarlos a los esteroides inhalados cuando no han logrado adecuado control de la enfermedad. Con esta combinación disminuye el número de exacerbaciones, los síntomas nocturnos, las hospitalizaciones, el requerimiento de los agonistas β_2 de corta acción y permiten disminuir las dosis de esteroides inhalados. Los efectos secundarios son temblor y taquicardia, pero menos frecuentes que los agonistas β_2 sistémicos. Las combinaciones con esteroides inhalados tienen efecto igual que cada agente por separado, son más cómodos para el paciente y se usan dos a cuatro inhalaciones BID. Los más usados son la budesonida más formoterol, 200-400/12-24 µg BID y la fluticasona más salmeterol, 50/25,125/25-50 o 250/25-50 µg BID.

Teofilina. Existe evidencia de que tienen algún efecto controlador, inclusive se ha descrito exacerbación de los síntomas respiratorios después de suspenderla. Es útil la asociación con los corticoesteroides inhalados cuando estos no logran el control total. Los efectos secundarios son diarrea, náuseas, vómitos y convulsiones, particularmente cuando se dan a dosis por encima de 10 mg/kg/día, por lo que es prudente monitorizarse los niveles en sangre (10 a 20 µml). Múltiples condiciones y medicamentos alteran su concentración sérica (quinolonas, cimetidina, alcohol, macrólidos, anticonceptivos, alopurinol), aunque pacientes que reciben dosis bajas no ameritan medición de la concentración sanguínea, excepto cuando se sospeche intoxicación. La dosis de teofilina de LP 100 a 300 mg VO BID.

Antagonistas de IgE (omalizumab). Se une de forma específica a la inmunoglobulina IgE bloqueando su acción, por lo que disminuye la cantidad de IgE circulante e interrumpe la cascada de fenómenos bioquímicos que desencadenan los síntomas del asma alérgica. Es de utilidad para pacientes con altos niveles de inmunoglobulina E y que no hayan mejorado con dosis altas de corticoesteroides inhalados. Se observa disminución de síntomas y la frecuencia de las exacerbaciones, es un medicamento seguro y de gran utilidad cuando se adiciona a corticoesteroides inhalados y agonistas β_2 de acción larga. Los efectos adversos son dolor local, urticaria, artralgias, edema de glotis y anafilaxia. La dosis depende de la concentración basal de IgE (UI/ml): 75-300 mg SC cada 4 semanas.

Corticoesteroides sistémicos. Solo se utilizan en casos de asma severa no controlada. Es una terapia con múltiples efectos secundarios y el índice efectividad/ efectos secundarios es claramente más favorable para corticoides inhalados que para sistémicos. Cuando se decide el uso de estos medicamentos es preferible la vía oral, ya que los compuestos disponibles tienen menor efecto mineralocorticoide, vida media más corta y menos efectos en músculos estriados, además de que son más fáciles de dosificar a fin de suministrar al paciente la menor dosis necesaria. Todo paciente con asma que reciba terapia a largo plazo con esteroides sistémicos, debe recibir tratamiento preventivo para osteoporosis. Es posible que al suspender los medicamentos, el paciente padezca insuficiencia suprarrenal o incluso que se desenmascare una patología adicional como el síndrome de Churg-Strauss, vasculitis que se presenta como una crisis asmática. Debe tenerse especial cuidado si se prescriben a pacientes con tuberculosis, infecciones parasitarias, osteoporosis, glaucoma, depresión severa, diabetes o úlcera péptica. Incluso se han descrito casos fatales de infección por *Herpes virus* en pacientes que reciben el tratamiento, inclusive en ciclos cortos.

Otros medicamentos controladores. Se ha usado el metotrexate, ciclosporina y sales de oro. Pueden disminuir el requerimiento de esteroides, sin embargo, tal efecto benéfico puede ser sobrepasado por las reaccione secundarias.

Inmunoterapia con alérgeno específico. Para aplicar al paciente un tratamiento apropiado con inmunoterapia es necesario identificar el alérgeno específico y llevar a cabo después una sensibilización con dosis crecientes de este; se ha descrito en la literatura mejoría de síntomas y disminución del requerimiento de medicamentos. La terapia es dispendiosa para su aplicación, ya que requiere múltiple inyecciones y períodos de observación hasta de media hora y, después, de cada una hora. Solo se contempla su uso cuando el paciente ha eliminado los posibles alérgenos, ha recibido tratamiento farmacológico adecuado (incluyendo esteroides inhalados) y no haya mejorado. Los efectos adversos locales son desde pequeñas y leves hasta grandes y dolorosas reacciones alérgicas en la zona de administración. En el ámbito sistémico se puede presentar anafilaxis, exacerbación del asma e incluso muertes en pacientes con asma severa.

REFERENCIAS

DUCHARME FM, LASSERSON TJ, CATES CJ. Long-acting β2 -agonists versus anti-leukotrienes as add-on therapy to inhaled corticosteroids for chronic asthma. Cochrane Database of Systematic Reviews 2006, Issue 4. Art. No. CD003137. DOI:10.1002/14651858.CD003137. pub3.

FANTA CH. ASTHMA. N ENGL J MED. 2009; 360: 2226.

GLOBAL STRATEGY FOR ASTHMA MANAGEMENT AND PREVENTION. Actualización 2012. The GINA reports are available on www.ginasthma.org

HAMID Q, TULIC M. New therap for asthma. Is there any progress? Trends Pharmacol Sci. 2010; 31: 355.

LAZARUS SC: Emergency treatment of asthma. N Engl J Med. 2010; 363: 755.

MARC PETERS-GOLDEN, WILLIAM R. HENDERSON. LEUKOTRIENES. N Engl J Med. 2007;357:1841-54.

MITRA A, BASSLER D, WATTS K, LASSERSON TJ, DUCHARME FM. Intravenous aminophylline for acute severe asthma in children over two years receiving inhaled bronchodilators. Cochrane Database of Systematic Reviews 2005, Issue 2. Art. No.: CD001276. DOI: 10.1002/14651858. CD001276.pub2.

RAM FSF, ROBINSON SM, BLACK PN, PICOT J. Physical training for asthma. Cochrane Database of Systematic Reviews 2005, Issue 4. Art. No.: CD001116. DOI: 10.1002/14651858.CD001116.pub2.

ROBERT C. STRUNK, M.D., AND GORDON R. BLOOMBERG, M.D. Omalizumab for asthma. N Engl J Med. 2006; 354:2689-95.

WALKER S, MONTEIL M, PHELAN K, LASSERSON TJ, WALTERS EH. Anti-IgE for chronic asthma in adults and children. Cochrane Database of Systematic Reviews 2006, Issue 2. Art. No.: CD003559. DOI: 10.1002/14651858. CD003559.pub3.

WENZEL SE, BUSSE WW: Severe asthma: Lessons from the Severe Asthma Research Program. J Allergy Clin Immunol. 2007; 119: 14

ENFERMEDAD PULMONAR OBSTRUCTIVA CRÓNICA

Yorly J. Guerrero U
Orlando Flores.

INTRODUCCIÓN

La enfermedad pulmonar obstructiva crónica (EPOC) es una patología respiratoria de alta prevalencia mundial. En Venezuela ocupa el octavo lugar dentro de las causas de mortalidad, y la prevalencia es del 18% en la población de Caracas. Dentro de los factores de riesgo se consideran: el género masculino, predisposición genética, hábitos tabáquicos, cocinar con biomasa (leña, carbón), contaminación del aire (dióxido de azufre, dióxido nitroso y partículas de carbón), exposición profesional en la industria del cadmio, plástico y algodón, infecciones bronquiales recurrentes y comorbilidades. De todos ellos, el más importante y frecuente es la inhalación continua y prolongada del humo de cigarrillo, esta se cuantifica por el índice de cajetillas/año = multiplicar el número de años que el paciente ha fumado por número de cigarrillos que fuma al día entre 20. El tabaquismo produce las siguientes lesiones sobre la estructura bronquial:

1. Afecta el movimiento ciliar del epitelio bronquial, hecho que dificulta la expulsión del moco bronquial
2. Genera hipertrofia las glándulas de la mucosa, que ocasiona hipersecreción de moco
3. Produce inhibición de los macrófagos alveolares.

La característica fundamental de la EPOC es la obstrucción crónica del flujo de aire espiratorio, que por lo general es progresiva en el tiempo. Tal obstrucción se presenta en dos condiciones, la bronquitis crónica y el enfisema pulmonar, pero en la gran mayoría de los pacientes ocurre simultáneamente en ambas, y muchas veces es difícil determinar, incluso mediante espirometría el grado particular de cada una de ellas; por lo que se prefiere llamar EPOC. Sin embargo existen algunas características resaltantes en cada una de ellas.

Bronquitis crónica. Se define como una expectoración que persiste la mayor parte de los días durante al menos 3 meses consecutivos al año, por 2 años; en ausencia de otras neumopatías. Desde el punto de vista anatomopatológico se caracteriza por aumento del número de células caliciformes, infiltración inflamatoria, aumento del músculo liso bronquial y tapones mucosos intraluminales.

Enfisema. Fisiológicamente el flujo espiratorio máximo disminuye conforme se vacían los pulmones, ya que el parénquima progresivamente tiene cada vez menos retracción elástica y se reduce el área transversal de las vías respiratorias, de modo que aumenta la resistencia al flujo de aire. En el enfisema existe destrucción y ensanchamiento de los espacios alveolares con pérdida del soporte elástico sobre las vías aéreas, este hecho lleva al colapso espiratorio de los bronquios pequeños y, por consiguiente, al aumento de la resistencia del flujo de aire durante esta fase. Estos factores llevan a la hiperinflación mecánica y retención de aire, propias del enfisema pulmonar. Aunque el uso de cigarrillo interviene en la génesis del enfisema, el factor más importante es la deficiencia de α_1-*antitripsina*. Las reacciones inflamatorias recurrentes relacionadas con infecciones y agentes contaminantes intervienen atrayendo leucocitos que al liberar proteasas (*tripsina, elastasa* y *colagenasas*) y no ser inhibidas por la α_1 antitripsina y *antielastasa*, destruyen el parénquima pulmonar. El estudio histopatológico puede revelar un patrón *centrolobulillar* caracterizado por destrucción del bronquiolo respiratorio y conductos alveolares en el centro del acino y, el *panlobulillar* que afecta el acino completo; aunque es frecuente encontrar los dos componentes. El patrón centrolobulillar suele ubicarse en los campos pulmonares superiores y está más relacionado con el hábito de fumar, y el panlobulillar tiende a ser universal y se presenta más en la deficiencia de α_1 antitripsina.

MANIFESTACIONES CLÍNICAS

Los síntomas de la EPOC comienzan a manifestarse generalmente a partir de los 40 años de edad; se caracterizan por tos crónica y disnea. La tos frecuentemente es productiva y de predominio matutino, ésta domina en ocasiones el cuadro clínico a pesar de que no tiene relación con el grado de obstrucción al flujo aéreo. El aumento de la expectoración o sus características purulentas sugieren exacerbación, infección o presencia de bronquiectasias; la expectoración hemoptoica es sugestiva de carcinoma broncopulmonar.

La disnea es el síntoma cardinal de la EPOC, de allí que se reconocen dos tipos de aspectos generales, el "abotagado azul" de la bronquitis crónica y el "soplador rosado" del enfisema (pacientes delgados y no cianóticos en reposo. La dificultad respiratoria es progresiva hasta limitar las actividades de la vida diaria. Existen escalas que miden el grado de disnea, que son conocidas y de fácil registro: *grado 0* solo al hacer ejercicio intenso; *grado 1* al andar rápido o subir una cuesta poco pronunciada; *grado 2* incapacidad de mantener el paso de otras personas de la misma edad al caminar en terreno plano; *grado 3* tener que descansar al andar unos 100 metros o a los pocos minutos de andar en plano y *grado 4* incapacidad para salir de casa y aparece con ciertas actividades como vestirse, peinarse o cepillarse. El grado de disnea se correlaciona con la espirometría, así cuando el volumen espiratorio forzado en el 1° segundo (VEF1) es <50% los pacientes presentan disnea de esfuerzo, y cuando está por debajo del 25% cursan con disnea en reposo, hipoxia e hipercapnia. Una prueba práctica para determinar la presencia de obstrucción consiste en colocar el estetoscopio sobre la laringe y medir el tiempo que tarda una espiración forzada después de una inspiración profunda; en la EPOC la espiración se prolonga por más de 4 segundos.

Al examen físico se debe observar la capacidad de emitir frases completas, tórax hiperinsuflado e hipoexpansible, uso de los músculos accesorios de la espiración, movimientos paradójicos de la pared abdominal, espiración prolongada, roncus, sibilancias y murmullo vesicular disminuido. En los pacientes graves, puede ocurrir disminución del estado de alerta, pérdida de peso y de la masa muscular, uso de músculos accesorios de la respiración, cianosis central, edema periférico, inestabilidad hemodinámica y signos de sobrecarga ventricular derecha.

Las condiciones médicas que puedan agravar los síntomas o simular una exacerbación de la EPOC incluyen infección respiratoria, arritmias cardíacas, insuficiencia cardíaca crónica, neumotórax y embolismo pulmonar. Los niveles séricos elevados de péptido natriurético cerebral aunado a la clínica, pudiera servir para identificar pacientes con disnea aguda secundaria a insuficiencia cardíaca, y así distinguir estos pacientes de aquellos con exacerbaciones de una EPOC.

DIAGNÓSTICO

La alteración de los gases arteriales en la EPOC (hipoxia e hipercapnia) se debe a la mala distribución del aire inspirado (éste se desperdicia en un gran espacio muerto); hay un desequilibrio en la relación ventilación/perfusión (imbalance V/Q).

El *gold standard* para el diagnóstico de la EPOC es la espirometría; ésta sirve para valorar su gravedad, progresión, pronóstico y respuesta al tratamiento. Debe realizarse cuando el paciente esté compensado, sin procesos infecciosos, antes y después del uso de broncodilatadores; esto último es importante para determinar la presencia de una obstrucción bronquial reversible. Un aumento del VEF_1 en un 12% o mayor de 200 ml, y de la FEF 25-75% en un 30%, sugiere un componente de reversibilidad significativo con los broncodilatadores, y por consiguiente se pueden usar con propiedad. Considerando el valor que tiene la espirometría en la EPOC, se describen los parámetros más utilizados y que permiten hacer el diagnóstico.

VEF_1 (Volumen espiratorio forzado en el primer segundo VN= 3-4 L). Es el volumen de aire expulsado durante el primer segundo de la capacidad vital forzada. Se debe expulsar el aire lo más rápido posible después de una inspiración profunda; esta prueba explora en un 75% las vías respiratorias grandes (mayor de 2 mm).

CV (Capacidad vital VN= 3.4-5 L). Volumen máximo de aire que puede ser exhalado con una espiración máxima después de una inspiración profunda.

CPT (Capacidad pulmonar total VN= 5-7 L). Se refiere al volumen de aire presente en los pulmones después de una inspiración máxima .

CVF (Capacidad vital forzada VN= 3-4 L). Es la capacidad vital, pero espirando lo más rápidamente posible.

FEF 25-75% (Flujo espiratorio forzado 25-75%). Se le denomina también *velocidad máxima de flujo a media espiración* (FMME). Se refiere al volumen de aire expulsado entre el 25% y 75% de la capacidad vital forzada (normalmente en el adulto promedio, para hombres es de 4.1 L/seg y, mujeres 3.2 L/seg). Esta prueba explora las vías aéreas periféricas pequeñas (menores de 2 mm). Es útil para determinar la función respiratoria de los fumadores de cigarrillo en las etapas tempranas de la enfermedad, donde suelen estar comprometidos los bronquios pequeños, inclusive con un VEF_1 normal.

VEF_1/CVF (índice de Tiffeneau). Es una relación entre el VEF_1 y la CVF, expresada como el porcentaje de la CVF expulsado en el primer segundo; normalmente es del 80%. Cuando existe un patrón obstructivo es menor de 80%, y cuando es restrictivo, el resultado es mayor del 80%; obviamente a expensas de la disminución de la CVF.

VR (Volumen residual VN= 1.5 a 2). Es el volumen de aire que queda en los pulmones después de una espiración máxima.

CRF (Capacidad funcional residual VN= 2.6 a 3.3L). Es el volumen de aire que queda en los pulmones al final de una espiración normal. La capacidad residual funcional es igual al volumen residual más el volumen de reserva espiratorio.

D_{LCO} (Capacidad de difusión pulmonar de monóxido de carbono en una sola inspiración). Mide la cantidad de captación del CO desde el aire alveolar a los capilares sanguíneos del pulmón (VN= 27-37 mlCO/min/mmHg). La D_{LCO} es útil para definir la severidad de la EPOC; está marcadamente reducida en los pacientes enfisematosos debido a que el área de superficie para el intercambio de gases en la membrana alveolo-capilar está disminuido como consecuencia de la destrucción de las paredes alveolares.

Gasometría arterial. Es importante para valorar la severidad de la hipoxemia e hipercapnia en una exacerbación y decidir la hospitalización del paciente. Una PaO_2 < 60mmHg y/o $SatO_2$ < 90% con una $PaCO_2$ >50mmHg al aire ambiente, indican falla respiratoria. Además, una acidosis moderada a severa (pH<7,36) más hipercapnia ($PaCO_2$ > 45-60mmHg en un paciente con falla respiratoria es una indicación para ventilación mecánica. La policitemia, refleja una respuesta fisiológica a la hipoxemia crónica o el uso inadecuado del oxígeno suplementario.

Oximetría de pulso. Se utiliza para evaluar la saturación de oxígeno del paciente y la necesidad de oxigenoterapia suplementaria.

Varios. El *ECG* y *ecocardiograma* sirven para determinar el grado de repercusión cardiaca (hipertensión pulmonar). La *alfa-1-antitrpsina* solo se debe determinar en pacientes con EPOC provenientes de áreas donde la deficiencia de esta enzima tiene alta prevalencia.

Imágenes. La Rx del tórax puede evidenciar aplanamiento del diafragma, aumento de los espacios aéreos retroesternales/retrocardíaco e hipertransparencia pulmonar con disminución de las marcas vasculares. La TC de tórax aunque no es útil en el diagnóstico de EPOC, contribuye a descartar otras enfermedades.

Los valores del FEV_1 y FEV_1/FVC son los mejores indicadores de la gravedad de la obstrucción del flujo aéreo y se utilizan como primer parámetro para definir la gravedad de la obstrucción espiratoria al flujo aéreo; todos los estadios cursan con tos productiva (Global initiative for Lung Disease GOLD. (Tabla 101). Recordar que en estos pacientes aumenta la capacidad funcional residual, la capacidad pulmonar total y el volumen residual, lo que expresa hiperinsuflación pulmonar con retención de aire.

TABLA 101. CRITERIOS GOLD PARA VALORAR LA GRAVEDAD DE LA EPOC BASADO EN LA SEVERIDAD DE LA ESPIROMETRÍA (GOLD 2010)

ESTADIO GOLD	INTENSIDAD	VEF$_1$/CVF	VEF$_1$% del valor predictible
I	Leve	< 0.70	> 80
II	Moderada	0.70 - 0.50	< 80
III	Grave	0.70 - 0.30	< 50
IV	Muy grave	< 0.70	< 30 con signos de insuficiencia respiratoria o del corazón derecho

Se considera obstrucción limitante del flujo aéreo a una FEV1/FVC inferior a 0.70 post-broncodilatadores

TRATAMIENTO

La guía de práctica clínica de diagnóstico y tratamiento de la EPOC. SEPAR-ALAT, 2009, señala un cuadro resumen del manejo de la EPOC. Cuadro 1.

A continuación se muestran las indicaciones para el tratamiento intrahospitalario, bien en cuidados intermedios o en unidades de cuidados intensivos, según la Sociedad Venezolana del Tórax (SOVETORAX) (Tablas 102 y 103).

TABLA 102. INDICACIONES PARA LA VALORACIÓN INTRAHOSPITALARIA O ADMISIÓN DE LOS PACIENTES CON EXACERBACIÓN AGUDA DE EPOC (GOLD 2008)

Marcado aumento de la intensidad de los síntomas así como desarrollo repentino de disnea en reposo
Falla en la respuesta al tratamiento médico inicial de la exacerbación y soporte ambulatorio insuficiente
Instalación de nuevos signos (cianosis, edema periférico, exacerbaciones frecuentes)
Presencia de comorbilidades: neumonía, arritmias cardíacas, insuficiencia cardíaca congestiva, diabetes mellitus descompensada, insuficiencia renal o hepática

TABLA 103. INDICACIONES PARA LA ADMISIÓN A UCI DE LOS PACIENTES CON EXACERBACIÓN AGUDA DE EPOC (GOLD 2010)

Intolerancia o falla en la ventilación no invasiva
Disnea severa con uso de músculos accesorios y movimientos abdominales paroxísticos que no responde a la terapia de emergencia inicial
Frecuencia respiratoria > 35 respiraciones por minuto
Deterioro del estado de conciencia (confusión, letargia, coma)
Persistencia o empeoramiento de la hipoxemia (PaO_2 < 40 mmHg, saturación de O_2 < de 88%), y/o hipercapnia severa o que empeora ($PaCO_2$ > 45 mmHg), y/o acidosis respiratoria severa o que empeora (pH < 7.25) en ausencia de oxígeno suplementario y ventilación no invasiva
Necesidad de ventilación mecánica no invasiva* e invasiva**
Inestabilidad hemodinámica (hipotensión, *shock*) que amerite vasopresores. Paro respiratorio
Otras complicaciones (anormalidades metabólicas, sepsis, neumonía, embolismo pulmonar, barotrauma)
* INDICACIONES PARA LA VENTILACIÓN MECÁNICA NO INVASIVA: acidosis respiratoria (pH ≤ 7.35 ó PaO_2 ≤ 45. Además, disnea severa, signos de fatiga muscular respiratoria, aumento del trabajo respiratorio o, ambos, como uso de los músculos accesorios de la respiración, movimiento paradójico del abdomen o retracción de los espacios intercostales.
**Es un procedimiento de alto riesgo en estos pacientes porque la deshabituación posterior a la ventilación mecánica se hace muy difícil en los pacientes con EPOC. Debe considerarse antes, la ventilación no invasiva a presión positiva.

INDICACIONES PARA LA VENTILACIÓN MECÁNICA NO INVASIVA: incapacidad para tolerar la ventilación mecánica no invasiva o falla de ella, paro cardíaco o respiratorio, pausas respiratorias con pérdida de la conciencia o boqueo por aire, disminución de la conciencia, agitación psicomotora, abundantes secreciones respiratorias, pulso menor de 50 pm, inestabilidad hemodinámica, arritmias ventriculares e hipoxia amenazante.

TRATAMIENTO FARMACOLÓGICO

Broncodilatadores. Se deben usar, por excelencia, en las exacerbaciones de la enfermedad; las dosis son semejantes a las empleadas en el asma bronquial. El anticolinérgico bromuro de ipatropio y los β_2 agonistas de acción corta son fármacos eficaces en el control rápido de los síntomas. Se recomienda su empleo cuando exista deterioro sintomático (Evidencia B). Los ß$_2$ agonistas de larga duración (salmeterol, formoterol) reducen la frecuencia de la exacerbación del EPOC; este efecto es superior si se combinan con esteroides inhalados; también se usa el indacaterol aislado (150 a 300 µg OD). El tiotropio, anticolinérgico de larga duración, reduce en 24% la frecuencia de exacerbaciones, mejora la función pulmonar y los síntomas (Evidencia A); la mejoría aumenta si se combina con β$_2$ agonistas de acción prolongada y esteroides inhalados (fluticasona, budesonida, beclometasona), particularmente en pacientes con EPOC moderada a severa (cap. asma).

Corticoesteroides. Los corticoesteroides sistémicos son beneficiosos en el manejo de las exacerbaciones de la EPOC; tienen un tiempo de recuperación muy corto, mejoran la función pulmonar (FEV$_1$), la hipoxemia (PaO$_2$) y pueden reducir el riesgo de recaídas, falla del tratamiento y de estancia hospitalaria (Nivel de evidencia A). Debe considerarse su uso si el FEV$_1$ es <50%, adicionalmente a los broncodilatadores. Se recomienda la metilprednisolona 30-40 mg EV/día; se puede pasar a prednisona 30 a 40 mg VO OD, cuando las condiciones del paciente mejoran por 5 días (Evidencia B). Los esteroides inhalados reducen la frecuencia de exacerbaciones en un 25%; este efecto es más acentuado en los pacientes con mayor deterioro funcional. La dosis del indacaterol es de 150 µg BID, del propionato de fluticasona es 500 µg BID y de la budesonida 100 a 400 µg BID.

Antibióticos. Los pacientes con EPOC, frecuentemente padecen de infecciones virales y bacterianas, (*Streptococcus pneumoniae, Haemophilus influenzae, Moraxella catarrhalis Mycoplasma pneumoniae, Chlamydia pneumoniae, Enterobacterias* y *Pseudomonas), virus (influenza, rhinovirus, sincitial respiratorio* y *adenovirus*) y por el bacilo tuberculoso. El tratamiento debe iniciarse al aparecer fiebre, tos con expectoración purulenta abundante y exacerbación de los síntomas respiratorios (evidencia B); elevaciones > de 10 ng/ml de la procalcitonina III orientan a sepsis bacteriana (VN= < 0.5 ng/ml). El uso permanente de antibióticos se justifica en caso de existir bronquiectasias confirmadas y con infección persistente. Generalmente se obtiene una excelente respuesta con cualquiera de los siguientes antimicrobianos: fluoroquinolonas "respiratorias" (levofloxacina, moxifloxacina), macrólidos, cotrimoxazol, amoxicilina-clavulanato o ampicilina-sulbactán. Si el paciente no responde a estos medicamentos se debe sospechar la existencia de bronquiectasias subyacentes o la presencia de un microorganismo resistente como: *P. aeruginosa, Klebsiella* spp o *Staphylococcus*, por lo que se impone el cultivo y antibiograma de la secreción bronquial para una mejor orientación terapéutica.

GÉRMENES MÁS FRECUENTES EN LAS EXACERBACIONES DE EPOC Y SU TRATAMIENTO ANTIMICROBIANO (SOVETÓRAX 2008)

- **Ambulatorio:** *H. influenzae, M. catarrhalis, S. pneumoniae, C. pneumoniae.* Se usa uno de los siguientes: claritromicina, azitromicina, amoxicilina/clavunato, ampicilina/sulbactán o cefuroxima. En caso de falla de los anteriores: cefalosporinas de 3ª generación, levofloxacina, moxifloxacina o ketólidos (telitromicina).

- **Hospitalizado:** *H. influenzae, M. catarrhalis, S. pneumoniae, C. pneumoniae, Klebsiella pneumoniae.* Se usa uno de los siguientes: amoxicilina/clavunato, levofloxacina, moxifloxacina. Si hay sospecha de *Pseudomonas spp* u otras *Enterobacteriaces spp,* se debe considerar la terapia combinada

- **Uci:** *H. influenzae, M. catarrhalis, S. pneumoniae, C. pneumoniae, Enterobactereaces spp, Pseudomonas spp* Se usa uno de los siguientes: levofloxacina, moxifloxacina, ceftriaxona, cefotaxime. Si hay sospecha de *Pseudomonas spp* u otras *Enterobacteriaceaes spp,* se debe considerar la terapia combinada con 2 antibióticos antipseudomonas: ciprofloxacina, cefepime, ceftazidime, carbapenem o piperacilina/tazobactán.

Metilxantinas (aminofilina o teofilina endovenosa). Éstas producen una leve mejoría clínica y espirométrica (Evidencia B). Se incorporan al tratamiento del EPOC sintomático como fármacos de segunda línea, siempre que su uso produzca una mejoría clínica significativa, y sin efectos secundarios significantes (vómitos, agitación psicomotriz).

Inhibidores de la fosfodiesterasa 4. El roflumilast y su metabolito activo (N-oxido roflumilast) inhiben la interacción de los neutrófilos con las células endoteliales y, por tanto, disminuyen su extravasación, ejercen una fuerte acción antiinflamatoria al inhibir la degradación del AMPc. Mejora el FEV_1 en pacientes tratados con salmeterol o tiotropio, reduce las exacerbaciones en un 15 a 20% en pacientes tratados con corticoesteroides que cursan con bronquitis crónica, EPOC severa o muy severa. Debe de utilizarse siempre en combinación con un broncodilatador de acción prolongada. El roflumilast está contraindicado en la insuficiencia hepática, embarazo y lactancia; la dosis es de 500 mg VO/día (Evidencia B). Los agentes antiinflamatorios y mucolíticos no han demostrado tener algún impacto en la prevención de la exacerbación del EPOC.

Agentes mucolíticos. Aquellos pacientes con expectoración de esputo viscoso pudieran beneficiarse (ejem., carboxicisteína), aunque los beneficios globales son muy limitados.

Antitusígenos y vasodilatadores (óxido nítrico). Su uso NO se recomienda en los pacientes con EPOC.

Vacunas e inmunoestimulantes (evidencia B)

Vacuna anti-influenza contra el virus A y B. Disminuye el número de consultas, hospitalizaciones y mortalidad en pacientes con enfermedad pulmonar crónica.

Vacuna anti-neumococo. Es efectiva para prevenir la causa más frecuente de neumonía adquirida en la comunidad; habitualmente se indica la vacuna polivalente Pneumovac 23 ó Pneumo-inmune 23.

Esta vacuna debe ser indicada en todos los pacientes mayores de 65 años portadores de EPOC.

Terapia inmunoestimulante. Se refiere a agentes elaborados a partir de extractos bacterianos que contienen antígenos derivados de varias cepas de microorganismos que estimulan el sistema inmune. Se obtienen de bacterias que afectan el tracto respiratorio inferior (*H. influenzae, S. pneumoniae, K. pneumoniae, S. aureus, S. pyogenes y viridans y B. catarrhalis*). El mecanismo de acción consiste en la activación directa de los macrófagos pulmonares; esto determina un aumento de la respuesta de los linfocitos T y B y de la actividad fagocitaria de los macrófagos. Actualmente se usa el OM-85BV, una cápsula diaria en la mañana (con estomago vacío) por 30 días; luego, un curso de 10 días por mes durante 3 meses. Con este tratamiento se logran reducir los episodios de exacerbación en la EPOC hasta en un 50%.

TRATAMIENTO NO FARMACOLÓGICO. Es de mucho valor la educación, soporte psicológico y social del paciente y sus familiares, además de una buena nutrición. El autocuidado y la rehabilitación pulmonar reducen la severidad y frecuencia de las exacerbaciones, así como las hospitalizaciones.

En las etapas avanzadas de la enfermedad la *oxigenoterapia* ofrece al paciente alivio físico y emocional; sobre todo con hipoxia persistente (PaO$_2$ < de 88 mm Hg, desaturación de O$_2$ menor de 88 % en reposo o con el ejercicio; poliglobulia con hematócrito mayor de 55%, deterioro de la conciencia, signos de *cor pulmonale* e insuficiencia cardíaca derecha. El objetivo de la oxigenoterapia es mantener una $PaO_2 > 90$ mmHg, o $SatO_2 > 90\%$ y evitar la caída del pH por debajo de 7. 25. En el hogar se prefiere el catéter nasal a un flujo de 1 a 2 L/min asociado o no a la ventilación no invasiva con máscara a presión positiva. La ventilación mecánica no invasiva está indicada cuando a pesar de tratamiento médico y oxigenoterapia óptima hay disnea moderada a severa con uso de músculos accesorios, acidosis (pH < 7,36), hipercapnia ($PaCO_2 > 45$ mmHg) y frecuencia respiratoria mayor de 24 pm. Es oportuno aclarar, sin embargo, el soporte ventilatorio no ha demostrado disminución de las exacerbaciones de la EPOC.

Abandonar el cigarrillo. La supresión del hábito tabáquico es la principal medida para evitar el desarrollo y progresión de la EPOC (Evidencia A), sobre todo en las etapas iniciales del proceso. Dada la resistencia del paciente para abandonar el cigarrillo es necesario insistir en cada entrevista; la perseverancia y la persuasión (más que las amenazas), son la llave del éxito. Es sorprendente la mejoría que experimenta el paciente al poco tiempo de haber suspendido el cigarrillo. Considerando lo difícil que es para algunos pacientes la restricción del cigarrillo, se pueden utilizar medicamentos que facilitan alcanzar esa meta. Para lograrlo, el paciente puede recibir ayuda a través de terapia sustitutiva con nicotina (gomas de mascar, parches transdérmicos, inhalador, aerosol nasal, comprimido sublingual o pastilla de nicotina) o, bien otros fármacos como la vareniclina (agonista de los receptores nicotínicos), bupropión o nortriptilina; estos no están exentos de reacciones adversas severas.

Oxigenoterapia. En las etapas avanzadas de la enfermedad la *oxigenoterapia* ofrece al paciente alivio físico y emocional; sobre todo con hipoxia persistente ($PaO_2 < de 55$ mm, desaturación de O_2 menor de 88 % en reposo y/o con el ejercicio; poliglobulia con hematócrito mayor de 55%, deterioro de la conciencia, signos de *cor pulmonale* e insuficiencia cardíaca derecha. El objetivo de la oxigenoterapia es mantener una $PaO_2 > 60$ mmHg, o $SatO_2 > 90\%$ y evitar la caída del pH por debajo de 7. 25. En el hogar se prefiere el catéter nasal a un flujo de 1 a 2 L/min asociado o no a la ventilación no invasiva con máscara a presión positiva. La ventilación mecánica no invasiva está indicada cuando a pesar de tratamiento médico y oxigenoterapia óptima hay disnea moderada a severa con uso de músculos accesorios, acidosis (pH < 7,36), hipercapnia ($PaCO_2 > 45$ mmHg) y frecuencia respiratoria mayor de 24 pm.

Evitar la inhalación de sustancias irritantes. Es recomendable eliminar aerosoles (desodorantes, insecticidas, lacas para el cabello); se debe evitar la contaminación ambiental, humedad, temperaturas frías y las grandes alturas. Cuando es imposible evitar la contaminación ambiental o la exposición a productos tóxicos se recomienda el cambio de residencia y/o de la actividad profesional.

Rehabilitación. Mejora la autonomía, la tolerancia al esfuerzo, la disnea, la ansiedad y la calidad de vida; sin embargo no se ha demostrado que reestablezca la función pulmonar, muscular respiratoria o que prolongue la vida. Es recomendable el ejercicio aeróbico, entrenamiento muscular general, acondicionamiento al esfuerzo físico, caminar al aire libre de acuerdo a la tolerancia del paciente; estas medidas producen bienestar y aumentan la capacidad al ejercicio. Se deben ejercitar los miembros superiores y los músculos accesorios de la respiración en reposo y hacer fisioterapia respiratoria.

Cirugía de reducción del volumen pulmonar. La cirugía moderna intenta una resección pulmonar periférica del 30% a 40% de las peores áreas enfisematosas. Con ella se busca reestablecer la expansión elástica de la pared del tórax y de las vías aéreas pequeñas, mejorar la perfusión ventilación del tejido pulmonar remanente y, finalmente, reducir el volumen pulmonar al final de la espiración, factores que mantienen el diafragma elevado y, por consiguiente, mejoran la presión negativa durante la inspiración. Los resultados que se buscan son aumentar el FEV_1 y la CVF en un 20% a 40% , reducir la CPT y el VR en 10% a 20% , aumentar la PaO_2 en 6 a 8 mm Hg, reducir la Pa CO_2 en 3 a 5 mm Hg y disminuir la mortalidad de un 5% a 10%.

Los criterios de inclusión son los siguientes: edad menor de 75 años, ausencia de comorbilidades relevantes severas (cardíaca, diabetes mellitus, neoplasias o patología pleural), disnea severa, ausencia de deformidad torácica, aumento de la capacidad pulmonar, predominio del enfisema en los lóbulos superiores, hiperinflación, pobre perfusión, difusión disminuida, que las pruebas de la función pulmonar muestren (VEF_1 35%, CPT 142%, y VR 200%) del predeterminado, que deambulen y sean capaces de hacer rehabilitación pulmonar. El trasplante de pulmón en la EPOC grave puede mejorar la capacidad funcional y la calidad de vida.

REFERENCIAS

ANUARIO DE MORTALIDAD VENEZUELA. 2008

COSIO MG, SAETTA M, AGUSTI A. Immunologic Aspects of Chronic Obstructive Pulmonary Disease. N Engl J Med. 2009; 360: 2445-2454.

EVENSEN, AE, MANAGEMENT OF COPD EXACERBATIONS. AFP. 2010; 81 (5): 616-638.

FOSTER C, MISTRY NF, PEDDI PF Y SHARMA S. Manual Washington de Terapéutica Médica. 33ª Edición. USA. 2010.

GLOBAL STRATEGY FOR THE DIAGNOSIS, MANAGEMENT, AND PREVENTION OF CHRONIC OBSTRUCTIVE PULMONARY DISEASE. 2014. http://www.goldcopd.org/ Guidelines/guidelines-resources.html

GUÍA DE PRÁCTICA CLÍNICA DE DIAGNÓSTICO Y TRATAMIENTO DE LA ENFERMEDAD PULMONAR OBSTRUCTIVA CRÓNICA. SEPAR-ALAT, 2009 WWW. separ.es

NATIONAL INSTITUTE FOR HEALTH AND CLINICAL EXCELLENCE (NICE). Chronic Obstructive Pulmonary Disease. June 2010. www.guidance.nice. org.uk/cg101

RABE KF ET AL. Global strategy for the diagnosis, management and prevention of chronic pulmonary obstructive disease: GOLD executive summary. Am J Respir Crir Car Med. 2007; 176: 532.

REUNIÓN DE CONSENSO, PREVENCIÓN, DIAGNÓSTICO DE LA EPOC(II). Venezuela 2006: Soc. Ven. Neumonología. MSDS. Univ. Central de Venezuela.

REUNIÓN DE CONSENSO EN PREVENCIÓN, DIAGNÓSTICO Y TRATAMIENTO DE LAS INFECCIONES RESPIRATORIAS (III). ISLA DE COCHE, VENEZUELA. 2008. SOVETÓRAX.

SUTHERLAND ER, Y CHERNIACK MR. MANAGEMENT OF CHRONIC OBSTRUCTIVE PULMONARY DISEASE. N ENGL J MED. 2004; 350: 2689-2697.

CÁNCER PULMONAR

Francisco López

INTRODUCCIÓN

El cáncer pulmonar ocupa el segundo lugar de las neoplasias malignas en USA y es una de las primeras causas de muerte por cáncer en ambos sexos en el ámbito mundial con una incidencia de 1 a 2 millones de enfermos por año y una mortalidad de 1.1 millones. El 80% corresponde a fumadores por su exposición a factores cancerígenos (alquitrán, aminas aromáticas, nitrosaminas y polonio). En la etiopatogenia de los no fumadores se ha propuesto exposición al radón, arsénico, uranio, cromo, níquel, asbestos, humo de tabaco en el ambiente, polución del aire atmosférico (carboneras, procesadoras de aluminio), hidrocarburos aromáticos policíclicos, virus de papiloma humano (VPH) y susceptibilidad genética particular del individuo.

En la actualidad se acepta que la biología molecular del cáncer pulmonar corresponde a un número de lesiones moleculares, genéticas y epigenéticas necesarias para transformar el epitelio bronquial normal en cáncer pulmonar. Se conoce que la activación oncogénica puede producirse a través de varios mecanismos como activación del gen K-Ras; proteína a fin en la transducción de señales entre el factor de crecimiento y la membrana y mutación del receptor del factor de crecimiento epidérmico (Epidermal Grown Factor Receptor o EGFR), que es un receptor de la enzima *tirosinaquinasa* que activa las proteínas MYC y un factor de crecimiento del endotelio vascular. El conocimiento sobre este receptor ha permitido el desarrollo de terapias inhibidoras de la enzima *tirosinaquinasa*, alternativa primaria del tratamiento para pacientes con enfermedad avanzada. De igual manera existe una expresión anormal de la *telomerasa* involucrada en la inmortalización de las células humanas y patogénesis del cáncer. Actualmente, entre los biomarcadores y oncogenes más estudiados figura el EGFR, relacionado con los procesos de proliferación, diferenciación, migración, adhesión, invasión y bloqueo de la apoptosis celular. La mutación de este gen se expresa en 80%

a 90% de los carcinomas del pulmón de células no pequeñas, frecuentemente adenocarcinoma, y en mujeres no fumadoras.

La genética molecular ha demostrado que hay una tendencia autosómica dominante familiar del carcinoma pulmonar en la que existe una activación de oncogenes dominantes e inactivación de oncogenes recesivos, supresores de tumores. Se ha observado una pérdida del brazo corto del cromosoma 3 en un 90% de los pacientes con cáncer pulmonar de células pequeñas.

El cáncer pulmonar proviene del epitelio de las vías respiratorias (bronquios, bronquiolos y alvéolos); sin embargo, adelantos recientes sugieren que se origina de una célula madre (STEM CEL). Desde el punto de vista histopatológico, la OMS clasifica el cáncer pulmonar en cuatro tipos celulares: cáncer de células no pequeñas (epidermoide, adenocarcinoma y macrocelular) y de células pequeñas, que representan el 90% de todos los cánceres epiteliales del pulmón.

1. Cáncer de células no pequeñas (NSCLC *non-small cell lung cancer*)
   a.   Carcinoma epidermoide
   b.   Adenocarcinoma. Incluye los subtipos de carcinoma bronquioloalveolar, anillo de sello, mucinoso
   c.   Carcinoma de células grandes (macrocelular)
2. Cáncer de células pequeñas (SCLC *small cell lung cancer*).

Alrededor de un 80-90% de los pacientes con esta neoplasia, particularmente del tipo epidermoide y de células pequeñas, en el sexo masculino, tiene el antecedente de haber fumado cigarrillos con una incidencia 10 veces mayor en fumadores que en no fumadores, y un riesgo 20 veces mayor al fumar más de 20 cigarrillos diarios. En los no fumadores y en las mujeres fumadoras predomina el adenocarcinoma.

El NSCLC representa alrededor de un 90% del cáncer pulmonar. En el momento del diagnóstico es resecable en un alto porcentaje, origina metástasis a distancia en el 50% de los pacientes y es de crecimiento lento. Se trata frecuentemente con resección quirúrgica, combinada con radioterapia y quimioterapia, con una supervivencia a los 5 años para el estadio I de 60-80% y para II de 40-50%.

El SCLC representa cerca de un 10% de los cánceres pulmonares y más del 90% de los pacientes son longevos o fumadores crónicos. Es una enfermedad agresiva caracterizada por una alta tasa de crecimiento, diseminación prematura a ganglios linfáticos y metástasis a distancia; son centrales e invaden temprano el mediastino. Son altamente sensibles a la quimioterapia y radioterapia. En el momento del diagnóstico, la mayoría de los casos es irresecable y el 55% presenta metástasis a distancia (cerebro, hígado, médula ósea y suprarrenales). Dada la tendencia a dar metástasis tempranas, el tratamiento local es de poco beneficio. Alrededor del 12% cursa con síndromes paraneoplásicos endocrinos y neurológicos. La enfermedad avanzada sin tratamiento tiene una sobrevida de 3 meses. Se trata básicamente con quimioterapia, con una sobrevida a los 2 años para la enfermedad limitada < 40% y para la extensa el 5%; el promedio de sobrevida a los 5 años es del 15%. En estos pacientes se observa una mutación genética importante que incluye deleción 3p (14-23) en la región que contiene el gen supresor del tumor FHIT y pérdida del supresor tumoral gen retinoblastoma RB1, y más frecuentemente, mutación en TP53.

MANIFESTACIONES CLÍNICAS

Alrededor del 90% de los pacientes con carcinoma pulmonar es asintomático en el momento del diagnóstico y se descubre fortuitamente por una Rx de tórax. Lamentablemente, los síntomas constitucionales (pérdida de peso, anorexia y debilidad) son consecuencia de la invasión tumoral.

SÍNTOMAS

1. Dolor torácico, que generalmente se asocia al compromiso de la pleura

2. Tos. Se debe a la invasión endobronquial del tumor o por neumonía obstructiva. Puede ser seca, pero si hay broncorrea hay que pensar en un carcinoma bronquioloalveolar. La hemoptisis puede ser el síntoma inicial en más del 50% de los casos, raramente es masiva y se debe a erosión de los vasos por invasión tumoral

3. Disnea. Se debe a cualquiera de las siguientes eventualidades: invasión tumoral, derrame pleural, atelectasia, paresia diafragmática con elevación del hemidiafragma (compresión del nervio frénico) o diseminación linfática del tumor (linfangitis carcinomatosa)

4. Fiebre. Puede ser consecuencia de la "neumonitis" o neumonía causada por la obstrucción bronquial

5. Estridor o disnea inspiratoria por compresión tumoral de la tráquea. Cuando el estridor o las sibilancias se localizan en un hemitórax se debe a la obstrucción unilateral de un bronquio principal

6. Disfonía por compresión del nervio laríngeo recurrente, que ocasiona parálisis de las cuerdas vocales

7. Disfagia por compresión del esófago

8. *Síndrome de Pancoast.* Se produce dolor del hombro, irradiado al borde cubital del antebrazo; se debe a la invasión de los nervios octavo cervical y dos primeros dorsales del plexo braquial por un tumor del vértice pulmonar; también es llamado tumor de la cisura o del surco superior. Se puede observar el síndrome de Bernard-Horner y la destrucción de la 1ª y 2ª costilla

SIGNOS

1. Obstrucción bronquial, que puede causar neumonitis obstructiva, enfisema segmentario o atelectasia

2. Derrame pleural por invasión metastásica de la pleura (exudado hemorrágico) o por obstrucción del drenaje linfático del pulmón. Su presencia expresa enfermedad en estadio IIIB.

3. Metástasis ganglionares. Pueden ser intratorácicas (intrapulmonares, hiliares o mediastinales), supraclaviculares (N3) o a distancia: abdominales, axilares o inguinales (M1)

4. Síndrome de Bernard-Horner. Se debe al compromiso del ganglio estrellado de la cadena simpática y se caracteriza por miosis, ptosis y anhidrosis del lado comprometido

5. Síndrome de la vena cava superior: ingurgitación yugular, red venosa colateral del tórax y edema en esclavina debido a la compresión de la vena cava superior por invasión de estructuras dentro del mediastino.

6. Insuficiencia cardíaca, cianosis, arritmias y taponamiento cardíaco por invasión pericárdica.

Manifestaciones de metástasis a distancia

1. Cerebro: déficit neurológico e hipertensión endocraneana

2. Huesos: dolor y fracturas patológicas, frecuentes en costillas y vértebras

3. Médula ósea: imagen leucoeritroblástica con citopenias

4. Hígado: hepatomegalia dolorosa con ictericia y alteraciones de las pruebas funcionales hepáticas

5. Suprarrenales. El compromiso de estas glándulas está presente en un 10 al 20%, y se expresa por diferentes grados de insuficiencia adrenocortical.

SÍNDROMES PARANEOPLÁSICOS

1. Osteoartropatía primaria hipertrófica con periostitis y dedos en palillo de tambor. Se produce dolor, hiperestesia e inflamación en los huesos afectados. Es más frecuente encontrarlo en el adenocarcinoma pulmonar

2. Síndromes de hipercoagulabilidad: tromboflebitis migratoria (síndrome de Trousseau), CID, endocarditis trombótica no bacteriana (marántica), leucoeritroblastosis, trombocitosis o trombocitopenia

3. Dermatológicos: polimiositis, dermatomiositis, *acantosis nigricans*, esclerodermia, hiperqueratosis, hiperpigmentación, eritema *gyratum repens* e hipertricosis lanuginosa

4. Neurológicos: neuropatía periférica y autonómica, polineuritis, polimiositis, encefalomielitis paraneoplásica, degeneración cortical y/o degeneración subaguda del cerebelo, leucoencefalopatía multifocal progresiva y neuritis óptica (ceguera retiniana)

5. Síndrome miasténico de Eaton-Lambert, observado en el carcinoma de células pequeñas. Se caracteriza por debilidad proximal, compromiso de pares craneales bulbares que afecta la deglución y respiración

6. Síndrome nefrótico

7. Síndromes endocrinos

   a. Hipercalcemia e hipofosfatemia debidas a la producción ectópica de una molécula parecida a la hormona paratiroidea, en particular por el carcinoma epidermoide

   b. Síndrome de secreción inadecuada de hormona antidiurética por producción de una sustancia parecida a la hormona antidiurética, y que ocurre hasta en un 40% de los tumores de células pequeñas. Ocasiona hiponatremia

   c. Síndrome de Cushing, particularmente en el carcinoma de células pequeñas, por producción de una sustancia similar a la ACTH

   d. Otros: síndrome carcinoide, secreción de péptidos vasoactivos con diarrea, hipertiroidismo, hipercalcitonemia, secreción de hormona del crecimiento, hiperprolactinemia (ginecomastia), hiperglicemia, hiperuricemia y, aumento de las hormonas folículo estimulante y luteinizante.

   e. Secreción del péptido auricular natriurético; cursa con hiponatremia, hipotensión y síncope.

International Association for the Study of Lung Cancer (séptima edición 2010) estadifica el carcinoma pulmonar de células no pequeñas en los siguientes grupos de acuerdo a la T, N y M (T: tumor primario; N: ganglios linfáticos hiliares o mediastinales y M: metástasis)

Tumor primario (T)

TX: Lavado bronquial con células cancerosas (Rx de tórax normal)

T1: Tumor con diámetro ≤ de 2 cm circundado por pulmón o pleura visceral, y sin evidencia broncoscópica de invasión más proximal que el bronquio lobar

T1a: Tumor ≤ de 2 cm

T1b: Tumor > de 2 cm pero ≤ de 3 cm

T2: Tumor > de 3 cm pero ≤ de 7 cm con cualquiera de las siguientes carcterísticas: compromete el bronquio principal ≥ 2 cm distal a la carina e invade la pleura visceral. Está asociado con atelectasia o neumonitis obstructiva que se extiende a la región hilar, pero no compromete todo el pulmón

T2a: Tumor mayor de 3 cm pero ≤ de 5 cm

T2b: Tumor > de 5 cm ≤ de 7cm

T3: Tumor > de 7 cm o que invade directamente las siguientes estructuras: pared torácica (incluyendo tumor del surco superior), nervio frénico, pleura mediastínica, pericardio parietal

Tumor < de 2 cm en sentido distal a la carina, pero sin comprometerla

Tumor que se acompaña de atele+ ctasia o neumonitis obstructiva de todo el pulmón

Nódulos tumorales separados en el mismo lóbulo

T4: Tumor de cualquier tamaño que invade cualquiera de las siguientes estructuras: mediastino, corazón o grandes vasos, tráquea, nervio laríngeo recurrente, esófago, carina o cuerpo vertebral. Nódulos tumorales separados en un lóbulo ipsilateral diferente.

Ganglios linfáticos (N)

N0: Sin metástasis en ganglios linfáticos regionales

N1: Metástasis en ganglios peribronquiales hiliares proximales, ipsilateral y ganglios linfáticos intrapulmonares

N2: Metástasis en ganglios del mediastino, ganglios subcarínicos o en ambos sitios ipsilateral

N3: Metástasis en ganglios del mediastino contralateral, hiliares, escalénicos o supraclaviculares ipsilaterales o contralaterales

Metástasis a distancia (M)
M0: Ausencia de metástasis a distancia
M1: Metástasis a distancia
M1a: Nódulos tumorales separados en un lóbulo contralateral
Tumor con nódulos pleurales o derrame maligno pleural o pericárdico

M1b: Metástasis a distancia

Clasificación por estadios
IA: T1a-T1bN0M0
IB: T2aN0M0
IIA: T1a-T2aN1M0 o T2bN0M0
IIB: T2bN1M0 o T3N0M0
IIIA: T1a-T3N2M0 o T3N1M0 o T4N0-1M0
IIIB: T4N2MO o T1a-T4N3MO
IV: Cualquier T cualquier N M1a o M1b

DIAGNÓSTICO

Para establecer el estadio del cáncer pulmonar es necesario recurrir a ciertos procedimientos, en su mayoría invasivos. En algunas ocasiones, una Rx simple de tórax permite predecir el grado de invasión del tumor; sin embargo, la mayoría de las veces, la precisión del avance de la enfermedad se hace con técnicas bien definidas como la TC, RM y PET-CT. Los exámenes que permiten determinar el estadio de la enfermedad son, en orden de complejidad, citología del esputo y del líquido pleural, Rx, TC y, RM del tórax, broncoscopia con cepillado bronquial y/o biopsia del tumor, punción pulmonar con "aguja fina" (puede detectar la presencia de células tumorales hasta en un 90%), biopsia pleural (sobre todo si existe derrame pleural) o bien biopsia pulmonar con aguja gruesa (en lesiones periféricas fácilmente abordables), biopsia pulmonar por toracotomía mínima o menos invasiva, como toracoscopia asistida por video, mediastinoscopia y, finalmente, cirugía torácica mayor con resección quirúrgica de la lesión (particularmente nódulos solitarios). En pacientes con alto riesgo (fumadores de cigarrillo o expuestos a sustancias cancerígenas) es prudente hacer una citología del esputo o una Rx de tórax cada 6 meses.

Para detectar metástasis

Se usan los siguientes procedimientos: aspiración de médula ósea, TC cerebral, ultrasonido de hígado y suprarrenales, *survey* óseo mediante radiografía convencional o gammagrafía con 99^mTc-metilendifosfonato o galio 97. El ultrasonido permite evaluar la presencia de metástasis en el hígado, suprarrenales, ganglios linfáticos abdominales. La TC de estas regiones descubre metástasis con una sensibilidad hasta el 96%.

Radiografía del tórax. No existe un patrón radiológico definido para un determinado tipo histológico del cáncer pulmonar; sin embargo, los carcinomas de células pequeñas y epidermoides se presentan como masas centrales con crecimiento endobronquial "bulto hiliar", mientras que los restantes de células no pequeñas se ubican como nódulos periféricos con invasión pleural. El *nódulo pulmonar* se define como una lesión solitaria menor de 3 cm, sin atelectasia ni linfadenopatías, y una *masa pulmonar* mayor de 3 cm. Por su parte, el carcinoma bronquioloalveolar se observa en la periferia (poco común el agrandamiento hiliar y la obstrucción bronquial) bajo múltiples modalidades: como una masa única (60%), infiltrado neumónico difuso o nodular con broncograma aéreo (simula clínicamente a las neumonías) o con pseudocavidades, como una lesión multinodular o reticular difusa, y finalmente como un infiltrado velloso o "vidrio esmerilado". Por otra parte, la Rx de tórax permite determinar la existencia de atelectasia, invasión metastásica parahiliar, derrame pleural y elevación del diafragma. El carcinoma epidermoide tiende a formar "abscesos" por necrosis central.

Imagenología (TC, RM, PET y gammagrafía ósea). Son útiles porque la radiografía simple no aclara los ganglios hiliares, mediastinales o la invasión de la pared por el tumor; además, detectan siembras metastásicas del tórax, cerebro, hígado, suprarrenales y ganglios (torácicos y abdominales). La TC con medio de contraste ayuda a distinguir las estructuras vasculares de los ganglios mediastinales. La RM es superior a la TC para evaluar ciertas localizaciones del tumor (pared torácica, surco superior, plexo braquial, vasos subclavios y cuerpos vertebrales). La PET con el 18-fluoro-deoxiglucosa (FDG) mide el metabolismo de la glucosa, que está aumentado en las células tumorales y ganglios metastásicos, con una sensibilidad del 83 a 100% y especificidad del 80 a 100%, lo que permite distinguir los tumores benignos y malignos hasta de 1 cm. Las lesiones benignas son hipometabólicas. La gammagrafía ósea es útil para detectar metástasis en huesos.

Ultrasonido endoscópico (bronquial o esofágico). Está indicado en el caso de sospecha de adenopatías en mediastino.

Citología. Se deben recolectar esputos de la mañana por 3 días consecutivos con buen muestreo de células bronquiales y colorearlos con Papanicolaou; igualmente es de gran valor la citología del derrame pleural en 2 o 3 oportunidades; tiene una sensibilidad del 22% a 98%.

Aspiración percutánea con aguja fina. Se usa para citología y confirmación histológica; puede ser guiada por ecografía, fluoroscopia o TC. Su positividad excede el 95%.

Toracoscopia. La videotoracoscopia se usa para el diagnóstico, estadiaje y resección del cáncer pulmonar, actualmente se emplea para evaluar ganglios mediastinales.

Biopsia de lesiones pulmonares y extrapulmonares. Biopsia por punción Tru-Cut de tumor primario o metastásico. Es importante para determinar la existencia de metástasis en ganglios supraclaviculares, preescalénicos, piel, médula ósea e hígado. Se usan técnicas especiales, para determinar mucina, inmunohistoquímica y biología molecular (EGFR).

Mediastinoscopia. Es un procedimiento muy útil para determinar el estadio de la enfermedad, sobre todo en pacientes con función pulmonar deteriorada, edad avanzada y en tumores centrales con difícil posibilidad de resección. La mediastinoscopia ha disminuido la práctica de la toracotomía en un 10 a 40%; esta facilita la toma de muestras de los ganglios subcervicales, mediastinales, paratraqueales, perihiliares y subcarineales que con frecuencia están infiltrados. La ausencia de metástasis determinada con la mediastinoscopia permite orientar la cirugía en un 85-95%; los falsos negativos son del 5 al 15%.

Pruebas de funcionalismo pulmonar y gases arteriales. Son útiles para determinar el grado de reserva respiratoria y, por tanto, la oportunidad de llevar a cabo procedimientos invasivos con fines diagnósticos o curativos.

Toracotomía. Actualmente, en un 5% de individuos, el diagnóstico de cáncer pulmonar es solamente hecho por este método.

Fibrobroncoscopia. Es un método efectivo y seguro, sobre todo en lesiones no periféricas, y permite hacer la biopsia. Con esta técnica se evalúa el árbol bronquial y la segunda y tercera división segmentaria. El espécimen citológico e histológico se obtiene al visualizar la lesión; con la biopsia transbronquial el diagnóstico excede el 90%. Cuando la lesión no es visible se procede al lavado y cepillado bronquial del área sospechosa para el estudio citológico.

Exámenes ordinarios: hematología completa, creatinina, glicemia y pruebas de la función hepática (bilirrubina total y fraccionada, AST-GOT, ALT-GPT, LDH y fosfatasas alcalinas). Finalmente, los marcadores tumorales como el antígeno carcinoembriogénico (ACE), que es positivo en el 50% de los carcinomas pulmonares resecables, se negativiza con la resección quirúrgica y su persistencia o conversión a positivo indican actividad de la enfermedad. En los exámenes hematológicos se destacan anemias, reacción leucemoide, trombocitosis, trombocitopenia, eosinofilia, aplasia medular de la serie roja, leucoeritroblastosis y CID.

TRATAMIENTO

En líneas generales, las modalidades de tratamiento del cáncer pulmonar son cirugía, quimioterapia, radioterapia y anticuerpos monoclonales. La escogencia de la terapia depende del estadio de la neoplasia, el tipo histológico, las pruebas genéticas, las comorbilidades y las condiciones generales del paciente. Es importante la evaluación preoperatoria cardiovascular y la función pulmonar. El comportamiento biológico de los diferentes tipos de cáncer pulmonar permite establecer una conducta particular para cada variedad. El factor más determinante de la sobrevida es la detección precoz y el tratamiento inmediato. Cuando se detecta una neoplasia en estadio I o un nódulo solitario no diagnosticado, es conveniente no insistir en procedimientos invasivos e innecesarios para definir su estadio y se debe recurrir a la extirpación quirúrgica de inmediato, con biopsia extemporánea.

TRATAMIENTO DEL CÁNCER DE PULMÓN DE CÉLULAS NO PEQUEÑAS

ENFERMEDAD LOCALIZADA RESECABLE (ESTADIOS TEMPRA-NOS (I, IIA Y IIIA)

Cuando la enfermedad es localizada en el pulmón y ganglios linfáticos regionales se hace cirugía o radioterapia. Para evitar recidivas, la labectomía y/o neumonectomía es la conducta de elección. La disección ganglionar completa es importante para precisar el estadio. La supervivencia a los 5 años para el estadio I es de 60-80%, y para el II, 40-50%.

CIRUGÍA PRIMARIA. Durante la cirugía se debe confirmar el estadio de la enfermedad, mediante la revisión del pulmón, hilio y ganglios linfáticos mediastinales. La resección quirúrgica está indicada en el estadio

I y II con enfermedad resecable, limitada a un hemitórax y no extendido a estructuras periféricas adyacentes (T3). En los estadios IIIA (T3 N1 que incluyen ganglios hiliares proximales el pronóstico, el diagnóstico es peor; sin embargo, eventualmente pueden ser resecados por completo tras la radioterapia y la quimioterapia. Los estadios IIIB (N2, N3) no se consideran resecables. En estadio IV, la enfermedad es irresecable y tiene escasa sobrevida, se debe por tanto usar la quimioterapia más adecuada. En líneas generales, para la cirugía se deben tomar en cuenta los criterios de resecabilidad u operabilidad y de irresecabilidad.

Criterios de resecabilidad u operabilidad

1. Estado general del paciente superior a 40 (escala de Karnofsky*).
2. Ausencia de enfermedades graves asociadas
3. Capacidad vital superior a 45% del valor de referencia
4. VEF_1 preoperatorio mayor de > 1.5 L
5. PCO_2 inferior a 46 mm Hg
6. Estadios: hasta el IIIa (T4, N0-1, M0)

Criterios de irresecabilidad

1. Carcinoma extenso de células pequeñas
2. Disnea importante, con capacidad pulmonar reducida menor del 40% del esperado o un VEF_1 menor de 1.5 L (< del 25% del preestablecido); es dudoso cuando está entre el 25 y 45%. No debe existir hipoxemia (menor de 50 mmHg), hipercapnia o hipertensión pulmonar grave
3. Afectación de la tráquea y metástasis a los ganglios del mediastino; invasión al bronquio o pulmón contralateral o, a distancia
4. Derrame pleural maligno
5. Tumor a menos de 2 cm de la carina
6. Síndrome de la vena cava superior
7. Disfonía por parálisis del nervio laríngeo recurrente
8. Parálisis diafragmática por compresión del nervio frénico
9. Taponamiento cardíaco

---

* *Escala de Karnofsky*. Evalúa el estado general para la aplicación de quimioterapia y va desde 20 a 100 (o sea, desde asintomático hasta un paciente totalmente encamado). Por ej., un paciente con más de 40 es sintomático y en cama más de 12 horas al día.

RADIOTERAPIA DE INDUCCIÓN. Los criterios de inclusión para radioterapia dependen de la extensión de la enfermedad, el estado general del paciente, la función pulmonar y la escala de Karnofsky. No se usa en el postoperatorio de los estadios I y II. Solo está indicada cuando la cirugía no se puede hacer por comorbilidades, rechazo del paciente o estadios I y II no resecables; para estas situaciones y con fines curativos se usa la radioterapia externa asociada a la quimioterapia; combinación que ofrece una sobrevida a los 5 años de 13 a 39%. La radioterapia externa y quimioterapia preoperatoria se han usado para pacientes estadio III con el fin de reducir el volumen tumoral y hacerse operables.

La radioterapia postoperatoria se indica en los casos en que la biopsia de los ganglios mediastinales y márgenes del tumor son positivos. La radioterapia externa debe incluir las áreas de alto riesgo de enfermedad e irradiar al mínimo el volumen de tejido normal, como pared torácica, mediastino, pulmón, esófago, pericardio parietal, médula espinal y nervio frénico. Se deben irradiar el tumor primario, idealmente su tamaño debe ser ≤ de 3 cm (no se recomienda en mayores de 8 cm), el área de drenaje linfático (fosa supraclavicular e infraclavicular ipsilateral y el mediastino). El borde inferior del campo mediastinal se debe extender a 5-6 cm por debajo de la carina, con un margen de 2 cm alrededor del tumor primario y 1 cm alrededor de los ganglios. La dosis inicial es de 180 a 200 cGy cGy diarios hasta un total de 4.400 a 4.600 cGy con técnica anteroposterior y posteroanterior; seguidamente se reduce el campo y se excluye la médula espinal hasta alcanzar la dosis total de 6.000 a 6.500 (1 Gy = 100 rads; 1 cGy o centigray = 1 rad). A continuación se describen varias técnicas de radioterapia, cuyo objetivo es mejorar los resultados y, obviamente, tienden a reemplazar a la radioterapia externa convencional.

1. Radioterapia conformal tridimensional (3D-CRT). Actualmente es la primera opción de radioterapia en el mundo. Se requiere un acelerador de alta energía con simulador incorporado de rayos X, un tomógrafo simulador para definir el volumen tumoral y el compromiso regional, los cuales son dibujados y trasladados a un sistema de planimetría tridimensional.

2. Radioterapia de intensidad modulada (IMRT). Consiste en practicar un campo de tratamiento con cambios dinámicos durante el procedimiento, hecho que aporta más radioterapia al tumor y menos al tejido normal.

3. Radioterapia guiada por imagen. El movimiento del tumor y pulmón durante la irradiación reduce la dosis sobre el volumen del tumor, hecho que disminuye el éxito de la radioterapia. El valor de esta técnica consiste en mantener la radioterapia sobre el tumor al ser monitoreado constantemente durante el procedimiento.

4. Radioterapia estereostática. Es una técnica que aplica una dosis alta de radiación sobre una lesión pequeña y bien circunscrita, con mínima dosis sobre estructuras adyacentes.

5. Braquiterapia intersticial intraoperatoria. Se implantan dispositivos de emisiones radioactivas dentro del tumor, lo que obviamente ofrece ventajas sobre la irradiación externa. Ha sido aplicada en tratamientos curativos y paliativos del NSCLC.

6. Braquiterapia intraluminal (endobronquial) mediante fibrobroncoscopia. Consiste en introducir directamente en el tumor, a través de la vía aérea, iridio 192 (192 Ir), que es de alta radioactividad. Es usada para tratamientos paliativos de tumores obstructivos recurrentes causantes de tos, disnea o hemoptisis.

7. Radioterapia con neutrones. La dinámica del neutrón difiere de la energía ofrecida por el fotón convencional y aporta ventajas en la transferencia de energía de transmisión lineal, por lo que mejoran los resultados de la terapia del NSCLC.

8. Radioterapia intraoperatoria. Modifica el uso del acelerador y ubica un cono con emisión de electrones en la zona tumoral, en donde libera una dosis única de 1.000 a 2.000 cGy. Actualmente se siguen estudios para definir su utilidad.

QUIMIOTERAPIA. El uso temprano de la quimioterapia disminuye el volumen tumoral, previene las metástasis y precisa más fácilmente la cirugía y radioterapia.

Quimioterapia complementaria. Para evitar recidivas y metástasis a distancia se debe indicar en el postoperatorio de los estadios II y III (no en IB; aunque se debe considerar cuando el tamaño es ^{3} 4 cm). Se inicia 6 a 8 semanas después de la cirugía. Actualmente se está usando la terapia biológica con anticuerpos monoclonales como bevacizumab, cetuximab, cefitinib, erlotinib, gefitinib, afatinib, crizotinib. A continuación se describen los esquemas de quimioterapia más utilizados.

1. Vinorelbina, 25 mg m^2 semanal por tres semanas, más cisplatino, 25 mg m^2 SC, días 1, 2 y 3 cada 29 días por 6 ciclos.

2. Gemcitabina, 1.250 mg m^2 SC días 1 y 8, más cisplatino, 75 mg m^2 SC día 1 cada 22 días por 6 ciclos.

3. Gemcitabina y cisplatino asociados a bevacizumab, 7.5 mg Kg día 1.

4. Vinorelbina y cisplatino más cetuximab, 250 mg m^2 SC día 1.

5. Docetaxel, 75 mg m^2 SC día 1 más cisplatino, 75 mg m^2 SC día 1.

6. Carboplatino AUC 6 más paclitaxel, 225 mg m^2 SC día 1 y bevacizumab, 15 mg kg día 1.

7. Pemetrexed, 500 mg m^2 SC día 1 cada 21 días.

En la actualidad son necesarias las pruebas genéticas para identificar los marcadores moleculares para la monoterapia con anticuerpos monoclonales. Si el gen ALK (por el *break apart fish test*) es positivo, el tratamiento de elección es el crizotinib 250 mg VO BID. En los pacientes con mutación EGFR y tipo histológico no epidermoide se emplea el erlotinib (inhibidor de *tirosin quinasa*), 150 mg VO día, o gefitinib, 250 mg VO OD. En caso de no existir estos datos, sean negativos o no se hayan hecho, se usa la poliquimioterapia asociada a los anticuerpos monoclonales, ya descrita.

Radioterapia radical paliativa de emergencia. Las radiaciones están indicadas en los siguientes casos.

1. Complicaciones del cáncer pulmonar como obstrucción bronquial con neumonitis o atelectasia, obstrucción de las vías respiratorias superiores o de la vena cava superior, tumor de Pancoast, hemoptisis masiva y taponamiento cardíaco (posterior a la pericardiocentesis). Se usan 3.000 a 4.000 cGy sobre el tumor por 2 a 4 semanas.

2. Metástasis óseas dolorosas

3. Metástasis cerebrales o intrarraquídeas. Se debe asociar a la dexametasona, 8 a 16 mg EV cada 6 horas, con reducciones progresivas hasta alcanzar una dosis mínima de mantenimiento.

TRATAMIENTO DEL CÁNCER DE CÉLULAS PEQUEÑAS (SCLC)

El tratamiento del SCLC no justifica la cirugía dada su diseminación precoz; los mejores resultados se obtienen con quimioterapia combinada con radioterapia porque la quimioterapia sola tiene una recurrencia hasta del 33%. Existen diferentes esquemas que intentan prolongar la vida, sobre todo cuando la enfermedad es limitada, como (doxorrubicina, ciclofosfamida y vincristina), (doxorrubicina, ciclofosfamida, vincristina, cisplatino y etopóxido) o (cisplatino más etopóxido). Lamentablemente, solo un 10% de los pacientes sobreviven más de 2 años después de la quimioterapia.

Debido a la naturaleza sistémica del SCLC, el uso de radioterapia en la zona tumoral no aporta beneficio porque, inclusive con enfermedad limitada, esta se transforma en sistémica a corto plazo, así pues, la combinación con la quimioterapia mejora los resultados. Las dosis usadas son 180 a 200 cGy diarios hasta un total de 3.000 a 5.000 cGy.

Radiación profiláctica del cráneo. Las metástasis cerebrales se detectan en un 10% en el momento del diagnóstico del SCLC; en ausencia de radioterapia profiláctica, las metástasis cerebrales ocurren hasta en un 80% a los dos años de manera que se usa para evitar las metástasis cerebrales, particularmente en la enfermedad limitada. La dosis es de 200 cGy diarios para una total de 2.500 a 4.000 cGy. Con esta dosis se reduce la frecuencia de metástasis cerebrales de un 24 a 6%.

MEDIDAS PALIATIVAS

Pleurodesis con sustancias esclerosantes. Se usa en caso de derrame pleural recidivante. Para que tenga éxito se requieren ciertas condiciones: que exista un drenaje diario del derrame menor de 100 ml, que haya una reexpansión pulmonar total y que se haga un vaciamiento completo del derrame, previo a la instilación de la sustancia esclerosante. Primero se debe instilar xilocaína al 1%, 25 ml en la cavidad pleural, luego, se introduce una mezcla la tetraciclina, 1 g o (10 a 15 mg/Kg) con 100 ml de solución salina; se pinza la sonda y se dan movimientos laterales al paciente para difundir la sustancia esclerosante. Después de 24 a 48 horas, cuando disminuye la eliminación del líquido pleural a menos de 10 ml/hora, se retira la sonda.

REFERENCIAS

AZZOLI GG ET AL: American Society of Clinical Oncology clinical practice guideline update on chemotherapy for stage IV non-small cell lung cáncer. J Clin Oncol. 2009; 27: 6251.

FRUH, M, ET AL. Small-cell lung cancer (SCLC): ESMO Clinical Practice Guidelines for diagnosis, treatment and follow-up. Annals of Oncology 2013; 24 (Supplement 6):vi99-vi105

GONZÁLEZ A ET AL. Cáncer de Pulmón. Capitulo 26. Radioterapia Oncológica-enfoque Multidisciplinario, 2ª ed, Dr. Nelson Urdaneta 2009.

HERBST RS ET AL: Lung cancer. New Engl J Med. 2008; 359: 1367

HERDRICH K, WEINBERGER H. SELECTED SCHEDULES, part II. Solid Tumors 17th edition September 2013

JACKMAN DM, JOHNSON BE: Small-cell lung cancer. Lancet 2005; 366:1385

JASSEM J, DZIADZIUSZKO R. The Lancet Oncology. Published online. 2013. http://dx.doi.org/10.1016/S1470-2045(13)70352-8

MILROY R: New American College of Chest Physicians Lung Cancer Guidelines: An important addition to the lung cancer guidelines armamentarium. Chest. 2007; 132: 744.

PICHELBAUER-OGUERO E. Carcinoma de Pulmón, diagnóstico y patología molecular. Pulmón 2011 (año 2); Nº 4.

VANSTEENKISTE J, ET AL. Early and locally advanced non-small-cell lung cancer (NSCLC): ESMO Clinical Practice

GUIDELINES FOR DIAGNOSIS, Treatment and Follow-Up. Annales of Oncology. 2013; 24 (Supplement 6):vi89-vi98.

WILLIAM N. WILLIAM JR. ET AL. Capítulo II. Pulmón. Células no pequeñas. In: Buzaid Antonio Carlos, Cotait Maluf, Fernando, editores. MOC. Manual de Oncología Clínica de Brasil. Tumores sólidos. Brasil; Dendrix; 2013. p 83-106.

DERRAME PLEURAL

Diorelis Mujica Salazar
Liliana Suárez B.

INTRODUCCIÓN

El derrame pleural se define como acumulación anormal de líquido de cualquier naturaleza en el espacio pleural y puede ser una manifestación tanto de enfermedades sistémicas como intratorácicas. Un 45% se debe a enfermedades malignas que invaden la pleura, particularmente del pulmón, mamas, ovarios, páncreas, riñones, tiroides y linfomas.

En individuos sanos existe en el espacio pleural aproximadamente 25 ml de líquido, el cual actúa como una película entre las superficies visceral y parietal. El volumen y composición del líquido pleural se mantiene constante mediante un equilibrio entre las presiones hidrostática y oncótica por un lado, y por el otro, la relación entre la permeabilidad de los capilares pleurales y los vasos linfáticos. El intercambio de líquido y proteínas en el espacio pleural ocurre en su totalidad a través de la pleura parietal, debido a que su lecho capilar tiene mayor presión hidrostática que el espacio pleural y los capilares de la pleura visceral, por tanto, en condiciones normales, el líquido pleural es continuamente filtrado de la superficie de la pleura parietal al espacio pleural: el 80% se reabsorbe por los capilares de la pleura visceral y el otro 20% por los canales linfáticos situados por debajo de estas serosas. En condiciones normales se producen y reabsorben diariamente 100 a 200 ml de líquido pleural (0,1 a 0,2 ml por Kg/hora), cuyo contenido en proteínas es menor de 1,5 g/dl, con patrón electroforético muy similar al plasma.

El derrame pleural ocasiona alteración ventilatoria restrictiva con disminución de la capacidad pulmonar total, residual funcional y vital forzada. Puede producir hipoxemia, aumento de la diferencia alveolo/arterial de oxígeno, desequilibrio de la relación ventilación/perfusión y alteración del funcionamiento de los músculos respiratorios por descenso del diafragma.

En los derrames masivos se afecta la función cardiaca al disminuir el gasto cardiaco. Una amplia variedad de circunstancias puede alterar el intercambio del líquido pleural y generar derrames pleurales, que según su naturaleza bioquímica pueden ser clasificados según los criterios de Light, en dos tipos: trasudados y exudados.

El *trasudado* consiste en un ultrafiltrado del plasma, debido particularmente a tres factores:

1. Aumento de la presión hidrostática pulmonar, como ocurre en la insuficiencia cardíaca izquierda

2. Disminución de la presión coloido-osmótica del plasma (hipoalbuminemia) propia de los estados edematosos (síndrome nefrótico o cirrosis)

3. Paso del líquido ascítico a través del diafragma por defecto de este o por linfáticos transdiafragmáticos.

Casi todos los pacientes con un nivel de albúmina sérica 1,2 g/dl por encima del límite superior de la albúmina presente en el líquido pleural, tiene un derrame pleural tipo trasudado.

En el *exudado* está afectada la pleura y existe un aumento de la permeabilidad de los vasos pleurales (infección o TBC) o una obstrucción de los vasos linfáticos pleurales y/o pulmonares, como ocurre en las metástasis pleurales o en la obstrucción linfática tumoral del mediastino. En este último caso se incluye el quilotórax, que es debido a la obstrucción del conducto torácico por un tumor o por ruptura traumática. Orienta la existencia de un exudado si uno o más de los siguientes criterios de Light está presente.

1. Cociente pleura/suero de proteína superior a 0,5

2. Cociente pleura/suero de LDH superior a 0,6

3. LDH pleural superior a 2/3 del máximo valor sérico admitido como normal (200 U/L)

CAUSAS DE DERRAMES PLEURALES. Las causas más frecuentes de los derrames pleurales (exudados y trasudados) se resumen a continuación.

EXUDADOS. Las causas más frecuentes son las neoplasias, infecciones y misceláneas.

Neoplasias. Pueden ser primarias de la pleura, como los mesoteliomas o metástasis pleurales provenientes de neoplasia del pulmón, mama, ovario, páncreas, linfomas, leucemias, tracto genitourinario y digestivo o de tumores primarios de origen desconocido. Más del 40% de los *derrames pleurales son malignos* y tienen varias explicaciones: compromiso pleural directo por infiltración tumoral con citología del líquido positiva; obstrucción linfática o venosa; neumonitis por la obstrucción bronquial que produce el tumor y, finalmente, por la hipoproteinemia. El cáncer broncogénico es la neoplasia maligna que más produce derrame pleural unilateral. Por su parte, los carcinomas metastásicos afectan bilateralmente la pleura y el más frecuente es el carcinoma de mama, seguido por los carcinomas de ovario, riñón, estómago y páncreas. Los linfomas y leucemias, luego del cáncer broncogénico y de la metástasis del cáncer de mama, siguen en orden de frecuencia como productores de derrame pleural. El síndrome de Meigs, clásicamente descrito como un tumor benigno del ovario, cursa con ascitis y derrame pleural del lado derecho, se debe al paso de líquido peritoneal al espacio pleural por los canales linfáticos del diafragma. La sobrevida de pacientes con derrame pleural maligno, por lo general, es de 6 a 12 meses.

Infecciones: derrames paraneumónicos por bacterias, empiemas, absceso hepático drenado a cavidad pleural, absceso subfrénico, tuberculosis pleural, micosis profundas y virus.

Misceláneas: infarto pulmonar, pancreatitis aguda, pleuritis urémica, enfermedades autoinmunes (lupus eritematoso sistémico y artritis reumatoide), medicamentos (hidralazina, procainamida y nitrofurantoína), linfangioleiomiomatosis y derrames postcirugía abdominal alta.

TRASUDADOS. Las causas más frecuentes son insuficiencia cardíaca, tromboembolismo pulmonar, cirrosis hepática, enfermedades renales (insuficiencia renal crónica y el síndrome nefrótico), hipoalbuminemia por desnutrición o enteropatía perdedora de proteínas, mixedema, sarcoidosis y tromboembolia pulmonar.

Derrame pleural de origen cardíaco. Es el trasudado más frecuente, ocurre en pacientes con insuficiencia cardiaca, habitualmente es bilateral y predomina en el lado derecho. Su etiopatogenia se debe a la falla cardiaca izquierda, por lo que se acompaña de cardiomegalia y sintomatología propia de la enfermedad. Desaparece con el tratamiento específico y diuréticos, razón por la cual no requiere toracocentesis. En pacientes con IC y derrame pleural unilateral que no responden al tratamiento médico a la semana debe practicárseles una toracentesis. El aumento del péptido natriurético en el líquido pleural de estos pacientes es de gran ayuda diagnóstica. La evolución crónica puede deberse al engrosamiento difuso de la pleura, el cual dificulta la reabsorción del líquido pleural; cuando esto ocurre suele elevarse ligeramente la tasa de proteínas por encima del límite entre exudado y trasudado (3 g/dl). La asociación de una LDH elevada obliga a otros procedimientos diagnósticos.

Tromboembolismo pulmonar. El 50% de estos pacientes pueden presentar un derrame pleural pequeño; sin embargo, predomina la clínica de tromboembolia. El mecanismo de producción es el aumento de la permeabilidad de los vasos sanguíneos y generalmente es secundario a un infarto pulmonar, por lo que suele ser de aspecto serohemático con características bioquímicas de exudado, aunque pueden presentarse como trasudado. Su evolución es autolimitada, mejora al tratar la enfermedad y no requiere toracocentesis.

Derrame pleural de origen hepático o "hidrotórax hepático". Ocurre en el 10% de los pacientes con cirrosis hepática que cursa con ascitis, generalmente es derecho y se debe al paso de líquido peritoneal al espacio pleural por los canales linfáticos del diafragma. La característica bioquímica es la de un trasudado, pero en pacientes con trastornos de la coagulación puede observarse de aspecto serohemático. Cuando compromete la respiración se debe evacuar tomándose en cuenta los riesgos inherentes al trastorno de la coagulación que puedan tener estos pacientes, la posibilidad de producir hipovolemia y la rápida recidiva a expensa de la ascitis, por lo que es importante su tratamiento estricto.

Derrame pleural de origen pancreático. Suele presentarse del lado izquierdo, se asocian a pancreatitis aguda y en ocasiones se debe a las formaciones de fístulas pancreato-pleurales, pancreato-mediastino-pleurales o comunicación transdiafragmática por vía linfática. Su aspecto suele ser serofibrinoso en caso de pancreatitis subaguda o crónica y hemorrágico en caso de pancreatitis aguda. La amilasa elevada en el líquido pleural no es patognomónica de este tipo de derrame, ya que se puede encontrar también en pleuritis neoplásicas y rotura esofágica (en esta última se eleva la amilasa salival y no la pancreática). El tratamiento inicial es el de la pancreatitis subyacente, pero si el derrame es hemorrágico se debe aplicar un tubo de drenaje para preservar el tejido pulmonar de la injuria inducida por las enzimas proteolíticas que suele contener el líquido.

Derrame pleural de origen renal. La etiopatogenia depende de la patología que los produce. En el síndrome nefrótico se debe al descenso de la presión oncótica por la hipoalbuminemia y suele ser bilateral. En la diálisis peritoneal se debe a la formación de fístulas transdiafragmáticas de características bioquímicas similar al del líquido de diálisis. En la obstrucción del sistema nefroexcretor con hidronefrosis se debe al paso de líquido a través de las vías linfáticas o por formación de fístulas transdiafragmáticas; el líquido se caracteriza por ser un trasudado y oler a orina, y la relación entre creatinina pleural y plasmática es superior a 1. En la uremia crónica se debe a los trastornos microvasculares y de la coagulación que acompaña a la insuficiencia renal; suele ser unilateral, serohemático o francamente hemorrágico, de tipo exudado con alto contenido de creatinina, pero a diferencia del urinotórax la relación de creatinina pleura/plasma, es inferior a 1. El tratamiento depende de su etiopatogenia.

MANIFESTACIONES CLÍNICAS

El síntoma más común del derrame pleural es la disnea, cuya intensidad depende de la magnitud del derrame, la velocidad de instalación y la existencia de una enfermedad pulmonar subyacente. Se debe a un deterioro de la relación ventilación/perfusión con el consiguiente defecto del intercambio gaseoso. Otras manifestaciones son tos seca y puntada de dolor en un costado, llamado "pleurítico", que aumenta con la inspiración. Síntomas como fiebre, esputo purulento e infiltrados pulmonares sugieren un empiema o un derrame por neumonía. Un curso subagudo o crónico, pérdida de peso, febrícula, palidez, debilidad y hemoptisis concomitante debe hacer sospechar al clínico de la posible existencia de un tumor subyacente o una TBCP. Los hallazgos físicos incluyen disminución de la expansibilidad respiratoria del hemitórax afectado y de las vibraciones vocales a la palpación. Mediante la percusión torácica se identifica una curva de matidez parabólica de concavidad hacia arriba, descrita clínicamente como "curva de Damoiseau". A la auscultación se percibe disminución o ausencia del murmullo vesicular y puede haber frote pleural habitualmente en derrames pequeños, de curso agudo y que se acompañan de inflamación de la pleura. Es frecuente auscultar egofonía, broncofonía y un soplo pleural por encima del derrame debido a la atelectasia compresiva que se origina. Si el derrame es masivo puede haber signos de desplazamiento del mediastino al lado contralateral (desviación de la tráquea o del ápex). Cuando se trata de un derrame maligno es necesaria la búsqueda de un tumor primario en los sitios más frecuentes mencionados.

DIAGNÓSTICO

En un paciente con manifestaciones clínicas de derrame pleural, la *anamnesis* exhaustiva sugiere la posible etiología. La solicitud de exámenes debería jerarquizarse según la sospecha diagnóstica. La identificación de un trasudado no amerita generalmente exámenes adicionales, a no ser que se sospeche una patología tumoral asociada o que no se pueda definir su naturaleza. El diagnóstico etiológico de un derrame pleural es fundamental para establecer el tratamiento. Se recomiendan los siguientes exámenes:

Radiografía del tórax. Confirma la sospecha clínica del derrame, su magnitud y si es libre o localizado. Los derrames pleurales suelen presentarse como unas opacidades densas y homogéneas. Con una proyección posteroanterior (PA) y lateral se determinan los derrames libres, pero si tiene una localización subpulmonar o se encuentra en pequeñas cantidades (300 ml) se recomienda una proyección en decúbito lateral sobre el lado enfermo, con rayos horizontales. Sin embargo, cuando el paciente no se puede mover, la placa en decúbito dorsal puede mostrar los siguientes signos de derrame: imagen de "vidrio esmerilado", visualización de los vasos pulmonares a través de la densidad del derrame y ausencia del broncograma aéreo que es propio de la condensación pulmonar por neumonía. Existen cuatro localizaciones anatómicas de un derrame: libre, interlobar, encapsulado y subpulmonar.

Derrame pleural libre. Es el más frecuente; ocupa la base del hemitórax, tiene la misma densidad de la silueta cardíaca y se identifica una curva de concavidad hacia arriba, descrita clínicamente como "curva de Damoiseau". Para evidenciar un derrame libre en la radiografía del tórax se requieren al menos 500 ml de líquido pleural. Cuando el *derrame es masivo* puede desplazar el mediastino hacia el lado contrario; de no ocurrir así hay que pensar en patologías del lado enfermo como obstrucción bronquial con atelectasia pulmonar, fijación del mediastino por infiltración tumoral de los ganglios linfáticos, atrapamiento del pulmón por mesoteliomas y condensación (neumonías más derrame).

Derrame interlobar. Puede localizarse en la *cisura mayor,* observándose mejor en la radiografía lateral como una imagen que pasa por el borde superior de la silueta cardíaca, desde la cuarta vértebra dorsal hacia la parte anterior de la sexta o séptima costilla. La localización del líquido en la *cisura menor* u horizontal del pulmón derecho produce una imagen circunscrita de bordes bien definidos en el campo medio del hemitórax derecho, y en la radiografía lateral se observa una sombra que pasa horizontalmente por la parte superior de la silueta cardíaca e intersecta la cisura mayor. El derrame de la cisura menor es común en la insuficiencia cardíaca y puede simular la opacidad producida por un tumor, pero que desaparece con el tratamiento médico de la IC, por cuya razón se le denomina "tumor fantasma o evanescente".

Derrame encapsulado. Producen sombras "caprichosas" en cualquier parte del hemitórax, no siguen cisuras o espacios pleurales, frecuentemente ocupan las porciones declives y son comunes en procesos infecciosos como los empiemas. Generalmente se presentan como opacidades convexas hacia el parénquima pulmonar y que no se movilizan con las proyecciones en decúbito lateral.

Derrame subpulmonar. Se localiza entre la base del pulmón y el diafragma, frecuentemente es libre; se observa como una elevación del hemidiafragma en la radiografía del tórax; en la posición de decúbito lateral, el líquido se desplaza hacia la parrilla costal. También se puede detectar por ultrasonido, lo que a su vez, sirve para guiar procedimientos como la toracocentesis. La presencia de aire en la cavidad pleural modifica la presión intrapleural y el líquido dibuja una línea recta o nivel, por lo que se llama "nivel hidroaéreo".

Tomografía computarizada. Permite definir con precisión la magnitud del derrame, diferenciar otras lesiones que simulan derrames, la existencia de patologías pleuropulmonares subyacentes (neoplasias o insuficiencia cardíaca) y distinguir un absceso pulmonar periférico de un empiema tabicado.

Toracocentesis. Se utiliza con fines terapéuticos y/o diagnósticos; a veces es difícil obtener el líquido, por lo que es recomendable guiarse con la fluoroscopia o el ultrasonido.

El aspecto del líquido es importante para orientar la etiología y las características del citoquímico. Un líquido turbio sugiere aumento de proteínas, leucocitos o lípidos. La presencia de pus con olor fétido es característica del *empiema* por anaerobios. El aspecto hemorrágico puede deberse a la presencia de sangre por traumatismo durante la toracocentesis, pero también puede ser ocasionado por infarto pulmonar, TBC o neoplasias. Si el hematocrito del derrame pleural excede a la mitad del hematocrito que se hizo simultáneamente en sangre periférica, el paciente tiene un hemotórax.

Para definir la naturaleza del derrame es sumamente importante practicar el estudio citoquímico del líquido y una muestra simultánea de plasma para determinar proteínas y LDH. Las diferencias más sobresalientes entre un exudado y un trasudado, son las siguientes (Tabla 104):

TABLA 104. DIFERENCIAS ENTRE UN EXUDADO Y UN TRASUDADO

	Exudado	**Transudado**
Densidad	> de 1.016	< de 1.016
Proteínas g%	> de 3	< de 3
Relación proteína pleura/ suero	> de 0,5	< de 0,5
LDH UI	> de 200	< de 200
Relación LDH pleura/ suero	> de 0,6	< de 0,6
Polimorfonucleares mm³	> de 10.000	< de 10.000
Eritrocitos mm³	< de 50	>de 60.000
Glucosa mg%	< de 73	> de 74
Amilasa U Somogy /dl	Aumentada en pancreatitis y ruptura del esófago	
Fibronectina mg/l	> de 200	< de 80
Colesterol mg%	> de 45	< de 45

Las células del líquido pleural pueden estar aumentadas a expensas de los polimorfonucleares, los linfocitos o los eritrocitos. Si los PMN están por encima de 10.000 mm³, eso orienta a un exudado, y más de 25.000 mm³ a un empiema. Un predominio de linfocitos > del 50% sobre los PMN hace sospechar de neoplasias, tuberculosis, linfomas o artritis reumatoide. Linfocitos menos de 1.000 por mm³ orientan a una neoplasia, de 1.000 a 5.000 mm³ a una TBC, y linfocitos de características malignas, a linfomas. La presencia de eosinófilos sugiere enfermedad benigna (reacción a fármacos, asbestosis, enfermedad parasitaria, sarcoidosis, enfermedad autoinmune o micosis). Los eritrocitos, entre 5.000 y 100.000 por mm^3, sugieren neoplasias, TBC o infarto pulmonar. Es importante destacar que un derrame serohemático, aunque sugiere neoplasias o TBC, puede presentarse en cualquier enfermedad.

Una glucosa en el líquido pleural entre 40 y 50 mg% (VN= 80 a 100 mg%) es sugestiva de neoplasias, infecciones o TBC, y cuando es menor de 30 sugiere artritis reumatoide. La tuberculosis pleural produce un exudado generalmente a predominio de linfocitos, glucosa < de 30 mg/dl, pH < de 7.25; por lo general es citrino, aunque puede ser sanguinolento y tener pocos bacilos (paucibacilar).

El pH del líquido pleural (semejante al sanguíneo) depende de su contenido en CO_2 y lactato; es proporcional a la reacción inflamatoria y a la actividad celular. Un pH < de 7.30 sugiere infección (bacterias o BK), neoplasias y enfermedad autoinmune; sin embargo, un pH > de 7.50 puede deberse a una infección por *Proteus mirabilis*, y un pH < de 7.20 es diagnóstico de empiema y uno de los criterios para drenaje con tubo permanente. Cuanto más bajo es el pH del líquido en una neoplasia maligna, el pronóstico es peor y reduce la posibilidad de una pleurodesis química efectiva. Para determinar el pH del líquido pleural se recomienda tomar la muestra con heparina (1.000 U/ml) y examinarlo inmediatamente.

La fibronectina es una glicoproteína producida por macrófagos, fibroblastos, hepatocitos y células neoplásicas. Puede aumentar en las neoplasias y la TBC.

Un derrame pleural lechoso puede ser quiloso o quiliforme; el *quiloso* implica una obstrucción anatómica del conducto torácico por neoplasias infiltrativas, linfomas o traumatismos. Cuando la lesión compromete el conducto torácico por debajo de la 5ª vértebra dorsal, el derrame es derecho, y cuando está por encima es izquierdo. Tiene un contenido total de grasas (hasta 4 g/dl) a expensas de triglicéridos (> de 110 mg/dl) y colesterol (< de 200 mg/dl); además, posee quilomicrones y glóbulos de grasa que se demuestran con la coloración de Sudan III. El derrame *quiliforme* (pseudoquilotórax) se puede ver en procesos crónicos de diferentes etiologías con engrosamiento pleural; tiene un contenido de colesterol de hasta 5 g/dl, triglicéridos < de 50 mg/dl, no se demuestran glóbulos de grasa y pueden observarse cristales de colesterol.

Citología y coloración con Papanicolaou del líquido. Es útil para el diagnóstico de las neoplasias; cuando se hace en 3 ocasiones, la posibilidad diagnóstica aumenta hasta un 70%; y si se practica biopsia pleural con aguja, a un 90%.

Estudios microbiológicos. Se hacen cuando hay sospecha de una infección. Se deben investigar gérmenes aeróbicos y anaeróbicos, BK y hongos.

Biopsia pleural. Se emplea cuando los procedimientos anteriores no han permitido aclarar la enfermedad; es útil para el diagnóstico tanto de TBC y micosis pleural como de neoplasias. Se usan las agujas de Cope y Abrams. A veces es necesario recurrir a la biopsia a cielo abierto mediante una toracotomía mínima. Debe hacerse estudio histopatológico y cultivo del tejido obtenido en la biopsia pleural para investigar la presencia de bacterias, hongos y mycobacterias.

Toracoscopia o pleuroscopia. Consiste en observar las pleuras (visceral y parietal) con un toracoscopio o cualquier instrumento de fibra óptica. La toma de biopsias ayuda al diagnóstico cuando no se ha determinado la naturaleza del derrame.

Pruebas específicas. La tuberculosis pleural puede mostrar niveles elevados de adenosindesaminasa (ADA) por encima de 40 U/L, interferón gamma > 140 pg/ml y positividad de la reacción en cadena de la polimerasa. Una relación líquido pleural/suero de colinesterasa menor de 0.42 orienta a malignidad, y si es mayor de 0.45, a tuberculosis. En neoplasias malignas se observan niveles elevados de LDH, del antígeno carcinoembriogénico (ACE > de 10 ng/ml), de la fosfatasa alcalina y el polipéptido tisular. Las pruebas serológicas se emplean para diferenciar histoplasmosis, paracoccidioidomicosis o coccidioidomicosis. Las pruebas cutáneas (PPD, histoplasmina, coccidiodina) son coadyuvantes del diagnóstico de TBC y hongos; estas pueden indicar infección o contacto con el germen y no necesariamente actividad de enfermedad. El compromiso pleural de pacientes con lupus eritematoso sistémico es del 75% en algún momento de la enfermedad; el líquido suele ser un exudado, en ocasiones sanguinolento, con celularidad a predominio de polimorfonucleares, AAN positivos y complemento (C3 y C4) disminuidos. En la artritis reumatoide, el factor reumatoide está positivo a diluciones altas y la glucosa muy baja.

TRATAMIENTO

Cuando se diagnostica un derrame pleural, el tratamiento se basa en controlar la enfermedad subyacente. Los otros procedimientos terapéuticos en un derrame pleural son toracocentesis, la pleurodesis y, recientemente, el uso de la estreptoquinasa intrapleural.

TORACOCENTESIS. En muchos pacientes es necesaria una toracocentesis para aliviar la disnea. No se debe extraer más de un litro por punción para evitar una desviación mediastinal aguda, hipoxia, síncope vasovagal, *shock*, edema pulmonar agudo unilateral y dolor torácico opresivo severo. Sin embargo, cuando el derrame es masivo, recurrente y acompañado de disnea, se pueden extraer hasta 3 a 4 litros, preferiblemente en varios tiempos y en forma lenta. Para practicar la toracocentesis es mejor con el paciente sentado en una silla, cabeza y brazos descansando sobre una mesa o la misma silla. Previamente se toman las medidas de asepsia y antisepsia y luego se aplica lidocaína al 1%. Se inserta una aguja o catéter N° 17 o 18 en el sexto o séptimo espacio intercostal (por debajo del límite superior de la percusión mate), en la línea axilar media y luego se conecta a una llave de 3 vías y se extrae lentamente por gravedad o una jeringa. Cuando el derrame pleural es masivo y recidivante se puede drenar en uno o varios días por gravedad mediante un tubo N° 18 insertado en el octavo o noveno espacio intercostal, línea axilar posterior o también 5 a 10 cm de la columna vertebral en el mismo espacio. La presencia de sangre, pus o derrame con un pH entre 7.21 y 7.29, LDH mayor de 1.000 UI/L y una glucosa menor de 40 mg/dl, producen engrosamiento pleural rápido que dificulta la reexpansión pulmonar, por cuya razón se impone un drenaje torácico permanente con un sello de agua o un sistema de succión continua de tres frascos. Muchos de estos pacientes ameritan una pleurectomía para favorecer la expansión del pulmón. Las complicaciones más frecuentes de la toracocentesis son neumotórax, sangrados e infecciones. Las contraindicaciones de la toracocentesis son historia de sangrado y trombocitopenia por debajo de 50.0000 mm^3.

PLEURODESIS. Se usa para provocar la adhesión entre la pleura visceral y parietal de manera que el líquido no se pueda reacumular. Se emplean sustancias con pH bajo como tetraciclinas, talco y bleomicina, o cáusticas como el hidróxido de sodio, y como complicaciones comunes, dolor torácico y fiebre. Se siguen los siguientes pasos:

1. Se aplica un tubo pleural N° 18 para vaciar el derrame y permitir el drenaje durante dos días. Para que la pleurodesis sea efectiva debe existir un drenaje menor de 100 ml diarios.

2. Se toma una Rx del tórax en posición de pie para confirmar la ausencia total del derrame y la reexpansión pulmonar total.

3. Se administran las sustancias a través de la sonda. Primero, lidocaína al 1%, 15 a 30 ml para evitar dolor; se voltea el paciente y a los 5 minutos se le

administra la *terramicina* a la dosis de 15 a 20 mg/Kg (máximo 1.5 g), en 50 ml de solución fisiológica; finalmente, 25 ml de solución fisiológica para lavar el tubo y luego se cierra el sistema por 24 horas. El *talco* se administra a la dosis de 2 a 5 g para neumotórax a repetición, y 5 a 10 g diluidos en solución fisiológica para derrames malignos. La *bleomicina,* 60 U en 50 ml de solución glucosada al 5%.

4. Se instruye al paciente para que una vez inyectada la sustancia cambie de posición cada 3 a 5 minutos para que el líquido se disemine por todo el espacio pleural.

5. Al término de 24 horas, si la radiografía muestra reexpansión total del pulmón y ausencia de derrame, se retira la sonda.

6. El procedimiento puede ser repetido a los días o semanas si es necesario.

ESTREPTOQUINASA INTRAPLEURAL Se emplea para el empiema tabicado. Se puede usar a la dosis de 250.000 U en 100 ml de solución salina; una vez instilada se cierra el tubo por 4 horas y luego se reinicia el drenaje. Se puede repetir diariamente por 10 a 14 días, si es necesario.

REFERENCIAS

GONZÁLEZ A, GARCÍA-RODRIGUEZ J, LOBO O. Tuberculosis. 2ª Ed. Caracas. Disinlimed CA. 2002.

GU P, HUANG G, CHEN Y, ZHU C, YUAN J, SHENG S. Diagnostic utility of pleural fluid carcinoembryonic antigen and CYFTA 21-1 in patients with pleural effusion: a systematic review and meta-analysis. J Clin Lab Anal. 2007; 21 (6): 398-405

JING J, HUAN-ZHONG S, QIU-LI L ET AL. Diagnostic value of interferon in Tuberculous pleuresy. Chest 2007; 131 :1133-1141.

LEVY ME Y PATRULLE AM. Aparato respiratorio. Derrame pleural. Semiología Médica. Panamericana. 2005, 592-597.

LIGHT R. UPDATE: Management of the difficult to diagnose pleural effusion. Clin Pulm Med. 2003; 10:39-46.

LIGHT R. Pleural effusion. N Engl J Med. 2002; 346: 1971-77.

MORRISSON P, DUPRAT D. Evaluation of adenosine deaminase in the diagnosis of pleural tuberculosis: a Brazilian meta-analysis. J Braz Pneumol. 2008; 34: 217-24.

PÉREZ E, RODRÍGUEZ F, ROMERO S, ET AL. Diagnosis and treatment of pleural effusion. Arch Bronconeumol. 2006; 42: 349-72.

PORCEL J, LIGHT R. Diagnostic Approach to Pleural Effusion in Adults. Am Fam Physician. 2006; 73:1 211-20.

PORCEL JM ET AL. Pleural fluids tests to identify complicated parapneumonic effusions. Curr Opin Pulm Med. 2010; 16: 357.

VILLENA V, LOPEZ-ENCUENTRA A, GARCIA-LUJAN R, ECHAVE-SUSTAETA J, MARTINEZ J. Clinical Implications of Appearance of Pleural Fluid at Thoracentesis. Chest. 2004; 125: 156-159.Villena V, Ferrer J, Pabl

NEUMONÍAS

Carmen J. Delgado M.
Alida M. Navas C.

INTRODUCCIÓN

El término *neumonía* se refiere a la infección del parénquima pulmonar causada por bacterias, virus, hongos o parásitos. En su patogenia se describen los siguientes mecanismos:

1. *Aspiración de secreciones orofaríngeas.* Las bacterias de las vías respiratorias superiores alcanzan las vías inferiores a través de microaspiraciones.

2. *Inhalación de microorganismos.* Las partículas menores de 5 μ llegan fácilmente a los alvéolos y pueden transportar inóculos bacterianos hasta de 100 microorganismos. La mayoría de las bacterias miden 1 μ, mientras que *Mycoplasma*, *Chlamydia* y *Coxiella* son 5 a 100 veces menor.

3. *Diseminación hematógena.* Por episodios de bacteriemia que ocurren por focos infecciosos a distancia (región genitourinaria, tegumentos). Producen infiltrados pulmonares, generalmente multifocales, con tendencia a la formación de cavernas y derrame pleural; se localiza generalmente en zonas periféricas y declives.

4. *Inoculación directa.* Se debe a traumatismos torácicos y cirugía del tórax.

5. *Extensión directa.* Como ocurre con infecciones del área mediastínica o subfrénica. Por ej., se observan en neumonías del lóbulo inferior derecho en pacientes con abscesos hepáticos o subfrénicos.

MANIFESTACIONES CLÍNICAS

Las neumonías, clásicamente se presentan con fiebre, escalofríos, tos y disnea, pudiendo ser acompañados de hemoptisis y dolor pleurítico. En las neumonías bacterianas, el comienzo es súbito, y en las "atípicas", por lo general, insidioso y precedido de febrícula, coriza, mialgias y malestar general. Es de hacer notar que las neumonías bacterianas por aspiración se presentan con expectoración abundante y purulenta, mientras que las no bacterianas (*Mycoplasma*, virus, hongos) y las observadas por invasión hematógena, cursan con poca tos y expectoración escasa, mucosa y a veces blanquecina. Mención especial merecen las neumonías en los pacientes mayores de 65 años e inmunosuprimidos, que tienen un comienzo insidioso, solapado, y cursan con manifestaciones clínicas inespecíficas: letargia, confusión, obnubilación, anorexia, febrícula y taquipnea. Este grupo de pacientes, además, puede tener neumonía sin las manifestaciones clásicas de tos, infiltrados pulmonares o alteraciones en los exámenes de laboratorio. El diagnóstico depende de la acuciosidad del clínico.

Los hallazgos físicos de una neumonía corresponden a un síndrome de condensación pulmonar: disminución de la expansión respiratoria, aumento de las vibraciones vocales, soplo tubárico, pectoriloquia y crepitantes finos.

DIAGNÓSTICO

Existen criterios epidemiológicos, clínicos, de laboratorio y radiológicos que orientan la causa de la neumonía, sin embargo se hace necesario el diagnóstico etiológico con el Gram del esputo, los cultivos (esputo, sangre y líquido pleural) y la determinación de anticuerpos séricos.

Exámenes de laboratorio. Las neumonías bacterianas presentan leucocitosis importante con neutrofilia y elevación de reactantes de fase aguda (VSG y proteína C-reactiva), mientras que en las neumonías atípicas, en ancianos e inmunosuprimidos, el recuento y la fórmula blanca son normales e incluso bajos. Una proteína C-reactiva elevada es predictiva de severidad, sin embargo, no necesariamente hay diferencia entre proceso viral o bacteriano.

Estudios bacteriológicos. El esputo tiene valor cuando se ven más de 25 leucocitos polimorfonucleares y menos de 10 células del epitelio bucal por campo; de lo contrario, se deduce que es saliva. Cuando el esputo es difícil de obtener, se puede inducir a través de la nebulización con solución salina hipertónica. Otras alternativas son la obtención de muestra por broncoscopia, cepillado bronquial (con cepillo protegido) y biopsia pulmonar (transtraqueal o transtorácica). En casos de derrame pleural se debe hacer una toracentesis, que informa las características bioquímicas del líquido pleural y el cultivo permitiendo definir si es un empiema. En pacientes intubados, la tinción de Gram y los cultivos de secreción traqueal son útiles, particularmente si son negativos. Cuando son positivos, la interpretación es más difícil debido a la frecuente contaminación del tubo endotraqueal por las vías respiratorias superiores. Los hemocultivos se correlacionan con el agente causal, pero desafortunadamente son de baja sensibilidad. Existen otros análisis de secreciones bronquiales, muy poco utilizados, como la investigación de fibras de elastina (observadas en preparaciones de hidróxido de potasio), patognomónicas de la neumonía necrotizante.

Estudios radiológicos. En la *neumonía bacteriana* se observa una imagen de condensación segmentaria o lobar con broncograma aéreo, y si es necrotizante, tendencia a la cavitación. En la *bronconeumonía* aparecen infiltrados diseminados sin límite segmentario definido, con engrosamiento peribroncovascular y un patrón alveolar heterogéneo. Las *neumonías atípicas* presentan opacidades reticulares y nodulares con una distribución típica de "patrón intersticial". Hay que tener en cuenta que la radiografía puede ser normal en pacientes deshidratados, ancianos, neutropénicos o en al principio de la infección. Las neumonías bacterianas pueden producir gran necrosis (particularmente *S. aureus* y *K. pneumoniae*), formación de abscesos, atelectasias, derrame pleural estéril, empiema, fístulas broncopleurales, fibrosis, bronquiectasias, sepsis y, raras veces, focos de infección a distancia como meningitis, endocarditis, pericarditis y osteomielitis.

NEUMONÍAS SEGÚN EL AGENTE CAUSAL

Neumonía por *Streptococcus pneumoniae* (neumococo). Es el agente más frecuente (40%-60%) de las neumonías adquiridas en la comunidad (NAC), tanto en el adulto sano como en el inmunocomprometido. La inflamación en los alvéolos se disemina localmente a través de los poros de Cohn y origina una consolidación lobar. Se describe como la neumonía clásica o "típica", de comienzo abrupto, puntada de costado, fiebre precedida de escalofríos y tos con expectoración hemoptoica o herrumbrosa. Puede cursar con un derrame paraneumónico estéril de evolución benigna y a veces se complica con empiema y el SDRA.

La radiografía suele revelar un proceso de condensación lobar y un derrame ipsilateral, pero también puede presentarse como bronconeumonía. Las neumonías por otros estreptococos como *Streptococcus β hemolítico* del grupo A, se complica con empiemas que progresan rápidamente, tienden a tabicarse y conducen a paquipleuritis, que ameritan tratamiento quirúrgico (decorticación pleural); por cuya razón, estos derrames se deben drenar rápidamente. La condensación lobar puede durar hasta 10 semanas en desaparecer, a pesar de la mejoría clínica del paciente. Las neumonías por *Streptococcus pyogenes* son muy agresivas y ocurren por lo general después de epidemias de influenza o sarampión, así como en ciertos grupos (cuarteles e internados).

La profilaxis con la vacuna antineumocócica polivalente está ampliamente justificada en ancianos, pacientes con infecciones neumocócicas a repetición, con enfermedades crónicas (EPOC, cirrosis hepática, diabetes mellitus y alcoholismo), asplénicos, inmunosuprimidos y con enfermedades hematológicas (leucemias, linfomas y drepanocitosis). El tratamiento es a base de penicilina G o ampicilina, siempre y cuando la epidemiologia de la zona de procedencia no sea de altos niveles de resistencia. De lo contrario se recomiendan cefalosporinas de tercera generación (ceftriaxona o cefotaxima), que también son útiles en pacientes de alto riesgo.

Neumonía por *Klebsiella pneumoniae* (Bacilo de Friedländer). Es la neumonía por gramnegativo más frecuente en la comunidad y ataca pacientes debilitados, especialmente alcohólicos. Tiene predilección por los lóbulos superiores, en donde forma consolidados homogéneos lobares o distribuidos en forma de parches, con frecuente formación de abscesos y cavernas, y la Rx puede revelar el signo de la "cisura pulmonar abombada" por líquido intercisural. Cursa con un esputo pegajoso, gelatinoso y sanguinolento. La bacteriemia ocurre en el 25% de los casos y un 50% se complica con SDRA y tendencia al *shock*. En ocasiones, el paciente puede recuperarse de la fase aguda y entrar en una fase crónica, caracterizada por cavitación y lesiones cicatriciales que remedan la tuberculosis.

Neumonía por *Haemophilus influenzae*. Representa el 10-15% de las NAC y afecta a pacientes debilitados en especial con EPOC, alcoholismo e infecciones virales recientes. En un 50% se acompaña de derrame pleural.

Neumonía por *Staphylococcus aureus*. Puede comprometer el pulmón por microaspiración traqueo bronquial o diseminación hematógena de focos infecciosos a distancia (cutáneos, catéteres endovenosos, cabeza y cuello y genitales). Afecta a cualquier edad, a personas sanas o debilitadas y dentro o fuera del hospital. Es frecuente la complicación con abscesos, neumatoceles y empiemas.

Neumonías por gérmenes anaeróbicos. Los más frecuentes en la práctica diaria son *Peptostreptococcus, Fusobacterium y Bacteroides (fragilis* y *melaninogenicus)*, gérmenes que forman parte de la flora normal de la boca y nasofaringe, por lo que la mayoría de estas neumonías son consecuencia de aspiración del contenido orofaríngeo en pacientes en estado de coma, convulsiones, procesos periodontales y padecimientos infecciosos a distancia (pelviperitonitis o infecciones de la cabeza y el cuello). También pueden ocurrir en infartos pulmonares, obstrucciones bronquiales por cuerpos extraños, tumores y bronquiectasias. Estas infecciones son generalmente mixtas, es decir, están asociadas con gérmenes aerobios que suelen ser gramnegativos.

El curso de estas neumonías se divide en varias fases: neumonitis, neumonía necrotizante, abscedación y empiema. En la neumonitis es notable la expectoración purulenta abundante y fétida. Pasados 7 a 16 días se desarrolla la necrosis, de evolución subaguda y con múltiples microabscesos (< 1 cm) que pueden unirse. Esta fase es indolente y remeda la tuberculosis o el cáncer; los pacientes suelen acudir tras varias semanas de síntomas e incluso pueden presentar dedos en palillo de tambor y la radiografía mostrar cavidades con paredes engrosadas. Cuando la patogenia es por aspiración, los segmentos más comprometidos son los posteriores de los lóbulos superiores, lóbulo medio o segmentos apicales de los inferiores, con preferencia del pulmón derecho. El tratamiento de las infecciones pulmonares por anaerobios consiste en penicilina cristalina, 10 a 24 millones en 24 horas, dividida cada cuatro horas por 10 a 14 días, y para el absceso pulmonar, por 6 a 12 semanas. La penicilina se puede indicar sola o asociada con clindamicina o metronidazol, particularmente en presencia de bacterias productoras de *betalactamasas*.

Neumonías por otros gérmenes gramnegativos. Generalmente son intrahospitalarias; los patógenos más frecuentes son *P. aeruginosa, Acinetobacter, E. coli, S. marcescens, P. mirabilis* y *Providencia*. Están relacionadas con procedimientos o manipulaciones que rompen las barreras de defensa, como intubación endotraqueal, ventilación mecánica, cateterismo vesical, cistoscopia, etc., sobre todo en pacientes con enfermedades sistémicas subyacentes,

Neumonía por *Mycoplasma pneumoniae*. Se presentan en niños e individuos jóvenes y el contagio ocurre de persona a persona (por gotitas de saliva). Es la causa más frecuente de las neumonías atípicas y responsable del 20 a 35% de las NAC. La enfermedad comienza en forma insidiosa y de manera atípica (malestar general, febrícula, cefalea, fotofobia, dolor de garganta). Es común la tos irritativa y los signos de consolidación son poco usuales. Frecuentemente se presentan con un infiltrado intersticial de distribución peribronquial o imágenes bronconeumónicas que contrastan con las escasas manifestaciones clínicas.

Las manifestaciones extrapulmonares son infrecuentes, por ej., hemolisis por crioaglutininas, que pueden dar origen al fenómeno de Raynaud, gangrena periférica y CID. Se describe también esplenomegalia, miringitis bulosa, neuritis óptica, meningoencefalitis, nefritis intersticial y glomerulonefritis. Generalmente no hay leucocitosis ni desviación a la izquierda, pero puede haber trombocitopenia. El diagnóstico bacteriológico es de difícil demostración, de tal manera que solo es posible mediante determinación de anticuerpos IgM específicos, inicial y convaleciente (incremento ≥ 4 veces), la reacción en cadena de la polimerasa (PCR) y la determinación de crioaglutininas, que aparecen en el 50% de los pacientes. Es importante recordar que esta enfermedad presenta positividad del factor reumatoide y el VDRL. El tratamiento es a base de macrólidos por 10 a 14 días. Otras alternativas son doxiciclina o fluoroquinolonas respiratorias (levofloxacina o moxifloxacina).

Neumonía por *Chlamydophila pneumoniae*. Es la segunda causa de neumonía atípica de las NAC. El diagnóstico microbiológico es difícil debido a la necesidad de medios de cultivos especiales, pero puede hacerse con la determinación en suero de anticuerpos IgM e IgG contra *C. pneumoniae*, a través de la prueba de microinmunofluorescencia. La demostración de un aumento de por lo menos cuatro veces, de los títulos de anticuerpos séricos contra la *Chlamydophila pneumoniae* confirma el diagnóstico. El tratamiento es similar a la neumonía por *Mycoplasma*.

Neumonía por *Chlamydia psittaci*. Es una enfermedad aviaria que se transmite al hombre a través del estiércol de palomas, pollos, pavos, patos y loros, de los cuales, los dos últimos son los más frecuentes. Se le denomina psitacosis aunque se prefiere ornitosis porque la fuente del microorganismo no es exclusiva de los loros (*Psittacus*). Después de su introducción en las vías aéreas superiores se disemina a través de la sangre, particularmente al sistema mononuclear fagocítico. Tiene un período de incubación de 7 a 14 días. La transmisión interhumana es infrecuente pero se recomienda el aislamiento respiratorio. La infección es de inicio brusco con un síndrome neumónico asociado a un cuadro pseudogripal: febrícula, cefalea severa, mialgias, artralgias, náuseas, vómitos, anorexia, epistaxis y pérdida de peso. Al examen físico se encuentra bradicardia relativa y esplenomegalia en la mayoría de los casos.

El recuento y la fórmula blanca son normales. La Rx de tórax puede revelar una consolidación homogénea o en parches, que pueden ser de distribución segmentaria, lobar o multilobar; hasta opacidades nodulares o de tipo intersticial; es frecuente el derrame pleural. El tratamiento de elección son las tetraciclinas (doxiciclina) por 2 a 3 semanas. Como alternativa, los macrólidos en niños menores de 9 años y en embarazadas.

Neumonía por *Coxiella burnetti*. Es una rickettsia responsable de la Fiebre Q, microorganismo que se encuentra en la leche, carnes, excrementos, orina o placenta de los animales infectados o sus reservorios. Afecta el ganado bovino, caprino y ovino, así como también los roedores, por tanto, es una enfermedad asociada a trabajadores en contacto con estos animales y el vector natural es una garrapata. Se produce un cuadro pseudogripal con fiebre alta, cefalea, mialgias, tos no productiva y signos de neumonía. Puede cursar con miocarditis, pericarditis y endocarditis, particularmente de la válvula aórtica, y esta última puede dejar como secuela en el 11% de los pacientes, que puede detectarse meses o años después de la infección inicial. El recuento y fórmula blanca son normales y la Rx del tórax revela una condensación segmentaria que predomina en los lóbulos inferiores. La neumonía es generalmente autolimitada, con una mortalidad menor del 1%. El diagnóstico de certeza se logra mediante el aumento de los títulos de anticuerpos séricos contra la *C. burnetti*. El tratamiento de elección es la doxiciclina por 14 días y como alternativa el cloranfenicol a las dosis habituales.

Neumonía por *Legionella pneumophila*. Es una neumonía atípica de comienzo brusco y alta mortalidad producida por una bacteria intracelular con débil tinción a la coloración de Gram, por tanto, no se logra identificar con esta técnica ni se desarrolla en los medios de cultivos habituales. Suele hallarse en el suelo y en los ambientes de aire acondicionado. La enfermedad tiende a ocurrir en epidemias o grupos de concentración humana como convenciones en lugares cerrados. A pesar de que su prevalencia en Venezuela es casi nula, se debe considerar en pacientes con viajes recientes a Europa y EUA o con exposición a las aguas de *spas*, trabajos de plomería doméstica y pacientes con neoplasias.

Las manifestaciones clínicas semejan un cuadro de influenza: comienzo agudo, fiebre alta, mialgias, cefalea, escalofríos, tos con expectoración purulenta, a veces hemoptoica y dolor pleurítico. En el 20% a 40% se presentan síntomas gastrointestinales (diarrea y dolor abdominal). Cursa con taquicardia, taquipnea, estertores crepitantes y generalmente no hay signos de condensación pulmonar.

Se complica frecuentemente con el SDRA, *shock* e insuficiencia renal aguda. Su mayor severidad la distingue de otras neumonías atípicas. Los exámenes de laboratorio son inespecíficos: leucocitosis importante, por lo general mayor de 25.000 mm³; aumento de la VSG, proteinuria, hipoxemia, hiponatremia < 130 mEq/L y, un 50% de los pacientes presenta elevación de las enzimas: AST, ALT, CPK, especialmente la LDH; esta última puede exceder las 700 U/ml. El diagnóstico de certeza se logra al demostrar un aumento en los títulos de anticuerpos séricos contra *L. pneumophila*; su determinación en la orina también es fiable y se mantienen positivos semanas después de la infección; generalmente no están disponibles en nuestro medio. También se identifica *Legionella* mediante inmunofluorescencia indirecta del esputo o del tejido pulmonar, aunque este método tiene baja sensibilidad (< 75%). La Rx del tórax revela infiltrados pulmonares redondeados y poco precisos en ambos campos pulmonares, que pueden progresar a la condensación y a veces al derrame pleural. El tratamiento de elección son las fluoroquinolonas respiratorias por 2 a 3 semanas o los nuevos macrólidos (5 a 10 días); como alternativa, la doxiciclina.

Neumonías virales. Son producidas por cualquier virus y varían desde una infección leve hasta una neumonía severa complicada con el SDRA de curso fatal. Son frecuentes en las edades extremas de la vida. Los virus pueden ser la causa directa de la infección pulmonar o complicarse con una infección bacteriana sobreagregada. Los más involucrados son adenovirus, sincicial respiratorio, coronavirus, virus de la varicela, sarampión e influenza. Es necesaria una historia clínica exhaustiva, ya que muchas veces no se identifica el agente causal con los estudios microbiológicos. Además, la Rx de tórax es inespecífica y el estudio serológico requiere varias semanas para arrojar el resultado.

Es importante resaltar que las neumonías virales están precedidas por manifestaciones sistémicas que predominan sobre los síntomas respiratorios; la influenza cursa una semana antes con coriza, febrícula y mialgias. En el sarampión y varicela, la neumonía se desarrolla generalmente 2 a 3 días después de la erupción cutánea, y junto a la infección por coronavirus predisponen con frecuencia al SDRA. El tratamiento consiste en medidas generales y uso de medicamentos antivirales (ver enfermedades virales).

TRATAMIENTO

La terapia antimicrobiana es al principio generalmente "empírica", dirigida a gérmenes según *múltiples factores: edad, severidad del cuadro clínico, condición del paciente (inmunocompetente o inmunosuprimido), enfermedades asociadas y sitio de aparición (comunidad u hospital).* De acuerdo con estas variables se han basado varias clasificaciones, comúnmente utilizadas para tomar decisiones terapéuticas

Según el sitio donde se origina la neumonía, esta se divide en adquirida en la comunidad (NAC) y nosocomial o intrahospitalaria (NN), que incluye hogares de cuidados, cárceles, albergues, ancianatos, centros de diálisis u otros nosocomios. Según la condición del huésped se agrupa en neumonía del paciente inmunosuprimido e inmunocompetente. Esta clasificación permite la presunción empírica del agente causal y su probable patrón de resistencia antimicrobiana. Según su evolución puede ser de *lenta resolución* cuando se obtiene normalización menor del 50% en las imágenes radiológicas a las 4 semanas del tratamiento y el paciente ha logrado mejoría sintomática. En la *neumonía crónica* no se logra la mejoría sintomática ni radiológica en ese lapso.

NEUMONÍA ADQUIRIDA EN LA COMUNIDAD. Se inicia en ambientes extrahospitalarios o en las primeras 48 horas del ingreso a un hospital, la mayoría de los casos con factores predisponentes. En personas previamente sanas se debe generalmente a S. *pneumoniae* (neumococo), patógeno más frecuente, solo o en coinfección con *Haemophylus influenzae, Moraxella catarrhallis, Mycoplasma pneumoniae y Chlamydia pneumoniae.* Los factores predisponentes más frecuentes son SIDA, ancianidad, desnutrición, enfermedades virales, diabetes mellitus, tabaquismo, enfermedades reumáticas, alcoholismo, cirrosis hepática y enfermedades pulmonares crónicas (EPOC, bronquiectasias y fibrotórax por tuberculosis). En estos casos, las neumonías son severas y rápidamente progresivas y los gérmenes implicados son *Klebsiella pneumoniae, Pseudomona aeruginosas, Haemophylus influenzae, Staphylococcus aureus, Moraxella catarrhalis, Legionella pneumophila* y gérmenes anaeróbicos. De igual manera pueden causar infección los virus (influenza, parainfluenza y sincicial respiratorio) y los hongos (*Histoplasma capsulatum y Paraccidioides braziliensis*).

Se debe intentar siempre la identificación del agente etiológico y su patrón de resistencia, mediante cultivo y antibiograma de esputo y de sangre, antes de iniciar los antibióticos. En nuestro medio hay que descartar una TBC mediante la coloración de Ziehl-Neelsen del esputo. En los casos con derrame pleural (> 10 mm en proyección decúbito lateral) se deberá practicar toracentesis para investigar BK, análisis citoquímico y cultivo para aerobios y anaerobios. Para decidir la conducta a tomar se recomienda identificar la severidad de la NAC con base en factores de riesgo, criterios de gravedad, hallazgos de laboratorio y radiológicos.

FACTORES DE RIESGO

1. Edad: 65 años o más
2. Procedencia: residencia en hogares de cuidado o ancianatos
3. Comorbilidades: enfermedad cardiaca, pulmonar, renal o hepática crónica, diabetes mellitus, alcoholismo, malignidad y asplenia
4. Condición social: capacidad para el cumplimiento de la terapia ambulatoria

CRITERIOS DE GRAVEDAD. Desde el punto de vista puramente clínico se recomienda utilizar la *Escala de severidad CRB-65: Confusión, Respiratory rate, Blood Pressure low, 65 años de edad; en el cual se elimina la U (uremia) del CURB-65*, incluida en los exámenes paraclínicos. Una vez obtenida sirve para complementar el criterio de severidad y, subsecuentemente, la decisión de tratamiento ambulatorio o intrahospitalario. En la tabla 105 aparecen los parámetros clínicos, los criterios de laboratorio y los radiológicos.

TABLA 105. CRITERIOS CLÍNICOS, RADIOLÓGICOS Y DE LABORATORIO DE LAS NEUMONÍAS

Clínicos	Laboratorio	Radiológicos
Confusión, alteración del estado mental, desorientación	Leucocitos < 4.000 o > 30.000	Afectación multilobar
Respiratoria, frecuencia > 30 pm	PaO_2 < 60 mmHg, $PaCO_2$ > 50 mmHg, pH < 7, 35	Derrame pleural
TAS < 90 y/o TAD < 60 mm Hg	Hto < 30% o Hb < 9 g/dl	Absceso pulmonar
Temperatura: < 35°C o >40°C	Creatinina sérica >1,5 mg/dl	
Frecuencia cardíaca > 125 pm	BUN > 30 mg/dl**	
Afección extrapulmonar: artritis séptica o meningitis	Glucosa > 250 mg/dl	
	Albúmina sérica < 3 g /dl	
	Na sérico < 130 mEq/L	

Tratamiento ambulatorio

1. Grupo I: < 65 años sin factores de riesgo ni comorbilidad

2. Grupo II: > 65 años con o sin factores de riesgo, con o sin comorbilidad, sin criterios de gravedad

3. CURB-65: 0 – 1

Tratamiento intrahospitalario

1. CURB-65: 2

2. CURB-65: 3 o más: se debe ingresar a UCI

Es necesario enfatizar en que ninguna escala reemplaza el juicio del clínico experto; todas ellas son guías de acción, por lo que deben considerarse también factores como posibilidad de cumplimiento de la terapia ambulatoria, apoyo familiar, accesibilidad a centros asistenciales.

Una vez clasificada la neumonía según su gravedad, se debe establecer el presunto agente causal tomando en cuenta la presencia de comorbilidades, procedencia y hábitos. Asimismo se buscan factores de riesgo para *Streptococcus pneumoniae* resistente a penicilina y macrólidos.

SOSPECHA DEL MICROORGANISMO SEGÚN COMORBILIDAD

Alcoholismo: *S. pneumoniae* (incluye los resistentes a la penicilina), *Klebsiella pneumoniae* y anaerobios.

EPOC: *S. pneumoniae, H. influenzae* y *Moraxella catarrhallis*

Enfermedad periodontal y convulsiones: anaerobios

Estancia en hogares de cuidado: *S. pneumoniae, H. influenzae, S. aureus, Chlamidophila pneumoniae,* bacilos gramnegativos y anaerobios.

Infección activa por influenza: *S. pneumoniae, H. influenzae, S. aureus* y *S. pyogenes.*

Daño estructural pulmonar (EPOC, bronquiectasias, fibrosis quística): *P. aeruginosa, Burkholderia cepacia* y *S. aureus.*

Criterios de sospecha de neumococos resistentes

1. Uso de betalactámicos y macrólidos en los últimos tres meses

2. Asistencia a guarderías

3. Otitis media recurrente o, colonización reciente en oído medio y senos paranasales

4. Hospitalización reciente

5. Alta prevalencia de neumococo resistente en la localidad

5. Edad > 65 años

7. Historia de abuso de alcohol

8. Terapia inmunosupresora

Según esta estratificación se escoge el antibiótico y se toman las medidas generales de soporte como hidratación de acuerdo con requerimientos, dieta hiperproteica, oxígeno húmedo a 3 o 4 L/min, fisioterapia respiratoria, drenaje postural y control periódico de los gases arteriales cuando sea necesario. En general, el tratamiento antimicrobiano se mantiene por 10 a 14 días en neumonías no complicadas; sin embargo, la evolución clínica determinará el tiempo necesario.

TRATAMIENTO DE LAS NEUMONÍAS ADQUIRIDAS EN LA COMUNIDAD

1. Grupo I o CURB-65: 0

a. **Previamente sano, con bajo riesgo de neumococo resistente a penicilina.** Monoterapia con azitromicina, claritromicina o doxiciclina

b. **Comorbilidad y/o alto riesgo de neumococo resistente a penicilina.** Monoterapia con levofloxacina o moxifloxacina, o combinación de alguno de los siguientes: amoxicilina, amoxicilina/clavulánico, ceftriaxona, cefotaxima o cefuroxima[*] **MÁS** uno de los siguientes: azitromicina, claritromicina o doxiciclina[**]

2. Grupo II o CURB-65: 1 por edad

Edad de 65 años con o sin factores de riesgo, con o sin comorbilidad, sin criterios de gravedad. Monoterapia con levofloxacina o moxifloxacino o la

---

[*] Neumococo CIM < 4 µg/ml; si el neumococo es altamente resistente (CIM > 4 µg/ml) hay que evitar betalactámicos y administrar fluoroquinolonas, vancomicina o linezolid.

[**] Sobre todo en regiones con neumococo resistente a macrólidos (CIM > 16 µg/ml).

combinación de alguno de los siguientes: amoxicilina, amoxicilina/clavulánico, ceftriaxona, cefotaxima o cefuroxima **MÁS** uno de los estos, azitromicina o claritromicina.

3. Grupo III o CURB-65: 2

Con criterios de hospitalización sin ingreso a UCI. Monoterapia con levofloxacina o moxifloxacina o combinación con alguna de las siguientes: amoxicilina/clavulánico, ampicilina/sulbactan, ceftriaxona, cefotaxima, cefuroxima **MÁS** claritromicina. También se puede usar ertapenem más claritromicina.

4. Grupo IV o CURB-65: 3 o más.

Con criterios de gravedad para ingreso a UCI. Este grupo se subclasifica según la probabilidad de infección por *P. aeruginosa*. Se usa la combinación de cualquiera de las siguientes: amoxicilina, amoxicilina/clavulánico, ceftriaxona, cefotaxima o ertapenem **MÁS** cualquiera de las siguientes: levofloxacina, moxifloxacina o claritromicina. También se puede usar la combinación de levofloxacina o moxifloxacina más aztreonam (en alergia a penicilina).

Con criterios de gravedad para ingreso a UCI, con riesgo de *P. aeruginosa*. La combinación con cualquiera de los siguientes: cefepima, piperacilina/tazobactan, imipenem o meropenem **MÁS** ciprofloxacina o levofloxacina. También otra combinación con cualquiera de los siguientes: cefepima, piperacilina/tzobactan, imipenem o meropenem **MÁS** levofloxacina, moxifloxacina o claritromicina, **MÁS** amikacina. En la NAC por *S. aureus-meticilino resistente*, se asocia vancomicina o linezolid.

Neumonías por aspiración. Se usa cualquiera de las siguientes alternativas: combinación de clindamicina **MÁS** cualquiera de las siguientes: levofloxacina, ciprofloxacina, cefotaxima o ceftriaxona. Se puede usar monoterapia con cualquiera de los siguientes: moxifloxacina, amoxicilina, amoxicilina/clavulánico, piperazilina/tazobactam, imipenem, meropenem, ertapenem o ceftriaxona.

Duración del tratamiento

1. Pneumococo y *H. influenzae*: 7 a 10 días

2. *S. aureus, P. aeruginosa, K. pneumoniae* y anaeróbios: 2 a 3 semanas

3. *Chlamydophila y Mycoplasma pneumoniae*: 14 días

4. *Legionella pneumophila*: 14 a 21 días

5. Presencia de empiema: 21 a 42 días

NEUMONÍA NOSOCOMIAL. Las NN aparecen en el paciente después de 2 días de su ingreso al hospital o dentro de los primeros siete días de haber egresado. Es la segunda causa de infección hospitalaria con una mortalidad atribuible del 33% a 50%. Se clasifican en *tempranas* (antes del 5° día), *tardías* (a partir del 5° día) y *asociadas a ventilación mecánica*. En las tempranas, los gérmenes más frecuentes son los de la comunidad *(H. influenzae, S. pneumoniae, S. aureus meticilino-sensibles)*, y en las tardías los de la flora hospitalaria. En pacientes con *ventilación mecánica, Pseudomonas, Acinetobacter spp y Staphylococcus* multirresistentes en 30% a 50%, y en los restantes casos *Stenotrophomonas maltophilia* y *Burkholderia (Pseudomona) cepacia*. Los hongos no suelen ocasionar NN en pacientes inmunocompetentes.

Existen factores de riesgo para la adquisición de NN, que se han agrupado en inherentes al huésped (severidad de la enfermedad de base, EPOC, hipoalbuminemia, hiperglicemia) y los procedimientos usados (antiácidos, sedantes, sonda nasogástrica, venoclisis, transfusiones y otros), así como también existen escalas como la CPIS (*Clinical Pulmonary Infection Score*), que se basa en asignar un puntaje a variables seleccionadas (temperatura, leucocitos, secreción traqueal, radiografía pulmonar y la relación PaO_2/FiO_2). Además, todo un sinnúmero de otras mediciones que sirven de sustento para la toma objetiva de decisiones. Sin embargo, el propósito es presentar un enfoque simple y de fácil recordatorio para cualquier médico. El nivel de procalcitonina > de 10 ng/ml (VN= < 0.5 ng/ml) orienta a una neumonía con sepsis severa.

TRATAMIENTO DE LAS NEUMONÍAS NOSOCOMIALES

NN temprana sin factores de riesgo para gérmenes multirresistentes. Administrar cualquiera de los fármacos siguientes: ceftriaxona, cefotaxima, ampicilina/sulbactan, moxifloxacina o levofloxacina; en caso de alergia a penicilina: clindamicina, aztreonam o ertapenem.

NN tardía o presencia de factores de riesgo para gérmenes multirresistentes. Se recomiendan las siguientes combinaciones: cefepima o ceftazidima, o imipenem o meropenem o piperazilina/tazobactam MÁS cualquiera de los siguientes: ciprofloxacina, levofloxacina, amikacina, gentamicina o tobramicina (5 días) MÁS vancomicina o linezolid.

Acinetobacter multirresistente a carbapenémicos y ampicilina/sulbactan, la colistina puede ser una alternativa. Contra el grupo **SPACE** (*Serratia, Pseudomona, Acinetobacter, Citrobacter* y *Enterobacter*), la terapia amerita más de un antimicrobiano. En resumen, SOVETORAX recomienda el siguiente algoritmo:

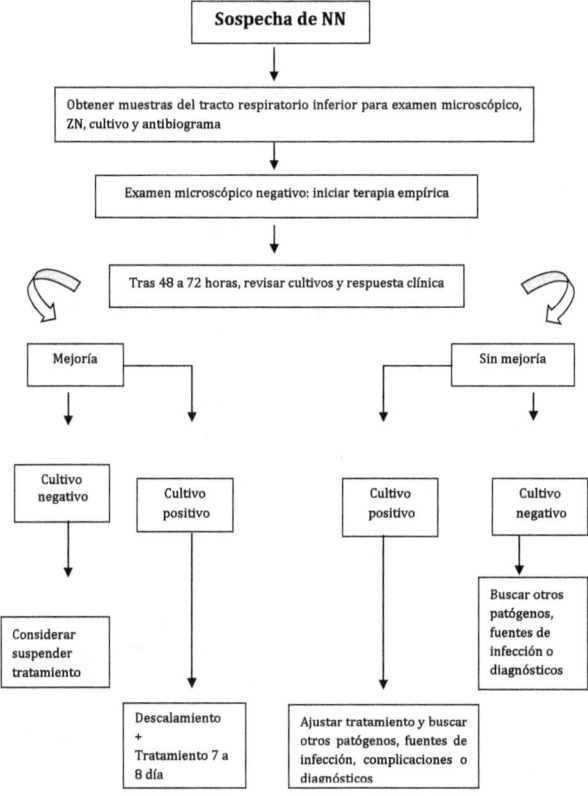

FIGURA 25. RECOMENDACIONES PARA NEUMONÍAS NOSOCOMIALES (SOVETORAX)

REFERENCIAS

Bloos F, Marshall JC, Dellinger RP, et al. Multinational, observational study of procalcitonin in ICU patients with pneumonia requiring mechanical ventilation: a multicenter observational study. *Crit Care.* 2011; 15(2):R88.

Boletín del Grupo de Trabajo de la Asociación Latinoamericana del Tórax (ALAT). Recomendaciones ALAT sobre neumonía adquirida en la comunidad. Argentina. 2003. p 8.

Cillóniz C, Ewig S, Polverino E, Marcos MA, Esquinas C, Gabarrús A, et al. Microbial aetiology of community-acquired pneumonia and its relation to severity. *Thorax.* 2011; 66(4): 340-6.

Cunha BA. Antimicrobial therapy. Med Clin N Am. 2006; 90: 1189-1289.

Kang YA, Kwon SY, Yoon HI, Lee JH, Lee CT. Role of C-reactive protein and procalcitonin in differentiation of tuberculosis from bacterial community acquired pneumonia. *Korean J Intern Med.* 2009; 24(4): 337-42.

Mandell LA, Wunderink RG, Anzuelo A, Bartlett JG, Campbel D et al. Infectious Diseases Society of America/American Thoracic Society Consensus Guidelines on Management of Community-Acquired Pneumonia in Adults. Clinical Infect Dis. 2007; 44:S27-72

Martin P, Ramos G, Sanchos J. Infecciones Respiratorias en Medicina Respiratoria 2ª Edición SEPAR 2006, Sección VII, Pág: 817-949.

Neumonía adquirida en la comunidad (NAC). Consenso Sociedad Venezolana de Infectología. htpp:/ www. svinfectol. 2003

Normativas para el diagnóstico y tratamiento de la neumonía adquirida en la comunidad. Sociedad Española de Neumonología y Cirugía Torácica (SEPAR). Arch Bronconeumol. 2005; 41: 272-89.

Pautas para el Diagnóstico y Tratamiento de Neumonías, EPOC y Tuberculosis, Revisión Octubre 2005 SOVETORAX.

Peleg AY, Hooper DC. Hospital-acquired infections due to gram-negative bacteria. *N Engl J Med.* 2010; 362(19):1804-13.

Penn R, Betts R. Infecciones Respiratorias Bajas. Enfermedades Infecciosas, Madrid, España, Editorial Marbán, 2005, pp 318-401.

Van Der Poll T, Opal SM: Pathogenesis, treatment and prevention of pneumococcal pneumonia. Lancet. 2009; 374: 1543.

10
CARDIOLOGÍA

HIPERTENSIÓN ARTERIAL SISTÉMICA

Carlos Oberto M.

INTRODUCCIÓN

La hipertensión arterial (HTA) es la enfermedad cardiovascular más frecuente y constituye el factor de riesgo más importante de padecer ateroesclerosis, enfermedad coronaria y cerebrovascular. En el mundo, la HTA ocasiona 7.6 millones de fallecimientos. En un estudio en 20 ciudades importantes de Venezuela que incluyó 14.519 personas, se encontró una prevalencia de HTA de 34,7%, y en Maracaibo (Venezuela), sobre 7.294 personas fue de 36,7%. En Venezuela las enfermedades cardiovasculares han ocupado el primer lugar entre las causas de muerte (21%) y la hipertensión arterial aporta 1 de cada 10 muertes en individuos de 40 a 70 años. Cada incremento de 20 y 10 mmHg de la presión arterial sistólica y diastólica respectivamente, por encima de 115/75 mmHg, duplica el riesgo de enfermedad cardiovascular.

Alrededor de un 50% de los pacientes hipertensos desconoce su enfermedad y en la mayoría de ellos se detecta fortuitamente. Lamentablemente, el porcentaje de personas hipertensas que sigue un control adecuado oscila entre 25-30%. La HTA está asociada a herencia, etnia, ingesta crónica y excesiva de sodio, estrés y obesidad. Los factores que agravan el pronóstico de la enfermedad son el género masculino, la población negra, la magnitud de las cifras tensionales, la presión del pulso (presión sistólica menos la diastólica), un comienzo precoz, diabetes mellitus, hipercolesterolemia, tabaquismo e ingesta excesiva de sal y alcohol.

La HTA, por lo general es asintomática y la mayoría de los pacientes no presenta inicialmente anormalidades al examen físico ni en los exámenes de laboratorio. Las quejas comunes incluyen cefalea, mareos, decaimiento, nerviosismo, palpitaciones y epistaxis. La HTA afecta de preferencia ciertos órganos, razón por la que se les ha denominado "órganos blanco"; en el *corazón*, se produce hipertrofia ventricular izquierda, insuficiencia cardiaca y cardiopatía isquémica (angina y síndromes coronarios agudos); en el *sistema nervioso central*, ictus cerebrovasculares, tanto isquémicos como hemorrágicos, en el *riñón* la nefroangioesclerosis con insuficiencia renal y en el *ojo* la retinopatía hipertensiva.

La etiología de la HTA se desconoce en un 95% de los pacientes, por lo que se le llama *hipertensión arterial esencial, idiopática o primaria*; su patogenia es multifactorial con un gran componente heredofamiliar condicionado por aumento de la actividad del sistema nervioso simpático, resistencia vascular anormal, hormonas retenedoras de sodio, actividad aumentada de los factores de crecimiento vascular, elevación de la renina, deficiencia de vasodilatadores (prostaglandinas), diabetes mellitus, obesidad, resistencia a la insulina, ingesta de sodio, bajo consumo de potasio y calcio. En el futuro, los estudios de la biología molecular definirán las bases genéticas de la enfermedad hipertensiva y se diseñarán estrategias racionales de prevención y tratamiento.

En el 5% de los pacientes se identifican causas secundarias de HTA: renales, endocrinas, vasculares, neurógenas y farmacológicas. Las condiciones que hacen sospechar la presencia de este grupo son la aparición antes de los 20 años o después de los 50 años, HTA severa refractaria a múltiples fármacos y estigmas de enfermedades preexistentes. En seguida se enumeran las causas más frecuentes de HTA secundaria:

Renovasculares: nefropatía diabética, glomerulonefritis, nefritis intersticial, enfermedad poliquística renal y las causas renovasculares (displasia fibromuscular y estenosis de las arterias renales por placas de ateroma)

Endocrinas: Hiper o hipotiroidismo (frecuentemente HTA sistólica y diastólica respectivamente), síndrome o enfermedad de Cushing, hiperaldosteronismo primario, feocromocitoma, acromegalia, preclampsia

Vasculares: Coartación de la aorta, fístulas arteriovenosas y poliarteritis nudosa

Neurógena: Aumento de la presión intracraneal (trauma craneoencefálico, lesiones ocupantes de espacio) y apnea del sueño

Medicamentos y drogas: anticonceptivos orales, estrógenos, corticoesteroides, efedrina, eritropoyetina, ciclosporina, cocaína, anfetaminas y simpaticomiméticos

Los hallazgos clínicos que sugieren HTA secundaria son los siguientes:

Hipercortisolismo: obesidad centrípeta, estrías abdominales violáceas, hirsutismo

Feocromocitoma: crisis de palpitaciones, palidez, diaforesis, síndromes neurocutáneos, pérdida de peso, hipotensión postural

Hiperaldosteronismo primario: debilidad muscular, calambres, tetania, poliuria, polidipsia, hipokalemia

Apnea del sueño: enfermedad cerebrovascular, soñolencia

Coartación de la aorta: ausencia o disminución de pulsos femorales, TA en las piernas menor que en los brazos

Enfermedad renovascular: HTA de inicio reciente y refractaria al tratamiento, soplos periumbilicales y exacerbación de la TA y retención azoada con el uso de IECAS.

DIAGNÓSTICO

Para establecer el diagnóstico de HTA, es fundamental hacer en cada consulta dos o tres mediciones de la presión arterial con un intervalo de por lo menos 2 minutos y repetir esta medición en dos o más consultas. La TA de un individuo se calcula como el promedio de dos o tres determinaciones en consultas separadas por dos semanas. Al tomar la TA, el paciente debe estar tranquilo, luego de reposar al menos cinco minutos, utilizar un tensiómetro bien calibrado, preferiblemente de mercurio, con un manguito que cubra el 80% de la longitud del brazo y la parte media del manguito debe ser ubicada sobre la arteria humeral. Se debe registrar la TA en ambos brazos, ubicados a la altura del corazón, con el paciente sentado y los pies apoyados en el piso. En casos seleccionados debe tomarse en las piernas y en las posiciones de decúbito, sentado y de pie.

Para obtener la TA sistólica, el manguito se infla rápidamente hasta 30 mmHg por encima de la presión sistólica determinada por la desaparición del pulso radial. Este nivel es necesario para evitar la subestimación de la presión debido a una desaparición inexplicada, en algunos pacientes, de los sonidos de Korotkoff, que ocurre durante cierto nivel entre la presión sistólica y diastólica. La TA sistólica se considera como el nivel de presión en el cual comienzan a oírse claramente los sonidos de Korotkoff con cada latido cardiaco (fase I). La presión del manguito se va disminuyendo 2 a 4 mm por segundo. La

TA diastólica se registra como el nivel en el cual se produce una disminución en la intensidad de los sonidos de Korotkoff (fase IV) o cuando estos sonidos desaparecen definitivamente (fase V). Se prefiere la fase IV, especialmente cuando los sonidos continúan oyéndose hasta niveles muy bajos inclusive hasta cero mmHg. La clasificación de la HTA en adultos mayores de 18 años se estableció recientemente en el 8[vo]Joint National Committee, 2014 (Tabla 106).

TABLA 106. CLASIFICACIÓN DE LA HTA PARA ADULTOS MAYORES DE 18 AÑOS (8°JNC)

Categoría	Tensión arterial sistólica	Tensión arterial diastólica
Normal	< 120	< 80
Prehipertensión	120-139	o 80-89
Hipertensión arterial		
Grado 1 (*leve*)	140-159	o 90-99
Grado 2 (*moderada*)	≥160	o ≥100
Hipertensión sistólica aislada	≥ 140	< 90

Para establecer el diagnóstico de la HTA se puede considerar también el autocontrol de la presión arterial en el hogar y la monitorización ambulatoria. El *autocontrol* mejora la adherencia del paciente al tratamiento, a la vez que brinda información valiosa sobre la respuesta a los medicamentos antihipertensivos. La *monitorización ambulatoria* permite evidenciar la hipertensión aislada en el consultorio, la aparente resistencia a los antihipertensivos, la HTA episódica e identificar pacientes que no tienen la reducción fisiológica de la TA en la noche, condición conocida como *no dipper* (no descendedor), los cuales presentan un riesgo más elevado de daño a órganos blanco y de morbilidad cardiovascular. Las indicaciones de la monitorización ambulatoria de la TA aparecen en la tabla 107. Los niveles normales y anormales de la TA en la monitorización ambulatoria aparecen en la tabla 108.

En los ancianos es difícil identificar los pacientes realmente hipertensos que ameriten tratamiento farmacológico. Debido al endurecimiento de la pared arterial, se pueden registrar cifras elevadas de TA sin que se encuentren evidencias de daño a órganos blanco; esta situación se conoce como *pseudohipertensión*. Resulta útil para aclarar esta condición el hacer la maniobra de Osler, que consiste en inflar el manguito del tensiómetro por encima de la TA sistólica; en ese momento, normalmente debe desaparecer el pulso radial o humeral; de seguirse palpando, eso expresa arterias gravemente escleróticas que elevan falsamente el registro de la TA. Según las cifras de la presión arterial, se pueden presentar las siguientes modalidades:

TABLA 107. INDICACIONES PARA LA MONITORIZACIÓN AMBULATORIA DE TA

Indicaciones aceptadas

- Sospecha de HTA de "bata blanca"
- Sospecha de "hipertensión enmascarada" (presión arterial normal alta en consultorio o en individuos con TA normal en consultorio con daño órgano blanco asintomático y/o con riesgo cardiovascular alto)
- Sospecha de HTA nocturna
- HTA resistente al tratamiento
- Hipotensión postural, incluida la inducida por fármacos
- Establecer el *status* "dipper"
- HTA del embarazo
- Variaciones amplias de la TA
- Marcada discordancia entre valores de TA en el consultorio y domicilio

TABLA 108. NIVELES NORMALES DE TA EN LA MONITORIZACIÓN AMBULATORIA

Valores de TA en mmHg			
	Óptimo	**Normal**	**Anormal**
Despierto	<130/80	<135/85	135/≥85
Dormido	<115/65	<120/70	≥120/≥80
Promedio en 24 horas			≥130/80

Prehipertensión. La presión arterial se encuentra en el límite superior de la normalidad (120-139 o 80-89). La mayoría de estos pacientes desarrolla con el tiempo HTA sostenida. No necesitan medicación antihipertensiva sino cambiar el estilo de vida

Hipertensión aislada en la consulta o "de bata blanca". Las cifras tensionales medidas en la consulta son ≥140/90 mmHg en varias visitas, mientras que la TA ambulatoria es <125/80 mmHg, o el promedio de varias lecturas tomadas en el hogar, en días diferentes, son <135/85 mmHg.

Hipertensión arterial lábil. Se caracteriza por elevaciones transitorias de la presión arterial, frecuentemente relacionadas con el estrés. Un 50% de estos pacientes se hace hipertenso con el tiempo.

Hipertensión arterial sistólica. La cifra sistólica es > 140 mmHg y la diastólica normal o moderadamente baja. Es común en los ancianos.

Hipertensión maligna "acelerada". Consiste en un aumento súbito de la presión arterial, con cifras diastólicas > 130 mmHg, tendencia al daño precoz de "órganos blanco" y vasculitis necrotizante. Puede cursar con encefalopatía hipertensiva, retinopatía grado IV (edema de papila), insuficiencia cardiaca congestiva, insuficiencia renal y anemia hemolítica microangiopática.

Crisis hipertensiva. Con fines terapéuticos y didácticos se deben diferenciar dos modalidades de elevaciones rápidas y acentuadas de la tensión arterial: urgencia y emergencia hipertensiva. La *urgencia hipertensiva* se presenta con una presión arterial diastólica > 120 mmHg, asintomática, generalmente es un hallazgo fortuito en el consultorio, sin compromiso demostrable de "órganos blanco"; en esta situación, el descenso de la presión arterial se debe hacer progresivamente, con antihipertensivos orales, en un lapso de horas a días. La *emergencia hipertensiva* cursa con una presión diastólica >130 mmHg, manifestaciones clínicas según el órgano comprometido: encefalopatía hipertensiva, hemorragia cerebral, síndromes coronarios agudos, insuficiencia cardiaca con edema agudo del pulmón, aneurisma disecante de la aorta o crisis por feocromocitoma. En estas condiciones peligra la vida del paciente; el descenso de la presión arterial debe hacerse en un lapso de minutos a horas, con antihipertensivos parenterales, excepto en la encefalopatía hipertensiva e ictus cerebral, cuyo descenso debe ser lento y progresivo en horas (como límite de seguridad, no descender de 160/100-110mmHg), para evitar una isquemia cerebral. Recordar que en la hipertensión arterial, los límites superior e inferior de la autorregulación del flujo sanguíneo cerebral se desplazan a niveles más altos de presión arterial, de manera que un descenso rápido de la TA por debajo del límite inferior de la autorregulación puede desencadenar un infarto cerebral como consecuencia de la disminución del flujo sanguíneo cerebral.

En todo paciente hipertenso es necesario un mínimo de procedimientos para orientar la etiología y el daño producido por la enfermedad. Son de gran valor la historia clínica y un buen examen físico. En los antecedentes personales y familiares se debe destacar la existencia previa de factores de riesgo (hipertensión arterial, diabetes mellitus, ictus cerebrovasculares, enfermedad coronaria, enfermedades renales, hiperlipidemias, hiperuricemia, obesidad) y hábitos como ingesta excesiva de sal, abuso del alcohol, café y cigarrillos. En el examen físico debe hacerse hincapié en la evaluación cardiovascular; insistir en la palpación de los pulsos arteriales en los sitios habituales. Hacer un buen examen neurológico. Explorar el abdomen en busca de soplos en el epigastrio y debajo de los rebordes costales por estenosis de las arterias renales, y finalmente se deben buscar tumores retroperitoneales provenientes del riñón o glándulas suprarrenales. Los exámenes de laboratorio de los pacientes hipertensos aparecen en la tabla 109. Al igual que la historia clínica están orientados a evaluar los siguientes aspectos: factores de riesgo cardiovascular, causas identificables de HTA secundaria y presencia de daño a "órganos blanco".

TABLA 109. EVALUACIÓN DE LABORATORIO EN PACIENTES HIPERTENSOS

Exámenes indicados a todo paciente
• Hematología completa • Química sanguínea: urea, creatinina, glicemia, ácido úrico, triglicéridos, colesterol (HDL, LDL, VLDL), electrólitos (sodio y potasio sérico) • Examen de orina (microscópico, microalbuminuria*) • Telerradiografía de tórax • Electrocardiograma
Exámenes indicados a pacientes seleccionados
• Orina de 24 horas: depuración de creatinina y proteinuria* • Hemoglobina glicosilada A1c (HBA1c), en pacientes con glicemia en ayunas >102 mg/dl o diagnóstico previo de diabetes mellitus • Monitoreo ambulatorio de presión arterial • Holter de arritmias, en casos indicados • Ecocardiograma • Ultrasonido abdominal • Ultrasonido carotideo • Índice tobillo-brazo • Velocidad de onda de pulso • Arteriografía o angiorresonancia renal • Catecolaminas en orina de 24 horas
*Albuminuria: > 30 mg de albúmina/g de creatinina (independiente de la FG)

Es importante examinar el fondo de ojo, si es posible con la pupila dilatada. Una de las maneras más prácticas y seguras de estudiar la evolución y el daño de la HTA a "órganos blanco" es a través de los cambios en el fondo de ojo; para eso es útil la clasificación de Keith-Wagener-Barker.

CLASIFICACIÓN DE KEITH-WAGENER-BARKER

Grado I: vasoconstricción con una relación del diámetro arteria: vena menor de 1:2 (normal 1:2)

Grado II: ateroesclerosis con aumento del brillo y tortuosidad de las arteriolas (aspecto en alambre de "cobre"), compresión venosa por la arteria o cruces arteriovenosos patológicos (signo de Gunn). Se incluyen las alteraciones del grado I

Grado III: hemorragias superficiales y profundas, edema retiniano, exudados algodonosos y duros, estrella macular. Se asocian los cambios del grado I y II

Grado IV: Todo lo anterior más edema de papila

Wong T y Mitchell P han propuesto una clasificación de la retinopatía hipertensiva basándose en estudios poblacionales, por lo que tiene valor pronóstico (Tabla 110). Los signos de la retinopatía hipertensiva son frecuentes y se correlacionan con las cifras elevadas de TA. Estudios recientes han mostrado que algunos de estos signos (hemorragias retinianas, microaneurismas y exudados algodonosos) son predictores de ictus y de muerte por ictus, independientemente de las cifras de HTA y otros factores de riesgo. Los pacientes con estos signos de retinopatía pueden beneficiarse de una estrecha vigilancia de riesgo cerebrovascular y de adoptar medidas intensivas para disminuir ese riesgo.

Tabla 110. Clasificación de la Retinopatía Hipertensiva (Wong-Mitchell)

Grado de retinopatía	Signos retinianos	Asociaciones sistémicas
LEVE	Estrechamiento arteriolar generalizado y focalizado, cruces arteriovenosos, opacidad arteriolar "hilo de cobre"	Modesta asociación con riesgo de ictus, enfermedad arterial coronaria y muerte
MODERADA	Hemorragias, microaneurismas, exudados algodonosos y duros	Fuerte asociación con riesgo de ictus, déficit cognitivo y muerte por causas cardiovasculares
MALIGNA	Signos de retinopatía moderada más edema de papila	Fuerte asociación con muerte

Una modesta asociación se define como un *odds ratio* (razón de probabilidad) >1 y <2 y fuerte asociación 2 o más.

TRATAMIENTO

El propósito más importante en el tratamiento de la HTA es llevar las cifras de la presión arterial a valores normales para evitar el daño de "órganos blanco". Un tratamiento exitoso reduce la incidencia de infarto del miocardio, ictus cerebrovasculares e insuficiencia cardiaca en 20-25%, 40% y 50% respectivamente. Se deben reducir las cifras tensionales de todos los enfermos hipertensos en general (sistólica < 140 mmHg) y, ancianos mayores de 60 años (sistólica <150mmHg); la meta de la TA diastólica debe ser menor de 90 mmHg para todos los pacientes, excepto los diabéticos, cuya meta es < 140/85 o 130/80 mmHg y pacientes con enfermedad renal crónica con proteinuria ≥130/90 mmHg.

Se debe educar al paciente y la familia acerca de su enfermedad, complicaciones y consecuencias. Es imprescindible la buena comunicación con el paciente, establecer gran empatía, respetar su integridad, conocer sus preferencias, creencias religiosas y características culturales, para así lograr adherencia al tratamiento. Enfatizar en que la HTA es una enfermedad crónica controlable que amerita un tratamiento continuo de por vida. Discutir en torno a los riesgos de no cumplir el tratamiento. Insistir siempre y entusiasmarlo en las medidas *no farmacológicas,* dado que la mayoría de estos enfermos comienza siendo hipertensa leve o moderada y que el uso de los antihipertensivos resulta onerosa y produce frecuentes efectos colaterales. Un buen régimen puede evitar la progresión de la enfermedad a grados más avanzados de consecuencias y manejo más difíciles. Por tanto, es importante seguir ciertas normas.

TRATAMIENTO NO FARMACOLÓGICO

1. Mantener un índice de masa corporal <24,5 Kg/m^2 y la circunferencia abdominal <102 cm en el hombre y < 88 cm en la mujer

2. Dieta hiposódica: 5-6 g/día de sal común (6 g contienen 2,4 g de NaCl y 100 mEq de Na). Rica en potasio y calcio, frutas, vegetales, lácteos bajos en grasa saturada

3. Ejercicio físico aeróbico, progresivo por 30 a 50 minutos/día, cuatro veces por semana

4. Estrategias para combatir el estrés crónico

5. Moderación en la ingesta de alcohol (menos de 20- 30 ml/día de etanol para el hombre y no más de 10-20 ml/día para la mujer)

6. Abandono del tabaquismo. Considere la farmacoterapia con bupropion o vareniclina si el paciente fuma más de 10 cigarrillos al día.

TRATAMIENTO FARMACOLÓGICO

Si falla la respuesta al tratamiento no farmacológico por un período de 2 a 4 meses, es conveniente iniciar los medicamentos antihipertensivos. El clínico debe identificar los siguientes enfermos que requieren el inicio inmediato de tratamiento farmacológico:

1. Hipertensión en grado 2 o HTA sistólica aislada con una amplia presión de pulso; por ej., sistólica >160 mmHg y diastólica <70 mmHg

2. Evidencia de daño a "órganos blanco", independientemente de las cifras tensionales

3. Riesgo absoluto alto de enfermedad cardiovascular basado en la presencia de marcadores de alto riesgo: enfermedad cardiovascular establecida, diabetes mellitus, edad avanzada, sobrepeso/obesidad, dislipidemia.

La mayoría de los pacientes hipertensos puede alcanzar la cifra deseada de presión arterial con el tratamiento, sin embargo, en un gran porcentaje de ellos, esto solo es posible con el uso de dos o más medicamentos antihipertensivos a dosis moderadas, incluso tres o más en el caso de pacientes con diabetes y enfermedad renal crónica. El seguimiento del paciente hipertenso en la consulta es variable y depende de las cifras tensionales iniciales, de la comorbilidad y del daño de "órganos blanco". Al iniciar el tratamiento debe ser evaluado mensualmente hasta alcanzar las cifras tensionales deseadas o con más frecuencia si el paciente padece de HTA grado 2 o presenta comorbilidades. Una vez controlada la hipertensión, el paciente puede ser evaluado con periodicidad de 3 a 6 meses. Se deben solicitar mediciones de sodio, potasio y creatinina sérica cada seis meses.

Para su mejor comprensión, las drogas hipotensoras se pueden dividir según el sitio de acción.

Medicamentos que actúan sobre la volemia y la resistencia periférica. Diuréticos: tiazidas (hidroclorotiazida, clortalidona, indapamida), diuréticos de asa de Henle (furosemida bumetanida, ácido etacrínico). Antagonistas de los receptores de aldosterona (espironolactona, eplerenona). Ahorradores de potasio (amiloride, triamterene)

Medicamentos que inhiben el tono simpático (simpaticolíticos)

1. Agonistas adrenérgicos α_2 de acción central (metildopa, clonidina, reserpina, guanfasina)
2. Bloqueadores adrenérgicos de acción periférica
   Ganglionares: trimetafan
   Presinápticos: guanetidina
   Postsinápticos. Bloqueadores α_1: prazosina, terazosina y doxazosina
   No selectivos: fenoxibenzamina

Bloqueadores β adrenérgicos (betabloqueadores)

1. No cardioselectivos. Bloquean los receptores β_1 y β_2: propranolol, nadolol, timolol, carteolol pindolol* y penbutolol*
2. Cardioselectivos. Bloquean predominantemente los receptores β_1: atenolol, metoprolol, acebutolol, bisoprolol, esmolol y betaxolol
3. Bloqueadores de los receptores α_1 y β: carvedilol y labetalol. Bloqueador β vasodilatador: nebivolol

Antagonistas de los canales de calcio (calcioantagonistas)

Dihidropiridínicos: nifedipina, amlodipina, nicardipina, felodipina, lercanidipina, lacidipina, isradipina, nisoldipina

No dihidropiridínicos: diltiazem y verapamilo

Inhibidores de la enzima convertidora de la angiotensina (IECAS): captopril, enalapril, ramipril, quinapril, lisinopril, benazepril, fosinopril, moexipril, trandolapril, spirapril

Antagonistas de los receptores (AT$_1$) de la angiotensina II (ARA 2): losartan, valsartan, irbesartan, candesartan, telmisartan, olmesartan y eprosartan

Vasodilatador directos (actúan sobre el músculo liso)

---

* Poseen actividad simpaticomimética intrínseca, por lo que no causan bradicardia importante.

Arteriales: hidralazina, minoxidilo y diazóxido

Arteriales y venosos: nitroprusiato de sodio

No existen patrones rígidos para la terapéutica racional de los hipertensos y es fundamental individualizar cada paciente. El clínico se debe orientar por las patologías asociadas para buscar la combinación de los fármacos más adecuados. Existen esquemas que intentan establecer la secuencia farmacológica, unos basados en la potencia e interacción de los hipotensores y otros en la fisiopatología y análisis de laboratorio, como la renina en plasma o volumen plasmático, pero son poco prácticos y no disponibles en la mayoría de los centros dispensadores de salud. La estrategia del tratamiento farmacológico de la hipertensión arterial se puede llevar a cabo en la forma siguiente:

1. Diuréticos a bajas dosis. Cumplen un papel muy importante en el tratamiento de la HTA. Se pueden comenzar solos o combinados con betabloqueadores, calcioantagonistas o IECAS

2. Continuar con la combinación de alguno de los siguientes medicamentos: betabloqueadores, IECAS, calcioantagonistas, antagonistas de los receptores de angiotensina II AT$_1$ (ARA 2), simpaticolíticos (centrales o periféricos), bloqueadores presinápticos y vasodilatadores.

En el tratamiento de la HTA, la combinación de fármacos antihipertensivos permite disminuir la dosis de cada medicamento (no es necesario llegar a la dosis máxima establecida para considerar las modificaciones), reducir sus efectos colaterales, potenciar diferentes mecanismos de acción y buscar combinaciones eficientes y económicas para cada enfermo en particular. Sin embargo, se debe insistir al comienzo con un solo medicamento a dosis bajas y una vez diaria (monoterapia), pero cuando la HTA está $\geq 20/10$ mmHg por encima de la tensión deseada en pacientes sin tratamiento, se recomienda comenzar con dos medicamentos simultáneamente. Se debe aumentar lentamente la dosis combinando o sustituyendo en forma progresiva hasta obtener la normalización de la presión arterial; llevarla a cifras normales debe ser cuestión de semanas para evitar los efectos desagradables de la hipotensión relativa. Una orientación para la elección de la terapia antihipertensiva según las comorbilidades asociadas a la hipertensión arterial, es la siguiente:

Pacientes diabéticos: IECAS o ARA 2

Pacientes con insuficiencia cardíaca o disfunción sistólica postinfarto del miocardio: furosemida, espironolactona o eplerenona, IECAS, o ARA 2. Están indicados también los betabloquedores cardioselectivos (metoprolol, carvedilol o bisoprolol)

Pacientes con insuficiencia coronaria y arritmias potenciales: betabloqueadores o calcioantagonistas no dihidropiridínicos (verapamilo y diltiazem); si hay disfunción sistólica, IECAS y ARA 2

Pacientes con insuficiencia renal. Filtración glomerular <60 ml/min, creatinina >1,4 mg/dL en hombres o >1,2 mg/dL en mujeres, o albuminuria >300 mg/día: IECAS, ARA 2 o calcioantagonistas. A pesar de las bondades de los IECAS y ARA 2, estos pueden producir hiperkalemia y retención azoada, por lo que requieren monitoreo de estas variables.

Hipertensión arterial sistólica: diuréticos y calcioantagonistas dihidropiridínicos de acción prolongada (nifedipina). No disminuir la TA diastólica por debajo de 70 mmHg

Pacientes entre 18 y 39 años de edad Estos hipertensos tienen por lo general un patrón hiperquinético con aumento de la actividad simpática, elevación de la frecuencia y del gasto cardíaco y cifras altas de la renina plasmática. La resistencia periférica es normal. Responden a los betabloqueadores y los IECAS

Pacientes entre 40 y 60 años. Presentan un patrón intermedio; el 60% responde a los betabloqueadores y el 40% a los calcioantagonistas.

Pacientes mayores de 60 años. El patrón hemodinámico es hipoquinético, tienen disminución de la frecuencia y del gasto cardíaco; además, cifras bajas de renina plasmática; vasoconstricción con aumento de la resistencia periférica y responden a los diuréticos, simpaticolíticos de acción central (clonidina), calcioantagonistas (dihidropiridinas de acción prolongada) y vasodilatadores.

Hipertrofia ventricular izquierda: IECAS, ARA 2, calcioantagonistas

Post ictus. Todos los **fármacos antihipertensivos** están indicados

Pacientes de etnia negra. Se recomienda de primera línea los diuréticos y los calcioantagonistas porque han demostrado mejor control de la TA y menor incidencia de ictus cerebral. No se recomiendan los IECAS

Hipertensión resistente al tratamiento. Se define esta condición como la falla para alcanzar la presión arterial deseada en un paciente que recibe un esquema apropiado de tres o más medicamentos antihipertensivos, incluyendo un diurético; sus causas más frecuentes son:

1. Escasa adherencia del paciente al esquema de tratamiento no farmacológico y a los antihipertensivos prescritos.

2. Consumo de medicamentos o substancias hipertensoras (AINES, descongestionantes a base de psedoefedrina, anorexígenos)

3. Uso de alcohol y drogas ilícitas (cocaína, anfetaminas)

4. Hipertensión "de bata blanca" o aislada en la consulta

5. HTA secundaria no diagnosticada

6. Sobrecarga de volumen, especialmente en pacientes con enfermedad renal crónica

Existencia o resistencia al tratamiento por apnea del sueño.

DIURÉTICOS. Hay en la actualidad un gran número de diuréticos; sin embargo, los más recomendados para el tratamiento inicial de la HTA son las tiazidas.

Tiazidas. Al comienzo disminuyen el volumen plasmático al bloquear la absorción de sodio, cloro (cotransporte Na^+/K^+) y agua en el túbulo contorneado distal; sin embargo, con el uso continuo de estos fármacos, el volumen plasmático tiende a regresar a su estado previo y el mecanismo hipotensor puede ser explicado por el descenso de la resistencia periférica total (apertura de los canales de potasio sensibles a ATP). Tienen grandes ventajas: son eficaces, económicas, generalmente bien toleradas y no se observan efectos colaterales si se usan a dosis bajas. Tienen cierta acción vasodilatadora, potencian la acción de otros antihipertensivos y disminuyen la osteoporosis del anciano. Los efectos colaterales más frecuentes, particularmente con dosis elevadas son:

1. Arritmias por depleción de potasio y magnesio

2. Elevación de la glicemia y el ácido úrico

3. Aumento de los triglicéridos, el colesterol total y el LDL-colesterol; disminuyen la HDL-colesterol (lipoproteína miocardio protectora). Estos efectos parece que tienden a desaparecer después de un año de empleo

4. Se deben evitar en el embarazo (porque reducen el volumen plasmático, con el consiguiente deterioro del flujo sanguíneo, placentario y fetal) y en la insuficiencia renal con filtración glomerular <30 ml/min.

Las tiazidas se usan como monoterapia en el primer paso del tratamiento farmacológico de la HTA esencial grado 1, sobre todo en pacientes mayores de 50 años o ancianos con hipertensión sistólica. Son útiles combinados con diuréticos ahorradores de potasio (espironolactona, amilorida o triamterene). También se asocian a los antihipertensivos, sobre todo aquellos que retienen sodio y agua como los calcioantagonistas. La dosis de hidroclorotiazida es de 6.5 a 12.5 mg VO OD, y la de clortalidona, 12.5 a 25 mg VO OD. La indapamida es un diurético con propiedades parecidas a las tiazidas, pero sin sus efectos colaterales, es muy útil en los ancianos, diabéticos y con hiperlipidemias; la dosis es de 1.5 a 2.5 mg VO diarios.

Diuréticos del asa de Henle (furosemida, bumetanida, ácido etacrínico). Se indican en casos de HTA asociada a insuficiencia cardiaca, estados edematosos importantes, cuando la filtración glomerular es menor de 30 ml/min y como coadyuvantes en las emergencias hipertensivas. Inhiben la reabsorción de sodio, agua y cloro en la rama ascendente gruesa del asa de Henle; tienen como efecto colateral hipokalemia, hiponatremia y alcalosis metabólica por la marcada excreción de estos cationes. La dosis recomendada de furosemida es de 20 a 40 mg VO diarios dividida en una a dos dosis, y la de bumetanida, 1 a 2 mg diarios en una a dos dosis.

Diuréticos ahorradores de potasio (espironolactona, eplerenona, triamterreno, amilorida). Se indican cuando se desea aprovechar el ahorro del potasio, por lo que generalmente se asocian a las tiazidas para contrarrestar la pérdida de este catión. La espironolactona actúa en los túbulos contorneados distales y colectores por inhibición competitiva de la aldosterona al bloquear el intercambio del sodio por potasio, con la consiguiente eliminación del sodio y retención de potasio. Tiene la ventaja de no elevar la glicemia ni el ácido úrico pero puede producir ginecomastia, disfunción eréctil y amenorrea. La dosis recomendada es de 25 a 100 mg VO diarios divididos en dos a tres tomas. El triamtereno y la amilorida comparten las mismas características, inhiben directamente el intercambio de la absorción del ión sodio por el potasio en el túbulo contorneado distal por inhibición del canal de sodio epitelial. La dosis del triamtereno es de 50 a 100 mg VO día, y la de amilorida es de 5 a 20 mg VO diaria. Se asocian a las tiazidas.

La eplerenona es un antagonista selectivo de los receptores de mineralocorticoides sin un bloqueo clínicamente significativo de los receptores androgénicos y de progesterona, lo cual se traduce en la ausencia de ginecomastia y disfunción eréctil en el hombre e irregularidades menstruales en la mujer. Contrarresta los efectos de fibrosis e hipertrofia que produce la aldosterona sobre el corazón y los vasos sanguíneos. Este agente puede producir hiperkalemia, especialmente en pacientes con insuficiencia renal. Está indicado en la HTA secundaria a hiperaldosteronismo (primario o secundario) y también es útil asociado a los diuréticos tiazídicos, sobre todo en pacientes hipertensos que han sufrido un infarto del miocardio y tienen disfunción sistólica. Está relativamente contraindicado en la insuficiencia renal y en la nefropatía diabética. Dosis: 50-100 mg/día, VO.

MEDICAMENTOS SIMPATICOLÍTICOS. La metildopa y la clonidina producen una estimulación directa sobre los receptores alfa$_2$ adrenérgicos del centro vasomotor en el bulbo raquídeo; curiosamente, esta estimulación reduce los impulsos adrenérgicos hacia la periferia (simpaticolisis). La disminución del tono simpático reduce la resistencia periférica, aumenta el flujo coronario, bradicardia, descenso del gasto cardíaco y disminución de la hipertrofia ventricular. En el riñón pueden aumentar el flujo plasmático renal y descienden la renina del plasma. La suspensión brusca de estos medicamentos puede desencadenar un fenómeno de rebote con una crisis hipertensiva (frecuente con la clonidina)

Metildopa. En el SNC, la alfametilmetildopa se transforma en alfametilnorepinefrina para ejercer su acción simpaticolítica al bloquear los nervios simpáticos periféricos. Tiene un efecto beneficioso sobre el perfil lipídico: disminuye el colesterol total, el LDL colesterol y no tiene efecto sobre el HDL colesterol y las apoproteínas. Produce disfunción eréctil e hipotensión postural. Muy ocasionalmente puede producir anemia hemolítica con prueba de Coombs positiva, pancitopenia y hepatitis crónica, que eventualmente evoluciona a la cirrosis. Se usa con confianza en el embarazo por ser eficaz y segura para el feto, y actualmente solo se indica en la HTA en la embarazada (*antihipertensivo de elección en la obstetricia*). El advenimiento de antihipertensivos con mejores bondades ha desplazado su uso. La dosis es de 250-2.000 mg/día VO repartidos en dos a tres tomas.

Clonidina. Puede producir arritmias y bradicardia, por lo que está contraindicada en bloqueos AV y el síndrome de nódulo sinusal enfermo. Se debe evitar en el embarazo. Tiene uso particularmente cuando la HTA se asocia a cuadros de migraña, cefalea y en ancianos. Se puede asociar a los betabloqueadores y vasodilatadores. La dosis es de 0.15 a 1.2 mg/día VO divididos en dos a tres tomas.

Prazosin. Bloquea los receptores alfa$_1$ para la norepinefrina a nivel arterial y venoso, y al producir vasodilatación arterial y venosa disminuye la resistencia periférica y el retorno venoso. El prazosin, a diferencia de otros hipotensores, produce una disminución significativa del colesterol total y de la LDL colesterol sin modificar el HDL colesterol. Los efectos colaterales más importantes del prazosin son hipotensión postural, que ocurre durante las primeras dosis, soñolencia, mareos, congestión nasal y palpitaciones. Se puede usar con seguridad durante el embarazo. El prazosin se usa solo o asociado a los diuréticos y a los betabloqueadores en la HTA grado 1. La dosis es de 0.5 a 20 mg/día VO divididos en dos tomas. Otros bloqueadores alfa$_1$ de una sola dosis diaria son terazosin, 1 a 10 mg/día VO, y doxazosin, 1 a 10 mg/día VO. Estos medicamentos se emplean actualmente más para el tratamiento del prostatismo por hiperplasia prostática que como hipotensores.

BETABLOQUEADORES. Son medicamentos que descienden la presión arterial por tres mecanismos:

1. Disminución de la resistencia periférica por varios efectos: bloqueo de los receptores presinápticos β_2 centrales (estimuladores de liberación de norepinefrina); bloqueo de la liberación de renina mediada por los nervios adrenérgicos; bloqueo de los receptores a la acción de las catecolaminas y liberación de prostaglandinas vasodilatadoras

2. Efecto cardíaco: poseen efecto inotrópico, cronotrópico y dromotrópico negativos, con la consiguiente disminución de gasto y frecuencia cardiacos

Los efectos colaterales de los betabloqueadores no se pueden generalizar debido a que los nuevos agentes carecen de ciertos efectos indeseables.

1. Algunos producen bradicardia importante y deterioro de la conducción AV. En pacientes con disfunción sistólica pueden desencadenar insuficiencia cardíaca congestiva y fenómeno de Raynaud.

2. Broncoespasmo en pacientes susceptibles, tanto con los betabloqueadores no selectivos cardíacos, porque bloquean los receptores β_1 y β_2, como con los betabloqueadores β_1 selectivos a dosis altas

3. El propranolol inhibe la lipólisis, con lo que aumentan los triglicéridos, la LDL y la VLDL colesterol, además de disminuir la HDL colesterol. Con la administración simultánea de diuréticos se puede bajar la dosis de propra-

nolol y, por consiguiente, reducir sus efectos colaterales. La acción sobre los lípidos es menos notable con las nuevas generaciones: pindolol, atenolol, metoprolol y carvedilol

4. La suspensión de los betabloqueadores puede producir un rebote hipertensivo, crisis de angina de pecho e infarto del miocardio. Estos efectos son menos frecuentes y severos que los observados con la clonidina

5. Potencian la hipoglicemia producida por los hipoglicemiantes orales debido a que bloquean la liberación del glucagon; además, pueden enmascarar episodios de hipoglicemia

6. Depresión, letargo, fatiga y disfunción eréctil, con excepción del nadolol y atenolol, que por tener poca solubilidad en los lípidos (hidrófilos) atraviesan poco la barrera hematoencefálica y por tanto poseen escasos efectos sobre el SNC

7. Se pueden usar en el embarazo, en especial el labetalol.

Las indicaciones de los betabloqueadores son las siguientes:

1. Como monoterapia o asociados a los diuréticos; son de elección en el tratamiento de la HTA grados 1 y 2

2. Cuando la hipertensión arterial se presenta en jóvenes y cuando se asocia al angor pectoris, estrés, migrañas, hipertiroidismo y estados de hiperreninemia.

3. Se pueden asociar al prazosin, a hidralazina y a los calcioantagonistas (dihidropiridínicos).

4. En el feocromocitoma se pueden utilizar, aunque previamente deben bloquearse los receptores alfa adrenérgicos (prazosin)

5. Actualmente es preferible el uso del atenolol, nadolol, carvedilol, bisoprolol y metoprolol, ya que pueden indicarse una a dos tomas diarias, tienen pocos efectos colaterales y escasa interacción con otros medicamentos.

6. En las emergencias hipertensivas puede emplearse como medicamento de elección el labetalol en la dosis inicial de 10-40 mg EV a pasar en 1 a 2 minutos. Se puede repetir y doblar la dosis cada 10 minutos hasta un máximo de 300 mg o dar la dosis inicial de labetalol y continuar luego con un goteo a razón de 2-8 mg/min. La acción comienza a los 5 minutos y dura 3-6 horas. Luego, 150 a 300 mg VO divididos en dos tomas.

A continuación se describen las dosis usadas VO de los betabloqueadores, aunque generalmente no se llegan a emplear las máximas:

1. No cardioselectivos

      Propranolol: 40 a 160 mg/día divididos en dos tres tomas

      Nadolol: 20 a 120 mg/día OD

      Pindolol*: 10 a 60 mg/día repartidos en dos tomas

      Timolol: 10 a 30 mg/día dividida en dos tomas

      Penbutolol*: 10 a 20 mg/día

      Carteolol*: 2.5 a 10 mg/día OD

2. Cardioselectivos

      Atenolol: 25 a 100 mg/día OD

      Metoprolol: 50 a 200 mg/día repartidos en dos tomas

      Acebutolol*: 200 a 800 mg/día repartidos en dos tomas

      Bisoprolol**: 2.5 a 10 mg/día OD

      Nebivolol**: 5-10 mg día

      Betaxolol: 5 a 20 mg/día OD

3. Bloqueadores de los receptores α_1 / β

      Carvedilol*: 12.5 a 50 mg/día divididos en dos tomas

      Labetalol* 400 a 800 mg/día dividido en dos dosis

CALCIOANTAGONISTAS. Son medicamentos que bloquean la subunidad α_1 de los canales de calcio tipo L, dependiente del voltaje, con lo que se reduce el trasporte de calcio al interior de las células. Como consecuencia, disminuye la interacción actina-miosina y, por tanto, la contracción de la musculatura lisa arteriolar. Pertenecen al grupo C por sus efectos teratogénicos en animales, aunque la nifedipina se ha utilizado en el embarazo con buenos resultados. Sus actividades más importantes son:

Vasodilatación sistémica y coronaria

Efecto inotrópico negativo directo, aunque es en parte compensada en el caso de los calcioantagonistas *dihidropiridínicos* debida a la acción simpática refleja por vasodilatación; la amlodipina, lacidipina y felodipina se pueden

---

* Poseen actividad simpaticomimética intrínseca, por lo que no causan bradicardia importante.

** Tienen otras propiedades como inactivación de radicales libres y acción antiproliferativa sobre las células del músculo liso; además, no producen los efectos indeseables en la homeostasis de la glucosa y los lípidos.

usar con mayor seguridad en la hipertensión arterial asociada a insuficiencia cardiaca. Los calcioantagonistas con mayor efecto inotrópico negativo son los *no dihidropiridínicos:* verapamilo (fenialquilaminas) y diltiazen (benzotiazepinas), particularmente si se asocian a los betabloqueadores

Los agentes no dihidropiridínicos poseen una acción cronotrópica negativa que puede frenar la actividad simpática refleja, por lo que se usan como antiarrítmicos y antianginosos

Poseen también una acción diurética inicial, parecida a las tiazidas y posteriormente retienen sodio

No se deben usar durante el período del parto porque disminuyen las contracciones uterinas.

Las indicaciones de los calcioantagonistas son las siguientes:

1. Se asocian generalmente a diuréticos tiazídicos a bajas dosis en la HTA, grado 1, y en la hipertensión, grado 2, combinados con otros hipotensores
2. Se usan de preferencia cuando la HTA se asocia al angor pectoris
3. En las emergencias hipertensivas es muy útil la *nicardipina* a la dosis inicial de 5 mg/hora EV; hacer ajustes de 2.5 mg/h a intervalos de 5-15 min; dosis máxima 15 mg/hora. La acción se inicia en 5-10 minutos y dura de 1-4 horas.
4. Se recomiendan en la HTA del anciano y en la hipertensión sistólica

Los principales efectos colaterales de los *calcioantagonistas dihidropiridínicos* son edema en miembros inferiores, cefalea, rubor, hipertrofia gingival, ginecomastia, dolor ocular.

No dihidropiridínicos: lentifican la conducción eléctrica del corazón, inotropismo negativo, hiperplasia gingival, cefalea, estreñimiento, interacción con digoxina, quinina y ciclosporina. Pueden ocasionar bloqueo AV cardiaco, especialmente al combinarlos con betabloqueadores. Las dosis oral diaria de los calcioantagonistas, dividida en dos tomas, es de verapamil, 80-320 mg; nicardipina, 20-100 mg e isradipina, 5-10 mg. Los de una sola dosis diaria son amlodipina, 2,5-10 mg; lacidipina, 4-8 mg, nifedipina de acción prolongada, 30-90 mg; isradipina de acción prolongada, 5-20 mg; felodipina, 2,5-20 mg; nisoldipina, 10-40 mg; nitrendipina, 5-40 mg; diltiazen de acción prolongada, 180-420 mg; verapamil de acción prolongada, 120-360 mg.

INHIBIDORES DE LA ENZIMA CONVERTIDORA DE ANGIOTENSINA (IECAS).

Su principal mecanismo de acción es bloquear la conversión de angiotensina I a la angiotensina II por inhibición de la enzima *convertasa*. Estos medicamentos no solo inhiben la generación de un potente vasoconstrictor como la angiotensina II, sino que tienen un efecto vasodilatador venoso y arterial por retardo en la degradación de la bradiquinina, extraordinario vasodilatador, aunque la reducción de la angiotensina II origina un aumento de la actividad de la renina plasmática. Carecen de acción simpática refleja, y por lo cual no producen taquicardia ni aumentan el gasto cardíaco y disminuyen la hipertrofia ventricular izquierda. Aumentan el flujo plasmático renal y la filtración glomerular. Al inhibir la producción de aldosterona promueven la retención de potasio y la diuresis. Los IECAS se metabolizan en el hígado y están contraindicados en el embarazo. En mujeres en edad fértil es preferible no utilizar estos medicamentos salvo que se asegure la contracepción y se eduque muy bien a la paciente sobre los riesgos de su empleo en el embarazo, ya que producen retardo del crecimiento fetal, oligohidramnios, insuficiencia renal neonatal, anormalidades de la morfología fetal y síndrome de hipotensión fetal. Los efectos colaterales más importantes son:

1. Tos seca precedida de prurito en la garganta (15-20%) y angioedema

2. Glomerulonefritis membranosa. Se ha observado cuando se usan dosis de captopril mayores de 200 mg/día y ha existido previamente un deterioro de la función renal; sin embargo, dosis menores de 100 mg/día de captopril y menos de 40 mg/día de enalapril se emplean con eficacia y producen mínimos efectos colaterales, inclusive en pacientes con enfermedad renal crónica. Los IECAS deterioran la función renal cuando se indican en pacientes con estenosis bilateral de las arterias renales debido a que la dilatación de la arteriola eferente hace disminuir la filtración glomerular.

3. Proteinuria en 1 a 4% de los pacientes cuando se les administran dosis superiores a 200 mg/día de captopril.

4. Pancitopenias: agranulocitosis y trombocitopenia, por lo que debe practicarse recuento de lecucocitos y plaquetas cada mes los primeros meses de iniciado el tratamiento

5. Prurito, erupción cutánea, alteraciones del gusto (disgeusia) e hiperkalemia

El *enalapril* es más potente que el captopril y de acción más prolongada, aumenta más el flujo plasmático renal y tiene menos efectos colaterales como neutropenia, proteinuria e insuficiencia renal por la carencia en su estructura de grupos sulfidrilos. Las indicaciones de los IECAS son las siguientes:

1. En hipertensión grado 1-2, como monoterapia o asociado a los diuréticos y otros hipotensores en la HTA maligna

2. En la hipertensión arterial de origen renal

3. En la crisis hipertensiva, particularmente la asociada a la esclerosis sistémica, 25 mg SOS de captopril o 10 mg de enalapril por vía sublingual cada 30 minutos por 3 dosis, de ser necesario. En las emergencias hipertensivas se usa el enalaprilat a la dosis de 0.625-1,25 mg EV en un plazo de 5 min cada 6-8 horas; dosis máxima, 5 mg/hora. La acción se inicia en 10-15 minutos y dura de 6 a 24 horas

4. En los diabéticos con microalbuminuria presente o nefropatía establecida, aun sin hipertensión arterial, reducen la progresión a la enfermedad renal crónica

5. En la insuficiencia cardíaca, al disminuir la pre y postcarga, aumentan el gasto y el índice cardíaco, además de reducir la frecuencia cardiaca. Secundariamente, disminuyen la hipertrofia y la dilatación ventricular izquierda (remodelado) que ocurre después de un infarto del miocardio. En insuficiencia cardíaca se usa el captopril, de 6.5 a 12.5 mg VO cada 8 horas; y el enalapril, de 5 a 10 mg VO en una o dos tomas.

Las dosis de los IECAS son las siguientes: captopril: 25-100 mg/día VO, dividida en dos o tres tomas; enalapril: 5-40 mg/día VO, en una o dos tomas. Otros cuya dosis total se puede indicar en una o dos tomas diarias son ramipril , 2,5-10 mg; quinapril, 5-40 mg; benazepril, 10-40 mg; perindopril, 5-10 mg; fosinopril, 10-40 mg y moexipril, 7.5-15 mg. Los que se indican en una sola toma diaria son lisinopril, 5-40 mg; trandolapril, 1-4 mg y spirapril, 3-6 mg.

ANTAGONISTAS DE LOS RECEPTORES DE LA ANGIOTENSINA II (ARA 2). Los ARA 2 son medicamentos que bloquean selectivamente los receptores del subtipo AT_1, por cuya razón obstaculizan todos los efectos mediados por la angiotensina II, como activación simpático-adrenérgica, vasoconstricción, liberación de aldosterona y hormona antidiurética; además, disminuyen la hipertrofia del ventrículo izquierdo y su vasculatura. La utilidad, eficacia y tolerabilidad de estos agentes son comparables a los IECAS y no se deben combinar. Hay estudios sobre prevención de ictus y regresión de la hipertrofia ventricular izquierda con losartan y reducción de la progresión de la nefropatía diabética con losartan e irbesartan. Tienen los mismos efectos colaterales que los IECAS. Sin embargo, una de sus principales ventajas se debe a que la bradiquinina y sustancia P, causante de la tos, la cual es degradada por la *enzima convertidora de la angiotensina*, no es inhibida por estos medicamentos y por consiguiente no causan tos. No elevan los lípidos ni producen hiperglicemia. Infrecuentemente desencadenan angioedema, vasculitis, broncoespasmo, manifestaciones psiquiátricas, mareos, hiperkalemia y aumento de las aminotranferasas. Están contraindicados en el embarazo, la lactancia y la estenosis bilateral de las arterias renales. No se han demostrado diferencias significativas en cuanto a eficacia y seguridad entre los diferentes ARA 2.

Dosis diaria total, en una sola toma: valsartán, 80-320 mg; irbesartán, 150-300 mg; candesartán, 8-16 mg; olmesartán, 20-40 mg; telmisartán, 20-80 mg y eprosartán, 200-400 mg. La dosis total de losartán son 50-100 mg, fraccionada en dos tomas diarias.

VASODILATADORES ARTERIALES

Hidralazina. La hidralazina tiene un efecto directo sobre el músculo liso arteriolar, y como produce la apertura de los canales de potasio sensibles a la ATP, determina su hiperpolarización y subsiguiente relajación y disminución de la resistencia vascular periférica. El mecanismo es semejante a los nitritos, aumenta el GMPc y también actúa sobre los receptores de la fibra muscular lisa. Al disminuir la resistencia vascular periférica, por efecto reflejo aumenta las descargas simpáticas que producen taquicardia y eleva el gasto cardíaco. Aumenta el flujo sanguíneo cerebral, renal, cardíaco y esplácnico, así como los niveles de renina.

Puede desencadenar angor pectoris, isquemia miocárdica y cefalea transitoria; cuando se usan dosis superiores a 300 mg/día puede producir fatiga, congestión nasal y un cuadro clínico parecido al lupus eritematoso sistémico.

La hidralazina ha sido en parte sustituida por los calcioantagonistas dihidropiridínicos, que poseen un mejor perfil de efectos secundarios; sin embargo, continúa, junto con la metildopa, ocupando un uso espacio en la HTA del embarazo. Se indica en la HTA grado 2 no controlada y en la insuficiencia renal, y se puede asociar a diuréticos de asa y betabloqueadores. La dosis es de 50-200 mg/día V divididos en dos tomas. En las emergencias hipertensivas se indica en bolo de 10-50 mg EV; se puede repetir c/30 minutos hasta lograr el efecto deseado, por 3 dosis; su acción comienza en 10 a 20 minutos y dura 4-12 horas.

Minoxidil. Es un vasodilatador potente que actúa directamente sobre el músculo liso arterial en forma similar a la hidralazina. Tiene escaso efecto venodilatador y su toxicidad aumenta en presencia de insuficiencia renal. Los efectos indeseables más notables son hirsutismo, retención de sodio/agua, aumento de la renina por efecto simpático reflejo e incremento del retorno venoso y el gasto cardíaco, razón por la que se debe evitar en insuficiencia cardíaca, taquicardia y angor pectoris. Se emplea en el tratamiento de la HTA severa refractaria a regímenes de 3 drogas convencionales, en especial en pacientes con insuficiencia renal. Se puede asociar a los diuréticos y betabloqueadores. La dosis es de 5 a 100 mg/día VO, en una o dos tomas. Debido a que produce hipertricosis se ha empleado en forma tópica para el tratamiento de la calvicie.

Nitroprusiato de sodio. Es un medicamento que posee una acción relajante directa del músculo liso arterial y venoso. Al igual que los nitritos es fuente de óxido nítrico, por lo cual aumenta el GMPc. Los efectos del nitroprusiato se pueden resumir en la forma siguiente:

Vasodilatación arterial que disminuye la resistencia periférica y, por consiguiente, la postcarga

Venodilatación que fomenta la capacitancia venosa, reduce el retorno venoso y por ende la precarga.

Estos efectos producen una disminución del trabajo del corazón, mejoran el gasto cardíaco y aumentan el flujo plasmático renal. Una de las características del nitroprusiato es que se inactiva con la luz, por lo que se debe proteger durante su administración. Como no atraviesa la barrera hematoencefálica, carece de sedación. Se metaboliza en el hígado y origina como producto final cianuro; este se reduce a tiocianato por la enzima *rodanasa* para luego eliminarse por el riñón. La acumulación de tiocianato, sobre todo cuando sobrepasa la infusión de 10 µg/kg/minuto, se caracteriza por tinnitus y visión borrosa, esta toxicidad empeora con la insuficiencia renal, la hiponatremia y su uso prolongado. Otros efectos indeseables son psicosis, hipotiroidismo, hipotensión severa y palpitaciones.

Es el medicamento de elección para la crisis hipertensiva y se puede usar en el embarazo. Los efectos hipotensores se producen al instante, con un pico de acción de 1 a 2 minutos y una duración de 2 a 5 minutos, lo cual permite el ajuste de la dosis y la reducción lenta y progresiva de la presión arterial. La dosis es de 0,5 a 10 µg/kg/minuto, en infusión endovenosa continua. No se debe asociar a los diuréticos en las primeras 24 horas, ya que estos pacientes tienen una disminución importante de la volemia. Se debe iniciar simultáneamente la terapia con hipotensores orales para acortar el tiempo de uso del nitroprusiato.

REFERENCIAS

ACCF/AHA Expert Consensus Document on Hypertension in the elderly. Circulation. 2011; 123:2434-2506.

Castro R. Atención integral del paciente hipertenso. En: El médico internista es el médico del adulto. Chacín L, Ogni M. (Eds) 2000. Publicación de la Sociedad Venezolana de Medicina Interna. Caracas.

Castro R. Monsalve P. Prevención en Hipertensión Arterial. En, Prevención y Medicina Interna. Chacín L y Castro R (Eds). 1998:47-59.

James PA, Oparil S, Carter BL et al. 2014 Evidence-Based guideline for the Management of High Blood Pressure in Adults Report From the Panel Members Appointed to the Eighth Joint National Committee (JNC 8). JAMA. 2014. 311 (5):507-520.

López-Jaramillo, Patricio, Sánchez A. Ramiro, Díaz Margarita, et al. Latin American consensus on hypertension in patients with diabetes type 2 and metabolic syndrome. Journal of Hypertension. 2013; 31:223-238.

Lurbe Empar, Cifkova, Renata, et al. Management of high blood Pressure in children and adolescents: recomendations of the European Society of Hypertension. Journal of Hypertension 2001;27:1719-1742.

Mancia Giuseppe, Fagard Robert, et al. 2013 ESH/ESC Guidelines for the management of arterial hypertension. Journal of Hypertension 2013, 31:1281–1357.

Marcano M. Hipertensión arterial de reciente aparición. Med Interna (Caracas) 2008; 24: 193-197

Moyer Virginia A., MD, MPH, on behalf of the U.S. Preventive Services Task Force. Screening for Primary Hypertension in Children and Adolescents:U.S. Preventive Services Task Force Recommendation Statement. Ann Intern Med. 2013; 159(9):613-619

Muci-Mendoza R. Retinopatía hipertensiva: Un factor de riesgo... Valor de la oftalmoscopia en el tratamiento. Clemente Heimerdinger A, Briceño-Iragorry

L, editores. Capítulo 9. Colección Razetti. Volumen VII. Caracas. Editorial: Ateproca; 2009 p: 259-298

NATIONAL HIGH BLOOD PRESSURE EDUCATION PROGRAM WORKING GROUP ON HIGH BLOOD PRESSURE IN CHILDREN AND ADOLESCENTS. The fourth report on the diagnosis, evaluation, and treatment of high blood pressure in children and adolescents. Pediatrics. 2004; 114:555-76.

O'BRIEN E, ASMAR R, BEILIN L, IMAI Y, MANCIA G, MENGDEN T, ET AL. Practice guidelines of the European Society of hipertensión for clinic, ambulatory and self blood pressure measurement. J Hypertens 2005; 23: 697-701

PSATY BM, LUMLEY T, FURBERG CD, ET AL: Health outcomes associated with various antihypertensive therapies used as first-line agents: A network meta-analysis. JAMA 2003; 289:2534-2544

SULBARÁN T. Centro de Enfermedades Cardiovasculares. LUZ. Maracaibo, Venezuela. Hipertensión arterial, epidemiología, patogenia y terapéutica. En, Resúmenes de la 1ª Reunión Científica de la Sociedad Venezolana de Hipertensión arterial. 1999: 1-3.

WONG T, MITCHELL P. Current concepts: Hypertensive retinopathy. N Engl J Med. 2004; 351: 2310-231

CARDIOPATÍA ISQUÉMICA

Marcos Troccoli H.

INTRODUCCIÓN

La cardiopatía isquémica es una condición en la cual hay un suministro inadecuado de sangre y oxígeno a una parte del miocardio, generalmente se debe a la ateroesclerosis de las arterias coronarias seguida por la formación de trombos y vasoespasmo. Clínicamente, la cardiopatía isquémica se manifiesta como una constelación de síndromes que comprenden la enfermedad arterial coronaria crónica, que se presenta como una angina de pecho o *angor pectoris* estable, y los síndromes coronarios agudos, que incluyen la angina inestable, el infarto del miocardio (IM) sin elevación del ST (NSTEMI o infarto no Q) y el infarto del miocardio con elevación del segmento ST en el electrocardiograma ECG (STEMI, infarto Q o transmural).

La ateroesclerosis es un proceso continuo que se inicia después de los 20 años de edad y está dado por lesiones que resultan del depósito gradual de colesterol LDL-C oxidado en la pared arterial; este desencadena una reacción inflamatoria crónica con células inflamatorias, proliferación de músculo liso y fibrosis para formar la placa ateroesclerótica que protruye hacia el lumen del vaso con disminución del diámetro interno y diversos grados de obstrucción. Según la magnitud y ubicación de la placa ateroesclerótica puede permanecer asintomática o dar origen a una angina de pecho estable. Sin embargo, los síndromes coronarios agudos tienen como sustrato anatómico una *placa ateroesclerótica vulnerable*. La placa tiene un centro lipídico grande, poca densidad de músculo liso, gran concentración de células inflamatorias y una cápsula fibrosa delgada; la cual tiene la tendencia a fisurarse o romperse debido a factores dependientes del flujo sanguíneo y enzimas secretadas por los macrófagos que destruyen el colágeno. La exposición del centro lipídico a la circulación da como resultado la formación de un coágulo, inicialmente rico en plaquetas que puede ser parcialmente oclusivo y constituir el sustrato de la angina inestable o el infarto del miocardio sin elevación del ST. Si la oclusión progresa rápidamente por crecimiento del trombo, se origina un infarto con elevación del ST.

La ateroesclerosis es acelerada por ciertos factores denominados de riesgo: *no modificables*, como el sexo masculino, edad, grupo étnico y la herencia; *modificables*, como la hipertensión arterial, dislipidemias o el tabaquismo y, finalmente *contribuyentes,* como la diabetes mellitus, obesidad, estrés, niveles elevados de homocisteína, inactividad física y uso prolongado de anticonceptivos orales o corticoesteroides. La combinación de estos factores tiene efecto sumatorio. Los pacientes con más predisposición a la enfermedad coronaria son los mayores de 45 años en el hombre y 55 en la mujer, etnia blanca y, antecedentes familiares de muerte precoz por infarto cardíaco. El control de los factores modificables y contribuyentes ha logrado reducir notablemente la incidencia de la enfermedad coronaria.

La hipertensión arterial, por su parte, acelera la ateroesclerosis e incrementa la demanda de oxígeno del miocardio por aumento de la tensión en la pared del ventrículo izquierdo. La enfermedad coronaria se asocia a las dislipidemias, en especial a los tipos IIa y IIb, caracterizadas por aumento del colesterol total (CT) y la LDL; este riesgo se eleva cuando hay simultáneamente un descenso de la HDL con una relación CT/HDL mayor de 4.5. La nicotina y otros productos del cigarrillo aumentan los radicales libres de oxígeno y el monóxido de carbono, factores que aceleran la obstrucción coronaria por lesión del endotelio vascular, aumento de la adhesividad plaquetaria y disminución de la HDL, factores que contribuyen a la vasoconstricción e hipertensión arterial. Es importante señalar que el riesgo se incrementa también en la pareja del fumador (fumador pasivo).

La incidencia de enfermedad coronaria es dos veces mayor en los diabéticos debido a la ateroesclerosis precoz y a la frecuente asociación de hipertensión arterial, obesidad central y dislipidemias (síndrome metabólico); por esta razón, la diabetes mellitus se considera hoy día un *equivalente de enfermedad coronaria*. La personalidad tipo A (individuos angustiados, inconformes, sometidos a estrés permanente y con ambiciones desmedidas) presenta estados hiperadrenérgicos que aceleran la ateroesclerosis. Adicionalmente, el sedentarismo contribuye a la obesidad y a dislipidemia. La práctica del ejercicio reduce el sobrepeso, el estrés, la hipertensión arterial y aumenta la HDL.

La isquemia miocárdica es la resultante del desequilibrio entre la oferta y demanda de oxígeno al miocardio. La oferta puede verse comprometida por la obstrucción ateroesclerótica y/o trombótica y el vasoespasmo de las coronarias. El incremento de la demanda de oxígeno se presenta con el aumento de la contractilidad, la frecuencia cardíaca, la tensión de la pared ventricular y el volumen sanguíneo del ventrículo izquierdo. La cardiopatía isquémica es una de las principales causas de muerte, sobre todo en los países desarrollados, y las estadísticas aumentan en países en vías de desarrollo. La disminución de incidencia de la cardiopatía isquémica depende de la organización en la atención de estos pacientes por una parte, mejorando la accesibilidad a óptimas modalidades de tratamiento, y por otra, desarrollando medidas de prevención y tratamiento de los factores de riesgo en la población general.

MANIFESTACIONES CLÍNICAS

La angina de pecho o *angor pectoris* es el síntoma capital de la insuficiencia coronaria. El dolor coronario "típico" se desencadena generalmente por esfuerzo físico, estados emocionales o después de comidas abundantes o durante el coito. El dolor es retroesternal, moderadamente intenso, opresivo, "con sensación de peso sobre el esternón"; el paciente extiende la mano en el centro del pecho como tratando de agarrarse el esternón (signo de Levine). Se puede irradiar a uno o ambos brazos, al cuello (como opresión faríngea), mandíbula, dientes, oídos, hombros y muñecas. Concomitantemente aparecen palidez, diaforesis, náuseas, vómitos y síntomas de descarga adrenérgica (taquicardia e hipertensión); estos, obviamente, son más acentuados en el infarto del miocardio que en la angina inestable. La duración y el alivio dependen del grado de isquemia; en la angina estable suele durar menos de 10 minutos y cede con el reposo o con el uso de nitratos por vía sublingual, generalmente en menos de 5 minutos. La denominada angina atípica o "angor atípico" se refiere a la aparición del dolor sin el esfuerzo en el área precordial o en los sitios de irradiación; es punzante y de corta duración. El dolor coronario debe diferenciarse de la "neurosis cardíaca" en pacientes ansiosos, patología esofágica, aneurisma disecante de la aorta, pericarditis, síndrome de Tietze (costocondritis) y neuritis intercostal. Las diferentes variedades clínicas de la insuficiencia coronaria dependen de ciertos factores fisiopatológicos como el grado de obstrucción y/o el espasmo coronario; la angina puede ser estable, inestable y vasoespástica. La catástrofe final está representada por el infarto del miocardio, que puede ser silente, presentarse con muerte súbita o con características y complicaciones variadas.

Angina estable. Se caracteriza por aparecer con una actividad física constante y predecible, los ataques no aumentan en frecuencia y las causas precipitantes, la duración y la facilidad para aliviarse son las mismas. Generalmente dura menos de 10 minutos, puede cursar con moderadas descargas adrenérgicas y calma con el reposo y/o los vasodilatadores. Puede permanecer sin modificaciones por meses o años, evolucionar a la forma inestable (con o sin infarto del miocardio) o desaparecer totalmente.

Angina inestable. Es un síndrome isquémico agudo ubicado entre la angina estable y el infarto del miocardio. Puede ocurrir por primera vez sin síntomas previos o ser precedida por un infarto agudo del miocardio o por una angina estable que cambia de patrón en menos de una semana de evolución. Se caracteriza por aumentar en frecuencia y aparecer hasta en el reposo o con el frío. Su duración suele ser mayor de 10 minutos y frecuentemente no se alivia con el reposo o los vasodilatadores. Un alto porcentaje de estos pacientes evoluciona al infarto del miocardio sin elevación del segmento ST con riesgo elevado de muerte súbita. En este grupo se incluye la angina de Prinzmetal. Puede haber manifestaciones de isquemia miocárdica dadas por un ECG con inversión aislada de la onda T y/o depresión o elevación del segmento ST y el estudio con Tallium-201 suele ser positivo. La clasificación de Braunwald es muy útil para el estudio de este tipo de angina y toma en cuenta diferentes variables: severidad, circunstancias clínicas e intensidad del tratamiento (Tabla 111).

Severidad

Clase I. Angina severa de inicio reciente o, angina acelerada. No hay dolor en reposo

Clase II. Angina en reposo en el último mes, pero no en las últimas 48 horas (angina de reposo subaguda)

Clase III. Angina de reposo en las últimas 48 horas (angina en reposo aguda)

Circunstancias clínicas

Clase A. Se desarrolla en presencia de una enfermedad no cardiaca que intensifica la isquemia miocárdica (angina inestable secundaria)

Clase B. Se desarrolla en ausencia de una enfermedad extracardíaca (angina inestable primaria)

Clase C. Se desarrolla en las primeras dos semanas posteriores a un infarto agudo del miocardio (angor inestable post-infarto)

Intensidad del tratamiento

Tipo 1. Ocurre en ausencia de tratamiento para angina estable crónica

Tipo 2. Ocurre durante el tratamiento para angina estable crónica

Tipo3. Ocurre a pesar del tratamiento con drogas antianginosas a dosis máxima

TABLA 111. CLASIFICACIÓN BRAUNWALD DE ANGINA INESTABLE (AI)

		Circunstancias clínicas		
		A	B	C
Severidad		Se desarrolla en presencia de una enfermedad no cardiaca que intensifica la isquemia miocárdica (AI secundaria)	Se desarrolla en ausencia de una enfermedad extracardiaca (AI primaria)	Se desarrolla dentro de las 2 semanas después de un IAM (AI postinfarto)
I	Angina severa de reciente comienzo o angina acelerada, sin dolor de reposo	IA	IB	IC
II	Angina de reposo dentro del último mes pero no dentro de las 48 h. precedentes (angina de reposo, subaguda)	IIA	IIB	IIC
III	Angina de reposo dentro de las últimas 48 h (angina de reposo, aguda)	IIIA	IIIB Troponina negativa IIIB Troponina positiva	IIIC
	h: horas; IAM: infarto agudo de miocardio; AI: angina inestable			

Angina vasoespástica o de Prinzmetal. Fue descrita inicialmente por Prinzmetal, se caracteriza por un dolor coronario en reposo y rara vez se presenta durante el ejercicio, es de intensidad variable, duración menor de 20 minutos, de aparición circadiana (preferiblemente en la madrugada, despierta al paciente) y se documenta una elevación transitoria del segmento ST durante el dolor. En la angiografía coronaria no se observa una estenosis fija y severa. Típicamente ocurre un vasoespasmo en una estenosis coronaria que no es importante o crítica.

Infarto agudo del miocardio. El dolor, generalmente ocurre durante el reposo, aunque se puede presentar con la actividad o con el estrés; es de aparición insidiosa o súbita en la madrugada o primeras horas de la mañana, retroesternal, más intenso que la angina y de carácter opresivo; concomitantemente hay síntomas de descargas adrenérgicas y sensación de muerte inminente, se irradia a diferentes sitios (cara interna del brazo izquierdo, mandíbula, epigastrio, región escapular); no se alivia con el reposo o los vasodilatadores y dura más de 30 minutos. Desde el punto de vista clínico es muy útil la clasificación del infarto agudo del miocardio de acuerdo a Killip y Kimball (Tabla 112).

TABLA 112. CLASIFICACIÓN CLÍNICA DEL INFARTO DEL MIOCARDIO (KILLIP-KIMBALL)

Clase	Característica	Mortalidad
I No complicado	Sin evidencia de insuficiencia cardiaca izquierda	6%
II Insuficiencia cardiaca leve a moderada	Estertores basales pulmonares bilaterales, taquicardia, tercer ruido e ingurgitación yugular	17%
III Insuficiencia cardiaca severa	Estertores pulmonares por encima de las escápulas (edema agudo del pulmón), tercer ruido y taquicardia	38%
IV *Shock* cardiogénico	Reducción marcada de la perfusión periférica (*), taquicardia e hipotensión arterial importante (sistólica menor de 80 mm Hg)	81%

(*) Piel fría, sudorosa, confusión mental, oliguria y pulso débil (filiforme)

DIAGNÓSTICO

Los exámenes que orientan el diagnóstico de la insuficiencia coronaria son electrocardiograma (ECG) en reposo, nivel enzimático, prueba de esfuerzo, ecocardiograma, exploraciones con radionúclidos, angiografía coronaria y radiografía del tórax. La diferencia entre la angina de pecho estable y los síndromes coronarios agudos se hace fundamentalmente por la clínica. La angina inestable se diferencia del infarto agudo del miocardio básicamente por estudios enzimáticos. La diferencia entre el infarto del miocardio con elevación del segmento ST y sin elevación del ST se define con el ECG.

Electrocardiograma en reposo. Es de gran utilidad en la insuficiencia coronaria, sobre todo cuando hay necrosis miocárdica. Los cambios dependen del momento de la evolución de la enfermedad, tienden a desaparecer con el tiempo y muchas veces es difícil determinar la existencia de una necrosis antigua. Las ondas de isquemia y lesión aparecen antes de las 24 horas, mientras que la onda Q se hace presente alrededor de las 36 horas, aunque muchas veces aparece simultáneamente con las alteraciones del segmento ST y la onda T. El ECG puede revelar las siguientes alteraciones:

1. **Isquemia.** Cuando la isquemia es epicárdica se observa una onda T negativa y simétrica, y cuando es endocárdica, la T es positiva y picuda.

2. **Lesión.** Cuando la lesión es epicárdica se produce una elevación del segmento ST mayor de 1 mm de convexidad superior y cuando es subendocárdica se observa una depresión recta del segmento ST mayor de 1.5 mm.

3. **Necrosis.** La pérdida de los potenciales eléctricos en la zona de necrosis origina una onda Q con una amplitud mayor de 40 mseg de duración y una profundidad superior al 25% del tamaño de la onda R adyacente.

Las derivaciones del ECG revelan generalmente la pared del corazón afectada; es frecuente observar extensión del infarto a otras áreas y/o compromiso simultáneo de otro territorio arterial. Las derivaciones que orientan a la pared ventricular comprometida son las siguientes: pared inferior (DII, DIII y aVF); pared anteroseptal (V_1 y V_2); pared anterior (V_2, V_3 y V_4); pared antero lateral (V_3 a V_6, DI y aVL); lateral alta (DI y aVL); posterior (R alta en V_1 y V_2, en ausencia de crecimiento ventricular derecho) y ventrículo derecho (V_3 R y V_4R, en hemitórax derecho).

Las alteraciones electrocardiográficas pueden acompañarse de cambios recíprocos o "imagen en espejo": un desnivel positivo de una cara comprometida se acompaña de un desnivel negativo en derivaciones opuestas al sitio del infarto; por ej., un desnivel positivo del segmento ST de las derivaciones inferiores se acompaña de un desnivel negativo de las derivaciones anteriores. En el pasado se consideraban estos cambios electrocardiográficos de escaso significado; sin embargo, actualmente se ha comprobado por estudios angiográficos que muchos de estos cambios están asociados a obstrucción significativa de la arteria correspondiente con mayores complicaciones de reinfarto o angina, que los pacientes sin ellos.

Nivel enzimático. La necrosis del miocardio libera enzimas a la circulación, cuyo seguimiento por dos a tres días es de mucho valor para determinar la presencia de necrosis, su extensión, la recurrencia de infartos o diagnosticar aquellos pacientes en los cuales las manifestaciones clínicas y electrocardiográficas no son convincentes. Las enzimas más específicas del músculo cardíaco son troponinas, mioglobina, creatina fosfoquinasa fracción MB (CPK-MB), aspartato aminotransferasa (AST-TGO) y deshidrogenasa láctica fracción 1 (LDH-1).

Las *troponinas: troponina I (cTnI) y troponina T (cTnT)* son proteínas constituyentes del elemento contráctil del miocardio, altamente específicas de su necrosis, y se elevan a las 3 horas del dolor, la cTnI persiste por 7 a 10 días y la cTnT hasta por 14 días. La *detección precoz* inmunoenzimática cualitativa de la troponina T en menos de 10 minutos del infarto se correlaciona con alta mortalidad. Las troponinas también se pueden elevar en la insuficiencia renal; sin embargo, actualmente se consideran el hallazgo más específico de infarto del miocardio. La mioglobina se eleva precozmente (menos de 3 horas) pero es menos específica del miocardio. La CPK-MB comienza a elevarse a las 4-8 horas de haber ocurrido la necrosis miocárdica, con un pico máximo a las 16-24 horas y duración hasta 72 horas; se considera una elevación significativa cuando se duplica su valor normal en un resultado inicial o cuando hay una elevación del 50% entre dos muestras con un intervalo de 4 a 12 horas. La AST-TGO (menos específica) se eleva entre las 8 y 12 horas de iniciado el IM, alcanza su pico entre las 48 y 72 horas y retorna a lo normal a los 4 días. La LDH-1 se eleva en las primeras 48 horas, con un pico máximo al tercer día y se mantiene elevada hasta por 10 días. Las dos últimas han perdido vigencia por la alta cardioespecificidad de las troponinas.

Prueba de esfuerzo. Consiste en someter al paciente a un ejercicio lento y progresivo por etapas en una banda sinfín con el objeto de aumentar paulatinamente el consumo de oxígeno por el miocardio. La limitación del flujo sanguíneo en la enfermedad coronaria condiciona un desbalance entre la oferta y demanda de oxígeno al miocardio, hecho que genera manifestaciones clínicas y electrocardiográficas de isquemia. El aumento de la frecuencia cardíaca y la tensión arterial como respuestas al ejercicio, son parámetros fáciles de medir y guardan una relación muy estrecha con el consumo miocárdico de oxígeno. Es un método efectivo para detectar la isquemia residual y evaluar el grado de disfunción ventricular. Tiene una especificidad del 80 al 95% y una sensibilidad del 40- 70% según los cambios observados en el segmento ST. Está indicado en pacientes con dolor torácico en estudio, personas asintomáticas con ECG en reposo anormal, para detectar posibles arritmias cardíacas con el esfuerzo, y en pacientes hipertensos para evaluar la respuesta tensional con el ejercicio. Es de mucha utilidad en la evaluación de la capacidad funcional de pacientes que han sufrido recientemente un IM y antes de la rehabilitación cardíaca. Se puede hacer al tercer día del infarto no complicado y antes del egreso en los complicados con objeto de evaluar el riesgo residual. Una prueba anormal se asocia a mayor incidencia de reinfarto y muerte súbita.

Los criterios clínicos de positividad de una prueba de esfuerzo son aparición de angor típico o equivalentes de enfermedad coronaria (disnea, mareos, hipotensión arterial, palidez y diaforesis) o aparición de taquiarritmias ventriculares. La dificultad para elevar la frecuencia cardíaca y la tensión arterial sistólica por encima de 10 a 15 mm/Hg, en cada etapa del ejercicio, orienta al deterioro de la función ventricular.

Los criterios electrocardiográficos de positividad son depresión o desnivel negativo y recto del segmento ST mayor de 2 mm (0.2 mV) por la isquemia miocárdica; este cambio tiene mayor probabilidad de ser positivo cuando aparece precozmente, se observa en muchas derivaciones, se mantiene por más de 5 min, es mayor de 2 mm con relación a la línea isoeléctrica (espacio PR previo) o tiene una duración mayor de 80 mseg (0.08 seg). Las contraindicaciones de la prueba de esfuerzo son IM complicado, angina inestable, hipertensión arterial sistémica no controlada, miocarditis activa, insuficiencia cardíaca descompensada, estenosis aórtica severa, arritmias severas no controladas, bloqueo AV completo o de segundo grado, endocarditis infecciosa y, finalmente, discapacidad física y/o anatómica.

Ecocardiograma. La ecocardiografía transtorácica es de gran utilidad para estimar la magnitud del daño de la pared ventricular y ciertas complicaciones: alteración del movimiento de la pared (discinesia), aneurismas ventriculares, trombos intracavitarios, ruptura del tabique interventricular y ruptura o disfunción de los músculos papilares y/o de las cuerdas tendinosas. El ecocardiograma de estrés efectuado usualmente con dobutamina EV es útil en pacientes que no pueden movilizarse por problemas en el aparato locomotor especialmente en miembros inferiores y en los que por falta de acondicionamiento físico no alcanzan una frecuencia cardiaca adecuada en la prueba de esfuerzo. Mediante esta prueba se puede detectar isquemia regional mediante la identificación de anormalidades segmentarias de la motilidad de la pared ventricular discinesias o acinesias).

Radionúclidos. Es un procedimiento rápido, sencillo, no invasivo, altamente sensible y específico para la detección de miocardio viable. Mediante esta prueba se puede identificar el lugar del infarto y hacer una ventriculografía. Para ubicar el área de necrosis se emplea el tecnecio radioactivo 99m (Tc-99m) unido a un agente quelante como el pirofosfato; este se acumula en la zona de necrosis en las primeras doce horas del infarto y alcanza su máxima acumulación al segundo o tercer día para desaparecer al séptimo. Puede haber captación en ausencia de necrosis (falsos positivos) en angina inestable, miocardiopatías, derrame pericárdico, traumatismos torácicos, aneurismas ventriculares y cuando se ha practicado cardioversión eléctrica. Otro radioisótopo usado es el Talio-201 (Th-201), que es captado por el miocardio sano pero no por las zonas de necrosis o fibrosis, en donde da una imagen de defecto o "zona fría"; es útil para el diagnóstico de zonas isquémicas o en inminencia de necrosis. Para la radioventriculografía se emplean glóbulos rojos marcados con Tc-99m, y es de ayuda para determinar movimientos anormales de la pared ventricular, cálculo de volúmenes ventriculares y la fracción de eyección. En fase experimental se están utilizando anticuerpos monoclonales contra la miosina marcados con I^{123} o Tc99m. Actualmente, la tomografía por emisión de positrones, con el esfuerzo o dobutamina, permite valorar la perfusión miocárdica.

Angiografía coronaria. Con este procedimiento se pueden evaluar severidad y extensión de la obstrucción coronaria, estado contráctil del ventrículo, anormalidades segmentarias de la pared y condiciones hemodinámicas del paciente. Es de gran valor para estudiar los siguientes tipos de pacientes: con angina inestable que no respondan al tratamiento médico, con una prueba de esfuerzo positiva, en la angina (estable, severa o incapacitante), cuando se sospeche angina de Prinzmetal, cuando haya antecedentes de revascularización previa, arritmias ventriculares malignas, en dolor torácico atípico de etiología no aclarada por otros método, con antecedentes de IM complicado (*shock,* regurgitación mitral; o insuficiencia cardíaca con fracción de eyección menor de 50%) y finalmente, en pacientes jóvenes con antecedentes de IM o angina. Un aumento del volumen sistólico y diastólico después del infarto se asocia a mayor mortalidad.

Radiografía del tórax. En la etapa aguda del infarto del miocardio, la telerradiografía del tórax es usualmente normal, no así cuando se produce un daño extenso de la pared ventricular con trastornos de la distensibilidad del ventrículo izquierdo o complicaciones graves como insuficiencia mitral por ruptura de músculos papilares, perforación del tabique interventricular o aneurisma ventricular. Todas estas alteraciones llevan a la insuficiencia cardíaca congestiva caracterizada por cardiomegalia, redistribución del flujo sanguíneo, edema intersticial y finalmente alveolar.

TRATAMIENTO

Los pacientes que presentan angina de pecho estable deben ser bien estudiados en la gran mayoría en forma ambulatoria para decidir si deben ser tratados conservadoramente con terapia médica o ser susceptibles de recibir un tratamiento invasivo vascular, ya sea angioplastia, endoprótesis o cirugía aortocoronaria. A aquellos pacientes con síndrome coronario agudo y elevación del segmento ST se les debe administrar lo antes posible una terapia de reperfusión, y los que no tienen elevación del ST deben ser observados idealmente en una Unidad de Cuidados Coronarios, estancia que ha permitido una disminución significativa de la mortalidad intrahospitalaria por infarto agudo del miocardio y ha facilitado el diagnóstico y tratamiento oportuno de arritmias ventriculares letales.

Medidas iniciales. Al llegar el paciente al servicio de emergencia se indican las siguientes medidas:

Oxígeno. Se usa por bigote nasal o máscara a un promedio de 3 Lt/min las primeras 6-12 horas y posteriormente si hay hipoxemia

Antiagregantes: aspirina (salvo que existan contraindicaciones) a la dosis de 162 a 325 mg/VO, igualmente una dosis de carga de clopidogrel 600 mg o prasugrel 60 mg/VO

Heparina no fraccionada o heparina de bajo peso molecular como la enoxaparina a dosis de 1 mg/kg/cada 12 horas SC.

Nitroglicerina. Se usa en los pacientes con dolor torácico por vía sublingual, 0,4 mg cada 5 minutos hasta por tres dosis; luego se evalúa su uso endovenoso.

Morfina. Si persiste el dolor isquémico se administra con dosis crecientes de 1 a 4 mg a intervalos de 15-30 minutos hasta aliviar el dolor. Esta contribuye a controlar la activación simpática y mejorar la condición hemodinámica en pacientes con edema pulmonar.

Atropina. Se usa en caso de presentarse bradicardia a la dosis de 0,5 mg EV se puede repetir 0.2 hasta un total de 2 mg.

Betabloqueadores. Su uso sirve para controlar la hipertensión arterial y la aparición de arritmias, específicamente la fibrilación ventricular, y además ayuda a controlar el dolor isquémico, pues disminuye el consumo de oxígeno del miocardio. Se recomiendan inicialmente por vía EV. Otros medicamentos indicados en las primeras 24 horas son los IECAS y una estatina para el control de la LDL y aprovechar sus efectos pleotrópicos sobre el endotelio.

Los pacientes con síndromes coronarios agudos deben ser tratados prontamente en una unidad de cuidados coronarios, en donde deben permanecer en reposo absoluto las primeras 24 horas. Si no hay complicaciones se comienza luego una movilización progresiva. Se debe prestar atención especial a la dieta (absoluta o líquidos claros las primeras 12-24 horas), favorecer la evacuación (dulcolax, milax), aplicar sedación suave con una banzodiazepina VO cada 12 horas. En pacientes diabéticos es importante el control de la glicemia con el uso de insulina para disminuir los valores entre 140-160 mg/dl con una monitorización frecuente para evitar la hipoglicemia.

Medidas preventivas. El control de los factores de riesgo modificables ha llevado a una reducción significativa en la incidencia del infarto miocárdico y sus recurrencias. Las metas a lograr son las siguientes: control riguroso de la hipertensión arterial <130/80 mm de Hg; colesterol total <200 mg/dl, LDL-C <100 mg/dl (<70 en el diabético), HDL-C >35 mg/dl en el hombre y >40 mg/dl en la mujer, triglicéridos <150 mg/dl; glicemia <110 mg/dl y hemoglobina glucosilada <7%, además de abandono del tabaquismo, reducción del sobrepeso, dieta antiaterogénica, uso de ácido fólico vitamina B_6 y B_{12} para evitar el riesgo ocasionado por los niveles altos de homocisteína, disminución de la agregabilidad plaquetaria con la aspirina (81 a 325 mg o clopidogrel 75 mg VO OD), control del estrés para evitar la descarga de catecolaminas y hacer ejercicios aeróbicos (caminatas, natación o bicicleta) 30 minutos diarios, hasta cinco veces por semana para aumentar la HDL y reducir los niveles de triglicéridos.

El tratamiento de la enfermedad coronaria puede ser médico y/o quirúrgico, ya sea intervención coronaria percutánea (ICP) con angioplastia o instalación de una prótesis endovascular (*stent*) o los puentes aortocoronarios. El tratamiento médico persigue los siguientes fines: reducir el consumo de oxígeno por el miocardio (betabloqueadores y calcioantagonistas), aumentar la oferta de oxígeno con vasodilatadores coronarios (calcioantagonistas y nitratos), controlar la trombogénesis con antiagregantes plaquetarios, trombolíticos y anticoagulantes, tratar las complicaciones con antiarrítmicos, digitálicos y diuréticos y, finalmente, medidas generales. La mayoría de los pacientes amerita la combinación de estas medidas.

Betabloqueadores. Reducen la demanda miocárdica de oxígeno debido a que tienen acción cronotrópica e inotrópica negativa, o sea, disminuyen la frecuencia y contractilidad cardíaca respectivamente, de tal manera que disminuyen el dolor, tienen efecto antiarrítmico y son antihipertensivos. Está demostrado que reducen el tamaño de la necrosis miocárdica, la mortalidad postinfarto y el reinfarto, por lo que se usan ordinariamente como medicamentos de primera línea en el IM. También son las drogas de elección en el tratamiento de la angina estable y son útiles combinados con otros medicamentos antianginosos en la angina inestable. Están contraindicados en caso de bradicardia menor de 50 por minuto, hipotensión arterial sistólica menor de 100 mm Hg, síndrome de nódulo sinusal enfermo, insuficiencia cardíaca, bloqueo auriculoventricular de cualquier tipo y enfermedades pulmonares (asma, bronquitis crónica y EPOC). Los más empleados son los cardioselectivos de tercera generación: carvedilol, 6.25 a 25 mg VO cada 12 horas; bisoprolol, 2.5 a 10 mg VO diarios; nebivolol, 2.5 a 5 mg VO OD y metoprolol, 25 a 50 mg VO cada 12 horas. También se usa el atenolol, 25 a 100 mg VO cada 24 horas.

Calcioantagonistas. Las *dihidropiridinas* como la nifedipina reducen el consumo de oxígeno del miocardio al disminuir la postcarga (vasodilatación periférica), mientras que las *no dihidropiridinas* como el diltiazem y el verapamilo tienen un efecto inotrópico y cronotrópico negativo; además, ejercen una acción vasodilatadora directa sobre las arterias coronarias. Son de elección en la angina vasoespástica de Prinzmetal y en las anginas estables e inestables asociadas o no a hipertensión arterial severa y/o emergencias hipertensivas. Se deben evitar en las primeras 24 horas de iniciado el síndrome coronario agudo y en pacientes con trastornos de la conducción auriculoventricular, síndrome del nódulo sinusal enfermo, hipotensión e insuficiencia cardíaca. No se deben emplear como monoterapia en la enfermedad coronaria y, en caso de usarse, combinarlos con betabloqueadores, IECAS y nitratos. Los calcioantagonistas más empleados son el diltiazem a la dosis de 60 mg VO cada 6-8 horas o 90 mg cada 12 horas; el verapamilo se emplea cuando se asocian taquiarritmias supraventriculares en presencia de un infarto del miocardio a la dosis de 5 mg EV STAT y luego una dosis de mantenimiento de 80 mg VO cada 6-8 horas. La nifedipina de acción prolongada es de gran valor cuando la angina se asocia a hipertensión arterial, cuya dosis es de 30 a 60 mg VO cada 24 horas; en caso de presentarse una crisis hipertensiva puede usarse 10 mg por vía sublingual y se puede repetir a los 15 o 30 minutos si es necesario; una buena alternativa es el captopril, 25 mg sublingual.

Inhibidores de la enzima convertidora de angiotensina (IECAS). Un IECA) iniciado en las primeras 24 horas del infarto agudo del miocardio, en ausencia de contraindicaciones, produce una significativa disminución en la mortalidad. Mejoran el remodelado ventricular, disminuyen la dilatación progresiva después del infarto, especialmente los de la cara anterior, y por consiguiente la aparición de insuficiencia cardíaca precoz. El máximo beneficio es visto en pacientes de alto riesgo como ancianos, diabéticos, IM de la cara anterior, pacientes con infartos previos y aquellos con disfunción ventricular izquierda (fracción de eyección menor de 40%). Los IECAS parecen tener un efecto antiaterogénico, el cual no ha sido probado en los medicamentos antagonistas de los receptores de angiotensina (ARA). Los IECAS deben ser usados indefinidamente en pacientes diabéticos, hipertensos y con disfunción ventricular izquierda. Los más empleados son enalapril, 10 mg VO cada 12 horas; ramipril, 2,5-10 mg VO OD y quinapril ,10-20 mg VO cada 12 horas. Los pacientes que no toleran los IECAS deben ser tratados con un ARA; el agente de elección es el valsartan en dosis creciente desde 20-160 mg VO OD, una alternativa es losartan, 50 mg VO cada 12 horas.

Nitratos. Son agentes liberadores de óxido nítrico a nivel vascular, por lo que tienen la propiedad de producir vasodilatación arterial periférica (disminuyen la postcarga), vasodilatación venosa (disminuyen la precarga) y vasodilatación coronaria; estas acciones merman los requerimientos de oxígeno y aumentan el aporte de este al miocardio; además, son antiagregantes plaquetarios. Los efectos colaterales más importantes son cefalea, fogaje facial e hipotensión, y no se debe usar con los inhibidores de la fosfodiesterasa (sildenafilo). La nitroglicerina y el dinitrato de isosorbide son útiles para aliviar la crisis anginosa aguda. Para la prevención del dolor en pacientes con angina de Prinztmetal, estable e inestable, se emplea nitroglicerina, l dinitrato de isosorbide de acción prolongada y mononitrato de isosorbide. Los agentes y las dosis son *Nitroglicerina:* 5 a 200 µg por minuto EV según la respuesta del paciente; parches de 0.2 a 0.8 mg por hora (dejar 8-12 horas libre del medicamento). *Dinitrato de isosorbide:* 5 a 10 mg sublingual cada 2 a 3 horas SOS; también 10 a 60 mg VO cada 8 horas, y si es de acción prolongada se les puede dar cada 12 horas. *Mononitrato de isosorbide:* 20 mg VO al levantarse y a las 7 horas para evitar la taquifilaxia propia de estas drogas. Con el de acción prolongada se usan 60-240 mg VO OD.

Antiagregantes plaquetarios. Reducen la probabilidad de infarto del miocardio y la mortalidad en angina inestable. Los más empleados son aspirina (ASA), clopidogrel y dipiridamol; también se usan prasugrel y ticagrelor por su mayor repidez y bidisponibilidad. La ASA 325 mg VO diarios y clopidogrel, 300-600 mg de inicio y luego 75 mg diarios; se deben usar desde el primer día del infarto por tiempo indefinido porque la placa ateromatosa fisurada persiste y es un potente estímulo para la trombogénesis. El dipiridamol, 50 a 75 mg VO cada 8-12 horas, siempre debe usarse asociado a la aspirina (ver antitrombóticos).

Anticoagulantes. Se emplean en caso de angina inestable o infarto sin elevación del segmento ST, por 3 a 5 días, o cuando exista riesgo de procesos tromboembólicos (antecedentes de fenómenos trombóticos, reposo prolongado y obesidad extrema). Se puede usar la HNF o las HBPM a las dosis anticoagulantes por 2 a 8 días, tiempo este prudencial para definir el desenlace del evento coronario. Se debe continuar con la aspirina, 81 mg VO OD, y anticoagulantes orales si existen factores adicionales de riesgo.

Estatinas. El tratamiento intensivo con dosis altas de estatinas en las primeras semanas postinfarto ha contribuido a la estabilización de la placa inestable y por tanto a mejorar sustancialmente la morbimortalidad inmediata y tardía del infarto cardíaco. Se han usado cualquiera de las siguientes alternativas: atorvastatina, 80 mg VO OD; simvastatina, 40 mg VO OD o pravastatina, 40 mg VO OD.

Terapia trombolítica. La reperfusión farmacológica con agentes trombolíticos está indicada en el IM con dolor coronario <12 horas de evolución. Los mejores resultados se obtienen cuando se aplica esta terapia en las primeras 3 horas de iniciado el IM "cada minuto es oro". Con el uso de estos agentes se ha logrado una dramática reducción del tamaño del infarto, mejoría de la función ventricular y menos áreas de discinesia; además, ha disminuido la incidencia del reinfarto, arritmias ventriculares malignas, rotura del tabique interventricular, choque cardiogénico, angor postinfarto y 50% de la mortalidad intrahospitalaria. No están indicados en el infarto subendocárdico sin elevación del ST (IM no Q) ni en la angina inestable. Las indicaciones precisas de los trombolíticos son las siguientes:

1. Pacientes de cualquier edad

2. En las primeras 6 horas del infarto, sin embargo se ha empleado hasta 12 horas para promover la "reperfusión tardía"

3. Criterios electrocardiográficos y elevación enzimática. Elevación del segmento ST de 1 mm en dos o más derivaciones adyacentes de los miembros y de 1 a 2 mm en dos derivaciones adyacentes precordiales. Elevación de las troponinas o CPK-MB

4. Bloqueo completo de la rama izquierda del haz de His, de aparición reciente

Las contraindicaciones absolutas de los trombolíticos son trastornos hemorrágicos activos, trauma o cirugía en los 3 últimos meses, reanimación cardiopulmonar prolongada o traumática, traumatismo craneoencefálico reciente, cualquier tipo de hemorragia intracraneal previa, ictus isquémico en los últimos 3 meses, neoplasias intracraneales o espinales, malformación arteriovenosa del SNC, sospecha de disección aórtica, hemorragia digestiva el último mes, hipertensión arterial severa (sistólica >180 y diastólica >110 mm de Hg), reacción alérgica previa y embarazo. Los criterios de reperfusión son alivio del dolor, reducción del supradesnivel del segmento ST, arritmias de reperfusión (ritmo idioventricular acelerado 60 a 100 pm y bradicardia sinusal menor de 55 pm) y desaparición inmediata de bloqueos AV o de ramas.

Los más usados son estreptoquinasa, tPA, tenecteplasa (TNK) y reteplasa (rPA); los tres últimos son más eficaces que la estreptoquinasa para restaurar la perfusión completa y prolongar la supervivencia. El tPA es superior a la estreptoquinasa en pacientes jóvenes, infarto muy reciente, antecedente de infarto y cuando se haya usado previamente la estreptoquinasa. Las complicaciones que se presentan con el uso de los agentes trombolíticos son arritmias ventriculares por reperfusión, hipotensión arterial severa y sangrados. Cuatro horas después de los trombolíticos se recomienda iniciar la anticoagulación con heparina (ver antitrombóticos).

La trombolisis con la estreptoquinasa genera excesivas cantidades de trombina con extraordinaria actividad trombogénica por su activación plaquetaria, formación de monómeros de fibrina 2 y activación del factor XIII al XI. La trombina unida al coágulo es pobremente inhibida por la heparina, pero muy eficientemente bloqueada por los inhibidores directos de la trombina que han dado mejor resultado que la heparina cuando se usan antes del trombolítico. La tendencia actual es el uso de bivalirudina, lepirudina y argatrobán, los cuales se deben iniciar antes del procedimiento y por 72 horas después.

Intervención coronaria percutánea (ICP). Es superior a los trombolíticos en el IM agudo y se debe practicar si después de su uso persiste la angina hay choque cardiogénico, se mantiene la elevación del segmento ST > de 90 minutos y el bloqueo reciente de la rama izquierda del haz de His, así como también si hay otra oclusión de arterias coronarias, nueva elevación del segmento ST y prueba de esfuerzo positiva después del infarto (antes del egreso). La reperfusión mecánica por medio de la ICP se debe hacer lo más pronto posible; esta consiste en introducir un catéter con un balón hasta el sitio de la obstrucción coronaria, la vía de acceso arterial es la femoral, humeral o radial, estas últimas se usan cada vez con mayor frecuencia. Al inflarse el balón se comprime o disgrega la placa ateroesclerótica obstructiva, con lo que aumenta la luz arterial y, por tanto, el flujo coronario; usualmente se implanta una prótesis endovascular o *stent*. La restenosis ocurre en un 30-50% de los pacientes con solo angioplastia con balón; 10-30% con *stent* no medicado y 5-15% con *stent* medicado. Se ha alcanzado una disminución dramática de la tasa de restenosis usando los *stents* medicados biodegradables de segunda generación, que liberan fármacos antiproliferativos lentamente sobre la placa, o en el curso de varios meses (everolimús, biolimús y el zotarolimús).

Los resultados de la ICP pueden ser subóptimos en pacientes diabéticos, en la obstrucción importante del tronco principal de la arteria coronaria izquierda, en la enfermedad de varios vasos y en la angina estable de larga evolución. Las principales contraindicaciones de la ICP son senectud, debilidad, EPOC y falla ventricular izquierda. Las complicaciones más frecuentes son infarto cardíaco y lesión de las arterias coronarias como disección, oclusión, espasmo, perforación o embolismo. La ICP debe hacerse en centros que dispongan de facilidades para llevar a cabo cirugía cardíaca de emergencia. Actualmente, la angioplastia ha demostrado ser superior a la trombolisis en el infarto cardíaco agudo porque produce mayor apertura de la luz arterial, mejor función ventricular izquierda, menor elevación de enzimas, disminución del reinfarto y mejor sobrevida.

Cuando la ICP se emplea en pacientes con IM agudo, durante el procedimiento se anticoagula con HNF a la dosis inicial de 60 U/Kg (máximo 4.000 U EV en bolo) seguida de 12 U/Kg/hora (máximo 1.000 U EV hora) por 3 a 5 días. Las HBPM ofrecen mayor actividad antiXa: IIa, mejor biodisponibilidad y más confiabilidad. Cuando hay inconvenientes con el uso de las heparinas se ha usado el inhibidor directo de la trombina, la bivalirudina, a la dosis de 0.5 mg/ kg en bolo, seguida de un goteo lento de 1.75 mg/kg/hora.

Antes de la ICP se deben asociar antiagregantes plaquetarios que contribuyen a la recanalización del vaso como la aspirina, 325 mg y clopidogrel 300-600 mg de inicio y luego 75 mg VO diarios, que deben ser mantenidos por 6 meses en el *stent* no medicado y un año en el medicado; también se han usado los inhibidores de la glicoproteína IIb-IIIa (IGPIIb-IIIa). Estos medicamentos se recomiendan en el IM con elevación del segmento ST, en menores de 75 años y que no tengan riesgo alto de sangrado. En pacientes con angina de pecho estable, la ICP mejora los síntomas y la capacidad para el ejercicio; sin embargo, en estos no se ha demostrado que reduzca el riesgo de muerte, IM u otros eventos cardiovasculares mayores cuando se compara con la terapia médica óptima.

Puentes aortocoronarios. Son útiles siempre que haya buenos lechos distales a la obstrucción y se pueden usar en todas las arterias coronarias obstruidas, pero tienen la desventaja de la reestenosis. De preferencia se usan las arterias mamarias internas y radiales; en obstrucciones adicionales se emplean puentes aortocoronarios con segmentos de vena safena. Son de poca utilidad en pacientes con deterioro marcado de la función ventricular, zonas extensas de anormalidades de la pared ventricular e insuficiencia mitral que requiera reemplazo valvular. Las indicaciones de los *bypass* o puentes aortocoronarios son las siguientes:

1. Angina de pecho incapacitante o angina inestable que no responda al tratamiento médico
2. Enfermedad de 3 vasos o de 1 o 2 vasos con obstrucción significativa que incluya la porción proximal de la arteria coronaria descendente anterior
3. Disfunción ventricular (fracción de eyección entre 35- 50%) o asociada a aneurismas ventriculares
3. Estenosis mayor del 50% del tronco principal de la arteria coronaria izquierda
4. Diabetes mellitus

Antiarrítmicos. Dada la alta incidencia de las arritmias ventriculares fatales en las primeras 48 horas del infarto, o de una angina inestable, se deben tomar medidas enérgicas inmediatas para su control. Los más empleados son lidocaína, amiodarona, procainamida, quinidina y tosilato de bretilio; el uso profiláctico de estos medicamentos no es recomendado porque la administración inicial de betabloqueadores ha reducido el uso de antiarrítmicos.

En caso de arritmias ventriculares complejas o taquicardia ventricular se puede iniciar la lidocaína a 1 a 1.5 mg/kg EV en bolo y repetirla a los 10 minutos si es necesario; actualmente está en desuso por la posibilidad de generar bradicardia y asistolia, además de que no ha reducido la mortalidad global. El más indicado es la amiodarona a la dosis de 150-200 mg EV en 5 a 10 minutos seguido por una infusión de 1 mg/min por 6 horas y luego 0,5 mg/min de mantenimiento; como alternativa, procainamida, 15 mg/Kg EV en 30-60 minutos; luego 1-4 mg/min de mantenimiento, o quinidina, 6-10 mg/kg a una velocidad de 0.3 a 0.5 mg/kg/min y el tosilato de bretilio, iniciar con 5 mg/kg EV en bolo, diluidos en solución glucosada al 5%; en caso de no obtener respuesta se pueden repetir 10 mg/kg cada 5 a 10 minutos hasta un máximo de 30 mg/kg.

La cardioversión y desfibrilación se emplea como procedimiento de elección para las taquiarritmias ventriculares y supraventriculares asociadas a bajo gasto cardíaco que no han respondido con las medidas anteriores. En caso de taquicardia ventricular se recomienda iniciar con 150-300 joules, y de no haber respuesta se recurre a la adrenalina ,1 mg EV o 10 ml de una solución 1:10.000 intracardiaca. Una vez revertida la taquiarritmia se continúa con antiarrítmicos orales como la amiodarona, 200 mg VO TID o la procainamida, 250 mg VO cada 4 horas.

En caso de arritmias supraventriculares (fibrilación auricular, aleteo auricular, taquicardia auricular paroxística) con deterioro hemodinámico se pueden indicar los digitálicos, verapamilo y betabloqueantes (esmolol o propranolol). Los digitálicos se deben administrar con extrema precaución, ya que aumentan el consumo de oxígeno por el miocardio y tienen un efecto arritmogénico; la dosis de digoxina es de 0.5 mg EV cada 6 a 8 horas (hasta 2 mg). El verapamilo, 5 a 10 mg EV diluidos, en 2 a 3 minutos; se puede repetir a los 30 minutos si no hay respuesta. El esmolol, 500 µg/kg EV en un minuto, y de mantenimiento 50 µg/kg/min hasta lograr respuesta. El propranolol, 1 mg EV por minuto sin pasar la dosis total de 0.1 mg/kg. Cuando no se controla la arritmia con cualquiera de las medicaciones antes descrita se debe recurrir a la cardioversión (iniciar con 50 a 200 J), previa anticoagulación con heparina y que no haya trombos intracavitarios, demostrado con el ecocardiograma.

En las bradiarritmias (bradicardia sinusal o bloqueos auriculoventriculares), asociadas a un compromiso hemodinámico se emplean drogas como la atropina. En caso de bradiarritmias severas (<40 pm) que no respondan al tratamiento farmacológico o bloqueos auriculoventriculares de segundo grado o completos, se debe poner un marcapaso transitorio.

Medidas generales postinfarto. Estimular al paciente para que cumpla las medidas de prevención secundaria y los controles médicos por la consulta externa. Estos pacientes deben ser incorporados a un programa de rehabilitación cardíaca y acondicionamiento físico con ejercicios supervisados progresivos. Promover su participación en actividades que modifiquen positivamente la autoestima y la integración y cooperación del grupo familiar. A las 3-4 semanas, si no hay contraindicaciones ni complicaciones, es importante el reintegro al trabajo y labores habituales.

REFERENCIAS

ANTMAN EM. ACC/AHA Guidelines for the management of patients with acute myocardial infarction. A report of the American College of

Cardiology/American Heart Association Task Force on practice guidelines. J Am Coll Cardiol. 2004; 44: 671-719.

Boersma E, Harrington R, Moliterno F et al. Inhibidores de la glicoproteína IIb/IIIa en síndromes coronarios agudos. Meta-análisis de todos los estudios clínicos randomizados. Lancet 2002; 359: 189-198.

Cannon C, Braunwald E, et al. Reducción de lípidos con estatinas en forma intensiva versus moderada luego de un síndrome coronario agudo (PROVE IT-TIMI 22). N Engl J Med 2004; 350: 1495-1504

Carrasco-Guerra HA, Landaeta CD 6 Quintero W. Atención del paciente coronario agudo. 4ª edición. Universidad de los Andes. Consejo de Publicaciones. Mérida. Venezuela. 2003.

Cohen M, Boiangiou C, Abidi M. Therapy for ST-segment elevation myocardial infarction patients who present late or are ineligible for reperfusion therapy. J Am Coll Cardiol. 2010; 55: 1895-1906.

D'Agostino R. General cardiovascular risk profile for use in primary care: The Framingham Heart study. Circulation. 2008; 117: 743

Hillis L, Lange R. Optimal management of acute coronary syndromes. N Engl J Med. 2009; 360: 2237-2240.

Jneid H, Anderson J, Wright S, Adams C, Bridges C, Casey D, et al. 2012 ACCF/AHA focused update of the guideline for the management of patients with unstable angina/Non-ST-elevation myocardial infarction. J Am Coll Cardiol. 2012; 60: 645-681.

Lambert L, Brown K, Segal E, et al. Association between timeliness of reperfusion therapy and clinical outcomes in ST-elevation myocardial infarction. JAMA. 2010; 303; 2148-2155.

PFISTER M, ZELLWEGER M, GERSH B. Management of stable coronary artery disease. Lancet. 2010; 375: 763-772.

Steg G, James S, Atar D, Badano L, Blomstron-Lundqvist C, Borger M, et l. ESC guidelines for the management of acute myocardial infarction in patients presenting with ST-segment elevation. Eur Heart J. 2012; 33: 2569-2619.

White H, Chew D. Acute myocardial infarction. Lancet. 2008; 372: 570

ENFERMEDAD DE CHAGAS
CARDIOPATÍA CHAGÁSICA

Ana Piña Bueno
Olga Vivas

INTRODUCCIÓN

La enfermedad de Chagas o tripanosomiosis americana es una zoonosis endémica en el continente americano desde el Río Bravo (sur de los Estados Unidos) hasta la parte meridional de Argentina y Chile. Es más frecuente en zonas rurales y suburbanas, donde existen mayores posibilidades de contacto entre el hombre y el vector, fundamentalmente por la existencia de "ranchos". La enfermedad de Chagas es producida por el *Trypanosoma cruzi*, protozoario cuya forma infectante llamada *tripomastigote* mide de 16 a 22 μ de largo por 3 μ de ancho; posee un flagelo, una membrana ondulante y se puede encontrar en la sangre del hombre, en los reservorios y en el tubo digestivo del vector. Cuando el protozoario invade al organismo, especialmente el tejido muscular (esquelético, miocárdico y tubo digestivo), pierde el flagelo y la membrana ondulante para convertirse en la forma *amastigote,* que mide de 3 a 5 μ y se dispone en los tejidos bajo la forma de nidos o pseudoquistes identificables con la coloración de H & E. Esta forma también se puede localizar en el tubo digestivo, cerebro, placenta, testículos y en todo el SMF.

La enfermedad es transmitida por insectos vectores de la familia *Reduvidae,* cuyo representante en Venezuela es el *Rhodnius prolixus.* Este habita en zonas que van desde el nivel del mar hasta los 1.700 m de altitud. El redúvido se infesta de tripanosomas al chupar la sangre del hombre y animales vertebrados parasitados (perros, gatos, cerdos, marsupiales, murciélagos, monos y roedores). El *T. cruzi* se multiplica en el tubo digestivo de los redúvidos, allí sufre ciertas transformaciones y es expulsado en las heces. Cuando el insecto pica al hombre para alimentarse, también defeca y a través del orificio producido por la picadura o de lesiones previas en la piel o mucosas, el parásito invade al organismo por vía linfática y hematógena. También el hombre se puede infectar (trasmisión no vectorial) por medio de transfusiones sanguíneas, a través de la placenta (forma connatal), por ingestión de alimentos, accidentalmente en el laboratorio y a través de trasplantes de órganos contaminados

MANIFESTACIONES CLÍNICAS

La enfermedad de Chagas se puede presentar en forma aguda (solo se manifiesta en el 5% de los pacientes y es pocas veces detectada por el médico) y en forma crónica.

Forma aguda. Se inicia en el momento de adquirir la infección y dura entre 30-90 días. La mayor incidencia de esta fase aguda se registra en personas menores de 14 años de edad y generalmente es asintomática. Un 10% de los pacientes presenta manifestaciones clínicas inespecíficas: síndrome febril prolongado, edema generalizado, irritabilidad, somnolencia, anorexia. En esta fase se puede observar el *complejo oftalmoganglionar,* que consiste en edema eritematoso uni o bipalpebral, conjuntivitis, dacrioadenitis y linfadenopatías preauriculares, "signo de Romaña", y el *chagoma de inoculación,* que es un nódulo subcutáneo eritematoso no ulcerado con linfadenopatías satélites; ambos sitios se deben a inoculación directa del parásito. El período de incubación de la enfermedad dura entre 1 y 2 semanas y las lesiones cutáneas pueden permanecer hasta 2 meses. Una vez infectado el paciente, el *T. cruzi* pasa a la sangre y puede producir manifestaciones cardiovasculares, gastrointestinales y neurológicas. Se presume que alrededor de un 10% de niños y adolescentes, sobre todo desnutridos, fallece en la fase aguda de la enfermedad por insuficiencia cardíaca sin aclararse el diagnóstico. Se ha comprobado por biopsia miocárdica que el *T. cruzi* invade siempre el miocardio, pero la aparición de manifestaciones clínicas depende de factores aún no claros, aunque se ha relacionado con fenómenos inmunológicos.

En estos pacientes puede ocurrir pancarditis aguda, indistinguible de otras pancarditis, que lleva a la insuficiencia cardíaca en un tercio de los pacientes. Se caracteriza por disnea, tos, fiebre prolongada, taquicardia, cardiomegalia, soplos por dilatación de anillos valvulares, edema generalizado, edema agudo del pulmón y, eventualmente, taponamiento cardíaco. El electrocardiograma revela fibrilación auricular, complejos QRS de bajo voltaje, inversión o aplanamiento de la onda T y prolongación del intervalo QT; en esta fase son raros los bloqueos de ramas y las arritmias ventriculares. Las manifestaciones gastrointestinales consisten en disfagia, diarrea y hepatoesplenomegalia. Finalmente, el compromiso neurológico está dado por convulsiones, síndromes extrapiramidales y meningoencefalitis, y en pacientes con SIDA son frecuentes los abscesos cerebrales.

Forma crónica. Es la más ampliamente estudiada aparece en cualquier edad, pero generalmente 10 a 20 años después de la infección aguda (fase indeterminada, latente o asintomática). Esta forma afecta un 30% de los pacientes y entran en una fase clínica evidente que compromete el corazón, el aparato digestivo y el SNC. Es frecuente el megaesófago (disfagia y dolor torácico) y megacolon (dolor abdominal, estreñimiento, obstrucción y vólvulo).

En esta fase se presenta la *cardiopatía chagásica* caracterizada por insuficiencia cardíaca crónica, muchas veces refractaria al tratamiento, y termina generalmente en muerte súbita. Son frecuentes las alteraciones electrocardiográficas (hipertrofia de cavidades, bloqueo de las rama derecha del haz de His, bloqueos auriculoventriculares, extrasístoles ventriculares politópicas y taquicardia ventricular. La etiopatogenia de la miocardiopatía crónica no está completamente aclarada y se presume que es multifactorial: por formación de anticuerpos contra el músculo cardíaco (desencadenados por la presencia de *T. cruzi*), por depósitos de glucoproteínas extracelulares, por disfunción de la mitocondria y por destrucción de los ganglios simpáticos y parasimpáticos del miocardio. Para el estudio de la fase crónica de esta enfermedad, Carrasco *et al* han propuesto una clasificación, modificada de Puigbó (1968) y Kuschnir (1981), que incluye la biopsia miocárdica y consiste en los siguientes subgrupos:

Subgrupo 0. Pacientes asintomáticos con serología positiva y el resto de los exámenes negativos, incluyendo la biopsia miocárdica; se le llama "infección chagásica sin cardiopatía" y son considerados libres de enfermedad.

Subrupo I A. Pacientes asintomáticos con serología positiva, ECG normal, función ventricular normal y la biopsia revela "daño miocárdico subcelular".

Subgrupo IB. Pacientes asintomáticos con serología positiva, ECG normal, la biopsia miocárdica es anormal y el ventriculograma revela disquinesias segmentarias a predominio apical, expresión de un "daño miocárdico segmentario".

Subgrupo II. Pacientes sintomáticos (50%) con serología positiva (biopsia miocárdica, ventriculograma y electrocardiograma son anormales); cursan con cardiomegalia, arritmias ventriculares complejas, bloqueos completos de ramas, hemibloqueo izquierdo anterior y zonas eléctricamente inactivas (patrón de pseudoinfarto), expresión de daño miocárdico avanzado.

Subgrupo III. Pacientes con clínica de insuficiencia cardíaca crónica, serología positiva y arritmias ventriculares complejas, como manifestación de una "miocardiopatía crónica en fase final".

En la miocardiopatía chagásica, a diferencia de la no chagásica, predominan el bloqueo de la rama derecha, las arritmias ventriculares complejas, el mayor compromiso segmentario ventricular izquierdo y la muerte súbita, además de una mayor mortalidad con similar compromiso miocárdico entre las dos entidades. La sobrevida de la miocardiopatía chagásica disminuye notablemente cuando existe una fracción de eyección del ventrículo izquierdo (FEVI) por debajo de 0.30, disfunción diastólica, arritmias ventriculares complejas, taquicardia sinusal mayor de 90/min y una cardiomegalia radiológica (relación cardiotorácica mayor del 50%).

Es digno de mencionar la existencia de una miocardiopatía crónica, endémica en la zona rural venezolana, semejante a la chagásica, estudiada y publicada por patólogos alemanes/venezolanos en la década de los cincuenta del siglo XX. Estudiada desde 1985 al 2002 por Novoa-Montero *et al* mediante estudios epidemiológicos y por Dávila - Spinetti *et al* con estudios clínicos.

DIAGNÓSTICO

La demostración del parásito constituye el diagnóstico de certeza de la infección. Sin embargo, solo es posible detectar eficientemente la forma circulante de *Trypanosoma cruzi* durante la fase aguda de la infección. En etapas posteriores, el diagnóstico de laboratorio se basa en la detección de anticuerpos específicos. A continuación se describen los exámenes necesarios para el diagnóstico de la enfermedad.

1. Demostración directa en fresco del parásito en la sangre con técnica de gota fresca y gota gruesa, como en el caso de la malaria, o coloreados con Giemsa, hemocultivos en el medio de NNN y el xenodiagnóstico, sobre todo en la fase aguda. Es de hacer notar que en la miocardiopatía chagásica crónica, difícilmente se aísla el parásito, aunque estudios han demostrado parásitos miocárdicos escasos en una gran número de pacientes.

2. Exámenes serológicos. Útiles para identificar anticuerpos IgG específicos, y los más usados son fijación del complemento (Machado-Guerreiro), análisis de precipitación radioinmune (Chagas RIPA, *radioimmune precipitation assay*), muy sensible y específico para detectar anticuerpos contra *T. Cruzi* y, el Ortho T. Cruzi ELISA *Test System, Ortho-Clinical Diagnostics, Raritan, NJ*). Actualmente, el método más sensible para identificar la existencia de parásitos circulantes en la fase aguda, o tisulares, es la PCR, que detecta DNA de *T. Cruzi* pero que no está disponible en los laboratorios clínicos.

Estas pruebas aparecen positivas tres meses después de la infección. El hecho de que sean positivas expresa que hubo contacto con el protozoario pero no necesariamente la existencia de la enfermedad.

3. Biopsia endomiocárdica septal. Es la "prueba de oro" para determinar el daño miocárdico precoz y la presencia de "nidos" de *amastigotes*. La enfermedad evoluciona desde una transformación progresiva de un inflitrado agudo con predominio de neutrófilos, necrosis miofibrilar y escasa fibrosis, hasta la clásica miocardiopatía crónica terminal con infiltrados plasmo-linfo-histiocitarios, fibrosis abundante y degeneración miofibrilar.

4. Ecocardiograma/Doppler. Permite detectar anormalidades de la función ventricular diastólica izquierda en el 40% de los pacientes del grupo 1 A.

5. Angiografía radioisotópica. Es el método no invasivo más sensible para detectar alteraciones precoces de la función ventricular.

TRATAMIENTO

Actualmente no existe un tratamiento ideal para esta enfermedad; sin embargo, en la fase aguda, los antiparasitarios pueden aliviar las manifestaciones clínicas, negativizar la parasitemia y la serología. En la fase crónica, el CDC, 2006, recomendó benznidazol o nifurtimox para adultos menores de 50 años de edad con una infección indefinida y prolongada por *T. Cruzi*.

Benznidazol. Es un derivado del nitroimidazol recomendado actualmente por la OMS como primera línea para la enfermedad de Chagas. Es relativamente efectivo en la fase aguda y crónica reciente de la enfermedad. Con él se logra una desaparición de la parasitemia y mejoría clínica en el 95% de los pacientes, aunque se ha demostrado persistencia del parásito en la biopsia miocárdica. Los efectos colaterales son náuseas, fiebre, púrpura, polineuritis periférica, leucopenia, aumento de las aminotransferasas y trombocitopenia. Se debe evitar la ingesta alcohólica durante su uso y está contraindicado en hepatopatías, nefropatías, embarazo y cuando existen trastornos neurológicos o hematológicos. La dosis es de 5 mg/Kg VO diarios divididos en dos tomas por 60 días (es prudente comenzar con la mitad de la dosis). Si el xenodiagnóstico continúa positivo se debe hacer una cura de 4 semanas más. Al inicio, a las 3 semanas y al finalizar el tratamiento se recomienda hacer los siguientes exámenes de laboratorio: hematología, urea y creatinina, aminotransferasas y pruebas de embarazo en mujeres en edad gestacional.

Nifurtimox. Es un nitrofurazolidínico tripanocida contra las formas *tripomastigote* y *amastigote* de *T. cruzi.* Los efectos colaterales son insomnio, cefalea, convulsiones, síntomas gastrointestinales, toxicidad hepática, dermatitis y neuropatía periférica. La dosis inicial es de 5 mg/Kg VO diarios dividida en cuatro tomas, se aumentan 2 mg/Kg cada dos semanas hasta llegar a una dosis de 12-15 mg/Kg diarios por 8 a 22 semanas u 8 a 10 mg/ Kg VO diarios repartidos en 4 tomas por 90 a 120 días.

Otras medidas terapéuticas

1. Vasodilatadores si el estrés sistólico final del ventrículo izquierdo está aumentado
2. Amiodarona para arritmias ventriculares complejas (Lown III-IV)
3. Marcapasos-defibriladores definitivos para bloqueos aurículoventri-culares completos
4. Medidas sintomáticas: digoxina, diuréticos, esteroides en casos se-leccionados, carnitina y pericardiocentesis terapéutica.

El *tratamiento quirúrgico* consiste en resección de los aneurismas ventriculares (aneurismectomía) cuando se asocia a arritmias ventriculares complejas refractarias al tratamiento médico, y trasplante cardíaco para grupos avanzados. Hay que recordar que en el postoperatorio inmediato de los pacientes trasplantados puede desencadenarse una miocardiopatía aguda, por lo que se recomienda el uso de tripanocidas.

Para el control endémico de la enfermedad de Chagas se ha insistido en las medidas profilácticas, la ruptura de la cadena de transmisión se logra al destruir los vectores (fumigación con insecticidas) controlando los reservorios naturales, así como mejorando o eliminando los ranchos campesinos construidos con paredes de barro (bahareque) y techo de paja o palma donde viven los triatomídeos infectados. Es importante resaltar la serología sistemática en las transfusiones sanguíneas.

REFERENCIAS

BERN C. Evaluation and treatment of Chagas disease in the United States: A systematic review. JAMA: 2007; 298: 2171.

CARRASCO-GUERRA HA, BELLERA-G J, DIPAOLO A, NAVARRO A, DURÁN D, MOLINA C, PARADA H. Evaluación clínica y factores pronósticos en la miocardiopatía chagásica crónica. Avances Cardiol. 1998; 18 (5): 147-152.

CARRASCO HA, PALACIOS-PRU E, DAGERT DE SCORZA C ET AL. Clinical, histochemical, and ultrastructural correlation in septal endomyocardial biopsies from chronic chagasic patients: Detection of early miocrdial damage. Am Heart J. 1987; 113:716-724.

DÁVILA DF, DONIS JH, TORRES A, GOTTEBERG CF, RAMONI-PERAZZI P, ARATA DE BELLABARBA G. Beta-adrenergic blockers in chronic systolic heart failure secondary to Chagas´ disease. Intern J Cardiol. 2008; 128: 1-4.

DAVILA DF, DONIS JH, TORRES A, GOTTEBERG CF, RAMONI-PERAZZI P, ARATA DE BELLABARBA G. Beta-adrenergic blockers in chronic systolic heart failure secondary to Chagas´ disease. Intern J Card. 2008; 128;1-4.

INGLESSIS I, CARRASCO-G HA, AÑEZ N, FUENMAYOR C, PARADA H, PACHECO JA Y CARRASCO-V HR. Seguimiento clínico, parasitológico e histopatológico de pacientes chagásicos agudos tratados con benznidazol. Arch NST Cardiol Méx. 1998; 68: 405-410.

NOVOA- MONTERO D. Chagas disease and chronic myocardiopathy: An epidemiologic study of four Venezuelan rural communities. Tesis Doctoral. The Johns Hopkins School of Hygiene and Public Health. Baltimore, 1983. Consejo de Publicaciones de la Universidad de los Andes, Mérida, 1985.

RASSI A, RASSI A, LITTLE W, ET AL. Development and validation of a risk score for predicting death in Chagas heart disease. N Engl J Med. 2006; 355: 799-808.

Rassi A Jr. Chagas disease. Lancet. 2010; 375: 1388.

Sartori Am. Manifestations of Chagas disease (American tripanosomiasis) in patiets with HIV/AIDS. Ann Trop Med Hyg. 2007; 101:31.

Viotti R, Vigliano C, Lococo B, et al. Long term cardiac outcomes of treating chronic Chagas disease with benznidazole versus no treatment: a nonrandomized trial. Ann Intern Med. 2006; 144: 724-734.

INSUFICIENCIA CARDÍACA CRÓNICA

Dayana Stojakovic S.

INTRODUCCIÓN

El síndrome de insuficiencia cardiaca crónica (SICC) se refiere a la incapacidad del corazón para mantener el gasto cardiaco acorde con las necesidades metabólicas del organismo o cuando solo puede hacerlo con presiones de llenado muy elevadas, incapacidad esta que se debe a defectos del llenado y/o de la contracción y vaciamiento ventricular. Este síndrome complejo se caracteriza por anormalidades de la función ventricular y de la regulación neurohormonal de manera que se produce intolerancia al ejercicio, retención hidrosalina y reducción de la longevidad. En la actualidad se recomienda usar el término *insuficiencia cardíaca* (IC) en lugar del antiguo "insuficiencia cardíaca congestiva", ya que no todos los pacientes se presentan con el cuadro predominante de sobrecarga de volumen.

Este síndrome puede deberse a alteraciones del pericardio, miocardio, endocardio, aparato valvular, grandes vasos o incluso, desórdenes metabólicos y la mayoría de los pacientes desarrolla síntomas debido al compromiso del ventrículo izquierdo. Existe un amplio espectro de anormalidades del ventrículo izquierdo que abarca desde los pacientes que cursan con poca alteración del tamaño del mismo y fracción de eyección conservada hasta aquellos con severa dilatación y marcada disminución de esta última. Esta enfermedad se caracteriza por la aparición gradual de síntomas y signos secundarios a la alteración estructural y funcional del sistema cardiovascular y a la activación progresiva de los mecanismos neuroendocrinos y neurohumorales.

La prevalencia aumenta con la edad ocurre en más del 10% de las personas mayores de 75 años, ocupa el 20% del total de las hospitalizaciones en mayores de 65 años y hasta un 35% de todos los pacientes con diagnóstico de SICC son hospitalizados cada año. La prevalencia varía con la etnia y es un 25% mayor en la raza negra. La incidencia es 2 veces mayor en sujetos hipertensos que en normotensos, y cinco veces mayor en aquellos que han tenido un infarto del miocardio.

Una vez que han aparecido las manifestaciones de insuficiencia cardiaca, la tasa de mortalidad es de 10%; 22% y 42% a los 30 días, un año y cinco años tras la hospitalización, y la tasa de rehospitalización es de 25% después del primer mes.

Es importante distinguir entre insuficiencia cardíaca sistólica y diastólica. La *insuficiencia cardíaca sistólica* se caracteriza por una anomalía de la función sistólica ventricular que lleva a un defecto en la expulsión de la sangre con disminución de la fracción de eyección del ventrículo (FEVI) menor o igual a 40%, asociada a una pérdida de la fuerza contráctil del miocardio. La *insuficiencia cardíaca diastólica*, por el contrario, se presenta cuando hay dificultad para el llenado ventricular debido a una alteración de la relajación miocárdica y es más común en mujeres de edad avanzada con historia de HTA, diabetes mellitus, obesidad y fibrilación auricular. Las manifestaciones clínicas pueden ser similares en ambos casos y en muchos pacientes coexisten la disfunción sistólica y diastólica del ventrículo. Lo anterior determina la importancia de corroborar la función sistólica y diastólica ventricular en todo paciente con signos y síntomas de insuficiencia cardiaca. Para eso, la herramienta más útil es la ecocardiografía transtorácica. La FEVI medida por ecocardiografía, ayuda a orientar el tratamiento y permite estimar el pronóstico del paciente. Hay además casos en los que es necesario distinguir entre un SIC agudo y crónico.

Insuficiencia cardíaca aguda. Se presenta cuando el corazón es sometido a una sobrecarga rápida que rebasa su capacidad de compensación sin que exista tiempo para que se presenten los síntomas y signos clásicos de IC. El ejemplo típico es el infarto de miocardio extenso, en el cual, la pérdida aguda de los miocitos causa depresión de la función contráctil del ventrículo izquierdo y signos de IC.

Insuficiencia cardíaca crónica. Es la forma más frecuente de falla cardíaca y su evolución natural permite la aparición de mecanismos compensadores y la presencia de signos y síntomas típicos a los que nos referimos en este capítulo. En presencia de una alteración de la contractilidad miocárdica o una sobrecarga hemodinámica del ventrículo se ponen en marcha tres mecanismos adaptativos:

1. Mecanismo de Frank-Starling, con aumento de la precarga
2. Activación neurohormonal y del sistema nervioso simpático (SNS) con liberación de catecolaminas y neurohormonas capaces de mantener la presión arterial media y la perfusión de órganos vitales
3. Remodelado miocárdico con o sin dilatación de las cámaras cardíacas

La presión arterial sistémica y los líquidos corporales son controlados básicamente por el SNS, sistema renina-angiotensina-aldosterona (SRAA) y los péptidos natriuréticos. Estos tres sistemas actúan de manera concertada para mantener la homeostasis corporal de manera que bajo condiciones que provocan una disminución abrupta de los líquidos corporales y/o de la presión arterial, los dos primeros sistemas se activan y el tercero se inactiva para restablecer la normalidad.

La activación neuroendocrina es temprana y selectiva, particularmente en los pacientes con insuficiencia cardiaca sistólica. El gasto cardíaco (GC) debe mantenerse gracias a un aumento del volumen diastólico final ventricular (precarga), elevación concomitante de la presión diastólica del VI y aumento de la presión capilar pulmonar con la aparición de disnea.

El SICC se caracteriza por activación generalizada del SNS que conduce a estimulación de la contractilidad, taquicardia, retención de sodio, liberación de renina y vasoconstricción sistémica. Además, se activa el SRAA con aumento de la angiotensina II, endotelinas y vasopresina. La activación del SRAA produce cantidades anormales de angiotensina II que lleva a hipertrofia, fibrosis, apoptosis de los miocitos, marcado aumento de la resistencia periférica y liberación de aldosterona, con la consecuente retención de agua y sodio, elementos que fomentan la fibrosis y el empeoramiento del remodelado. Estos mecanismos son "compensadores" al principio, pero establecen un círculo vicioso que perpetúa el remodelado y la falla cardíaca debido a la ya mencionada vasoconstricción excesiva, incremento de la postcarga, excesiva retención de sal y agua, trastornos electrolíticos y arritmias. La activación de ambos sistemas afecta de manera negativa los vasos sanguíneos, riñones, músculos, médula ósea, pulmones e hígado, lo que conduce a las diferentes manifestaciones clínicas del síndrome. Los mecanismos inflamatorios también se han incluido en la fisiopatología del SICC, en el cual existe aumento del factor de necrosis tumoral, así como diversas citoquinas (interleuquina 1b, 2, 6), que son capaces de producir hipertrofia de los miocitos, apoptosis, desacoplamiento de los receptores beta del miocardio, remodelación de la matriz extracelular y empeoramiento del remodelado.

La IC puede dividirse en estadios de acuerdo a la Asociación Americana del Corazón y el Colegio Americano de Cardiología (AHA/ACC), clasificación útil para tratar y establecer el pronóstico de la enfermedad.

ESTADIO A Factores de riesgo para desarrollar IC, pero sin cardiopatía estructural ni signos o síntomas de IC

ESTADIO B Cardiopatía estructural establecida, pero sin signos o síntomas de IC

ESTADIO C Cardiopatía estructural acompañada de signos y síntomas (actuales o recientes) de IC

ESTADIO D IC refractaria que requiere intervención especializada

Las enfermedades que en nuestro medio representan un factor de riesgo para el SICC son hipertensión arterial esencial (HTA), enfermedad coronaria, cardiopatía chagásica, anormalidades de las válvulas cardiacas, diabetes mellitus, obesidad y miocardiopatías dilatadas idiopáticas. Todas ellas tienen un denominador común de carácter estructural y funcional; este mecanismo adaptativo es denominado *proceso de remodelación cardiaca,* por el cual, factores mecánicos, neurohormonales y genéticos alteran forma, tamaño y función cardíaca que lleva a hipertrofia, pérdida de miocitos y fibrosis. Este proceso puede ser desencadenado por un accidente isquémico (infarto), inflamatorio o infeccioso (miocarditis viral o parasitaria). De igual manera, la sobrecarga de volumen, o de presión, dan lugar al proceso de remodelación excéntrica o concéntrica respectivamente. Los pacientes hipertensos que inicialmente tienen remodelado concéntrico pueden evolucionar al remodelado excéntrico. A continuación se describen someramente las causas más frecuentes del SICC.

Hipertensión arterial sistémica. La HTA esencial es la causa más frecuente de insuficiencia cardiaca crónica. Generalmente, en los pacientes mayores de 65 años predomina el patrón morfológico de hipertrofia ventricular *concéntrica* (aumento de espesor de la pared ventricular y tamaño normal de las cavidades ventriculares). En estos pacientes, la función ventricular sistólica puede estar conservada pero la diastólica es anormal, de manera que existe un trastorno de relajación ventricular conocida como *insuficiencia cardiaca diastólica.* La incidencia de IC aumenta según la severidad de la HTA, su duración y la edad avanzada. En líneas generales, las manifestaciones de IC avanzada están determinadas por un aumento de la presión diastólica ventricular izquierda y la retención hidrosalina. Debido a estas diferentes características estructurales y funcionales, el paciente hipertenso con manifestaciones de IC debe ser clasificado mediante el estudio ecocardiográfico (Figura 26).

A   B   C

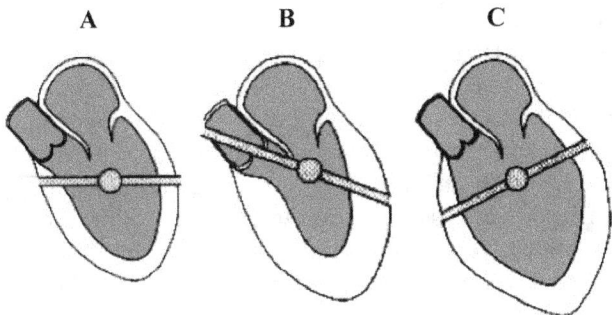

Figura 26. Adaptación morfológica del corazón a la hipertensión arterial esencial. **A** ventrículo izquierdo con paredes y cavidad de tamaño normal. **B** patrón de hipertrofia ventricular concéntrica, con paredes engrosadas y cavidad ventricular de tamaño normal (*insuficiencia cardiaca diastólica*). **C** ventrículo de morfología excéntrica con paredes adelgazadas y cavidad con tendencia a la forma esférica (*insuficiencia cardiaca sistólica*)

Enfermedad coronaria. La cardiopatía isquémica es la segunda causa del SICC. La obstrucción aguda o crónica de las coronarias principales afecta la perfusión del miocardio y provoca necrosis y fibrosis. Una lesión de la masa miocárdica mayor del 20% inicia el proceso adaptativo de *remodelación cardiaca*, cuyo resultado final es dilatación de las cavidades ventriculares, adelgazamiento de la pared ventricular, depresión de la función ventricular sistólica y aparición de los síntomas y signos de IC. La cardiopatía isquémica crónica es un ejemplo de disfunción sistólica y diastólica. La primera se produce por la pérdida de miocardio contráctil y la segunda por la sustitución de tejido normal por tejido fibroso con la reducción de la distensibilidad del ventrículo izquierdo y su relajación.

Cardiopatía chagásica. La cardiopatía chagásica afecta a ambos sexos y aparece en general después de un período de latencia entre la cuarta y quinta décadas de la vida. Se caracteriza por tener una evolución lenta y progresiva; aproximadamente el 10-30% de los pacientes afectados (serología positiva para *Tripanosoma cruzi*) puede llegar al SICC.En estos pacientes, la alteración estructural cardiaca es inicialmente localizada (fibrosis segmentaria y aneurisma apical). Por mecanismos aún desconocidos se instala un proceso de remodelación cardiaca gradual, al igual que en otras cardiopatías, que lleva a la dilatación progresiva de las cavidades cardiacas con adelgazamiento de sus paredes y depresión de la función ventricular sistólica (insuficiencia cardiaca sistólica);

además, trombos murales y daño del sistema de conducción (bloqueo de la rama derecha del haz de His, bloqueo de la subdivisión anterior de la rama izquierda del haz de His o bloqueo auriculoventricular completo). Una vez instalada la IC, la morbimortalidad es mayor cuando se compara con la mortalidad provocada por otras enfermedades cardiacas. Los mecanismos fisiopatológicos responsables de la progresión de la enfermedad cardiaca chagásica hasta la IC y la muerte no difieren de los mecanismos ya descritos para las enfermedades cardiacas no chagásicas (remodelación cardiaca y activación neuroendocrina). Se acepta que los pacientes con IC de etiología chagásica deben ser manejados con las mismas estrategias terapéuticas que los enfermos no chagásicos.

Enfermedades de las válvulas cardiacas. Las válvulas cardíacas pueden ser afectadas por procesos degenerativos o inflamatorios. La alteración estructural de la válvula puede limitar su cierre adecuado (insuficiencia) o su apertura (estenosis), lo cual conduce al proceso de remodelación cardiaca antes descrito que puede llevar al compromiso de la función miocárdica (sistólica o diastólica) con la consiguiente aparición de IC. Las valvulopatías caracterizadas por una mayor sobrecarga de presión, como la estenosis aórtica, conducen a un proceso de remodelado e hipertrofia concéntrica y al compromiso precoz de la función diastólica; a medida que la enfermedad progresa, aparece la dilatación de la cavidad ventricular (evolución a patrón excéntrico) con depresión de la función sistólica del ventrículo izquierdo. Por el contrario, las valvulopatías que cursan fundamentalmente con sobrecarga de volumen, como la insuficiencia aórtica, determinan aparición de hipertrofia excéntrica predominante con dilatación de las cámaras y posterior depresión de la función sistólica ventricular.

Miocardiopatías dilatadas. Abarca las enfermedades miocárdicas caracterizadas por dilatación ventricular y disminución de la contractilidad en ausencia de condiciones anormales de carga (HTA o enfermedades valvulares). Su pronóstico es pobre con una mortalidad del 25% durante el primer año y de 50% a los 5 años. Cursa con grados diversos de compromiso de la función sistólica y/o diastólica del VI.

MANIFESTACIONES CLÍNICAS

Cuando el paciente ingresa con un cuadro de ICC descompensada pueden estar presentes síntomas y signos de congestión periférica y central por retención hidrosalina con el consiguiente aumento de la presión intraventricular izquierda. La presencia de intolerancia al decúbito supino, la ingurgitación yugular a los 45° y la hipotermia de las extremidades, permiten clasificar al paciente como *predominantemente congestivo* "húmedo" (presión precapilar pulmonar elevada e hipervolemia) o *predominantemente con hipoperfusión tisular* "seco" (gasto cardiaco bajo). Según la New York Heart Association (NYHA), los pacientes con IC se clasifican en 4 estadios funcionales.

I Sin limitación para la actividad física ordinaria, esta no causa disnea

II Limitación física ligera para la actividad física ordinaria. Cómodo en reposo pero la actividad física normal causa disnea excesiva o fatiga

III Limitación de la actividad física, inferior a la ordinaria. Aun no hay síntomas en reposo

IV Disnea para mínimos esfuerzos. Puede haber síntomas en reposo

Aunque hay relación entre la gravedad de los síntomas y la supervivencia, estos no se relacionan directamente con la función ventricular. Los pacientes pueden encontrarse en estadio III o IV aun teniendo función sistólica del VI casi normal (IC diastólica) o ser bastante oligosintomáticos aun con fracción de eyección muy baja. Los pacientes con síntomas leves siguen teniendo alto riesgo de morir. Las manifestaciones cardinales de ICC se describen a continuación.

Disnea de esfuerzo. Esta empeora con el avance de la enfermedad y se presenta cada vez con menores esfuerzos; comúnmente se asocia a hipertensión venocapilar pulmonar, reducción de la capacidad vital, aumento del trabajo respiratorio debido a altas presiones intrapleurales, incremento en la resistencia de la vía aérea y alteraciones de la ventilación-perfusión. Esto se asocia a disminución de la perfusión de los músculos respiratorios que incrementa el trabajo respiratorio y exagera la disnea.

Ortopnea. Es la disnea que se presenta en decúbito supino; ocurre bruscamente debido a la disminución del *pool* sanguíneo de las extremidades inferiores y el abdomen, así como al desplazamiento de la sangre al compartimiento intratorácico. Eso ocasiona que el corazón insuficiente no pueda manejar el súbito volumen sanguíneo, se eleve la presión capilar pulmonar, aparezca edema intersticial, disminuya la distensibilidad pulmonar y aparezca la disnea.

Disnea paroxística nocturna. Se presenta con el paciente dormido (a diferencia de la ortopnea) con sensación súbita de disnea, ansiedad y agitación, acompañándose usualmente de broncoespasmo debido a congestión bronquial y compresión de la vía aérea por el edema intersticial. Su mecanismo es similar al de la ortopnea por la expansión del volumen intratorácico, sumado a la depresión del centro respiratorio durante el sueño.

Reducción de la tolerancia al ejercicio, debilidad y fatiga. Esto se debe a la disnea *per se* y a la disminución de la perfusión de los músculos (por la disminución del gasto cardíaco), así como al metabolismo anormal del músculo esquelético y consecuencia de la vasodilatación. También puede producirse por excesiva depleción de sodio e hipovolemia.

Síntomas urinarios. La nicturia se debe a la actividad y redistribución del flujo sanguíneo renal durante el día, así como a la mayor formación de orina en la noche. En estadios avanzados de la IC puede haber oliguria.

Síntomas cerebrales: confusión, ansiedad, insomnio.

Síntomas debido a falla cardíaca derecha: hepatomegalia congestiva dolorosa, náuseas y distensión abdominal por congestión esplácnica, gastrointestinal e inadecuada perfusión intestinal.

DIAGNÓSTICO

Los criterios diagnósticos del SICC se dividen en dos categorías: los mayores, por tener más especificidad y sensibilidad para el diagnóstico del síndrome, y los menores por estar presentes en otras patologías. Se ha establecido que dos criterios mayores, o uno mayor y dos menores, permiten con razonable certeza llegar al diagnóstico del síndrome (Tabla 113).

TABLA 113. CRITERIOS DIAGNÓSTICOS DE FRAMINGHAM DEL SICC

Criterios mayores	Criterios menores
Disnea paroxística nocturna	Disnea de esfuerzo
Cardiomegalia	Tos nocturna
Tercer ruido cardíaco	Taquicardia sinusal (mayor de
Ingurgitación yugular	120 pm)
Reflujo hepatoyugular positivo	Edema periférico
Estertores crepitantes bilaterales	Hepatomegalia
Disminución > de 4,5 Kg de peso en 5 días con	Derrame pleural
el tratamiento	Disminución de la capacidad vital
PVC mayor de 16 cm H_2O	en más de 1/3 del máximo
Péptido cerebral natriurético superior a 100 pg/ml	

TRATAMIENTO

La historia natural del paciente con el SICC es la recurrencia o agravamiento de los síntomas congestivos por causas multifactoriales: no adherencia al tratamiento, arritmias cardiacas, infarto del miocardio, infecciones respiratorias y comorbilidades. Estas descompensaciones aumentan la morbimortalidad en los tres meses posteriores al egreso hospitalario, la ocupación de camas y el incremento de costos por tratamiento. Los objetivos de la terapia son aliviar de los síntomas, evitar el reingreso hospitalario y mejorar la calidad de vida y la supervivencia. En la actualidad se recomienda el tratamiento farmacológico del SICC según el estadio en que se encuentre el paciente. En el estadio A, la conducta consiste en controlar los factores de riesgo que pueden causar el daño cardíaco. En el B, la terapéutica está dirigida a preservar la función ventricular sistólica, disminuir el proceso de remodelación cardiaca y reducir la morbimortalidad, para cuyo fin se utilizan los betabloqueadores, los IECAS o ARA II, cuya administración simultánea y progresiva tiene efecto sinérgico.

Todos los pacientes (sin contraindicaciones absolutas) con disminución de la fracción de eyección del VI deben recibir betabloqueadores y IECAS (tengan o no antecedentes de cardiopatía isquémica) debido a que dichos fármacos disminuyen la morbimortalidad y enlentecen el proceso de remodelado. Para los estadios C y D con síntomas congestivos periféricos y centrales, a los medicamentos ya mencionados se agregan digitálicos y diuréticos (de asa y antagonistas de la aldosterona), y en casos especiales, vasodilatadores directos (Tabla 114).

Betabloqueadores. Estos medicamentos contrarrestan la activación neuroendocrina y disminuyen la activación del SNS, con lo cual se logra disminuir la morbimortalidad, reducir la frecuencia de arritmias ventriculares potencialmente letales y la incidencia de muerte súbita mejorando la calidad de vida de los pacientes con IC. Se usan los betabloqueadores selectivos como el metoprolol y los de tercera generación de liberación sostenida (bisoprolol, carvedilol y nevibolol). Siempre se debe comenzar con dosis mínimas, con una titulación cautelosa y ascendente hasta alcanzar las dosis máximas toleradas por el paciente. Pueden comenzarse incluso en el enfermo hospitalizado.

IECAS. Disminuyen la activación neuroendocrina y los niveles neurohormonales; reducen los efectos deletéreos de la angiotensina II y del SRAA, lo cual favorece la acción vasodilatadora de las bradiquininas. Han demostrado disminuir la morbimortalidad, mejorar los síntomas, el desempeño cardíaco e incluso revertir el remodelado. Constituyen, junto a los betabloqueadores, la terapia de primera línea en el tratamiento del SICC.

ARA II. Representan una estrategia cuando hay intolerancia a los IECAS y se acepta su uso para disminuir la morbimortalidad del paciente hipertenso que desarrolla el SICC, aunque no representan la terapia de primera línea. Han demostrado reducción de la mortalidad y de las hospitalizaciones. Se han empleado con éxito valsartán, candesartán y losartán.

Antagonistas de la aldosterona (espironolactona y eplerenona). Disminuyen los efectos deletéreos de la aldosterona y por tanto la activación neurohormonal (fibrosis y empeoramiento del remodelado). Han demostrado disminuir la morbimortalidad y están recomendados para los pacientes con IC en estadio II a IV de la NYHA con FEVI menor de 40%; usualmente se combinan con IECA y betabloqueadores. Debe vigilarse la creatinina y el potasio sérico, ya que están contraindicados si la creatinina está por encima de 2,5 mg/dl y el K sobre 5 mEq/L.

Digitálicos. Tiene una acción inotrópica positiva debida a la interferencia con la acción de la *Na/K ATPasa* y el acúmulo de calcio en la maquinaria contráctil; además, acción vagotónica y simpaticolítica. A dosis terapéuticas produce enlentecimiento de la conducción a nivel del nodo auriculoventricular y disminución del automatismo de los miocitos auriculares. La digoxina tiene una acción benéfica sobre la función ventricular y la activación neurohormonal, por lo que disminuye las hospitalizaciones por IC y mejora la calidad de vida y la tolerancia al ejercicio. Se usa cuando la FEVI es menor de 40% y el paciente está en ritmo sinusal. En la IC con fibrilación auricular puede usarse para controlar la respuesta ventricular como terapia añadida a los betabloqueadores o cuando estos no se toleren. Actualmente no está aprobada la tradicional dosis de carga y deben monitorizarse los niveles terapéuticos para evitar la toxicidad, sobre todo en los pacientes susceptibles (ancianos, enfermos renales, alteraciones electrolíticas y endocrinas).

Diuréticos. Es el tratamiento fundamental para pacientes hipervolémicos porque disminuyen los líquidos corporales; sin embargo, deben usarse con cautela porque han incrementado la mortalidad intrahospitalaria y a los 90 días del egreso. Deben usarse las dosis justas que permitan resolución de los signos de retención hidrosalina, evitar las dosis excesivas que pueden conducir a hipotensión, azoemia, depleción de potasio y magnesio, factores que aumentan el riesgo de arritmias ventriculares y muerte. Los diuréticos de asa (furosemida, bumetanida) como terapia de mantenimiento deben tener por objeto fundamental mantener un peso seco estable, es decir, que desaparezcan los signos de congestión y retención hidrosalina, así como que se alcance el estado de euvolemia con la mínima dosis posible.

Vasodilatadores directos. Al reducir la precarga y postcarga, estos logran aumentar el gasto cardíaco y reducir las presiones de llenado ventricular. Los nitratos son vasodilatadores venosos predominantes con acción vasodilatadora coronaria y sobre las arterias epicárdicas, por lo que mejoran la función sistólica, diastólica y reducen el consumo de oxígeno. Esto los hace útiles en el manejo de la isquemia miocárdica. La hidralazina es un vasodilatador arterial que produce disminución de la poscarga, aunque puede producir activación simpática refleja. La combinación de dinitrato de isosorbide e hidralacina solo está justificada en pacientes de raza negra que persisten sintomáticos (NYHA III o IV) a pesar de recibir IECA, betabloqueadores y antagonistas de la aldosterona, o cuando no se puedan administrar IECAS o ARA II por intolerancia, hipotensión arterial severa o insuficiencia renal. De manera que en la actualidad no está justificada esta combinación en pacientes que toleren los IECA/ARA2, tampoco sustituyen a los fármacos que modifican la activación neurohormonal debido a que no disminuyen la morbimortalidad y su uso se acompaña de alta incidencia de efectos adversos. Su prescripción ha disminuido por el advenimiento de nuevas drogas con excelente nivel de evidencia.

Ivabradina. Inhibe el *canal If* del nodo sinusal y su único efecto es disminuir la frecuencia cardíaca en pacientes con ritmo sinusal. Se ha estudiado en pacientes con FEVI menor de 35%, con terapia clásica para IC (diuréticos, IECA, betabloqueador, digoxina y antagonista de aldosterona) y que persisten con FC mayor de 70 pm. Reduce las hospitalizaciones por IC, mejora la función del VI y la calidad de vida. Se puede considerar para reducir el riesgo de hospitalización por IC en este contexto o en pacientes que no puedan tolerar un betabloqueador, pero que reciban IECA y antialdosterona. Solo está aprobado su uso por la Sociedad Europea de Cardiología.

Para la *insuficiencia cardíaca diastólica* no existe tratamiento que haya demostrado de manera convincente la disminución de la morbimortalidad en los pacientes con FEVI conservada. Se utilizan los diuréticos de la misma forma para aliviar los síntomas de retención hidrosalina, el edema y la disnea.

El tratamiento de la enfermedad de base mejora el pronóstico y disminuye las hospitalizaciones (HTA, isquemia cardíaca con revascularización y el control de la frecuencia ventricular en pacientes con fibrilación auricular). Debe hacerse según las recomendaciones del manejo de cada patología y puede considerarse el uso de ARA II.

TABLA 114. MEDICAMENTOS UTILIZADOS EN LA INSUFICIENCIA CARDIACA

Medicamento	Dosis inicial mg	Número de dosis diarias	Dosis máxima mg
BETABLOQUEADORES			
Carvedilol	3.125	2	50-100
Bisoprolol	1.25	1	10
Nevibolol	1.25	1	10
Metoprolol	12.5-25	1	200
INHIBIDORES DE LA ENZIMA CONVERTIDORA DE ANGIOTENSINA (IECA)			
Captopril	6,25 - 50	2-3	150
Enalapril	2,5 a 20	2	40
Lisinopril	2.5-5.0	1	20-40
Ramipril	2.5	1-2	10
Trandolapril	1	1	4
Perindopril	2	1	8-16
Quinapril	5-20	2	40
BLOQUEADORES DE LOS RECEPTORES PARA LA ANGIOTENSINA II (ARA II)			
Valsartan	40-160	2	320
Candesantan	4	1	32
Losartan	50	1 -2	150

DIGITÁLICOS			
Digoxina	0.125-0,25 mg VO (la dosis de 0,125 mg se reserva para mayores de 70 años, con empeoramiento de la función renal o bajo índice de masa corporal)	1	0,25
DIURÉTICOS			
Furosemida	20-40 VO o EV	3-4	240
Bumetanida	0,5-1 VO o EV	1-2	10
Espironolactona	12,5-25	1	25-50
Eplerenona	25 mg	1	50
VASODILATADORES ORALES			
Hidralazina	37.5	3	225
Dinitrato de isosorbide	20	3	120

TRATAMIENTO NO FARMACOLÓGICO DE LA ICC: TERAPIA DE RESINCRONIZACIÓN CARDÍACA

En un tercio de los pacientes con ICC, a medida que avanza la enfermedad, el complejo QRS se ensancha, lo cual ensombrece el pronóstico. Los trastornos de conducción, especialmente el bloqueo de la rama izquierda y la disincronía auriculoventricular, aumentan en pacientes con ICC moderada a severa. Estos trastornos de conducción provocan disincronía o "contracción no coordinada" intraventricular (la pared lateral del ventrículo izquierdo se activa tardíamente respecto al septum) e interventricular (la contracción ventricular derecha se produce antes que la izquierda). Esta disincronía hace que se reduzca la fracción de eyección, disminuya la eficiencia mecánico-energética y aparezca disfunción valvular mitral.

Con la terapia de resincronización cardíaca (TRC) se intentan compensar estas alteraciones mediante la estimulación con electrodos en la aurícula derecha, ventrículo derecho y pared lateral del VI. Esto permite la programación de un adecuado intervalo auriculoventricular y la estimulación biventricular, la cual mejora la función contráctil, disminuye la regurgitación mitral secundaria y el remodelado ventricular, factores que optiman la FEVI, aumentan la presión arterial y permiten ajustar las dosis de los fármacos con acción sobre la activación neurohormonal. En pacientes con ICC clase funcional III/IV de la NYHA, FEVI menor de 35%, persistencia de los síntomas y QRS anchos, reduce la tasa de rehospitalización por ICC en un 30% y la mortalidad por todas las causas hasta 35%; además, hay mejoría de la capacidad funcional, aumento de la distancia caminada y del consumo pico de oxígeno.

Las indicaciones actuales de la TRC es en pacientes con ICC clase funcional II-IV de la NYA, con ritmo sinusal, que persistan sintomáticos, con una FEVI menor de 35%, bloqueo de rama izquierda del haz de His y un QRS mayor de 150 milisegundos.

REFERENCIAS

ACCF/AHA. Guideline for the management of heart failure. J Am Coll Cardiol. 2013; 62(16): e147-239.

BEKHEIRNIA MR, SCHRIER RW. Pathophysiology of water and sodium retention in edematous states with normal kidney function. Am J Med 2006. 119: S11-S16.

BONOW RO, CARABELLO BA, CHATTERJEE K ET AL. Journal of the American College of Cardiology/American Heart Association Task Force on Practice Guidelines. J Am College Card. 2008; 52:e1-142.

BRAUNWALD E, ZIPES D, LIBBY P. HEART DISEASE. A textbook of Cardiovascular Medicine. Philadelphia, Saunders, 2005. 7ª edición. Vol 1: 503-590/ Vol 2: 1789-1792.

COMITTE AND INVESTIGATORS. Clinical presentation, management and in-hospital outcomes of patients admitted with acute decompensated heart failure with preserved systolic function. J Am Coll Cardiol. 2006; 47: 76-84.

DÁVILA DF, NUÑEZ TJ, ODREMAN R, DE DÁVILA CA. Mechanisms of neurohormonal activation in chronic congestive heart failure: Pathophysiology and therapeutic implications. Intern J Card. 2005; 101;343-346.

DAVILA DF, DONIS JH, ODREMAN R, GONZALEZ M. Patterns of left ventricular hypertrophy in essential hypertension: should echocardiography guide the pharmacological treatment. Intern J Card. 2007; 124:134-138.

FONAROW GC, ABRAHAM WT, ALBERT NM., ET AL., Influence of beta-blocker continuation or withdrawal on outcomes in patients hospitalized with heart failure: findings from the OPTIMIZE-HF program. J Am Coll Cardiol. 2008; 52:190-9.

GOLDMAN L, AUSIELLO D. Cecil Medicine. Section VIII: Cardiovascular Disease. Saunders Elsevier. 2008. 345-371.

GUIA DE PRÁCTICA CLÍNICA DE LA ESC sobre diagnóstico y tratamiento de la insuficiencia cardiaca aguda y crónica 2012. Rev Esp Cardiol. 2012; 65 (10): 938. e1-e59.

KONISHI M, MAEJIMA Y, INAGAKI H, Clinical characteristics of acute decompensated heart failure with rapid onset symptoms. J Card Fail. 2009; 15: 300-304.

MCMURRAY JJ. Clinical practice. Systolic heart failure. N Engl J Med. 2010; 362: 228-338.

PASCUAL D, SERRANO J ET ALL. Manual de Insuficiencia Cardíaca. Diagnóstico y tratamiento de una patología en expansión. ETIC. 2004. 1-64, 119-221, 257-275.

SENIORS INVESTIGATORS. Beta-blockade with nebivolol in elderly heart failure patients with impaired and preserved left ventricular ejection fraction: Data From SENIORS (Study of Effects of Nebivolol Intervention on Outcomes and Rehospitalization in Seniors With Heart Failure). J Am Coll Card. 2009; 53: 2150.

ZILE MR, BENNET TD, SUTTON MST, CHO YK Transition from chronic compensated to acute decompensated heart failure. Circulation. 2008; 118:2:1433-1441.

FIEBRE REUMÁTICA AGUDA

J. Agustín Caraballo S.

INTRODUCCIÓN

La fiebre reumática es una enfermedad inflamatoria no supurativa y aséptica que ocurre como una complicación tardía (3 a 6 semanas) después de una infección faríngea por *Streptococcus pyogenes, único representante β*-hemolítico del grupo A. Solo un 3% de los pacientes con amigdalofaringitis por este germen desarrolla fiebre reumática por predisposición genética (presencia de alelos del HLA, aumento sérico de lecitina fijadora de *manosa* y un aloantígeno presente en los linfocitos B). Curiosamente, la enfermedad no se describe en infecciones cutáneas por estreptoccos, de manera que son consideradas cepas no reumatogénicas. La incidencia anual en países en vías de desarrollo es de 150 casos por 100.000 habitantes, y en los desarrollados < de 1 por 100.000. La incidencia de la fiebre reumática está relacionada con los factores que incrementan la posibilidad de faringitis por cepas estreptocócicas muy virulentas, sobre una susceptibilidad genética, edad joven, mayor altitud y humedad, hacinamiento y condiciones socioeconómicas precarias.

En vista de no encontrarse gérmenes en los sitios afectados por la fiebre reumática, se supone que la patogenia es por un mecanismo autoinmune que lesiona las válvulas producto de la reacción cruzada entre epítopes del microorganismo y tejidos del huésped. La similitud antigénica entre las moléculas de la proteína M de la pared celular y la glucosamina del carbohidrato de *Streptococcus pyogenes* (epítopes) y ciertas moléculas del ser humano (tropomiosina, actina, queratina), origina *anticuerpos cruzados* que se fijan en el endotelio de las válvulas cardíacas permitiendo la entrada de las células T CD4+ con la consiguiente valvulitis.

La importancia de la fiebre reumática radica en el compromiso cardíaco; en la etapa aguda puede ser mortal por insuficiencia cardiaca o taponamiento cardíaco, y en la crónica por la temida incapacidad residual por deformación y cicatrización de las válvulas, que da origen a la llamada *cardiopatía o valvulopatía reumática*, superada solo por la cardiopatía isquémica e hipertensiva. En los países en desarrollo, la cardiopatía reumática ocupa el 60% de las enfermedades cardiovasculares.

La fiebre reumática ataca frecuentemente entre los 5 y 15 años de edad, aunque se ve hasta los 40 y puede recurrir como consecuencia de nuevos brotes de infección por *Streptococcus pyogenes*. La recurrencia es del 10 al 50%, sobre todo en los primeros 5 años después del primer episodio y en los que han quedado con secuelas de valvulopatía reumática.

MANIFESTACIONES CLÍNICAS

El cuadro amigdalofaríngeo puede ser o no sintomático, y ocurre varios días o semanas antes de aparecer las primeras manifestaciones de la fiebre reumática y 45 a 74% de estos no refiere historia de faringitis. En la enfermedad se describen los denominados criterios mayores de Jones, que incluyen artritis migratoria, carditis, corea de Sydenham, eritema marginal y nódulos subcutáneos. Los signos menores son fiebre, artralgias, dolor abdominal, epistaxis, historia de fiebre reumática previa, cardiopatía reumática, fiebre escarlatina y ciertos exámenes paraclínicos como la prolongación del intervalo PR en el ECG, aumento de la VSG y proteína C reactiva, título elevado de antiestreptolisinas, cultivo faríngeo positivo para *Streptococcus pyogenes,* leucocitosis, anemia y elevación de las globulinas. Dos manifestaciones mayores o una mayor y dos menores indican alta probabilidad de fiebre reumática. El 75% de las manifestaciones de la fiebre reumática ceden antes de las 6 semanas y el 90% antes de los 3 meses. El 5% permanece más de 6 meses e incluyen variedades graves y rebeldes de carditis reumática o corea de Sydenham prolongada. La fiebre reumática se confunde frecuentemente con otras enfermedades que se pueden iniciar con poliartritis aguda como la artritis reactiva, gonocócica y reumatoide juvenil.

Artritis migratoria aguda. Ocurre en un 80% de los pacientes y el comienzo suele ser brusco, pero a veces insidioso. Cursa con fiebre moderada; no es raro que solo exista una febrícula con epistaxis. Usualmente afecta las grandes articulaciones de las extremidades y puede ser o no simétrica. Se inicia en las rodillas y puede seguir el orden siguiente: tobillos, codos, muñecas, caderas, pies, hombros y manos. Es raro el compromiso esternoclavicular, temporomaxilar y columna vertebral. Generalmente compromete dos articulaciones y es migratoria, es decir, que el compromiso inflamatorio desaparece casi por completo para aparecer a los días en otra articulación. La inflamación simultánea de varias articulaciones (no migratoria) es rara y orienta más bien a una artritis reactiva postestreptocócica, que obviamente no es considerada fiebre reumática. Las articulaciones pueden presentar desde discretos signos de inflamación con edema, dolor y calor, hasta una inflamación severa con derrame, pero no deja secuelas, de ahí el dicho "lame las articulaciones y muerde el corazón".

Carditis reumática. Es más frecuente en el primer ataque y en personas jóvenes, predomina en mujeres con relación 2:1. Es la manifestación más temible de la fiebre reumática y ocurre en el 50% de los pacientes; en una gran mayoría puede pasar desapercibida y el daño valvular solo se detecta con el ecocardiograma. La severidad puede oscilar desde un proceso asintomático hasta un cuadro de curso fatal. Aunque puede afectar todas las capas del corazón (pancarditis reumática), básicamente compromete el endocardio valvular, en el que se produce una valvulitis verrugosa con edema y deformidad de la válvula. La adhesión de las comisuras valvulares y cuerdas tendinosas conduce a grados variables de insuficiencia o estenosis. El orden del compromiso valvular es mitral, aórtico, tricúspide y raras veces pulmonar. La estenosis mitral es más frecuente en el sexo femenino y la insuficiencia aórtica en el masculino.

La carditis reumática puede cursar con palpitaciones, dolor precordial y disnea si se complica con insuficiencia cardíaca. Histológicamente se produce degeneración fibrinoide del miocardio con la presencia de granulomas denominados *cuerpos de Aschoff*. En casos leves se produce taquicardia en ausencia de fiebre. En presentaciones severas, signos de insuficiencia cardiaca global con cardiomegalia y un primer ruido disminuido debido al bloqueo AV de primer grado. El soplo más frecuente durante la etapa aguda es el clásico de regurgitación mitral, generalmente holosistólico. También puede oírse el soplo mesodiastólico de Carey-Coombs por estenosis relativa de la válvula mitral, relacionada con la cámara ventricular dilatada y el gran flujo de sangre que pasa de la aurícula al ventrículo izquierdo. En esta etapa, el soplo menos frecuente es el de la insuficiencia aórtica. La estenosis mitral y aórtica son por lo general manifestaciones tardías de lesión valvular que aparecen meses o años después de la crisis inicial o de ataques repetidos. La pericarditis se puede evidenciar por dolor precordial y frote pericárdico con derrame serofibrinoso. Pocas veces produce taponamiento cardíaco de evolución fatal.

Corea de Sydenham. Llamada "mal de San Vito", es más frecuente en el sexo femenino y se debe al compromiso del núcleo caudado del cerebro. Suele ser de evolución progresiva, aunque a veces es una manifestación tardía (hasta meses) de la fiebre reumática. Se observan muecas, movimientos involuntarios bruscos de predominio proximal, no intencionales, en manos y pies. Desaparecen con el sueño y se exacerban con la ansiedad. Se acompaña frecuentemente de inestabilidad emocional, nerviosismo, agitación y debilidad muscular, que a veces simula una parálisis muscular.

Nódulos subcutáneos. Se observan en un 5% de los pacientes y aparecen a 2 a 3 semanas de iniciada la enfermedad. Son nódulos móviles, duros, indoloros, de 0.5-2 cm de diámetro, que se localizan en las superficies extensoras de las articulaciones de las muñecas o codos y tendones de manos y pies, bordes de la rótula y parte posterior del cuero cabelludo.

Eritema marginado. Se presenta en < de 5% de estos pacientes. Por lo general ocurre en las primeras etapas de la fiebre reumática; a veces persiste o reincide más tarde, aun después de haber desaparecido las demás manifestaciones de la enfermedad. Es un exantema serpiginoso, ligeramente elevado, de 1 a 3 cm de extensión, se borra a la presión, no pruriginoso, rojo débil o pálido. Se distribuye en el tronco y parte proximal de las extremidades, pero nunca en la cara.

DIAGNÓSTICO

Los exámenes paraclínicos empleados en el diagnóstico de la fiebre reumática son los siguientes:

Pruebas generales. Aislamiento y cultivo del *Streptococcus β-hemolítico* del grupo A, aumento de la VSG, proteína C reactiva y fórmula blanca. El electrocardiograma revela prolongación del espacio PR como expresión de bloqueo de primer grado, extrasístoles ventriculares y bigeminismo. El ecocardiograma detecta soplos mitrales y aórticos no audibles clínicamente hasta en un 50% de los pacientes; es muy importante el seguimiento de estos pacientes al mes y cada 3 meses para detectar el compromiso valvular permanente.

Títulos de antiestreptolisinas (ASLO). Evidencia la infección estreptocócica en un 80% de los pacientes. Se considera positivo si es mayor de 250 U Todd en el adulto, sobre todo cuando se producen títulos crecientes a las 2 y 4 semanas. Si la infección estreptocócica ha ocurrido varias semanas antes, es posible encontrar los títulos normales. Puede elevarse en la artritis reumatoide e inclusive en niños normales

Otros anticuerpos. Existen otros anticuerpos que evidencian infección estreptocócica son costosos y de difícil determinación, como la *antihialuronidasa* (AH), *antidesoxirribonucleasa B (anti-DNasaB)*, *antiestreptoquinasa* (ASK) y la *antiestreptozima* (ASTZ).

TRATAMIENTO

Cuando existe el antecedente de fiebre reumática o escarlatina, para evitar recidivas clínicas o bacteriológicas se usa la penicilina G benzatínica. Como alternativa se emplea la eritromicina o un preparado sulfamídico como el sulfisoxasol. Si el primer brote de fiebre reumática se presenta en la infancia, se administra hasta los 18 años, y si ocurre después de los 18 años se emplea por 5 años; sin embargo, es importante resaltar que cuando las condiciones socioeconómicas y los hábitos higiénico-dietéticos del paciente son deplorables, algunos autores recomiendan la profilaxis hasta los 35 años de edad. Los ataques primarios o secundarios de la fiebre reumática pueden ser evitados con el tratamiento oportuno o prevención de la infección estreptocócica con antibióticos. La conducta terapéutica depende del cuadro clínico.

FIEBRE REUMÁTICA SIN CARDITIS

1.   Reposo relativo hasta que desaparezcan los signos de inflamación articular

2.   AINES: aspirina de 4 a 8 g/VO/día, según la tolerancia, repartida cada 6 horas, hasta por 4 semanas; se ha usado el naproxeno, 10 a 20 mg/ Kg/VO al día

3.   Tratamiento para erradicar *Streptococcus pyogenes*: penicilina G benzatínica, 1.200.000 U IM STAT o penicilina V, 250 mg BID o amoxicilina, 1g VO OD, ambas por 10 días; cefpodoxima por 5 días. Para alérgicos a la penicilina, la eritromicina, 500 mg VO BID por 10 días. (ver infecciones por estreptococos, para el tratamiento de amigdalofarigitis aguda).

FIEBRE REUMÁTICA CON CARDITIS

1. Las mismas medidas anteriores

2. En caso de que la carditis no ceda con los AINES se emplea la prednisona de 1 a 2 mg/Kg/día VO por 10 días; en pacientes graves puede prolongarse por

21 días y disminuirlos progresivamente hasta omitirlos, y aunque mejoran las manifestaciones agudas de la carditis, particularmente la insuficiencia cardíaca, no previenen el desarrollo de la enfermedad valvular reumática. En situaciones severas se recomiendan bolus de metilprednisolona

3. Digitálicos, diuréticos y reposo en cama en caso de insuficiencia cardiaca

FIEBRE REUMÁTICA CON COREA DE SYDENHAM

1. Las medidas usadas para la FR sin carditis

2. Carbamazepina, 200 mg VO BID o valproato, 250 VO BID. Estos medicamentos se pueden aumentar progresivamente hasta controlar los movimientos y por un período de 2 a 3 semanas

3. Inmunoglobulina endovenosa en casos de corea grave

Profilaxis secundaria. Se usa después del primer brote en forma continua por 5 años o hasta los 21 años de edad. En caso de que la fiebre reumática ocurra después de los 21 años se debe indicar por los menos 5 años; sin embargo, cuando las condiciones socioeconómicas y hábitos higiénico-dietéticos del paciente son desfavorables, algunos autores recomiendan la profilaxis hasta los 35 años de edad. Si hubo carditis, según la *American Heart Association*, se usa por 10 años o hasta los 40 años de edad, y si hubo daño valvular o cirugía de válvula, la profilaxis debe ser indefinida. Penicilina G benzatínica: 1.200.000 U IM cada 3 a 4 semanas según las condiciones socioeconómicas, y si el paciente es de alto riesgo, cada 2 a 3 semanas. Como alternativas se usan medicamentos por vía oral continuamente, aunque no han demostrado ser mejores que la penicilina benzatínica, como la penicilina V, 250 mg VO BID o la eritromicina, 250 mg VO BID.

REFERENCIAS

Beggs S, Peterson G & Tompson A. Antibiotic use for the prevention and treatment of rheumatic fever and rheumatic heart disease in children. Report of the 2nd meeting of World Health Organization's Subcomittee of the Expert Committee of the selection and use of essential medicines. Geneva, september, 2008.

GARCÍA-MÜLLER MR: Fiebre Reumática. Endocarditis infecciosa y pericaditis. Universidad de Los Andes. Consejo de Publicaciones. Mérida-Venezuela, 1996.

KOTBY A. Rheumatic fever in the new millennium. Pediatrics 2008; 121: S95.

MIYAKE CH Y, GAUVREAU K, TANI LL Y ET AL.Characteristics of children discharged from hospitals in the United Status in 2000 with the diagnosis of acute rheumatic fever. Pediatrics 2007; 120: 503-508

NATIONAL HEART FOUNDATION OF AUSTRALIA: Diagnosis and Management of Acute Rheumatic Fever and Rheumatic Heart Disease in Australia: Complete Evidence_Based Review and Guideline. Melbourne, National Heart Foundation of Australia, 2006.

PAAR JA, ET AL. Prevalence of rheumatic heart disease in children and young adults in Nicaragua. Am J Cardiol. 2010; 105: 1809.

STEER AC, CARAPETIS JR. Acute rheumatic fever and rheumatic heart disease in indigenous populations. Pediatric Clin N Am. 2009; 56: 1401.

ENDOCARDITIS INFECCIOSA

Marisol Sandoval de Mora

INTRODUCCIÓN

La endocarditis infecciosa es una enfermedad causada por la proliferación de microorganismos en la superficie endotelial del corazón, frecuentemente afecta una o varias válvulas y ocasionalmente el endocardio mural, tabique o cuerdas tendinosas. El daño característico, *la vegetación*, está compuesta por un conglomerado de plaquetas, fibrina, microorganismos y células inflamatorias. Un proceso similar puede involucrar fístulas arteriovenosas, *ductus arteriosus* persistente o coartación de la aorta. Puede ser causada por cualquier microorganismo (bacterias, hongos, *Chlamydias, Rickettsias, Mycoplasma*), pero la gran mayoría de los casos es debida a estreptococo y estafilococo. El primero ataca mayormente válvulas previamente lesionadas y tiene una evolución subaguda; por el contrario, el segundo, particularmente el *Staphylococcus aureus,* germen más virulento, compromete válvulas sanas (nativa) desarrollándose una endocarditis de curso agudo y fulminante.

El daño inicial del endocardio se produce por la turbulencia del flujo sanguíneo generada a través de lesiones estenóticas o insuficientes o a través de una comunicación anormal entre la circulación sistémica y pulmonar; también se explica por el efecto *Venturi* creado en las zonas vecinas de baja presión, así como también a la presencia de catéteres o material protésico intracardiaco. En el endotelio dañado se depositan plaquetas, fibrina y hematíes, dando así origen a una endocarditis trombótica abacteriana (vegetación estéril), susceptible de colonización durante episodios de bacteriemias transitorias, principalmente por gérmenes con gran afinidad por el endotelio. Por ejemplo, aquellos con receptores de fibronectina para la superficie de la lesión fibrinoplaquetaria, como los estreptococos bucales los que producen sustancia mucoide (*S. aureus*), dextrano (*S. viridans*) y adhesina de superficie tipo FimA (*S. viridans* y enterococo). Las bacterias, dentro de esa malla fibrinoplaquetaria, quedan protegidas del sistema inmune del huésped, se multiplican libremente y producen una bacteriemia continua que genera antigenemia persistente con respuesta inmunológica de variada localización. Además, las vegetaciones pueden desprenderse y causar obstrucción arterial con isquemia e infartos, por ser masas friables y móviles.

No siempre se logra identificar la puerta de entrada del germen; sin embargo, la mayoría es producto de bacteriemias que se producen durante actividades ordinarias (cepillado dental, evacuaciones) o como consecuencia de procedimientos odontológicos que generan bacteriemias, usualmente por *Streptococcus viridans*. Por otra parte, la instrumentación gastrointestinal y genitourinaria desencadena bacteriemias por *estreptococos* del grupo D, como *S. bovis* y los enterococos, como *S. faecalis, S. faecium, S. durans* y *S. avium* y, con menos frecuencia, gérmenes gramnegativos, en particular *Enterobacter aerogenes* y *E. coli*. Finalmente, las afecciones cutáneas, el uso de catéteres intravenosos y el cateterismo cardíaco son causas importantes de endocarditis bacteriana aguda por *Staphylococcus aureus* y *epidermidis*. En líneas generales, los gérmenes más frecuentemente aislados en la endocarditis infecciosa son, en orden decreciente, *Streptococcus viridans, Streptococcus bovis, Enterococcus, Staphylococcus (aureus* y *epidermidis)*, el grupo de los gramnegativos HACEK de crecimiento lento y difícil (*Haemophilus aphrophilus, Aggregatibacter actinomycetemcomitans* (anteriormente conocido como *Actinobacilus), Cardiobacterium hominis, Eikenella corrodens* y *Kingella kingae)*, gérmenes gramnegativos y los hongos. El 60% de la endocarditis bacteriana subaguda es causado por el grupo de *Streptococcus viridans*, mientras que *Staphylococcus epidermidis* es frecuente en pacientes con prótesis valvulares.

Las válvulas más comprometidas son mitral, aórtica, tricúspide y pulmonar; sin embargo, en drogadictos es muy común la endocarditis del lado derecho del corazón por *Staphylococcus, Pseudomonas aeruginosa, E. coli* y *Candida albicans*. Los pacientes actualmente considerados de más alto riesgo son los portadores de prótesis valvulares, endocarditis infecciosa previa, dispositivos intracardiacos y cardiopatía congénita cianógena (no reparada). Les siguen en frecuencia los que tienen algún tipo de valvulopatía (válvula aórtica bicúspide, prolapso válvula mitral, reumática), persistencia del conducto arterioso, comunicación interventricular, coartación de la aorta, marcapasos definitivos, drogadictos y el síndrome de Marfan (cuando cursa con insuficiencia de la válvula aórtica). También se incluyen, pacientes en hemodiálisis y comorbilidades (diabetes mellitus e infección por virus de la inmunodeficiencia adquirida); de manera que un porcentaje apreciable de casos son de adquisición nosocomial.

La endocarditis bacteriana aguda afecta válvulas indemnes, a menudo la aórtica y tricuspídea, particularmente en drogadictos y pacientes con catéteres endovenosos. El germen usualmente involucrado es *Staphylococcus aureus*; sin embargo, cualquier infección a distancia puede hacer siembras en válvulas sanas. Por ejemplo, *Streptococcus pneumoniae, Haemophilus influenzae, estreptococos* del grupo A, *Neisseria (meningitidis* y *gonorrhoeae), Pseudomonas, Salmonellas, hongos (Histoplasma capsulatum, Candida albicans* y *Aspergillus), Brucellas* y *Listeria monocytogenes.*

Los microorganismos causales de endocarditis de válvula protésica dependen de si es temprana (<2 meses después de la implantación) o tardía (> 2 meses). Sin embargo, en caso de que el germen causal sea estafilococo coagulasa-negativa, el punto de división debe ser de 12 meses. La de tipo temprano se debe a gérmenes intrahospitalarios, especialmente *Staphylococcus epidermidis* y, la tardía a gérmenes adquiridos en la comunidad, por tanto, son parecidos a los de la infección de válvula natural.

MANIFESTACIONES CLÍNICAS

La endocarditis infecciosa se presenta frecuentemente como un síndrome febril prolongado con soplos cardíacos, embolias, anemia normocítica normocrómica y esplenomegalia. Puede ocurrir a cualquier edad, pero hoy día es más común en adultos mayores (promedio de 50 años), sobre todo en aquellos lugares donde ha habido una reducción significativa de la cardiopatía reumática. La relación paciente masculino/femenino es aproximadamente de 3:1. Clásicamente se describe la forma clínica aguda y la subaguda.

Endocarditis infecciosa aguda. Se inicia de manera abrupta, es de evolución rápida (días a semanas), cursa con fiebre elevada, dolor lumbar severo, soplos notables, signos de insuficiencia cardíaca fulminante y embolias. Por lo general es precedida por una infección supurativa a distancia, frecuentemente por *Staphylococcus aureus, Streptococcus pyogenes* o *Streptococcus pneumoniae.*

Endocarditis infecciosa subaguda. Frecuentemente no se precisa la fecha de inicio y la evolución es insidiosa, gradual e indolente (semanas a meses). Usualmente existe el antecedente de una lesión valvular previa y de procedimientos invasivos generadores de bacteriemia. El germen causal en la mayoría de los casos es *Streptococcus viridans,* y las manifestaciones clínicas más destacados son:

Manifestaciones inespecíficas: anorexia, pérdida de peso, debilidad, fatiga, fiebre vespertina, diaforesis nocturna, hematuria, lumbalgia, mialgias, artralgias y alteraciones mentales.

Manifestaciones cardíacas: soplos cardíacos nuevos o cambiantes con características auscultatorias de regurgitación; se presentan en un 85% de los pacientes en el curso de la enfermedad. Puede ocurrir también insuficiencia cardiaca izquierda o derecha, en un 30% a 40% de los pacientes.

Manifestaciones extracardíacas. Clásicamente descritas en la endocarditis bacteriana subaguda, actualmente no se ven con la frecuencia del pasado, lo cual se explica en parte por el uso precoz de antibióticos. Los hallazgos más frecuentes son hepatoesplenomegalia dolorosa y manifestaciones periféricas que se han relacionado con microembolias y fenómenos vasculíticos como petequias cutáneomucosas; hemorragias en astilla en lecho ungueal; manchas de Roth (hemorragias en llama con centro pálido, en el fondo de ojo); nódulos de Osler (pápulas subcutáneas dolorosas, purpúricas o eritematosas, en pulpejos de dedos, manos y pies) y finalmente, las manchas de Janeway (lesiones máculopapulares subcutáneas, eritematosas no dolorosas que pueden ulcerarse, y que están ubicadas en las regiones tenar, hipotenar y en yema de dedos).

Las complicaciones observadas en la endocarditis infecciosa son las siguientes:

Embolias. Constituyen una de las complicaciones más frecuentes de la endocarditis infecciosa. Puede observarse embolia pulmonar (endocarditis de las válvulas tricúspide y pulmonar) o embolia sistémica (endocarditis izquierda), hemiplejías, amaurosis, infartos (mesentérico, renal, esplénico y de miembros inferiores), abscesos esplénicos y meningoencefalitis.

Complicaciones cardíacas. Ocurren alteraciones inherentes al aparato valvular como ruptura de las cuerdas tendinosas con insuficiencia mitral, oclusión valvular por grandes vegetaciones y erosión del anillo aórtico con insuficiencia de la válvula, que lleva a falla cardíaca fulminante. Es posible encontrar arritmias cardíacas por isquemia o abscesos miocárdicos, aneurismas ventriculares, aneurismas micóticos, miocarditis y pericarditis. Las embolias de las arterias coronarias por fragmentos de vegetaciones pueden causar infarto agudo del miocardio.

Complicaciones renales: glomerulonefritis proliferativa aguda por depósitos de complejos inmunes, microabscesos, infartos renales e insuficiencia renal.

Complicaciones neurológicas. Se presentan en un 40% de los pacientes con endocarditis infecciosa. El espectro de manifestaciones incluye síntomas inespecíficos como cefalea, confusión mental, temblor fino, nerviosismo e insomnio. Además, signos de meningitis (aséptica o purulenta) y de microabscesos cerebrales comúnmente debidos a endocarditis por *Staphylococcus aureus.* Las complicaciones más graves son los ictus isquémicos por cardioembolía y las hemorragias cerebrales por ruptura de aneurismas micóticos. Tales aneurismas son consecuencia de embolismo séptico intraluminal o a de la *vasa vasorum,* y la extensión de la infección a toda la pared del vaso.

DIAGNÓSTICO

El diagnóstico de la endocarditis infecciosa debe ser considerado en un paciente con la triada clásica de fiebre, anemia y soplo, especialmente si el soplo persiste después de bajar la fiebre y corregir la anemia. También es conocida la triada de Osler, que incluye fiebre, soplo y hemiplejia. Como las manifestaciones clínicas de la endocarditis son tan numerosas e inespecíficas, el diagnóstico diferencial es muy amplio. El espectro de condiciones que pueden semejar la endocarditis va desde sepsis, enfermedades infecciosas diversas y fiebre de origen desconocido hasta enfermedades del tejido conectivo, mixoma auricular, vasculitis, glomerulonefritis, ictus y neoplasias (especialmente linfomas).

En cuanto a los exámenes auxiliares para el diagnóstico tenemos:

Hemocultivo. Es el examen más importante para el diagnóstico de la endocarditis infecciosa y positivo hasta en un 95% de los pacientes debido a bacteriemia continua (>30 minutos de duración). Se recomienda tomar 3 a 5 muestras de sangre, especialmente si el paciente ha estado recibiendo antibióticos. Cada una de las muestras debe ser tomada en pareja (1 para aerobios y 1 para anaerobios) en un tiempo de 1 a 1,5 horas, en diferentes sitios de venipuntura o por lo menos 2 (preferiblemente 3), o en menos tiempo si el cuadro clínico es agudo. Si los cultivos permanecen negativos después de 48-72 horas se deben obtener tres hemocultivos adicionales. La cantidad de sangre debe ser un 10% del medio de transporte. La endocarditis clínica con hemocultivos persistentemente negativos se presenta entre en el 5% al 20% de los casos. De estos, la mayoría se debe al uso previo de antibióticos, a técnicas inapropiadas en la toma de la muestra y a limitaciones de muchos centros asistenciales (públicos y privados) en cuanto a laboratorio microbiológico completo y funcional las 24 horas del día, y el resto a endocarditis producida por microorganismos poco frecuentes que ameritan procedimientos y medios de cultivo especiales, como los gérmenes anaeróbicos, *Brucellas, Haemophilus, Actinobacillus, Neisserias, estreptococos* (dependientes de la vitamina B_6), *Difteroides, Cardiobacterium hominis,* especies de *Corynebacterium, Tropheryma whipplei, Candidas, Histoplasma capsulatum* y *Aspergillus.* En estos casos, de haber estado recibiendo antibióticos, se recomienda suspenderlos durante 3 días, tomar nuevas muestras de sangre y procesarlas de la siguiente manera: en anaerobiosis como aerobiosis, mantener los cultivos hasta por 3 semanas, hacer subcultivos y coloraciones de Gram periódicamente y utilizar técnicas especiales (medios enriquecidos), así como también son importantes los estudios serológicos, particularmente para Bartonella, *C. burnetii* y Brucelas.

Ecocardiografía. El ecocardiograma transtorácico puede descubrir hasta un 65% de vegetaciones valvulares mayores de 2 mm de diámetro. Además, este procedimiento es útil para valorar la función cardíaca y cualquier anormalidad ocurrida en el transcurso de la enfermedad, como cambios hemodinámicos, ruptura del *septum* interventricular, disfunción ventricular e insuficiencia de la válvula aórtica. La ecocardiografía transesofágica es superior e identifica mejor las vegetaciones con una sensibilidad del 95%, y es el método óptimo para el diagnóstico de endocarditis de válvulas protésicas, identificación de absceso miocárdico, perforación valvular o fístula intracardiaca.

Electrocardiograma. Puede mostrar infartos miocárdicos (por embolia coronaria) y alteraciones de la conducción (por extensión miocárdica de la infección) debido a miocarditis focal o abscesos localizados cerca del sistema de conducción.

Radiografía del tórax. En oportunidades puede revelar crecimiento de cavidades o infartos pulmonares sépticos propios de la endocarditis de cavidades derechas.

Cateterismo cardíaco. Se hace cuando hay que demostrar aneurismas, presencia de cortocircuitos intracardiacos, obstrucción de arterias coronarias, así como para evaluar la magnitud de la enfermedad valvular.

Otros exámenes de laboratorio. Por lo general, estos pacientes cursan con anemia normocítica normocrómica, aumento de la VSG y de la PCR y leucocitosis con neutrofilia. Sin embargo, en la forma subaguda puede haber leucopenia, hematuria microscópica (hasta en un 50% de los pacientes) y proteinuria como consecuencia de glomerulonefritis o de embolismo renal. Además, alteraciones inmunológicas como aumento de inmunoglobulinas G y M, presencia de crioglobulinas y macroglobulinas, positividad del factor reumatoide (en 50% de los pacientes), presencia de complejos inmunes circulantes y, por último, disminución del complemento hemolítico (total y de C3). Los anticuerpos antiácidoteicóico se observan en la endocarditis producida por estafilococos.

La integración de los hallazgos clínicos, microbiológicos y exámenes auxiliares ha llevado a la creación de los siguientes criterios diagnóstico de endocarditis infecciosa:

CRITERIOS DE DUKE PARA EL DIAGNÓSTICO DE ENDOCARDITIS

CRITERIOS MAYORES

1. Hemocultivos positivos

   A. Hemocultivo positivo en dos tomas separadas para:
  - a. *S. viridans, S. bovis* o el grupo HACEK
  - b. *S. aureus* o *Enterococcus* adquiridos en la comunidad, en ausencia de un foco primario
  - c. Hemocultivo positivo para *Coxiella Burnetti* o un título de anticuerpo IgG de fase I>1:800

   B. Microorganismos observados en endocarditis con hemocultivo persistentemente positivo
  - a. Dos hemocultivos positivos tomados con 12 horas de intervalo
  - b. Tres o la mayoría de cuatro hemocultivos positivos tomados con 1 hora de intervalo

2. Evidencia de compromiso endocárdico

   A. Ecocardiograma alterado: masas móviles u oscilantes en la línea de cierre de las válvulas, presencia de verrugas, abscesos o dehiscencia parcial de una prótesis valvular.

   B. Regurgitación valvular nueva

CRITERIOS MENORES

1. Factores predisponentes: valvulopatías y drogadicción (inyección de drogas ilícitas)
2. Fiebre > de 38°C

3. Fenómenos vasculares: embolias arteriales, infartos pulmonares sépticos, aneurismas micóticos, hemorragias conjuntivales, lesiones de Janeway

4. Fenómenos inmunológicos: glomerulonefritis, nódulos de Osler, manchas de Roth, factor reumatoide

5. Hemocultivo positivo aislado que no cumple con los criterios mayores antes señalados o con evidencia serológica de infección activa por microorganismo que suele causar endocarditis

6. Ecocardiograma con alteraciones compatibles con endocarditis que no cumplen con los criterios mayores anteriores.

El diagnóstico de endocarditis se establece con dos criterios mayores, un criterio mayor y tres menores, o cinco criterios menores. El diagnóstico de endocarditis es rechazado si se establece un diagnóstico alternativo, si los síntomas desaparecen y no recurren luego de 4 días o menos de terapia antibiótica o si la cirugía o la autopsia no revela evidencia histológica de endocarditis luego de 4 días o menos de terapia antibiótica. Es importante mencionar que estos criterios tienen una alta especificidad, pero que el juicio clínico es sumamente importante, independientemente de cualquier escala diagnostica.

TRATAMIENTO

Antes de iniciar el tratamiento antimicrobiano se deben obtener las respectivas muestras para hemocultivo seguidas del uso de antibióticos bactericidas, altas dosis y por tiempo prolongado. La infección es difícil de combatir, pues los microorganismos se encuentran protegidos dentro de una malla fibrinoplaquetaria densa, generalmente localizados en la cúspide de las válvulas (área relativamente avascular), que limita los mecanismos de defensa celulares (fagocitarios) y humorales. Además, la población microbiana es muy alta y mayormente en estado de hibernación. Se recomienda la vía endovenosa porque permite concentraciones séricas altas, estables y adecuadas. Se debe evitar el uso de catéteres por la posibilidad de contaminación secundaria.

La duración del tratamiento de la endocarditis en válvulas naturales es de 2 a 6 semanas; el tiempo más corto se usa para endocarditis no complicada por estreptococo penicilinasensible, y con el uso combinado de un *betalactámico* con un aminoglucósido. La duración más larga, generalmente se reserva para endocarditis por enterococo. El tratamiento para válvulas artificiales (protésicas) es de 6 a 8 semanas dependiendo del microorganismo que causa la infección y de la respuesta del paciente.

La mayor efectividad del tratamiento con antibióticos se logra establecer con ciertas pruebas de laboratorio poco disponibles en la mayoría de los hospitales como la determinación de las concentraciones séricas del antibiótico, las concentraciones inhibitorias mínimas y las concentraciones bactericidas mínimas. Sin embargo, la utilidad de estas ha sido considerada poco reproducible.

La ineficacia del tratamiento y la persistencia de hemocultivos positivos sugieren resistencia del microorganismo, presencia de abscesos, inadecuada selección del antibiótico, dosis insuficientes o intervalos muy prolongados entre las dosis. El criterio de curación más aceptado es la ausencia de fiebre; sin embargo, se debe tener en cuenta que la persistencia de hipertermia puede ser ocasionada por otras causas (tromboflebitis, embolias estériles o efecto medicamentoso colateral).

TRATAMIENTO ANTIMICROBIANO. La puerta de entrada puede sugerir el agente etiológico y por tanto el tratamiento empírico. La elección del antibiótico depende del germen aislado y la sensibilidad al antibiograma. Se recomiendan los siguientes esquemas terapéuticos:

Streptococcus viridans. Pacientes no complicados. Se emplea la penicilina G cristalina, 12 a 18 millones o ceftriaxona durante 4 semanas. Es de hacer notar que *Streptococcus bovis* responde satisfactoriamente a la penicilina G cristalina como única terapia. En *pacientes severamente enfermos (complicados con abscesos intracardíacos, fenómenos vasculíticos y compromiso del estado general)* se debe combinar la penicilina con gentamicina por sus efectos sinérgicos por dos semanas. *Pacientes alérgicos a los betalactámicos o que no respondan prontamente a las medicaciones anteriores,* vancomicina (no exceder de 2 g para evitar tromboflebitis, ototoxicidad y nefrotoxicidad) por 4 semanas. La dosis de la gentamicina y vancomicina es semejante para todas las endocarditis.

Otra alternativas que puede ser usada en este tipo de endocarditis son las cefalosporinas de primera generación: cefazolina, 6 g/EV día, sobre todo si hay resistencia a la penicilina (CIM, 0,1 a 0,5 mcg/ml), también combinada con gentamicina. En casos de resistencia absoluta de *S. viridans* a penicilina (CIM >0,5mcg/ml), la dosis de este antibiótico debe ser mayor (18-30 millones), igualmente asociado al aminoglucósido. Este mismo esquema se recomienda para *Streptococcus bovis*.

Enterococcus. Se emplea la penicilina G cristalina, 18 a 24 millones EV/día durante 4 semanas si tiene menos de 3 meses de evolución y durante 6 semanas si es mayor de 3 meses, asociada a la gentamicina durante 4-6 semanas. La penicilina se puede sustituir por la ampicilina 12 g EV/día más gentamicina, ambas durante 4 a 6 semanas. Dada la preocupación por su efecto nefrotóxico, algunos prefieren asociarla por menos tiempo (2 a 3 semanas), particularmente en pacientes de edad avanzada y cuando no se dispone de la medición de niveles séricos de la droga. En pacientes alérgicos a los betalactámicos o que no respondan prontamente a la penicilina se indica vancomicina a la dosis habitual más gentamicina, ambas durante 4 semanas. Cuando se identifica resistencia a los aminoglucósidos (gentamicina y estreptomicina) es preferible la ampicilina (sola o con sulbactam) en infusión continua u otras opciones como el imipenem o la ciprofloxacina; la vancomicina no parece ser mejor en estos casos. Recientemente se ha reportado evolución favorable mediante el uso combinado de ampicilina (12 g/24 horas) con ceftriaxona contra *Enterococcus faecalis.*

Staphylococcus aureus y epidermidis. Pacientes con válvulas naturales se usan las penicilinas resistentes a la *betalactamasa* como la oxacilina a la dosis de 12 g EV/24h durante 4 a 6 semanas. La asociación con gentamicina no ha demostrado mayor beneficio y aumenta la posibilidad de nefropatía, por lo cual, su uso es opcional. Si existe alergia a la penicilina se sustituye esta por la cefazolina a la dosis de 6g/EV 24h por 4-6 semanas. Para estafilococos meticilinarresistentes o alergia a la penicilina se emplea vancomicina a la dosis habitual por 4 a 6 semanas, o bien linezolid, que ha resultado superior a la vancomicina en muchos casos de estafilococo sensibles y resistentes. *En pacientes con prótesis valvulares,* a la oxacilina se asocia rifampicina, 300 mg VO cada 8 horas, ambas durante 6 a 8 semanas, más gentamicina a la dosis convencional por 2 semanas. Para estafilococos meticilinarresistentes o alergia a la penicilina se emplean tres antibióticos: vancomicina más rifampicina a la dosis habitual por 6-8 semanas, más gentamicina por 2 semanas.

Streptococcus pneumoniae y Streptococcus del grupo A. Se indica la penicilina G cristalina, 24 millones c/24h, asociada a gentamicina, ambas durante 4-6 semanas. Como alternativa puede usarse ceftriaxona, y en caso de cepas resistentes, vancomicina durante 4 semanas.

Gérmenes gramnegativos. Se emplea la asociación de aminoglucósidos (amikacina o tobramicina) más una cefalosporina de tercera generación como la ceftriaxona o una penicilina de espectro extendido (ticarcilina o piperacilina) o bien un carbapenémico (imipenem durante 4 a 6 semanas). La elección de estos antibióticos, en todo caso depende del cultivo y antibiograma. Para *Pseudomonas* siempre se emplea la gentamicina o preferiblemente tobramicina asociada a una de las penicilinas antipseudomónicas: dosis total diaria dividida cada 4 horas: carbenicilina, ticarcilina, piperacilina-tazobactam, azlocilina y mezlocilina. También pueden usarse cefalosporinas antipseudomónicas como ceftazidima, cefoperazona y cefepima, o bien meropenem, todos ellos durante 6 semanas.

Grupo HACEK. Ceftriaxona por 4 semanas o ampicilina más gentamicina durante 4 semanas. Si por alguna razón no se pueden utilizar esos antibióticos, se trataría según la sensibilidad, que podría ser, por ejemplo, levofloxacina, por 4 semanas, guiados por el antibiograma.

Tratamiento para pacientes con hemocultivo negativo. Cuando existe la sospecha de una endocarditis bacteriana aguda se recomiendan las penicilinas *penicilinasarresistentes* más gentamicina. Si existe alergia a la penicilina se sugiere vancomicina a la dosis habitual, asociada al aminoglucósido. En caso de una endocarditis subaguda se usa la penicilina G cristalina más la gentamicina o la combinación de vancomicina y gentamicina. De *Staphylococcus aureus* debe sospecharse en casos de drogadicción intravenosa, uso de catéteres vasculares, infección crónica de la piel, diabetes mellitus (insulinorrequiriente), trasplante de órganos sólidos, pacientes quemados y obviamente en prótesis valvulares, en quienes además del tratamiento antiestafilocócico (oxacilina o vancomicina) se asocia gentamicina y rifampicina.

TRATAMIENTO QUIRÚRGICO

Insuficiencia cardíaca congestiva refractaria. Cuando es causada por disfunción valvular de reciente aparición o agravada por la endocarditis, es la indicación mayor de tratamiento quirúrgico. La cirugía permite restaurar la estabilidad hemodinámica en caso de insuficiencia cardíaca refractaria o rápidamente progresiva causada por regurgitación valvular o disminución del gasto cardíaco por obstrucción valvular aguda debido a grandes vegetaciones.

Infección invasiva perivalvular. Se debe sospechar de esta si hay fiebre persistente inexplicable a pesar de una terapia antimicrobiana apropiada y la aparición en el electrocardiograma de alteraciones de la conducción o una pericarditis. La cirugía permite tratar abscesos anulares (anillo valvular), aneurisma micótico y pericarditis supurativa, o ruptura del seno de Valsalva, del tabique interventricular o interauricular, de los músculos papilares o las cuerdas tendinosas.

Infección no controlada. Se sospecha de ella a pesar de la terapia antimicrobiana óptima. Mediante la cirugía se pueden desbridar o reemplazar las válvulas infectadas tanto naturales como protésicas, sobre todo en caso de microorganismos resistentes con sepsis continua, gérmenes poco usuales y de gran virulencia (*Staphylococcus aureus, Candida albicans* o no albicans y gramnegativos). Se ha observado una sobrevida significativa cuando se reemplaza una válvula protésica con endocarditis por estafilococos y también en válvulas naturales si hay compromiso hemodinámico; sin embargo, se debe mantener la antibioticoterapia. En caso de una endocarditis por *Candidas*, el consenso es la intervención precoz con objeto de reemplazar la válvula infectada, erradicar las vegetaciones e implantar una prótesis valvular.

Fuentes de embolia. Se utiliza la cirugía en caso de más de una recurrencia, y con persistencia de la vegetación detectada por ecografía transesofágica. Son más frecuentes cuando existen vegetaciones en la válvula mitral.

Recidivas. Se dan especialmente en endocarditis de válvulas protésicas tras recibir terapia antimicrobiana apropiada.

En síntesis, la cirugía está indicada en la mayoría de los casos de válvula protésica, en infección por *S. aureus* o por *Candida* y en grandes vegetaciones ($\geq$10mm). Cuando hay una indicación para tratamiento quirúrgico de la endocarditis infecciosa, la cirugía no debe ser diferida simplemente para completar las 4 a 6 semanas de terapia antimicrobiana, ya que esta conducta aumenta el riesgo de mortalidad. Sin embargo, la cirugía cardíaca debe ser diferida en lo posible por dos o tres semanas luego de un ictus isquémico por cardioembolia, y por cuatro semanas si hay transformación hemorrágica del infarto. Si se presenta ruptura de un aneurisma micótico cerebral, la cirugía cardíaca se difiere hasta que se resuelva quirúrgicamente dicho aneurisma y regrese el edema cerebral.

Otras medidas. Tratamiento de la insuficiencia cardíaca, control de la función renal y auditiva cuando se usan los aminoglucósidos. No está indicado el uso de anticoagulantes para la endocarditis infecciosa implantada en válvulas naturales. En los pacientes con prótesis mecánica que estén recibiendo previamente los anticoagulantes, la opinión es que se debe seguir con ellos siempre que no haya contraindicaciones por hemorragias, particularmente cerebrales.

Evolución. La evolución de la endocarditis es desfavorable si están presentes los siguientes factores: edad avanzada, comorbilidades severas, retraso en hacer el diagnóstico, afección de una válvula protésica o de la válvula aórtica, presencia de gérmenes invasivos (*S. aureus*) o resistencia a los antibióticos (*P. aeruginosa* u hongos), complicaciones cardiacas o complicaciones neurológicas mayores. La tasa de mortalidad global de la endocarditis infecciosa, tanto de válvulas naturales como protésicas, se sitúa alrededor de 20%-30%. La causa de muerte es el deterioro hemodinámico y la embolia del SNC. Las recaídas suelen ocurrir en los 2 meses siguientes a la culminación de la terapia antimicrobiana.

PREVENCIÓN DE ENDOCARDITIS INFECCIOSA

Es importante hacer una profilaxis de endocarditis infecciosa en todas las personas que presentan riesgos. Se recomienda indicar antibióticos antes de llevar a cabo procedimientos que puedan generar bacteriemias significativas. Es de vital importancia mantener una buena salud dental porque la gingivitis es la mayor causa de bacteriemia responsable de endocarditis. En tal sentido es aconsejable el tratamiento odontológico con antelación a procedimientos electivos.

A continuación se describe la prevención de la endocarditis bacteriana en pacientes de alto y moderado riesgo, según las guías de la Asociación Americana del Corazón (AHA) y el Colegio Americano de Cardiología (ACC). Antes de la cirugía o procedimientos invasivos en:

Pacientes con alto riesgo: cardiopatías congénitas cianógenas complejas y otras lesiones congénitas complejas después de corrección (excepto la CIA tipo *ostium secundum*), pacientes con antecedentes de endocarditis infecciosa, prótesis de válvulas cardíacas biológicas o mecánicas y *shunts* sistémicos pulmonares quirúrgicos. También en *ductus arteriosus* persistente y coartación de la aorta.

Pacientes con moderado riesgo: valvulopatías adquiridas de cualquier tipo, miocardiopatía hipertrófica, válvula aórtica bicúspide, estenosis aórtica, defecto del *septum* interventricular, prolapso de la válvula mitral (con regurgitación y/o engrosamiento valvular).

PROCEDIMIENTOS DIAGNÓSTICOS Y TERAPÉUTICOS PARA LOS QUE SE RECOMIENDA LA ANTIBIOTICOPROFILAXIS

Procedimientos odontológicos que produzcan sangrado: endodoncias con cirugía periapical, extracciones, implantes y cirugía periodontal, limpieza dentaria en la que haya inflamación periodontal que produzca sangrado

Tracto respiratorio: amigdalectomías, adenoidectomía, intubación traqueal, cirugía sobre la mucosa respiratoria y broncoscopia

Afecciones cutáneas: maniobras sobre tejidos blandos infectados

Procedimientos del tracto gastrointestinal y genitourinario. Actualmente no se recomienda profilaxis en estos procedimientos.

ANTIBIÓTICOS EMPLEADOS PARA PROCEDIMIENTOS ODONTOLÓGICOS O SOBRE EL TRACTO RESPIRATORIO

De elección: Amoxicilina: 2 g VO 1 hora antes del procedimiento. Si no tolera la vía oral o no puede deglutir, Ampicilina: 2 g EV o IM 30 minutos antes del procedimiento. *Alérgicos a los betalactámicos,* clindamicina: 600 mg VO 1 hora antes o 600 mg IM o EV 30 minutos antes. Cefazolina, 1 g IM o EV media hora antes. Azitromicina o claritromicina, 500 mg VO 1 hora antes. También se usan las cefalosporinas de primera generación como cefadroxilo o cefalexina, 2 g VO una hora antes del procedimiento. *Procedimientos dentales con anestesia general,* ampicilina 2 g EV o IM 1 hora antes de la inducción de la anestesia y 0.5 g VO 6 horas después de la intervención.

REFERENCIAS

ACC/AHA 2008. Guidelines Update on valvular Heart disease: Focused Update on infective endocarditis JACC 2008; 52 (8): 676-685.

AKSOY O ET AL. Early surgery in patients with infective endocarditis: A propensity score analysis. Clin Infect Dis. 2007; 44: 364.

DADDOUR LM ET AL. Diagnosis, antimicrobial therapy, and management of complications. A statement for healthcare professionals from the Commitee on Rheumatic Fever, Endocarditis, and Kawasaky Disease, Council on Cardiovascular Disease in the Young, and the Councils on Clinical Cardiology, Stroke, and Cardiovascular Surgery and Anesthesia, American heart Association. Circulation. 2005; 111: e394.

FERNÁNDEZ-HIDALGO N, ALMIRANTE B, GAVALDÀ J, GURGUI M, PEÑA C, DE ALARCÓN A, ET AL. Ampicillin Plus Ceftriaxone Is as Effective as Ampicillin Plus Gentamicin for Treating Enterococcus faecalis Infective Endocarditis. Clin Infect Dis. 2013; 56(9):1261-8.

FOWLER JR V, SCHELD W M, BAYER A S. Endocarditis e Infecciones Intravasculares. En: Mandell- Bennett- Dolin. Enfermedades Infecciosas Principios y Practica. 7ª Edición. Elsevier. 2012: 1069-1116.

HABBIB G ET AL. Guidelines on the prevention, diagnosis, and treatment of infective endocarditis (new version 2009)

EUR HEART J. 2009; 30: 2369.

LEE A, MIRRETT S, RELLER LB, WEINSTEIN MP. Detection of bloodstream infections in adults: how many blood cultures are needed? *J Clin Microbiol.* 2007;45(11):3546-8.

MARWA A. SABE, NABIN K. Shrestha, Venu Menon. Contemporary Drug Treatment of Infective Endocarditis. Am J Cardiovasc Drugs. 2013;13(4):251-258.

MIEMBROS DEL GRUPO DE TRABAJO DE ENDOCARDITIS INFECCIOSA DE LA SOCIEDAD EUROPEA DE CARDIOLOGÍA. Dieter H Coordinador. Guía práctica clínica sobre prevención, diagnóstico y tratamiento de la endocarditis infecciosa. Rev Esp Cardiol. 2004; 57 (10): 952-962.

MURDOCH DR ET AL. Clinical presentation, etiology, and outcome of infective endocarditis in the 21 st century. Arch Intern Med. 2009; 169: 463.

THUNY F, GRISOLI D, COLLART F, HABIB G, RAOULT D. Management of infective endocarditis: challenges and perspectives. *Lancet.* 2012;379 (9819): 965-75.

WILSON W, TAUBERT KA, GEWITZ M, LOCKHART PB, BADDOUR LM, LEVISON M, ET AL. Prevention of infective endocarditis: guidelines from the American Heart Association: a guideline from the American Heart Association Rheumatic Fever, Endocarditis, and Kawasaki Disease Committee, Council on Cardiovascular Disease in the Young, and the Council on Clinical Cardiology, Council on Cardiovascular Surgery and Anesthesia, and the Quality of Care and Outcomes Research Interdisciplinary Working Group. Circulation. 2007;116(15):1736-54.

ARRITMIAS CARDÍACAS

Abdel A. Fuenmayor A.

Las arritmias cardíacas constituyen un grupo de alteraciones de la regularidad del latido cardíaco que por lo general producen síntomas; en muchos casos generan alteraciones hemodinámicas y en otros son la expresión de un daño estructural del corazón. En este capítulo se describen solo las arritmias que por su frecuencia de aparición y/o riesgos para el paciente representan una necesidad y un conocimiento imprescindible para el médico en ejercicio. Después de mencionar las causas más frecuentes de cada arritmia se presenta un trazado electrocardiográfico, se discuten las características que permiten hacer el diagnóstico y se dan las normas terapéuticas generales con especial énfasis en el tratamiento de las situaciones de emergencia. El tratamiento antiarrítmico puede hacerse por medios farmacológicos, cirugía, ablación con catéter o por dispositivos implantables. Cabe destacar que los fármacos antiarrítmicos *per se* son capaces de producir arritmias (efecto proarrítmico) y que su empleo conlleva un análisis cuidadoso de la relación riesgo/beneficio y el conocimiento de las dosis, efectos adversos, contraindicaciones e interacciones.

En los trazados, salvo que se especifique lo contrario, la velocidad de barrido del papel es de 25 mm/seg (1 mm = 0.04 seg). Si se quiere calcular la frecuencia cardíaca en latidos por minuto, hay que determinar cuántas veces cabe el ciclo cardíaco (se mide por el intervalo de una onda R a la siguiente) en un minuto, es decir, hay que dividir el intervalo de 60 segundos (un minuto) entre el intervalo R-R (contado en segundos) y se obtiene la frecuencia cardíaca (Fig. 27).

Para diagnosticar una arritmia es imprescindible conocer las características del *ritmo sinusal normal*, es decir, el proveniente del marcapaso natural dominante que es el nódulo sinusal. En el electrocardiograma (ECG), el ritmo sinusal debe cumplir los siguientes criterios: 1. Cada complejo QRS debe ir precedido de una onda P positiva en DI y en las derivaciones que miran la cara inferior (II,

III, AVF). 2. El intervalo PR debe ser regular y medir de 0.16 a 0.20 (Fig. 27). Se debe mencionar que la frecuencia cardíaca se modifica por múltiples variables fisiológicas (respiración, ejercicio, reposo, sueño o vigilia); esta variación es muy frecuente y se denomina *arritmia sinusal*. En estos casos se observan variaciones en el intervalo P-P y R-R pero se conservan los otros criterios que definen el ritmo sinusal (Fig. 28).

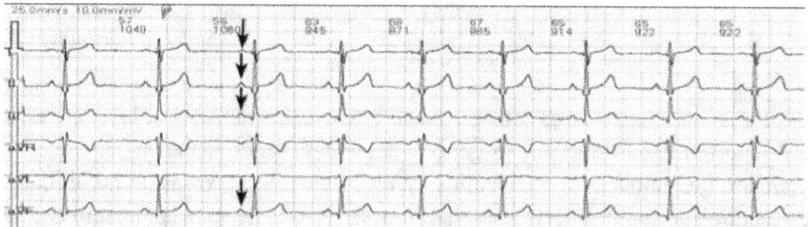

FIGURA 27. MUESTRA COMPLEJOS QRS ESTRECHOS PRECEDIDOS POR ONDAS P POSITIVAS EN DERIVACIONES D1, DII, DIII Y AVF. EL INTERVALO PR ES NORMAL. EN LA PARTE SUPERIOR HAY 2 LÍNEAS DE NÚMEROS, LA DE MÁS ARRIBA MUESTRA EL VALOR DE FRECUENCIA CARDÍACA EN LATIDOS POR MINUTO CORRESPONDIENTE AL INTERVALO R-R. EN LA FILA DE ABAJO SE MUESTRA EL INTERVALO R-R EN MILISEGUNDOS

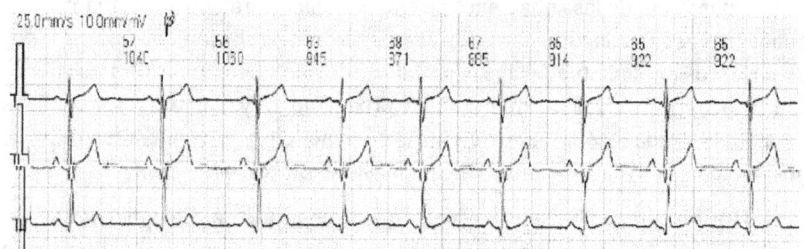

FIGURA 28. SE MUESTRA UN TRAZADO DE RITMO SINUSAL CON MARCADAS OSCILACIONES DE LOS INTERVALOS R-R (FILA DE NÚMEROS INFERIOR) QUE CORRESPONDEN A ARRITMIA SINUSAL

Taquicardia sinusal. Se caracteriza por una frecuencia cardíaca que oscila entre 100 y 160 latidos por minuto en el adulto. El ECG revela ondas P positivas en las derivaciones I, II, III y AVF que preceden a cada complejo QRS y tienen un intervalo PR normal (Fig. 29). Generalmente, la taquicardia sinusal es una respuesta fisiológica a varios factores como la fiebre, el estrés, el hipertiroidismo, la anemia y la insuficiencia cardíaca. Es importante recordar que en el paciente con cardiopatía isquémica, un aumento desmedido de la frecuencia cardíaca puede empeorar la isquemia miocárdica por un incremento del consumo miocárdico de oxígeno.

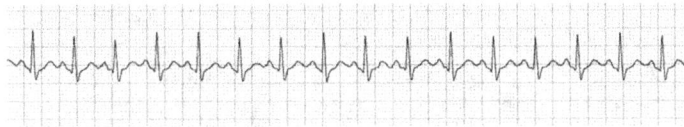

FIGURA 29. MUESTRA UN RITMO SINUSAL CON UN INTERVALO R-R MENOR DE 0.6 SEGUNDOS QUE INDICA LA PRESENCIA DE TAQUICARDIA SINUSAL

La taquicardia sinusal, generalmente no amerita tratamiento y se corrige al controlar la causa desencadenante. Cuando ocurren en el curso de un infarto del miocardio se deben corregir los desequilibrios hemodinámicos y, si es necesario, utilizar betabloqueadores para disminuir la frecuencia cardíaca, como el carvedilol, 3,125 a 25 mg BID o bisoprolol,1,25 a 10 mg OD. Una alternativa es la ivabradina, que solo modifica la frecuencia cardíaca por antagonismo con la corriente I_f, que regula la frecuencia de despolarización del nodo sinusal y, a diferencia de otros medicamentos, no tiene efectos cardiovasculares y la dosis en el adulto es de 5 a 7.5 mg VO BID (no está disponible para uso intravenoso).

Bradicardia sinusal. En esta condición, la frecuencia cardíaca en reposo es menor de 60 latidos por minuto. El ECG muestra ondas P positivas en las derivaciones II, III y AVF, que preceden a cada complejo QRS y tienen un intervalo PR normal. Usualmente, la bradicardia sinusal es debida a un aumento del tono vagal, como ocurre en atletas y personas de edad avanzada. También puede aparecer como manifestación de reflejos vagales en el infarto del miocardio de la cara inferior y en el síncope neurocardiogénico. En otros casos se produce por alteración del automatismo del nodo sinusal, como ocurre en el *síndrome del nodo sinusal enfermo*. En este síndrome pueden alternar una bradicardia importante con taquicardia y, usualmente, fibrilación auricular. Algunos medicamentos como amiodarona, betabloqueadores y calcioantagonistas no dihidropiridínicos pueden producir bradicardia sintomática, en cuyo caso debe sopesarse su uso. Las manifestaciones clínicas de la bradicardia sinusal son mareo, desvanecimiento y debilidad (Fig. 30).

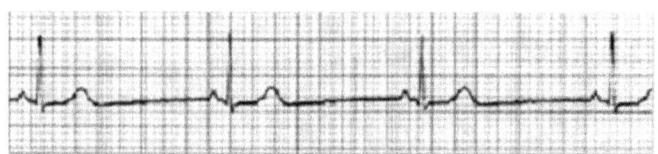

FIGURA 30. MUESTRA UN RITMO SINUSAL CON UN INTERVALOR R-R DE 1,28 SEGUNDOS (47 LATIDOS POR MINUTO) QUE INDICA LA PRESENCIA DE BRADICARDIA SINUSAL

Si el paciente está asintomático, aunque tenga bradicardia sinusal, no amerita tratamiento. En caso de que aparezcan manifestaciones clínicas o si el enfermo está hemodinámicamente inestable (hipotensión arterial, insuficiencia cardíaca o síncope), se puede usar cualquiera de los siguientes medicamentos:

1. Atropina, 0.04 mg/Kg EV hasta un máximo de 2 mg. Recordemos que la acción de la atropina sobre la frecuencia cardíaca dura alrededor de 30 minutos.

2. Isoproterenol de 1 a 3 mg EV por minuto. Administrar el goteo según la respuesta de la frecuencia cardíaca.

3. Si no hay respuesta adecuada a estos medicamentos, se debe implantar un marcapaso transitorio.

Síndrome del nodo sinusal enfermo. El síndrome de nodo sinusal enfermo engloba trastornos electrofisiológicos de varios tipos, dentro de los cuales se encuentran alteraciones del automatismo del nodo sinusal y la conducción de los impulsos eléctricos a diferentes niveles anatómicos. Este síndrome es una causa común de consulta en pacientes mayores de 60 años y una razón frecuente para implantar un marcapaso cardíaco definitivo. Las manifestaciones más frecuentes son bradicardia sinusal, pausas sinusales y fibrilación auricular. La bradicardia sinusal se describió antes. Las pausas sinusales son períodos de asistolia auricular de más de 2.5 segundos y habitualmente acarrean disminución de la perfusión cerebral que puede producir mareos y/o síncope. Las pausas sinusales pueden producirse porque el nodo sinusal tiene su automatismo alterado y no produce el impulso, o porque dicho impulso no pasa desde el nodo sinusal al tejido auricular circundante (bloqueo sinoauricular). Los antiarrítmicos, en general, son capaces de producir o de agravar disfunción del nodo sinusal (Fig.31).

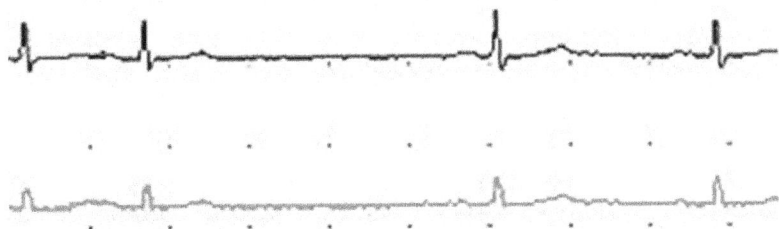

FIGURA 31. EL RITMO SINUSAL SE VE INTERRUMPIDO POR UNA PAUSA DE 4 SEGUNDOS SEGUIDA
DE BRADICARDIA SINUSAL

Latidos prematuros supraventriculares. La actividad cardíaca normal está controlada en forma predominante por las células del nodo sinusal, que son las células automáticas con mayor frecuencia de descarga. Sin embargo, hay en las aurículas (y en los ventrículos) otras células capaces de exhibir automatismo y que ocasionalmente manifiestan su actividad por despolarizaciones cardíacas cuyas características difieren en mayor o menor grado de las producidas por el nodo sinusal. Cuando se originan por encima del haz de His, el ECG muestra las extrasístoles supraventriculares como complejos QRS usualmente estrechos que pueden o no estar precedidos por una onda P. Si el latido prematuro ocurre muy temprano puede no estar seguido de complejo QRS o ir seguido por un QRS ancho. El QRS se hace ancho por inscribirse durante el período refractario relativo de los tejidos en el que ocurre conducción aberrante (conducción con retraso e inscripción lenta). En los latidos supraventriculares prematuros que se originan en zonas vecinas al haz de His, la onda P puede quedar inmersa dentro del QRS o, inclusive, inscribirse después del QRS. El examen cuidadoso del ECG, usualmente revela que la onda P del latido prematuro tiene una forma diferente a la onda P sinusal (Fig. 31). Los latidos supraventriculares prematuros aparecen en situaciones como estrés, uso excesivo de café, alcohol, tabaco, estimulantes simpaticomiméticos (pseudoefedrina, adrenalina, cocaína), trastornos electrolíticos e insuficiencia respiratoria. También pueden producirse extrasístoles supraventriculares por la actividad de focos ectópicos con automatismo anormal, que acompañan a diversas cardiopatías estructurales (Fig. 32).

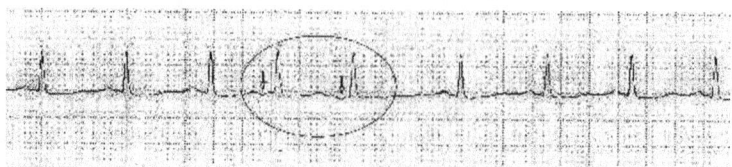

FIGURA 32. SE ENCUENTRAN DOS DESPOLARIZACIONES AURICULARES (ENCERRADAS EN EL CÍRCULO) CON ONDAS P NEGATIVAS (FLECHAS), ADELANTADAS, QUE CORRESPONDEN A LATIDOS SUPRAVENTRICULARES PREMATUROS

Si las extrasístoles supraventriculares son poco frecuentes no requieren tratamiento; al explicar al paciente que no implican riesgo, generalmente se resuelve la situación. Si son muy frecuentes y molestan al paciente, o si generan taquicardia supraventricular, se debe tratar la causa desencadenante y hay que emplear alguno de los medicamentos que se enumeran a continuación hasta obtener una respuesta adecuada.

1. Propranolol, 10 a 40 mg VO cada 6 horas

2. Carvedilol, 3,125 a 25 mg cada 12 horas

3. Bisoprolol, 1,25 a 10 mg una vez al día

4. Verapamil, 40 a 80 mg VO cada 8 horas

5. Diltiazem, 60 a 90 mg VO cada 8 horas

Taquicardia paroxística supraventricular. Es frecuente en adultos jóvenes y niños, aunque puede observarse en cualquier edad. En el corazón normal solo existe una vía de comunicación eléctrica entre las aurículas y los ventrículos que es el nodo aurículoventricular (AV). En la mayoría de los pacientes con taquicardias supraventriculares existe más de una vía, y las que son accesorias tienen propiedades electrofisiológicas (velocidad de conducción y duración del período refractario) diferentes a las de la vía normal. El mecanismo fisiopatológico de la mayoría de estas taquicardias es la reentrada (ver el siguiente párrafo). Las formas más frecuentemente observadas son las que se deben a la presencia de una doble vía nodal AV (taquicardia por reentrada nodal AV) y la causada por la existencia de fascículos musculares accesorios, ubicados en el anillo AV (síndrome de Wolff-Parkinson-White) (Fig. 33).

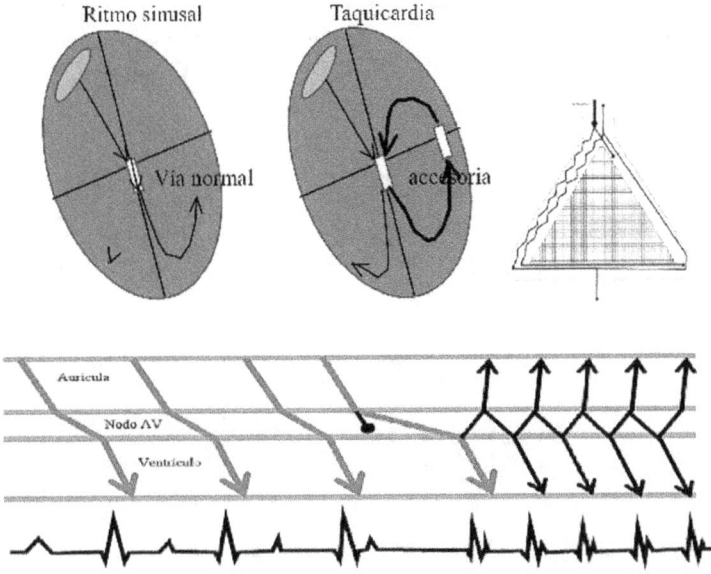

FIGURA 33. SE MUESTRAN DIAGRAMAS DEL CORAZÓN ILUSTRANDO LA CONDICIÓN NORMAL Y LA PRESENCIA DE UN FASCÍCULO ACCESORIO IZQUIERDO QUE PERMITE UNA TAQUICARDIA POR REENTRADA (VER TEXTO). EN LA PORCIÓN INFERIOR SE MUESTRA UN DIAGRAMA DE ESCALERA QUE GRAFICA LA CONDUCCIÓN DE LOS IMPULSOS EN CONDICIÓN NORMAL (PRIMERAS 3 FLECHAS AZULES DE IZQUIERDA A DERECHA), SEGUIDA POR UNA EXTRASÍSTOLE SUPRAVENTRICULAR (4ª FLECHA AZUL) QUE DISPARA UNA TAQUICARDIA POR REENTRADA EN EL NODO AV. LA REENTRADA SE ILUSTRA EN EL DIAGRAMA TRIANGULAR

La taquicardia supraventricular paroxística por reentrada ocurre porque un estímulo prematuro llega a las 2 vías (la normal y la accesoria) y encuentra a la accesoria en período refractario absoluto (aún no está repolarizada y no conduce impulsos) y a la normal en período refractario relativo (parcialmente repolarizada y conduce impulsos pero lo hace con lentitud). El impulso se conduce lentamente por la vía normal (que aún no ha recuperado completamente la velocidad de conducción) y cuando termina de atravesarla, la vía accesoria ya se ha recuperado. Esto permite que el impulso ascienda por la vía accesoria y vuelva a llegar adelantado al punto de origen de la vía normal. En este momento vuelve a descender por la vía normal cerrando así un circuito reentrante. En este circuito, la despolarización auricular ocurre simultáneamente con la ventricular (no se visualizan las ondas P) o puede suceder después de la despolarización ventricular (se muestran como ondas P que siguen al complejo QRS (Fig. 33). Cuando en un adulto se encuentra una taquicardia regular de QRS estrecho y las ondas P no son visibles, el diagnóstico más probable es de taquicardia por reentrada nodal AV (Fig. 34).

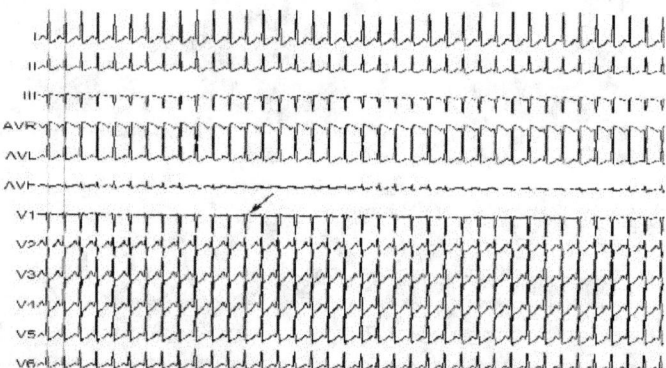

FIGURA 34.TAQUICARDIA DE QRS ESTRECHO, REGULAR, SIN ONDAS P VISIBLES, QUE SUGIERE EL DIAGNÓSTICO DE TAQUICARDIA POR REENTRADA NODAL AV. EL INTERVALO R-R ES DE 300 MSEG. LA FLECHA SEÑALA UNA MUESCA TERMINAL DEL QRS EN V1 QUE CORRESPONDE A LA ONDA P CONDUCIDA EN FORMA RETRÓGRADA. LAS LÍNEAS VERTICALES MIDEN EL INTERVALO R-R. SI DURANTE UNA TAQUICARDIA SUPRAVENTRICULAR REGULAR, LAS ONDAS P SIGUEN AL QRS, EL DIAGNÓSTICO MÁS PROBABLE ES TAQUICARDIA DE REENTRADA AV POR UN FASCÍCULO ACCESORIO (Fig.35)

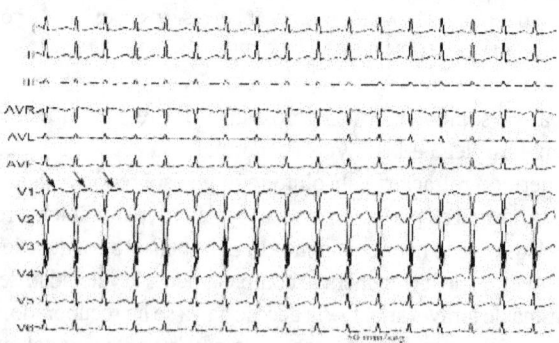

FIGURA 35. REGISTRO A 50 MM/SEG. LA FIGURA MUESTRA UNA TAQUICARDIA REGULAR DE QRS ESTRECHO CON ONDAS P NEGATIVAS QUE SIGUEN AL QRS, SE INSCRIBEN EN EL SEGMENTO ST Y ESTÁN SEÑALADAS POR FLECHAS

Tratamiento de la taquicardia supraventricular regular. Cuando hay *inestabilidad hemodinámica* (hipotensión arterial o deterioro del sensorio) debe procederse de inmediato a efectuar la cardioversión eléctrica (descarga sincronizada con el QRS). Los desfibriladores tienen un interruptor que permite seleccionar el modo de descarga para que sea sincrónica con el complejo QRS. Hay que conectar los electrodos de monitoreo del desfibrilador al paciente y/o tener aplicadas las paletas contra el tórax para poder registrar el QRS. Si la descarga no se aplica sincronizada con el QRS, podría ocurrir en el período hiperexcitable (punto de máximo voltaje de la onda T) e inducir fibrilación ventricular. Se debe selecciona una energía de descarga inicial de 50 Joules.

Para hacer la cardioversión, previamente hay que sedar al paciente con uno de los siguientes fármacos (dosis para adultos): diazepam, 10 mg EV lentamente (no se debe diluir porque se precipita); midazolam, 5 a 15 mg, diluidos, EV, lentamente; pentobarbital, 5 a 7 mg/Kg en bolus durante 2 minutos, o propofol, 0.5 a 2 mg/Kg (bolus de 20 mg cada 10 segundos hasta lograr la sedación (el paciente no responde). No deben mezclarse los fármacos por el peligro de depresión respiratoria y es necesario disponer de personal entrenado y un equipo de intubación endotraqueal por la posibilidad de producir apnea por depresión del centro respiratorio.

Si el enfermo está *hemodinámicamente estable* (presión arterial sistólica mayor de 90 mmHg) deben efectuarse estímulos vagales como la maniobra de Valsalva (pujar contra glotis cerrada) o el masaje del seno carotídeo (auscultar las carótidas antes de hacer el masaje y no hacerlo en ambos senos al mismo tiempo). Si con las maniobras vagales no se logra terminar la arritmia, se puede administrar cualquiera de los siguientes medicamentos:

Adenosina. Tiene un alto porcentaje de conversión al ritmo sinusal y una acción muy breve. Se puede emplear en pacientes con el síndrome de Wolff-Parkinson-White que presenten taquicardia paroxística supraventricular de QRS estrecho y en los enfermos con taquicardia por reentrada nodal. La dosis es de 6 mg EV en bolus; de no responder, 12 mg EV en bolus cada 5 a 10 minutos hasta un total de 30 mg. La droga puede producir bloqueo AV transitorio y se debe tener precaución en pacientes asmáticos y con EPOC porque puede inducir broncoespasmo.

Verapamil: 0.07 a 0.15 mg/Kg, diluidos, EV, administrados en 2 a 3 minutos; se puede repetir a los 10 minutos si no hay repuesta (no exceder 10 mg como dosis total de emergencia)

Diltiazem: 0.25 mg/Kg EV en 10 minutos. De mantenimiento, 5 a 15 mg EV por hora. *Los calcioantagonistas no dihidropiridínicos como el verapamil y el diltiazem están contraindicados en niños menores de 2 años de edad porque pueden ocasionar muerte por asistolia*

Propranolol: 1 mg EV por minuto, y no sobrepasar la dosis total de 0.1 mg Kg

Esmolol: 500 µg/ Kg en 1 minuto; de mantenimiento, si es necesario, 50-200 µg Kg EV por minuto.

El tratamiento definitivo de elección para este tipo de taquicardia se logra con la ablación. Con este procedimiento, el electrofisiólogo, por medio de catéteres, RX y equipos especiales de registro, ubica con precisión el fascículo accesorio y lo elimina con la aplicación de radiofrecuencia. En nuestro instituto, la probabilidad de lograr cura definitiva con ablación supera el 95% y la probabilidad de complicaciones (no letales) es de 1,5%.

Aleteo o flutter auricular . Esta arritmia puede presentarse en pacientes sin cardiopatía estructural aparente o en el contexto de enfermedad pulmonar crónica, valvulopatías, enfermedad coronaria, hipertensión arterial, embolismo pulmonar e hipertiroidismo. Es muy importante recordar que el *flutter* auricular determina un incremento del riesgo de embolismo semejante a la fibrilación auricular y deben tenerse presentes las mismas consideraciones para el tratamiento con anticoagulantes (ver más adelante en fibrilación auricular). El *flutter* es una arritmia reentrante que gira en la aurícula derecha y pasa por el tabique interauricular, la porción anterior a la crista terminalis, la pared lateral y el istmo cavotricuspídeo. En el istmo se produce el retraso del impulso para, nuevamente, ascender por el tabique (Fotografía. 21). El *flutter* es una arritmia muy estable y se presenta con una frecuencia auricular de 250 a 350 por minuto y una respuesta ventricular que puede ser regular o variable. La actividad auricular, al ser continua, produce en el ECG un trazado cuya forma recuerda el borde de la hoja de una sierra. No hay línea isoeléctrica entre una despolarización auricular y la siguiente (Fig. 36).

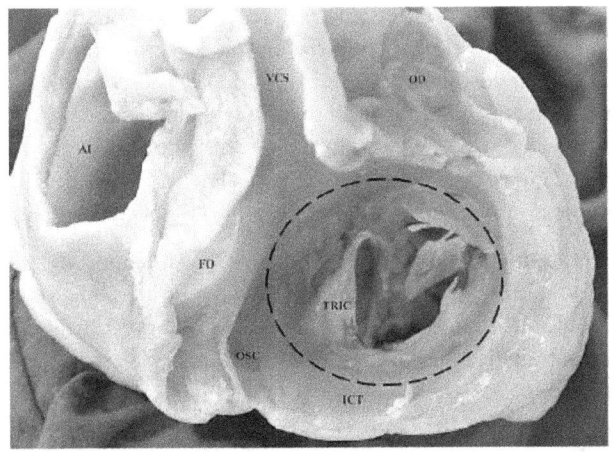

FOTOGRAFÍA 21. EN LA PIEZA ANATÓMICA SE MUESTRA UNA VISTA POSTERIOR DEL CORAZÓN CON LA AURÍCULA DERECHA ABIERTA Y SE VE EL ANILLO TRICUSPÍDEO. LA ELIPSE NEGRA DIBUJADA MARCA LA FORMA DE GIRO DEL *FLUTTER* QUE PUEDE SER HORARIO O ANTIHORARIO. **AI** = AURÍCULA IZQUIERDA. **FO** = FOSA OVAL. **VCS** = VENA CAVA SUPERIOR. **OD** = OREJUELA AURICULAR DERECHA. **OSC** = OSTIUM DEL SENO CORONARIO. **TRIC** = VALVA TRICUSPÍDEA. **ICT** = ISTMO CAVOTRICUSPÍDEO

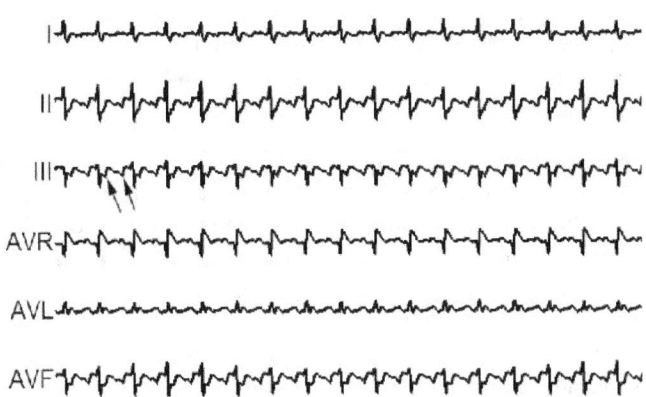

FIGURA 36. SE MUESTRAN LAS DERIVACIONES ESTÁNDAR DEL ECG EN UN PACIENTE CON *FLUTTER* TIPO I. LAS DESPOLARIZACIONES AURICULARES (SEÑALADAS CON FLECHAS EN DIII) SUPERAN EN NÚMERO AL DE LOS COMPLEJOS QRS. EN DIII SE IDENTIFICA MÁS CLARAMENTE EL PATRÓN DE ONDAS DE *FLUTTER* (ONDAS F), REGULARES Y CON APARIENCIA DE BORDE DE HOJA DE SIERRA

Tratamiento del flutter auricular. Si el paciente tiene *inestabilidad hemodinámica* (presión sistólica < 90 mmHg) debe efectuarse cardioversión eléctrica (ver antes) iniciando con dosis bajas de energía (50 Joules), que se puede incrementar en descargas sucesivas hasta lograr la reversión al ritmo sinusal. En el paciente hemodinámicamente estable, el tratamiento está dirigido al control de la respuesta ventricular hasta que se pueda proceder a revertir al ritmo sinusal. Para lograr el control de la respuesta ventricular se puede usar alguno de los siguientes medicamentos.

Calcioantagonistas no dihidropiridínicos: verapamil, 40 a 80 mg VO cada 8 horas, o diltiazem, 60 a 90 mg VO cada 8 horas. Es importante destacar que estos medicamentos pueden tener un efecto inotrópico negativo y su uso puede estar contraindicado en pacientes con insuficiencia cardíaca o disfunción ventricular sistólica.

Betabloqueadores: bisoprolol, 1,25 a 10 mg una vez al día, o carvedilol, 3,125 a 25 mg cada 12 horas.

En caso de optar por tratamiento con antiarrítmicos con miras a convertir el *flutter* a ritmo sinusal, se puede intentar el uso de antiarrítmicos del grupo I o del grupo III. En Venezuela, actualmente, solo hay propafenona (del grupo I) y amiodarona (del grupo III).

Propafenona. No debe utilizarse en pacientes que sufren de disfunción ventricular o de hipertrofia ventricular significativa. Se usa una dosis de carga de 450 a 600 mg VO seguida de 150 mg cada 8 o 6 horas (no está disponible para uso parenteral).

Amiodarona. Se utilizan de 2 a 5 mg Kg EV como dosis inicial, seguido por una infusión de 1 mg/min en 6 horas y, luego, se reduce a 0.5 mg/min en las siguientes 18 horas. La administración de amiodarona oral amerita impregnación: inicialmente se administran 200 mg cada 8 horas por 2 semanas, luego, 200 mg cada 12 horas por 2 semanas más, y después, 200 mg diarios. Se recomienda el uso de protectores gástricos del tipo de los inhibidores de bomba de protones y debe seguirse cuidadosamente al paciente para detectar la posible aparición de efectos colaterales mayores (hepatotoxicidad, fibrosis pulmonar, hipo o hipertiroidismo, pigmentación cutánea).

Lamentablemente, los fármacos antiarrítmicos son poco eficaces para revertir el *flutter* al ritmo sinusal o para impedir que vuelva a aparecer. En el caso de las taquicardias supraventriculares regulares, *el tratamiento de elección es la ablación*. Por medio de catéteres especiales se pueden hacer aplicaciones de radiofrecuencia que interrumpan la conducción de los impulsos en el istmo cavotricuspídeo. La ablación es altamente eficaz y logra la cura definitiva en más del 85% de los casos.

Fibrilación auricular. La fibrilación auricular (FA) es la arritmia que genera más hospitalizaciones y gastos en atención de salud; su prevalencia aumenta con la edad de la población, la obesidad y la apnea del sueño o puede aparecer en pacientes sin cardiopatía demostrable (FA solitaria). Se estima que en Venezuela puede haber alrededor de 260.000 personas que sufren FA. Las patologías frecuentemente asociadas con la presencia de FA son hipertensión arterial, valvulopatías, cardiopatía ateroesclerótica, EPOC, hipertiroidismo, embolismo pulmonar e ingesta copiosa de alcohol ("síndrome del corazón del día festivo"). Muchos episodios de esta arritmia terminan en forma espontánea en menos de 7 días (FA paroxística), especialmente cuando se producen en pacientes sin cardiopatía estructural. Con el paso del tiempo, la arritmia se repite cada vez más hasta que se queda en forma continua (FA permanente). La FA es una arritmia caótica que tiene una frecuencia auricular de 350 a 600 por minuto o más y una respuesta ventricular variable e irregular (Fig. 37). Si la FA es de comienzo brusco y tiene una respuesta ventricular rápida, puede haber compromiso hemodinámico, especialmente en los pacientes con cardiopatía subyacente (estenosis mitral o cardiopatía hipertrófica).

La fibrilación auricular (FA) incrementa la posibilidad de formación de coágulos en las aurículas, especialmente en la orejuela auricular izquierda, y aumenta significativamente el riesgo de sufrir embolias. El sitio donde con mayor frecuencia van los émbolos es al SNC. El ictus cerebrovascular (ACV) embólico asociado con la FA, tiene una mortalidad elevada (más de 20% en algunos estudios) y altas tasas de incapacidad residual.

Debido a la alta posibilidad de generar embolias sistémicas, tanto con la cardioversión eléctrica como farmacológica, *antes de intentar la conversión al ritmo sinusal es imperativa la anticoagulación del paciente.* De hecho, cuando la aurícula está fibrilando, el flujo es lento y la presión es baja, pero cuando recupera el ritmo sinusal se restablecen el movimiento y los cambios fásicos de presión, de manera que los trombos formados pueden desprenderse y producir embolias. Es imprescindible conocer el tiempo de evolución de la arritmia; si no hay certeza de la fecha de inicio (recordar que la fibrilación auricular puede ser asintomática) se debe proceder a controlar la frecuencia ventricular (que sea menor de 90 por

minuto en reposo) con fármacos que enlentezcan la conducción AV (betabloqueantes, calcioantagonistas no dihidropiridínicos o digoxina) y administrar
anticoagulantes orales por un tiempo mínimo de 6 a 8 semanas antes de intentar
la cardioversión. Si con la cardioversión se logra el ritmo sinusal, el paciente
debe continuar con los anticoagulantes orales por un mínimo de 3 semanas;
en muchos pacientes con alto riesgo de tromboembolismo, la anticoagulación
oral debe ser indefinida. Otra forma de decidir si se puede efectuar la cardioversión de inmediato es hacer un ecocardiograma transesofágico que permita
determinar si hay trombos auriculares (el ecocardiograma transtorácico no tiene
buena sensibilidad para detectar estos trombos). Si se descarta la existencia de
trombos se puede proceder a la cardioversión y mantener la anticoagulación
por un mínimo de 3 semanas más.

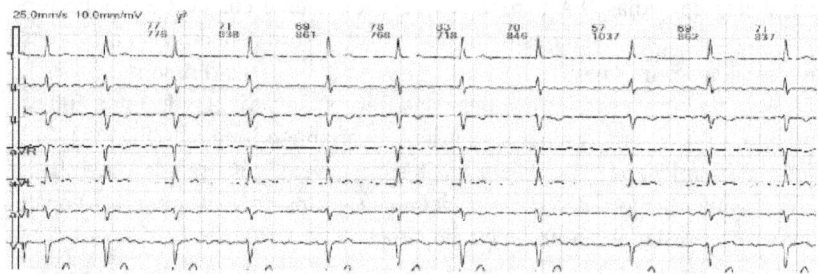

FIGURA 37. ECG DE PACIENTE CON FA. MUESTRA UN RITMO IRREGULAR SIN ONDAS P
IDENTIFICABLES Y CON UNA ACTIVIDAD IRREGULAR EN LA LÍNEA DE BASE. LA FRECUENCIA
VENTRICULAR (PRIMERA FILA DE NÚMEROS) Y LOS INTERVALOS ENTRE LOS QRS (SEGUNDA FILA
DE NÚMEROS) SON VARIABLES

Un modo sencillo de decidir si el paciente debe recibir anticoagulantes orales en
forma permanente es *estimar el riesgo de tromboembolismo.* En los pacientes con
fibrilación auricular de origen no valvular se aplica la escala CHA_2DS_2VASc (tabla
115). Cada aspecto tiene una puntuación que debe sumarse. Cuando el paciente
tiene 2 o más puntos, en ausencia de contraindicaciones mayores (sangrado activo,
tumores del SNC, coagulopatía, hemorragia intracraneal reciente), debe recibir
anticoagulación oral en forma permanente.

TABLA 115. ESCALA CHA₂DS₂VASC

Hallazgo	Puntuación
Insuficiencia cardíaca o FE < 40%	1
Hipertensión arterial	1
Edad ≥ 75 años	2
Diabetes mellitus	1
ACV o embolismo previo	2
Enfermedad vascular (coronarias, periférica y/o placa aórtica)	1
Edad de 65 a 74 años	1
Sexo femenino	1

Durante muchos años se ha usado la warfarina, cuyo efecto debe controlarse con el INR entre 2 y 3. Recientemente se han introducido nuevos anticoagulantes orales: inhibidores directos de trombina (dabigatran) o inhibidores directos del factor X activado (rivaroxaban, apixaban, edoxaban). Estos anticoagulantes no requieren del INR para ajustar dosis y han mostrado un efecto más uniforme, menos interacciones medicamentosas y alimentarias, así como menor tasa de sangrado intracraneal que la warfarina. Estos anticoagulantes no deben administrarse a pacientes con prótesis valvulares cardíacas porque hay un riesgo incrementado de sangrado y embolismo en comparación con la warfarina.

Si el paciente con FA está hemodinámicamente estable se puede intentar, primero, el control de la respuesta ventricular con digitálicos, calcioantagonistas no-dihidro-piridínicos (verapamil, diltiazem) o betabloqueantes. Es importante destacar que estos fármacos no son eficaces para convertir la FA a ritmo sinusal. Los digitálicos han caído en desuso porque solo tienen un efecto discreto parasimpáticomimético que disminuye la respuesta ventricular; sin embargo, la digoxina sigue utilizándose con otros fármacos para el control de la frecuencia ventricular en pacientes con insuficiencia cardíaca. Los antiarrítmicos (amiodarona y la propafenona) son los más eficaces para la conversión farmacológica de la FA al ritmo sinusal.

En términos generales es poco probable lograr la reversión al ritmo sinusal cuando el paciente tiene aurículas muy dilatadas (más de 4.5 cm en el ecocardiograma) o la fibrilación auricular ha estado presente por tiempo prolongado. Cuando las condiciones del paciente determinan la necesidad de efectuar cardioversión a corto plazo debe efectuarse un ecocardiograma transesofágico para descartar la existencia de trombos intracavitarios y administrar heparina intravenosa (70 a 100 UI/Kg). Si el enfermo está comprometido hemodinámicamente hay que considerar la cardioversión eléctrica de emergencia. El paciente debe estar bajo el efecto de drogas antiarrítmicas que permitan mantener el ritmo sinusal. Deben utilizarse dosis altas de energía (150 o 200 Joules) al inicio. Si no se logra la reversión al ritmo sinusal con el primer intento, se puede repetir a una dosis máxima de energía (360 Joules de corriente monofásica en la mayoría de los desfibriladores disponibles o 200 Joules en los desfibriladores bifásicos).

Taquicardia auricular. Estas taquicardias son producidas por focos ectópicos en las aurículas que descargan a alta frecuencia. El ECG de los pacientes con taquicardia auricular muestra una o más ondas P precediendo al complejo QRS y pueden conducirse en relación A:V 1:1, 2:1 o más, y en modo fijo o variable al ventrículo. La morfología de la onda P es usualmente diferente a la onda P que se produce con la activación sinusal normal, sin embargo, las diferencias morfológicas pueden ser muy sutiles y no discernibles si el foco ectópico se encuentra en las vecindades del nodo sinusal (Fig. 38).

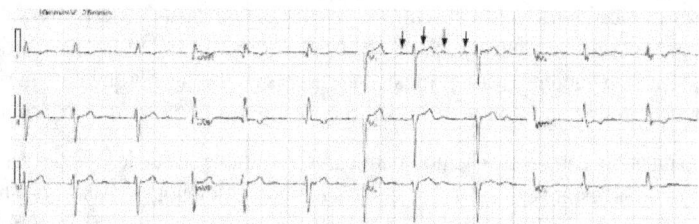

FIGURA 38. ECG DE PACIENTE CON TAQUICARDIA AURICULAR. NO SE VISUALIZAN ONDAS P CLARAMENTE DISCERNIBLES EN DERIVACIONES ESTÁNDAR. EN LAS PRECORDIALES V1 Y V2 SE VEN ONDAS P (SEÑALADAS POR FLECHAS) CON UNA FRECUENCIA ELEVADA (188 PPM) CON CONDUCCIÓN 3:1 Y DISTANCIA R-R VARIABLE

Las taquicardias auriculares se producen usualmente por automatismo anormal o actividad disparada y en muchos casos son de difícil manejo farmacológico. Pueden emplearse betabloqueantes, calcionatangonistas, antiarrítmicos de grupo I o de grupo III. En el manejo de las taquicardias auriculares, la cardioversión tiene poca utilidad porque como el mecanismo fisiopatológico es usualmente el de automatismo anormal, la arritmia solo se detiene transitoriamente en el momento de la cardioversión y reaparece al cabo de pocos latidos sinusales. El tratamiento definitivo de la taquicardia auricular requiere a menudo una ablación para eliminar el foco ectópico que produce la taquicardia.

Taquicardiomiopatía. En 1962, G. Whipple y colaboradores describieron en un modelo experimental la aparición de insuficiencia cardíaca congestiva como consecuencia de la estimulación cardíaca a alta frecuencia. A partir de entonces se reconoce que las arritmias (supraventriculares y ventriculares) que producen incremento de la frecuencia cardíaca en forma sostenida, pueden producir dilatación cardíaca, disminución de la función sistólica e insuficiencia cardíaca. A esta forma de cardiopatía dilatada se la llama *taquicardiomiopatía* (Fotografía 22). En esta patología, la prioridad del tratamiento es disminuir la frecuencia ventricular y/o eliminar la arritmia que la causa. La gran mayoría de los pacientes que la sufren logra recuperarse completamente al controlar o eliminar la arritmia. Es muy importante considerar esta posibilidad diagnóstica en los pacientes que se presentan con insuficiencia cardíaca y frecuencia cardíaca elevada, ya que los que sufren de taquicardiomiopatía y no responden a los fármacos antiarrítmicos disponibles, muchos de ellos pueden ser curados al eliminar por ablación el foco o circuito responsable de la aparición de la arritmia que genera la taquicardiomiopatía.

Hemos tenido oportunidad de tratar pacientes (muchos de ellos niños) recluidos en cama con insuficiencia cardíaca congestiva, sin respuesta a su tratamiento convencional, y que a la semana de haber sido sometidos a ablación del foco arrítmico se han restablecido completamente y con una función cardíaca normal.

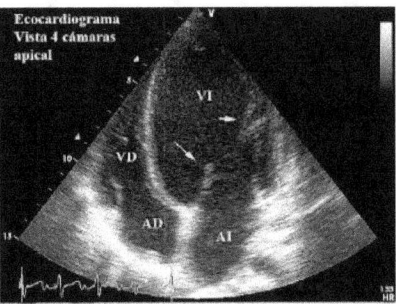

FOTOGRAFÍA 22. SE PRESENTA EL ECOCARDIOGRAMA DE UN PACIENTE CON TAQUICARDIA AURICULAR INCESANTE, QUE DESARROLLÓ TAQUICARDIOMIOPATÍA. LA FLECHA MÁS LARGA SEÑALA LA VALVA SEPTAL DE LA VÁLVULA MITRAL. LA FLECHA MÁS CORTA, UN MÚSCULO PAPILAR. AI = AURÍCULA IZQUIERDA. AD = AURÍCULA DERECHA. VI = VENTRÍCULO IZQUIERDO. VD = VENTRÍCULO DERECHO. EL VI MUESTRA MARCADA DILATACIÓN Y TENDENCIA A LA ESFERICIDAD. FRACCIÓN DE EYECCIÓN 0.20

Latidos prematuros ventriculares (LPV). Al igual que los latidos prematuros supraventriculares, pueden ocurrir despolarizaciones prematuras en los ventrículos. Las extrasístoles que se originan por debajo del haz de His se llaman ventriculares. En el contexto del infarto agudo del miocardio, los latidos ventriculares prematuros son expresión de formas anormales de automatismo o reentrada y pueden actuar como disparadores de circuitos de reentrada. Se ha demostrado que solo las extrasístoles que se observan en la cardiopatía estructural (isquemia o miocardiopatía dilatada) *incrementan el riesgo de sufrir muerte súbita* (Fig. 39).

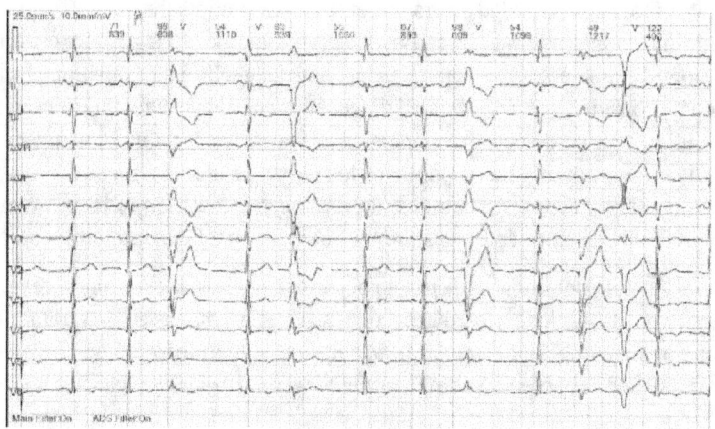

Figura 39. ECG de 12 derivaciones simultáneas. El 3º, 5º, 8º, 10º y 11º latidos de izquierda a derecha son extrasístoles ventriculares. Los QRS son anchos, aberrantes y no tiene onda P que los preceda. La onda T es opuesta a la polaridad dominante del QRS y este va seguido por una pausa compensadora. El 10º y 11º se presentan como una pareja

El tratamiento de las extrasístoles ventriculares con antiarrímicos puede dar origen a nuevas arritmias como efecto colateral del fármaco antiarrítmico (efecto proarrítmico), por lo que la recomendación general es NO administrar antiarrítmicos para el tratamiento de los latidos ventriculares prematuros en el infarto del miocardio o en ausencia de cardiopatía estructural. En caso de que el paciente tenga síntomas molestos puede prescribirse un betabloqueante y siempre se recomienda su evaluación por un electrofisiólogo para un análisis cuidadoso del riesgo de muerte súbita y escoger el tratamiento más adecuado y de menor riesgo.

Taquicardia ventricular (TV). Es un ritmo originado en el ventrículo, con una frecuencia > 100 lpm, que se inscribe con un complejo QRS ancho. Es considerada una arritmia grave, ya que produce una profunda alteración de la mecánica ventricular y además puede transformarse en fibrilación ventricular (FV). La FV es el equivalente de un paro cardíaco, ya que el corazón no tiene contracción mecánica eficaz y no hay expulsión de sangre. La TV y FV son complicaciones frecuentes del infarto del miocardio en la fase aguda, la cardiopatía isquémica crónica, las miocardiopatías dilatadas, las cardiopatías arritmogénicas hereditarias y las cardiopatías congénitas. En el ECG se encuentran complejos QRS anchos, aberrantes, sin onda P visible o con ondas P, cuyo número es menor que el de los complejos QRS (disociación V-A). Un grupo relativamente pequeño de pacientes presenta taquicardia ventricular sin cardiopatía estructural asociada (Fig. 40).

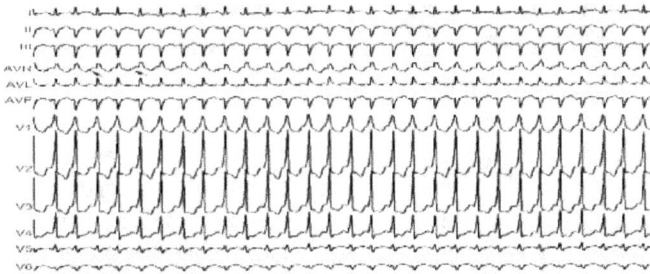

FIGURA 40. SE APRECIA UNA TAQUICARDIA DE QRS ANCHO, REGULAR, CON COMPLEJOS POSITIVOS EN LA DERIVACIÓN AVR. EN EL TRAZADO AVR PUEDEN VERSE ALGUNAS ONDAS P (SEÑALADAS CON FLECHAS NEGRAS) CON MENOR FRECUENCIA QUE LOS COMPLEJOS QRS (DISOCIACIÓN V-A)

Una taquicardia ventricular regular de QRS ancho se debe distinguir de la taquicardia supraventricular conducida con aberrancia (bloqueo de rama). Resulta muy útil el interrogatorio del enfermo, ya que si tiene el antecedente de ser portador de cardiopatía isquémica o miocardiopatía dilatada, el diagnóstico más probable es taquicardia ventricular. En el diagnóstico diferencial, la derivación AVR del ECG resulta de gran utilidad. En efecto, AVR "mira" al corazón desde el hombro derecho. Si el complejo QRS es positivo en la derivación AVR, la activación debe estar viajando desde los ventrículos hacia las aurículas. En la misma derivación AVR, la presencia de complejos QRS positivos o negativos de inscripción inicial lenta, apunta fuertemente al diagnóstico de taquicardia ventricular. La presencia de ondas P con menor frecuencia que el de los complejos QRS (disociación V-A) es un signo 100% específico para el diagnóstico de TV (ver Fig. 40).

Tratamiento de la TV. Si el paciente con TV se presenta con colapso hemodinámico y pulso perceptible, debe ser sometido a cardioversión inmediata con sedación profunda y descarga de 100 Joules sincronizada con el QRS. Si el enfermo tiene colapso hemodinámico y no se percibe pulso, debe procederse de inmediato a desfibrilar al paciente (200 Joules bifásico o 360 Joules monofásico) con reanimación cardiopulmonar hasta estabilizarlo.

Si no hay colapso hemodinámico, la primera opción terapéutica es la administración de amiodarona, 5 mg por Kg EV en bolus, que debe seguirse de una infusión de 1 mg por minuto las siguientes 6 horas y luego 0.5 mg por minuto por 48 horas. Dado el gran riesgo de "paro cardíaco", el paciente debe estar en UCI, adecuadamente monitorizado, con buen acceso venoso y garantizar la disponibilidad de un desfibrilador. El tratamiento a largo plazo, generalmente implica la instalación de un desfibrilador automático implantable, generalmente asociado a la amiodarona. En algunos casos es necesaria la ablación del foco arritmogénico por catéter.

Fibrilación ventricular (FV). La FV se presenta como una arritmia primaria o como una evolución de la TV no tratada. El ECG muestra un trazado irregular, muy rápido, de complejos con forma cambiante; no se reconocen ondas P ni actividad ventricular organizada o regular (Figura 41). La conducta a seguir se describe en las normas del paro cardíaco y reanimación cardiopulmonar, pero hay que hacer énfasis en que la prioridad fundamental es efectuar reanimación temprana y desfibrilación inmediata. Si el paciente sobrevive y la arritmia ocurre fuera de la fase aguda de un infarto, la mayor parte de las veces debe ser sometido cuanto antes al implante de un desfibrilador automático.

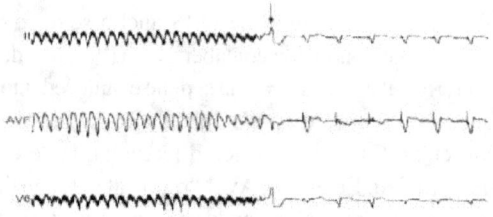

FIGURA 41. EL TRAZADO ES CARACTERÍSTICO DE LA FIBRILACIÓN VENTRICULAR. SE MUESTRAN 3 DERIVACIONES SIMULTÁNEAS DEL ECG CON UN RITMO IRREGULAR, CAÓTICO, SIN ACTIVIDAD AURICULAR RECONOCIBLE Y CON UNA FRECUENCIA VENTRICULAR MUY ELEVADA (INCONTABLE). EN EL MOMENTO MARCADO POR LA FLECHA SE PRODUCE UNA DESCARGA ADECUADA DE UN DESFIBRILADOR QUE EL PACIENTE TIENE IMPLANTADO Y PASA A UN RITMO CONTROLADO POR MARCAPASOS

Bloqueo auriculoventricular (AV) de primer grado. Se presenta en sujetos normales y en patologías como infarto del miocardio con isquemia del nodo AV, miocarditis y con el uso de fármacos que enlentecen la conducción AV (digitálicos, betabloqueadores y calcioantagonistas no dihidropiridínicos). La característica electrocardiográfica es la presencia de ritmo sinusal y un intervalo PR prolongado y constante mayor de 0.20 seg (Figura 42).

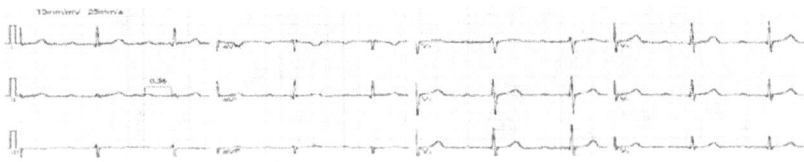

FIGURA 42. EL TRAZADO MUESTRA UN RITMO REGULAR CON P POSITIVA QUE PRECEDE A QRS
Y UN INTERVALO PR CONSTANTE DE 0.36 SEG

En la mayoría de los casos no requiere tratamiento. Una posible excepción son los pacientes que presenten intervalo PR muy prolongado (mayor de 0.36 seg), sufran de asincronía aurículoventricular y puedan requerir el implante de marcapasos.

Bloqueo AV de segundo grado. Se presentan dos modalidades, Mobitz tipo I (fenómeno de Wenckebach) y Mobitz tipo II.

Bloqueo AV de segundo grado Mobitz tipo I (fenómeno de Wenckebach). El ECG muestra un alargamiento progresivo del PR hasta producirse la falla de la conducción de una onda P (Figura 43). En la mayor parte de los casos, el bloqueo Mobitz I obedece a un fenómeno fisiológico normal que ocurre a frecuencias cardíacas elevadas. También puede ser resultado de un tono parasimpático elevado. La mayoría de los bloqueos Mobitz I son supradivisionales (el sitio de bloqueo es proximal al haz de His) y cursa con complejos QRS estrechos. No requiere tratamiento, a no ser que se presente bradicardia sintomática. Para ser considerada sintomática la bradicardia debe corroborarse que los síntomas (mareos, debilidad, síncope) solo están presentes cuando hay bradicardia.

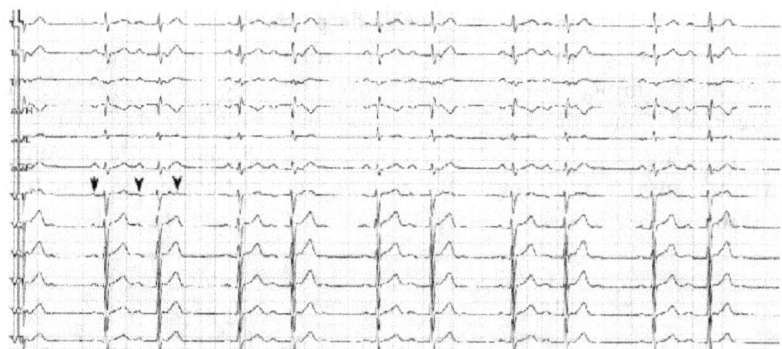

FIGURA 43. EL TRAZADO MUESTRA UN INTERVALO PR QUE SE PROLONGA PROGRESIVAMENTE
HASTA QUE FALLA LA CONDUCCIÓN DE UNA ONDA P. LAS ONDAS P ESTÁN SEÑALADAS POR
FLECHAS EN LA DERIVACIÓN V1

Mobitz tipo II. En esta forma de bloqueo, el ECG muestra ondas P bloqueadas
sin modificación del intervalo PR (Figura 44). En muchos casos, el complejo
QRS es ancho porque este tipo de bloqueo es generalmente infradivisional y
expresión de enfermedad cardíaca estructural. Con frecuencia, estos pacientes
manifiestan síntomas y/o progresan a un bloqueo AV avanzado. Es necesario
mantener la observación estricta del enfermo y el registro permanente del ritmo
cardíaco. Dado que la mayoría de estos bloqueos es infradivisional, la atropina
y el isoproterenol tienen poco o ningún efecto. El tratamiento de elección es
implantar un marcapaso cardíaco.

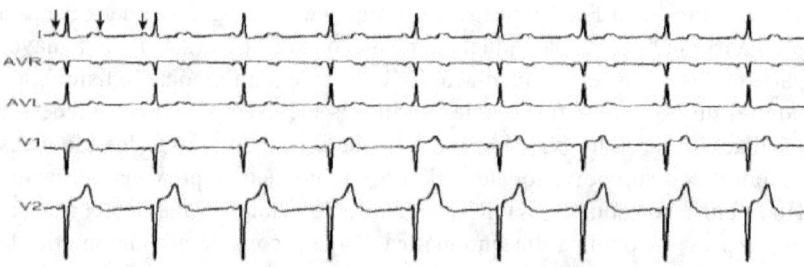

FIGURA 44. BLOQUEO AV DE SEGUNDO GRADO TIPO MOBITZ II. EL TRAZADO MUESTRA TRES
DERIVACIONES ESTÁNDAR Y 2 PRECORDIALES. LAS ONDAS P (SEÑALADAS POR FLECHAS EN D1)
TIENEN EL DOBLE DE LA FRECUENCIA QUE LOS QRS (BLOQUEO 2:1). NO HAY MODIFICACIÓN
DEL INTERVALO PR EN LOS COMPLEJOS CONDUCIDOS

Bloqueo AV de tercer grado o completo. Es el bloqueo AV de peor pronóstico, particularmente cuando se presenta en el curso de un infarto del miocardio de la cara anterior. Puede conducir a hipotensión arterial, asistolia ventricular con ataques de Stokes-Adams e insuficiencia cardíaca congestiva. Muchos de estos pacientes se presentan en el contexto de bajas frecuencias y fallecen en forma súbita por taquicardia ventricular polimórfica que degenera en fibrilación ventricular. Esto indica que el médico no debe descuidarse ante un paciente con bloqueo AV avanzado que luce asintomático.

La mayor parte de los bloqueos AV de tercer grado es infradivisional y cursa con QRS ancho y frecuencias ventriculares bajas (menor de 45 ppm). El bloqueo AV de tercer grado puede ser también supradivisional; en este caso, el QRS es estrecho. El bloqueo AV de tercer grado supradivisional se observa más en niños (bloqueo AV congénito), en pacientes con accidentes coronarios agudos que cursan con isquemia del nodo AV o como consecuencia del efecto de drogas que enlentecen la conducción AV. Estos enfermos requieren el implante de marcapaso cardíaco a la mayor brevedad posible, el cual no debe retrasarse por una aparente "estabilidad del enfermo" (Figura 45).

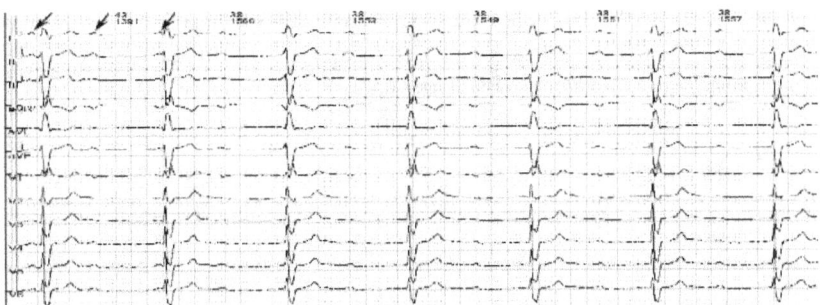

FIGURA 45. BLOQUEO AV DE TERCER GRADO. LAS FLECHAS SEÑALAN LAS ONDAS P. LAS AURÍCULAS LLEVAN UN RITMO Y UNA FRECUENCIA (MAYOR) DIFERENTE A LA DE LOS VENTRÍCULOS. LOS COMPLEJOS QRS SON ANCHOS Y LA FRECUENCIA ESTÁ EN EL ORDEN DE 40 PPM (FILA SUPERIOR DE NÚMEROS). EL INTERVALO R-R ES BASTANTE REGULAR (FILA INFERIOR DE NÚMEROS)

Bloqueos de rama. El haz de His se bifurca en una *rama derecha* (que corre por el endocardio del lado derecho del septum interventricular y se va subdividiendo para originar la red de Purkinje) y una *rama izquierda* (que pasa al endocardio izquierdo del septum interventricular alto). Rápidamente se divide en una red anterior (hemirrama o fascículo izquierdo anterior) y otra posterior (hemirrama o fascículo izquierdo posterior). La rama derecha es más superficial que la izquierda y se lesiona con facilidad durante instalación de catéteres o en situaciones que incrementan la presión del ventrículo derecho (estenosis pulmonar, comunicación interauricular, hipertensión pulmonar, embolismo pulmonar). La rama izquierda también puede bloquearse por efecto de enfermedad cardíaca, generalmente por hipertrofia ventricular izquierda (enfermedad coronaria, hipertensión arterial o estenosis aórtica). Los bloqueos de rama pueden ser de una rama (derecha o izquierda) o combinarse, es decir, el bloqueo de una hemirrama izquierda con la rama derecha, lo cual es conocido como bloqueo bifascicular. El bloqueo de rama izquierda también se considera bifascicular, dado que la rama izquierda se divide en dos fascículos. Cuando se presenta un bloqueo bifascicular en el curso de un infarto del miocardio, es posible que termine en un bloqueo AV completo, por lo que generalmente amerita el uso de un marcapaso transitorio.

El bloqueo avanzado de rama derecha del haz de His (BARDHH). Cursa con un QRS prolongado y con forma de letra "M" en la derivación V1 y V2 (Figura 46). El diagnóstico de BARDHH asociado a una desviación del eje eléctrico del QRS hacia la izquierda (mayor de -30°), hace el diagnóstico de bloqueo bifascicular porque delata la presencia asociada de bloqueo de la hemirrama izquierda anterior (Figura 47)

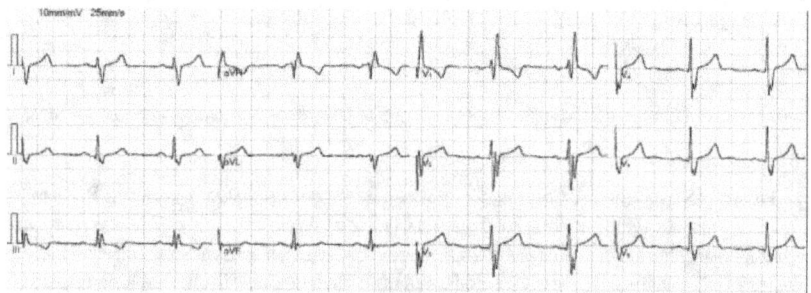

FIGURA 46. EL TRAZADO MUESTRA UN BLOQUEO AVANZADO DE RAMA DERECHA. DESTACA LA PRESENCIA DE UN QRS ANCHO CON IMAGEN A MODO DE LETRA "M" EN V1 Y V2

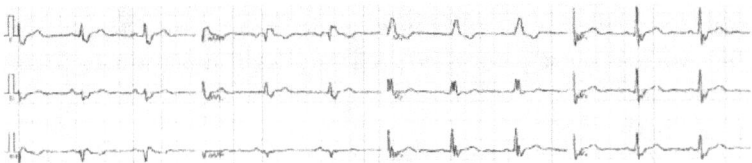

FIGURA 47. BLOQUEO AVANZADO DE RAMA DERECHA MÁS HEMIBLOQUEO IZQUIERDO ANTERIOR (BLOQUEO BIFASCICULAR). EL TRAZADO MUESTRA UN BLOQUEO AVANZADO DE RAMA DERECHA ASOCIADO A UNA MARCADA DESVIACIÓN DEL EJE ELÉCTRICO A LA IZQUIERDA (-120°). DESTACA LA PRESENCIA DE UN QRS ANCHO CON IMAGEN A MODO DE LETRA "M" EN V2 Y V3

El bloqueo avanzado de rama izquierda del haz de His (BARIHH) cursa con un QRS prolongado y con forma de letra "M" en las derivaciones V5 y V6 (Fig. 48). Recordemos que la presencia de BARIHH implica el diagnóstico de bloqueo bifascicular, y que si ocurre en el contexto de un infarto del miocardio agudo, debe procederse a la implantación de un marcapaso cardíaco transitorio por la posibilidad de progresión a bloqueo AV de tercer grado.

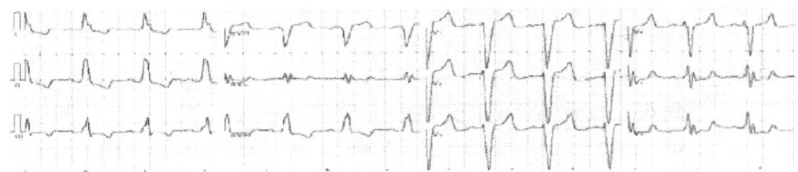

FIGURA 48. BLOQUEO AVANZADO DE RAMA IZQUIERDA. EL QRS ES ANCHO Y TIENE FORMA DE LETRA M EN LAS DERIVACIONES V5 Y V6

Los bloqueos de rama no tienen indicación terapéutica específica, a excepción del tratamiento preventivo con marcapaso cardíaco transitorio, cuando se producen en el contexto del infarto del miocardio agudo.

INDICACIONES PARA EL USO DEL MARCAPASO TRANSITORIO EN EL INFARTO AGUDO DEL MIOCARDIO, COMPLICADO CON ARRITMIAS

1. Bradicardia sinusal que no responda a la administración de atropina y produzca síntomas, particularmente cuando se asocia a signos de bajo gasto cardíaco

2. Bloqueo AV de segundo grado tipo Mobitz II
3. Bloqueo bifasicular que aparece en el curso del infarto o de rama izquierda del haz de His
3. Bloqueo AV completo.
4. Estimulación para tratamiento de taquiarritmias.

Resincronización cardíaca. La presencia de BARIHH con QRS ³ 150 mseg que se presenta en pacientes con insuficiencia cardíaca y disminución de la función ventricular sistólica expresada en una fracción de eyección ≤ 0.35, constituye una indicación formal para el implante de dispositivos especiales de estimulación denominados terapia de resincronización cardíaca.

REFERENCIAS

ABDEL J. FUENMAYOR; NELSY GONZÁLEZ-CERRADA, JOHANNA VALENCIA. Taquicardiomiopatía en Niños: Una Causa de Insuficiencia Cardíaca que Debe Tenerse en Cuenta. Revista Iberoamericana de Arritmología 2009; 1: 64.

ACC/AHA/HRS 2008 Guidelines for Device-Based Therapy of Cardiac Rhythm Abnormalities: Executive Summary. A Report of the American College of Cardiology/American Heart Association Task Force on Practice Guidelines (Writing Committee to Revise the ACC/AHA/ NASPE 2002 Guideline Update for Implantation of Cardiac Pacemakers and Antiarrhythmia Devices). Heart Rhythm Journal. 2008; 5: 934-955.

AMERICAN HEART ASSOCIATION Guidelines for Cardiopulmonary Resuscitation and Emergency Cardiovascular Care. Circulation. 2005;112:IV-58-IV-66.

BLOMSTRÖM-LUNDQVIST C, © 2003 by the American College of Cardiology Foundation, the American Heart Association, Inc., and the European Society of Cardiology Scheinman MM, Aliot EM, Alpert JS, Calkins H, Camm AJ, Campbell WB, Haines DE, Kuck KH, Lerman BB, Miller DD, Shaeffer CW, Stevenson WG, Tomaselli GF. ACC/AHA/ ESC guidelines for the management of patients with supraventricular arrhythmias: a report of the American College of Cardiology/ American Heart Association Task Force on Practice Guidelines and the European Society of Cardiology Committee for Practice Guidelines (Writing Committee to Develop Guidelines for the Management of Patients With Supraventricular Arrhythmias. 2003. Ame Coll Card Web Site. Available at: http://www.acc.org/clinical/ guidelines/arrhythmias/ sva_index.pdf.

FUSTER V, RYDÉN LE, CANNOM DS, CRIJNS HJ, CURTIS AB, ELLENBOGEN KA, HALPERIN JL, LE HEUZEY J-Y, KAY GN, LOWE JE, OLSSON SB, PRYSTOWSKY EN, TAMARGO JL, WANN S, SMITH SC JR, JACOBS AK, ADAMS CD, ANDERSON JL, ANTMAN EM, HUNT SA, NISHIMURA R, ORNATO JP, PAGE RL, RIEGEL B, PRIORI SG, BLANC J-J, BUDAJ A, CAMM AJ, DEAN V, DECKERS JW, DESPRES C, DICKSTEIN K, LEKAKIS J, MCGREGOR K, METRA M, MORAIS J, OSTERSPEY A, ZAMORANO. JL. ACC/AHA/ ESC 2006. Guidelines for the management of patients with atrial fibrillation—executive summary: a report of the American College of Cardiology/American Heart Association Task Force on Practice Guidelines and the European Society of Cardiology Committee for Practice Guidelines (Writing Committee to Revise the 2001 Guidelines for the Management of Patients With Atrial Fibrillation). Circulation 2006;114:700-752. Published online before print August 2, 2006. DOI: 10/1161/Circulation AHA.106.177031

GOLDBERGER JJ, CAIN ME, HOHNLOSER SH, KADISH AH, KNIGHT BP, LAUER MS, MARON BJ, PAGE RL, PASSMAN R, SISCOVICK D, STEVENSON WG, ZIPES DP. American Heart Association/American College of Cardiology Foundation/Heart Rhythm Society Scientific statement on noninvasive risk stratification techniques for identifying patients at risk for sudden cardiac death: a scientific statement from the American Heart Association Council on Clinical Cardiology Committee on Electrocardiography and Arrhythmias and Council on Epidemiology and Prevention. Heart Rhythm. 2008; 5 (10):e1-e21.

HUGH CALKINS, MD, FHRS; JOSEP BRUGADA, MD, FESC; DOUGLAS L. PACKER, MD, FHRS; RICCARDO CAPPATO, MD, FESC; SHIH-ANN CHEN, MD, FHRS; HARRY J.G. Crijns, MD, FESC; Ralph J. Damiano, Jr., MD; D. Wyn Davies, MD, FHRS; David E. Haines, MD, FHRS; Michel Haissaguerre, MD; Yoshito Iesaka, MD; Warren Jackman, MD, FHRS; Pierre Jais, MD; Hans Kottkamp, MD; Karl Heinz Kuck, MD,

FESC; Bruce D. Lindsay, MD FHRS; Francis E. Marchlinski, MD; Patrick M. McCarthy, MD; J. Lluis Mont, MD, FESC; Fred Morady, MD; Koonlawee Nademanee, MD; Andrea Natale, MD, FHRS; Carlo Pappone, MD, PhD; Eric Prystowsky, MD, FHRS; Antonio Raviele, MD, FESC; Jeremy N. Ruskin, MD; Richard J. Shemin, MD

HRS/EHRA/ECAS Expert Consensus Statement on Catheter and Surgical Ablation of Atrial Fibrillation: Recommendations for Personnel, Policy, Procedures and Follow-Up. A report of the Heart Rhythm Society (HRS) Task Force on Catheter and Surgical Ablation of Atrial Fibrillation. Heart Rhythm. 2007; 4: 816-861.

HUIKURI HV, CASTELLANOS A, MYERBURG RJ. Sudden Death Due to Cardiac Arrhythmias. N Eng J Med. 2001; 345(20): 1473-1482.

2010 Focused Update of ESC Guidelines on device therapy in heart failure. European Heart Journal. 2010; 31: 2677-2687.

WANN LS, CURTIS AB, JANUARY CT, ELLENBOGEN KA, LOWE JE, ESTES NAM 3RD, PAGE RL, EZEKOWITZ MD, SLOTWINER DJ, JACKMAN WM, STEVENSON WG, TRACY CM, writing on behalf of the 2006 ACC/AHA/ESC Guidelines for the Management of Patients With Atrial Fibrillation Writing Committee. 2011 ACCF/AHA/HRS focused update on the management of patients with atrial fibrillation (updating the 2006 guideline): a report of the American College of Cardiology Foundation/American Heart Association Task Force on Practice Guidelines. *Circulation.* 2011;123:104 –123.

WHIPPLE GH, SCHEFFIELD IT, WOODMAN EG, THEIOPHILIS C, FIEDMAN S. Reversible congestive heart failure due to chronic rapid stimulation of the normal heart. Proc N Engl Cardiovasc Soc. 1962; 20: 39-40.

PERICARDITIS

José Ernesto Moros Guédez

INTRODUCCIÓN

La pericarditis es un proceso inflamatorio del pericardio de curso agudo o crónico y generalmente acompañado de líquido o "derrame pericárdico" de tipo exudado, transudado, hemático o purulento. El pericardio está compuesto por dos hojas fibroelásticas, la parietal y la visceral, separadas por aproximadamente 20 ml de un ultrafiltrado de plasma. El pericardio cumple importantes funciones, protege al corazón contra infecciones vecinas, reduce la fricción del miocardio durante la actividad cardíaca, limita el desplazamiento del corazón y regula el llenado ventricular derecho, particularmente en situaciones de sobrecarga hemodinámica (esfuerzo e hipervolemia).

La pericarditis puede tener un curso agudo: viral, bacteriana, traumática, postinfarto del miocardio, fiebre reumática, medicamentos (hidralazina y procainamida), SIDA y las asociadas a enfermedades autoinmunes como lupus eritematoso sistémico, artritis reumatoide y esclerosis sistémica. Puede tener una evolución crónica como consecuencia del tratamiento inadecuado de las pericarditis aguda: virus/idiopática, bacterias piógenas, tuberculosis, uremia, mixedema, micosis profundas, neoplasias del pericardio, enfermedades autoinmunes, traumatismos y cirugía cardíaca.

La lesión básica consiste en un proceso inflamatorio que afecta el pericardio (visceral y parietal) con eventual participación inflamatoria de estructuras adyacentes como el epimiocardio, pleura o pulmón. Las complicaciones más frecuentes de la pericarditis son taponamiento cardíaco por un derrame pericárdico masivo o de instalación brusca, arritmias ventriculares o supraventriculares (por compromiso del miocardio) y pericarditis constrictiva crónica.

MANIFESTACIONES CLÍNICAS

PERICARDITIS AGUDA. Se caracteriza por un dolor intenso, de localización retroesternal o precordial, intensidad variable, irradiado al cuello, hombros y brazo izquierdo. Se exacerba con la inspiración (tipo pleurítico) y se calma con la posición sentada hacia delante (posición mahometana); concomitantemente fiebre, escalofríos, fatiga y debilidad. La disnea aparece cuando existe un derrame importante. El hallazgo físico sobresaliente es el frote pericárdico, que con frecuencia se confunde con un frote pleural. Es semejante al ruido que origina el "mecate de la hamaca en la alcayata"; es sincrónico con los latidos cardíacos, puede tener uno o varios componentes, que corresponden a los movimientos de contracción y relajación del corazón; se modifica con los movimientos respiratorios, se oye mejor con la membrana del estetoscopio fuertemente aplicada en el borde esternal izquierdo en su tercio inferior, y no se irradia; aumenta de intensidad en la posición sentada, en espiración y el decúbito lateral izquierdo, y persiste aunque se interrumpa la respiración (apnea), a diferencia del frote pleural que aparece con los movimientos respiratorios. Cuando hay derrame importante, los ruidos cardíacos son débiles y aumenta el área de percusión de la matidez cardíaca.

PERICARDITIS CONSTRICTIVA CRÓNICA. Se forma un tejido de granulación con un pericardio rígido, fibroso, engrosado, y a veces calcificado, que incapacita los ventrículos para llenarse suficientemente durante la diástole, por lo que ocasiona reducción del volumen diastólico y aumento de la presión al final de la diástole de ambos ventrículos con una fracción de eyección ventricular generalmente normal. De igual manera, la presión media en las aurículas, venas pulmonares y venas de la circulación general se encuentra elevada.

Se observa frecuentemente como consecuencia de cualquier pericarditis, pero predomina la etiología tuberculosa, piógena, hemopericardio (traumático y cirugía cardiaca), metástasis, enfermedades autoinmune, micótica e idiopática. Cursa con dolor torácico, disnea, ortopnea y tos. La hipertensión de la circulación de retorno trae como consecuencia el desarrollo de hepatomegalia congestiva, ascitis y edema de miembros inferiores. Es característico que en esta condición no se ausculte frote pericárdico; se observa una ingurgitación yugular importante con signo de Kussmaul, descenso prominente del seno "Y" (por vaciamiento rápido de la aurícula derecha), ruidos cardíacos hipofonéticos, golpeteo o "knock" diastólico temprano (0.06 a 0.12 seg después del segundo ruido). Debe hacerse el diagnóstico diferencial con la miocardiopatía restrictiva, hipertensión pulmonar, insuficiencia cardíaca derecha, infarto del ventrículo derecho y valvulopatía tricuspídea. El tratamiento consiste en compensar al paciente con reposo en cama, dieta hiposódica y digitálicos en caso de disfunción miocárdica o taquiarritmias supraventriculares. Los diuréticos deben usarse con prudencia para evitar una hipovolemia contraproducente. La tardanza en resolver la pericarditis constrictiva quirúrgicamente puede conducir a lesiones miocárdicas y hepáticas irreversibles. Se recomienda la pericardiocentesis; sin embargo, lo más importante y definitivo es la pericardiectomía con decorticación amplia y biopsia para definir la etiología; esta tiene una mortalidad del 5 al 10%.

TAPONAMIENTO CARDÍACO. Las principales causas son neoplasia, idiopática, uremia y hemopericardio (traumátismo, cirugía cardíaca o uso de anticoagulantes). Se caracteriza por la *tríada de Beck*: hipotensión arterial, ruidos cardiacos hipofonéticos e ingurgitación yugular, sin descenso de la onda "Y". El taponamiento depende más de la velocidad de aparición del líquido que de la cantidad; por ej., se puede presentar por la aparición súbita de 200 ml de sangre (hemopericardio) o la presencia de 2.000 ml lentamente (mixedema). El taponamiento puede ocasionar un estado de *shock* con agitación psicomotriz, palidez con cianosis distal, taquicardia, extremidades frías y húmedas; además, *pulso paradójico* (disminución de la tensión arterial sistólica, más de 10 mm en la inspiración); cuando es > de 10 mm se puede detectar un pulso arterial disminuido durante la inspiración. Curiosamente, el pulso paradójico se observa poco en la pericarditis constrictiva porque el pericardio rígido no permite los cambios de presión que ejercen los movimientos respiratorios sobre las cámaras cardíacas. La pericardiocentesis es el procedimiento salvador; la extracción de 50 ml puede reestablecer transitoriamente al paciente. La pericardiectomía permite el drenaje de derrames tabicados, implantar drenes, tomar material para laboratorio y hacer la biopsia.

DIAGNÓSTICO

Los exámenes que orientan al diagnóstico de una pericarditis son los siguientes:

Telerradiografía del tórax. Se observa ensanchamiento de la silueta cardíaca en forma de "bota o cantimplora"; con la fluoroscopia, es notable la disminución del movimiento cardiaco. En la pericarditis constrictiva crónica, la silueta es generalmente de tamaño normal y el pericardio puede observarse calcificado.

Ecocardiografía bidimensional Doppler transtorácica. Es la herramienta diagnóstica más sensible para el diagnóstico de la pericarditis; se puede detectar el grosor del pericardio, la presencia de líquido entre sus hojas, la disminución del movimiento del pericardio y el aumento del movimiento del corazón dentro del saco pericárdico "corazón en vaivén". Es útil para detectar la cuantía del líquido y, por tanto, un eventual taponamiento cardíaco en la evolución de una pericarditis aguda. La ecocardiografía con Doppler hemodinámico es de gran valor en la pericarditis constrictiva crónica.

Electrocardiografía. Los hallazgos más notables son:

1. Pericarditis aguda: elevación cóncava del segmento ST en casi todas las derivaciones "signo de la bandera" y depresión de la onda T.
2. Taponamiento cardiaco: complejos QRS de bajo voltaje y alternancia eléctrica (QRS de diferente amplitud en forma alterna).
3. Pericarditis constritiva crónica: aplanamiento difuso e inversión de la onda T y fibrilación auricular.

TC y RM torácicas. Revelan magnitud y localización exacta del líquido, derrames tabicados, engrosamiento y calcificación del pericardio y presencia de tumores. Permiten diferenciar la miocardiopatía restrictiva de la pericarditis constrictiva crónica.

Líquido pericárdico. Su análisis nos permite orientar la etiología. Citrino (viral); hemorrágico (tuberculosis, neoplasia); purulento (bacterias). Se deben solicitar estudios citoquímicos, citología, cultivos.

Se describirán algunas de las pericarditis más frecuentes observadas en nuestro medio y su tratamiento.

Pericarditis aguda viral (idiopática). En la mayoría de los casos no se puede establecer la etilogía viral, por lo que se le llama "idiopática". Es más frecuente en el sexo masculino y entre la tercera o cuarta década de la vida. Se le atribuye un origen viral (*echovirus, coxsackie, adenovirus, HIV, influenza*, parotiditis, varicella-zoster y mononucleosis infecciosa). Aparece después de 10 a 15 días de una infección de las vías respiratorias alta o baja (neumonitis, derrame pleural). Es de curso autolimitado, el taponamiento es raro y a veces es recidivante, por probables mecanismos inmunológicos. El tratamiento consiste en reposo, AINES, colchicina 0.6 mg BID VO y en caso de derrame pericárdico o pleural se utiliza la prednisona, 1 mg/Kg VO OD; a veces es necesario recurrir a analgésicos potentes como meperidina o morfina para aliviar el dolor. No se aconseja el uso de antibióticos ni anticoagulantes.

Pericarditis piógena (purulenta). Es ocasionada por gérmenes como estafilococos, neumococos, estreptococos, gramnegativos (*E. coli, Proteus,*

Pseudomonas y *Haemophilus*) y anaerobios *Bacteroides fragilis, Peptostreptococcus, Clostridium, Fusobacterium, Bifidobacterium* y *Actinomyces* spp. Se origina por una sepsis, focos en órganos vecinos (pulmones, endocardio, pleura), perforación esofágica, cirugía cardiotorácica y heridas punzopenetrantes del tórax. Tiene una mortalidad de hasta del 50%. En caso de obtenerse el líquido pericárdico es recomendable la coloración de Gram y el cultivo (BK, hongos). Se debe usar la oxacilina para estafilococos sensibles a la penicilina; cuando es meticilinarresistente, usar la vancomicina; en todo caso, ante el desconocimiento del germen se impone el uso empírico de antibióticos de amplio espectro como cefalosporinas de tercera generación, carbapenémicos, piperacilina/tazobactam y vancomicina. El drenaje quirúrgico es recomendable si a los pocos días no hay respuesta al tratamiento.

Pericarditis tuberculosa. Es una de las causas más frecuentes de pericarditis constrictiva crónica; puede ocurrir aun en ausencia de lesiones pulmonares y provenir más bien de ganglios mediastinales afectados. Actualmente es obligatorio descartar el SIDA por la asociación frecuente de estas entidades. El cuadro clínico se puede presentar en forma aguda, aunque generalmente es insidioso; el derrame pericárdico es frecuente y evoluciona a una pericarditis constrictiva. En el 90% de los pacientes el PPD es positivo y en el 50% de ellos se puede identificar el BK del líquido pericárdico mediante la coloración de Ziehl-Neelsen, cultivo o inoculación en el cobayo. Es útil cuantificar la *desaminasa de adenosina* (ADA); niveles > 30 UI/L hablan en favor de pericarditis tuberculosa con una sensibilidad cerca del 100%; asimismo, el interferón gamma, producido por linfocitos T, > de 140 pg/ml, sugiere la enfermedad. También es útil la reacción en cadena de la polimerasa. El tratamiento se debe iniciar lo más pronto posible para evitar la pericarditis constrictiva crónica, que culmina muchas veces en una pericardiectomía. El tratamiento ideal es la cura triple (ver tuberculosis).

Pericarditis asociada a la fiebre reumática. Se presenta frecuentemente como parte de la pancarditis reumática; raramente se complica con taponamiento cardíaco. El tratamiento consiste en reposo en cama, aspirina y antibióticos para erradicar *estreptococo β-hemolítico* del grupo A de las vías respiratorias superiores con penicilina V o penicilina benzatínica. Cuando no hay respuesta a la aspirina se indica prednisona, 50 a 60 mg VO diarios por 6 semanas; es conveniente una reducción progresiva antes de la suspensión total. Las manifestaciones de la pericarditis remiten generalmente a la semana de iniciado el tratamiento, pero la taquicardia, la fiebre y el aumento de la VSG tardan más tiempo en normalizarse. Se debe recordar el carácter recidivante de la fiebre reumática, por lo que es necesario tratar toda amigdalofaringitis aguda con penicilina, además del tratamiento profiláctico, en caso de valvulopatía reumática (ver fiebre reumática).

Pericarditis asociada al infarto del miocardio. Se presenta entre un 7 a 15% de los pacientes con infarto del miocardio, aparece al segundo día del accidente, es leve y dura poco. Sin embargo, existe una forma de pericarditis que se observa en cerca del 4% de los pacientes con infartos y ocurre alrededor de la tercera o cuarta semana del accidente, conocido como *síndrome de Dressler*; que se caracteriza por dolor precordial, fiebre, malestar general y artralgias; a veces se acompaña de pleuritis y neumonitis. La pericarditis puede ser fibrinosa o con derrame pericárdico y en ciertas ocasiones sanguinolento, y que puede evolucionar al taponamiento cardíaco o presentar recaídas. Por lo general se resuelve en 2 a 4 semanas con reposo y tratamiento con AINES COX-1 como el ibuprofeno, 400 mg VO BID o naproxeno, 500 mg VO BID; como alternativa, los COX-2 como el mexolicam, 15 mg VO OD. No es recomendable el uso de aspirina por sus propiedades antiagregantes plaquetarias, ni los anticoagulantes (heparina y/o warfarina) por la posibilidad de hemopericardio y taponamiento cardíaco. En los casos graves se debe recurrir a la prednisona, 60 mg VO diarios, por una a dos semanas, y luego, reducción gradual de 5 a 10 mg cada 3 días hasta la suspensión total. En caso de taponamiento se debe hacer la pericardiocentesis, y en casos graves y recidivantes, la pericardiectomía.

Pericarditis urémica. Es una complicación de la enfermedad renal crónica; ocurre en el 20% de los pacientes y es de etiología multifactorial. Puede ser de dos tipos:

Pericarditis urémica. Es la clásica o típica pericarditis que ocurre en pacientes que nunca han requerido diálisis; representa el 90% de los casos y cursa con derrame pericárdico seroso. Responde a la hemodiálisis, la indometacina o los corticoesteroides.

Pericarditis relacionada con la diálisis. Aparece en pacientes sometidos a diálisis peritoneal o hemodiálisis periódica. Pueden evolucionar al taponamiento cardíaco en un 10%, a una pericarditis subaguda 10% y a una pericarditis constrictiva crónica 5%. Solo un 10 a 40% responde a la hemodiálisis intensa y muy poco a la indometacina y a los corticoesteroides. Cuando ocurre un taponamiento cardíaco se recomienda la pericardiocentesis continua mediante un catéter o el drenaje quirúrgico.

Pericarditis autoinmune. Es una complicación usual del lupus eritematoso sistémico; es recidivante y se puede acompañar de pleuritis (poliserositis). Para establecer el diagnóstico deben buscarse manifestaciones de enfermedad lúpica (ver cap. LES). El tratamiento se basa en prednisona, 60 mg VO diarios, disminuyéndola progresivamente y manteniéndola por un tiempo prolongado. El líquido de la pericarditis en la artritis reumatoide se destaca por el alto contenido de colesterol.

Pericarditis traumática. Es debida a traumatismos contusos o penetrantes del tórax con lesión del miocardio o pericardio. Se producen hemorragias dentro del saco pericárdico con pericarditis y eventual taponamiento cardíaco. También se han observado pericarditis en intervenciones cardiacas "síndrome postpericardiectomía", particularmente cuando se usan anticoagulantes. Para el tratamiento, en caso de no presentar infección, se emplean los AINES y/o los corticoesteroides. En casos de hemopericardio con taponamiento cardíaco se impone la pericardiocentesis; la extracción de sangre, aun en cantidades pequeñas como 50 ml, puede salvar la vida del paciente.

Pericarditis mixedematosa. Se trata de un derrame pericárdico de instalación lenta que puede llegar a ser voluminoso. Los síntomas asociados al hipotiroidismo deberían ser suficientes para hacer el diagnóstico, que se confirma con el aumento de las T_4 y T_3 libres y la disminución de la TSH. El tratamiento se hace con hormona tiroidea (levotiroxina) en forma gradual; se empieza con 25 µg VO diarios y se aumenta progresivamente a 50 µg hasta alcanzar una dosis total diaria de 100 a 200 µg en dos meses.

Pericarditis micótica. Se puede presentar en la histoplasmosis, la coccidioidomicosis, la blastomicosis, la nocardiosis y la candidiasis. En pacientes con SIDA es frecuente el *Criptococus neoformans*. Para el diagnóstico es importante obtener muestras de líquido o tejido pericárdico para estudios histológicos coloreados con Grocott y el cultivo en medio de Sabouraud. También es de valiosa ayuda la determinación de títulos crecientes de fijación del complemento en el suero. El tratamiento es a base de antifúngicos parenterales (ver micosis).

Otros tipos de pericarditis. El uso de medicamentos como hidralazina y procainamida produce un cuadro semejante al LES, con una pericarditis reversible al suspender el fármaco. Los carcinomas del pulmón y mama, linfomas, leucemias y mesoteliomas primarios pueden invadir el pericardio y producir taponamiento cardíaco que amerite pericardiocentesis y pericardiectomía. El líquido puede mostrar citología positiva y aumento de la LDH. Las radiaciones pueden ocasionar una pericarditis aguda fibrinosa que se observa en la radioterapia del mediastino a la dosis total de 40 gray (Gy). Ocurre precozmente o aparece varios años después de la radiación; puede evolucionar al taponamiento cardíaco o a la pericarditis constrictiva crónica. El pronóstico es reservado por la fibrosis miocárdica que se produce, y el tratamiento más relevante consiste en la pericardiectomía.

REFERENCIAS

IMAZIO M, CECCHI E, DEMICHELIS B ET AL: Indicators of poor prognosis of acute pericarditis. Circulation. 2007; 115: 2739-2744.

IMAZIO M ET AL. Diagnosis and management of pericardial diseases. Nat Rev Cardiol. 2009; 6:743.

KHANDAKER MH ET AL. Pericardial disease. Diagnosis and management. Mayo Clin Proc. 2010; 85:572.

KOSTER N, NARMI A AND ANAND K. Bacterial Pericarditis. Am J Med. 2009; 122 (5).

LEONCINI G, IURILLI L, QUEIROLO A, CATRAMBONE G: Primary and secondary purulent pericarditis in otherwise healthy adults. Interact Cardiovasc Thorac Surg. 2006; 5. 652-654.

MAISCH B, SEFEROVIC PM, RISTIC AD ET AL: Guidelines on the diagnosis and management of pericardial diseases executive summary: The Task Force on the Diagnosis and Management of Pericardial Diseases of the European Society of Cardiology. Eur Heart J. 2004; 25. 587-610.

MAYOSI BM: Tuberculous pericarditis. Circulation. 2005; 112: 3608.

TROMBOSIS VENOSA PROFUNDA
DE LOS MIEMBROS INFERIORES

Rafael Barillas Araujo

INTRODUCCIÓN

La trombosis venosa profunda (TVP) se define como la formación de un coágulo o trombo en una vena profunda, que obstruye parcial o totalmente su luz sin que la pared de esta se encuentre inflamada, a diferencia de la tromboflebitis que es una inflamación y trombosis de una vena, generalmente superficial, producida por agentes infecciosos o no infecciosos (traumáticos o iatrogénicos), en el 90% de los casos ocurre en pacientes con várices extraaponeuróticas, es de curso benigno y autolimitada. La evolución de una tromboflebitis superficial a TVP ocurre en menos del 10% de los casos, razón por la en que estos pacientes se deben evaluar periódicamente y hacer un eco-doppler venoso para detectar la posible propagación a las venas profundas. En los miembros inferiores, el sistema venoso profundo comprende la vena ilíaca externa, femoral común, femoral superficial, femoral profunda, poplítea, tronco venoso tibioperoneo, tibiales y plexos venosos de los músculos gastronemios y sóleo (pantorrilla).

Se estima que en USA 2 millones de personas padecen de TVP, de los cuales, cerca de 800.000 desarrollan un síndrome postrombótico (insuficiencia venosa crónica); 600.000 se complican con embolias pulmonares y fallecen alrededor de 300.000 al año. En Venezuela no existe un registro estadístico confiable de la morbimortalidad; en la maternidad Concepción Palacios, en 40 años, de 1.328.878 pacientes admitidos, 975 presentaron TVP y 116 embolismo pulmonar. La incidencia de TVP es baja en la segunda y tercera década de la vida, aumenta considerablemente con la edad y es rara en niños. Es infrecuente en ambos miembros, lo que sugiere probable estado de hipercoagulabilidad, neoplasia subyacente y en la mayoría de ellos tras inmovilización prolongada.

De acuerdo con la triada de Virchow, la trombosis venosa profunda ocurre por la combinación de tres factores: estasis sanguínea, anormalidad en la pared venosa e hipercoagulabilidad. La asociación de varios factores y la predisposición genética suman el riesgo de adquirir la enfermedad, por lo que se deben tomar medidas preventivas para evitar la formación de trombos y la consiguiente obstrucción del flujo sanguíneo de retorno. A continuación se mencionan los factores predisponentes más frecuentes de la trombosis venosa profunda en miembros inferiores (TVPMI).

Estasis sanguínea: edad avanzada, obesidad, embarazo, inmovilización prolongada (viajes en automóvil o avión), insuficiencia venosa y várices, postoperatorio, politraumatismos severos, quemaduras, insuficiencia cardiaca crónica, infarto del miocardio, arritmias cardiacas (fibrilación auricular), valvulopatías (estenosis e insuficiencia mitral), catéteres centrales y antecedentes de TVP.

Anormalidad de la pared: inflamación o proliferación del endotelio, traumatismos, quemaduras, sepsis y vasculitis.

Trombofilias (estados de hipercoagulabilidad adquiridos o congénitos). Las trombofilias modifican el balance hemostático entre las sustancias procoagulantes y anticoagulantes. La causa más común de trombofilia familiar es la mutación del factor de la coagulación V de Leiden, que origina resistencia a la proteína C activada, y que está presente en el 5% de la población europea y virtualmente ausente en África y Asia. Las trombofilias deberían ser investigadas en casos de antecedentes familiares, trombosis idiopática recurrente, TVP en menores de 45 años, existencia concomitante de trombosis venosa y arterial, asociación de trombosis y abortos a repetición, sitios inusuales de trombosis y necrosis de piel relacionadas al uso de cumarínicos.

MANIFESTACIONES CLÍNICAS

El compromiso de las venas proximales (femoral e ilíaca) suele cursar con pesadez, discreto aumento de la temperatura, dolor profundo y edema de toda la pierna que se alivian con el decúbito y/o la elevación del miembro; usualmente se complica con embolia pulmonar fatal. Por el contrario, la trombosis de las venas poplíteas y distales de la pantorrilla produce edema y dolor solo en la zona de los músculos gemelos; sin embargo, puede ser asintomática, no se propaga e inclusive puede ceder espontáneamente, aunque de 20 a 30% puede la trombosis progresar por encima de la vena poplítea. Algunos pacientes solo presentan edema aislado del tobillo en ausencia de otros síntomas y otros cursan con edema pretibial, cianosis o red venosa superficial dilatada, que se exacerba con la posición en declive de la pierna.

En ciertas ocasiones se pueden palpar trayectos venosos dolorosos en el sistema comprometido, como la pantorrilla, el hueco poplíteo o la cara anterolateral interna del muslo. El clásico signo de Homan (dolor en la pantorrilla con la dorsiflexión del pie) es poco específico y puede ser positivo en muchas enfermedades con las cuales es necesario establecer el diagnóstico diferencial; sin embargo, la TVPMI puede coexistir con estas enfermedades:

1. Quiste de Baker en el hueco poplíteo (hernia de la cápsula articular con salida del líquido sinovial)
2. Traumatismos con desgarro muscular o hematomas de la pantorrilla
3. Edema linfático (linfedema)
4. Comprensión venosa extrínseca por tumores o LOE abdómino/pélvicos
5. Erisipela o celulitis con linfagitis
6. Hernia discal lumbar con dolor lumbociático
7. Síndrome de compartimiento muscular, miositis y fístula arteriovenosa

Algunos autores como Wells *et al* plantean el grado de probabilidad diagnóstica con base en una escala de puntuación. Se clasifica en baja, intermedia o de alta probabilidad clínica (Tabla 116).

TABLA 116. PROBABILIDAD DIAGNÓSTICA (WELLS)

Característica clínica	Puntos
Malignidad activa (quimioterapia actual durante los últimos seis meses o tratamiento paliativo)	1
Parálisis, paresia o inmobilización ortopédica en miembros inferiores	1
Postración en cama por más de 3 días o cirugía dentro de las pasadas 4 semanas	1
Sensibilidad localizada a lo largo de la de una vena profunda	1
Edema de toda la pierna	1
Edema unilateral de la pantorrilla mayor de 3 cm de diferencia con respecto a la contralateral	1
Edema que deja fovea	1
Venas superficiales colaterales	1
Diagnóstico alternativo tan o más probable que la TVP	<2

Interpretación de la puntuación de riesgo (probabilidad de TVP)

≥ 3 puntos: riesgo elevado (75%)
1 a 2 puntos: riesgo intermedio (17%)
< 1 punto: riesgo bajo (3%)

Las complicaciones más trascendentales de la TVP son las siguientes:

1. Embolismo pulmonar en un 50% e hipertensión pulmonar por TEP recurrente 2-4%

2. Síndrome postrombótico. Se caracteriza por trombos remanentes e insuficiencia de las válvulas venosas y ocurre alrededor de un 60% en presencia de trombosis iliofemorales. Se caracteriza por edema, dolor, pesadez persistente del miembro comprometido, várices, estasis venoso, manchas hipercrómicas en la cara anterior de la pierna y úlceras varicosas alrededor de las regiones maleolares (pueden aparecer hasta un 48%, dos años después del tratamiento).

3. Complicaciones clínicas especiales: flegmasia alba dolens, flegmasía cerulea dolens y gangrena venosa.

Flegmasia alba dolens (leucoflegmasia). Estado clínico donde el miembro inferior se observa edematoso y pálido causado por una obstrucción venosa iliofemoral total. En su fase inicial, la trombosis está confinada solo al sector venoso profundo implicado, con incremento en la resistencia al flujo de retorno venoso y espasmo arterial cutáneo secundario.

Flegmasia cerúlea dolens. Fase avanzada de la obstrucción venosa; la extremidad está edematosa y cianótica. La trombosis no solo ocupa la totalidad de las venas profundas principales, sino las venas colaterales profundas y superficiales; secundariamente, esto ocasiona una alta presión tisular y aumento crítico de la resistencia al drenaje venoso con extravasación masiva de líquido al espacio extravascular.

Gangrena venosa. Constituye la fase final con inminente pérdida del miembro; la trombosis, además de incluir el sistema venoso profundo y superficial, se extiende a las venas pequeñas (vénulas) y capilares. A medida que se eleva la resistencia arteriolar, capilar y venosa, el flujo arterial se ve comprometido. La elevada resistencia vascular y la compresión de los vasos de resistencia ocasionan isquemia. En esta situación, el 50% de los pacientes requiere amputación con una mortalidad aproximada del 25%.

DIAGNÓSTICO

No es fácil hacer el diagnóstico de TVP, ya que alrededor del 70% de los pacientes es asintomático y más de un 50% de ellos simula el cuadro por otros procesos. La alta tasa de morbilidad se debe a su carácter recurrente y a la aparición del síndrome postrombótico, el cual provoca ausentismo laboral y costos médicos elevados. Aún no se ha desarrollado una prueba ideal para determinar la existencia de una TVP. Múltiples estudios han demostrado que apenas un 50% de los pacientes con sospecha de la enfermedad es positivo con los diferentes métodos diagnósticos. Un alto porcentaje de pacientes con trombos en las venas proximales tiene embolias pulmonares, muchas veces oligo o asintomáticos, lo que obliga a solicitar angioTC o gammagrafía pulmonar por perfusión con Tc^{99m} y ventilación con xenón. Los procedimientos actualmente empleados para el diagnóstico de la TVP son el dímero D (ver TEP), el ultrasonido venoso o eco-Doppler-color, la venografía con tomográfica computarizada, la venografía con resonancia magnética, la pletismografía de impedancia, la flebografía con medio de contraste y la flebografía isotópica. Los tres últimos se describirán someramente debido a su trascendencia en el pasado, ya que actualmente han sido desplazados por los nuevos procedimientos, dada su versatilidad e inocuidad.

Eco-Doppler-color. Posee una sensibilidad del 96% y una especificidad del 98%. Tiene buena aceptación por parte del paciente, posibilidad de repetirlo ante la duda diagnóstica o durante el seguimiento, disponibilidad en los servicios de urgencias, posibilidad de desplazarlo a unidades de cuidados intensivos, así como capacidad para diagnosticar otras entidades clínicas y ser operado e interpretado no solo por personal médico, sino por técnicos especialistas. Es un procedimiento no invasivo y fácil de hacer que permite visualizar el trombo por ultrasonido en tiempo real y evaluar el flujo venoso mediante el Doppler, particularmente en el sector venoso proximal (venas femorales, poplíteas y grandes venas proximales de los músculos gastronemios y soleo), aunque también se puede explorar el segmento Iliocavo. Se basa en la dificultad de colapsar la vena mediante su compresión; si el vaso es totalmente compresible y desaparece el flujo (signo del guiño), se concluye que es permeable, pero si las venas no son compresibles por la gran distensión pasiva ocasionada por un trombo agudo, se considera el diagnóstico de TVP. El signo más directo y confiable es la imposibilidad del colapso completo de la pared venosa cuando se comprime con el transductor en proyección transversal, así como la visualización directa del trombo intraluminal, de aspecto homogéneo y de baja ecogenicidad.

Se pueden producir falsos positivos en situaciones en las que existe una gran hipertensión venosa por insuficiencia cardiaca congestiva, hipertensión portal con ascitis, compresiones extrínsecas intraabdominales, obesidad y edema subcutáneo. La localización profunda de la vena cava inferior y la vena ilíaca siguiendo la curvatura pélvica, junto con la obesidad y aire intestinal, imposibilitan la visualización de los trombos en estas venas. Asimismo, en la exploración de los segmentos medios y distales del plexo gastronemio y sóleo resulta imposible asegurar la colapsabilidad de todas y cada una de las venas soleogemelares. A pesar del extraordinario valor de esta prueba, tiene los siguientes inconvenientes:

1. Dificultad para diferenciar las venas superficiales de las profundas, venas colaterales dilatadas, venas de las pantorrillas y estructuras no vasculares.

2. Falla en la detección de trombosis en las venas de la pantorrilla, en el canal del aductor y en la vena femoral superficial accesoria.

3. Inadecuado en el embarazo por la incapacidad para comprimir la vena femoral y mantener una posición adecuada de la paciente.

4. Produce falsos positivos en la insuficiencia cardiaca congestiva, en la insuficiencia venosa y en la compresión venosa extrínseca por tumores pélvicos.

Venografía con TC (VTC). La venografía con TC tiene una sensibilidad por encima del 90% y especificidad del 95% para la TVP proximal, y muestra TVP en el 30-50% de los pacientes con TEP; este hallazgo en pacientes con sospecha de TEP es suficiente para iniciar la anticoagulación sin necesidad de pruebas adicionales. Al combinarse la VTC con la angioTC de tórax, tiene una sensibilidad hasta del 90% y una especificidad de 95% para TEP.

Venografía con RM. La venografía con resonancia magnética y medio de contraste es otro método no invasivo para detectar TVP; su precisión diagnóstica es similar al eco-Doppler. Es útil en pacientes con sospecha de trombosis de la vena cava superior e inferior y venas pélvicas, así como en embarazadas, alérgicos al yodo y cuando existen trombos distales.

Pletismografía de impedancia. Ha demostrado ser un procedimiento válido en el diagnóstico de la insuficiencia venosa aguda secundaria a una trombosis venosa, siempre que esta cause un compromiso hemodinámico. Es un método no invasivo que trata de medir los cambios de volumen que se producen en la pantorrilla tras ejercitar la bomba muscular y bloquear el drenaje sanguíneo con un torniquete aplicado en el muslo; después de liberar bruscamente el torniquete, un dispositivo convierte este volumen de sangre en una corriente eléctrica (impedancia) que se registra en una gráfica. La exploración se lleva a cabo con el paciente en decúbito y la extremidad ligeramente elevada; se hace una oclusión venosa a nivel del muslo (manguito neumático) y se mide el volumen de llenado venoso (capacitancia venosa) y su relación con el tiempo de vaciamiento venoso producido tras la desinsuflación del manguito. La disminución de la capacitancia venosa y el débito venoso máximo (*maximum venous outflow*) son parámetros útiles para el diagnóstico de trombosis venosa proximales de los miembros inferiores y hace el diagnóstico hasta en un 90% de los casos.

La pletismografía es positiva cuando el trombo es suficientemente grande para obstruir las venas proximales y reducir el flujo venoso; es obvio por tanto que este procedimiento no evidencia coágulos pequeños de las venas proximales ni trombos de la pantorrilla. Cuando hay sospecha de un embolismo pulmonar y se consigue una pletismografía positiva, en el 50% de los pacientes hay embolia pulmonar con la arteriografía. La sensibilidad de esta prueba para trombos proximales es del 90% y la especificidad del 80%; sin embargo, hay padecimientos que pueden dar resultados falsos positivos como la insuficiencia cardíaca congestiva, compresión venosa extrínseca (tumores abdominales o linfadenopatías retroperitoneales), insuficiencia valvular de las venas, edema postquirúrgico de los miembros inferiores y tensión muscular excesiva de las piernas. Por lo general, la pletismografía se normaliza a los 3 meses del tratamiento con anticoagulantes; la normalidad del procedimiento y la persistencia de edema de la pierna comprometida hablan en favor de un síndrome postrombótico.

Flebografía con medio de contraste. Es un procedimiento invasivo de gran valor diagnóstico y 100% específico cuando se observa un defecto intraluminal en la luz de la vena. Se lleva a cabo con la inyección de material radiopaco en una vena superficial del dorso del pie; el contraste se desplaza en forma anterógrada a los sectores proximales. Una imagen radiológica seriada permite observar el sistema venoso profundo y detectar un trombo por la presencia de una imagen de defecto intraluminal. Es de gran valor para captar trombos en la pantorrilla, permite diferenciar una compresión extrínseca de un coágulo intraluminal y es muy útil para determinar la recurrencia de trombosis al observarse la aparición de nuevos coágulos. Tiene inconvenientes como intolerancia o reacción al medio de contraste, dificultad para cateterizar las venas, es dolorosa, puede precipitar la formación de trombos y, finalmente, no permite visualizar adecuadamente las venas ilíacas y la cava cuando hay obstrucción severa del sistema venoso.

Flebografía isotópica. Se utiliza el fibrinógeno marcado con I^{125}, el cual se concentra en el lugar del trombo. Es útil para detectar trombosis en la pantorrilla pero tiene el inconveniente de no captar coágulos por encima del tercio medio y proximal del muslo por el gran volumen de sangre que circula a ese nivel. Este procedimiento es de extraordinaria utilidad en las fases tempranas de la formación del trombo porque una vez formado y organizado puede ser negativo. Dada la alta posibilidad de falsos positivos y falsos negativos, tiene poca utilidad diagnóstica.

TRATAMIENTO

La anticoagulación es la principal terapia en la TVPMI. El objetivo de los anticoagulantes es prevenir la extensión del trombo, su recurrencia y el TEP. Si la sospecha clínica es alta y hay un retraso en las pruebas que confirmen el diagnóstico, debe iniciarse de inmediato el tratamiento. La TVP, particularmente la proximal, debe ser tratada pronta y enérgicamente debido a la alta posibilidad de extensión del trombo y el embolismo pulmonar masivo de alta mortalidad. El tratamiento de elección son los anticoagulantes tradicionales, los nuevos anticoagulantes y los trombolíticos. En las fases iniciales se usan la heparina y/o los trombolíticos, y posteriormente la warfarina sódica por 3 a 6 meses y según la respuesta del paciente o la severidad de la enfermedad (ver antitrombóticos). Cuando hay embolismo pulmonar se debe prolongar por 9 a 12 meses. Otras alternativas de tratamiento incluyen filtros en la vena cava inferior y trombectomía.

Trombolíticos. El uso de los agentes trombolíticos para la lisis de los trombos venosos y la recanalización inmediata de la obstrucción vascular es una alternativa para los pacientes con TVP. No han tenido popularidad, dada la versatilidad y eficacia de los anticoagulantes comparada con los riesgos de sangrado y el alto costo de los trombolíticos. Los más usados son la estreptoquinasa y el activador del plasminógeno tisular (tPA). Hay una mayor frecuencia de sangrado (2,9 veces) en el grupo de pacientes tratados con estreptoquinasa que con heparina, pero poseen las siguientes ventajas sobre esta:

1. Disminución rápida de los síntomas agudos
2. Prevención inmediata del embolismo pulmonar
3. Prevención notable del síndrome postrombótico debido a la lisis del y la preservación de las válvulas venosas. La lisis del coágulo es del 20

a 70% con trombolíticos y de 0 a 28% con la heparina. Solo se reserva para pacientes con TVP íleofemoral masiva con riesgo de gangrena secundaria a la oclusión venosa. Los mejores resultados se obtienen con el uso precoz en los primeros 3 días y sin antecedentes de trombosis previas. Una vez terminados los trombolíticos se debe continuar con heparina y warfarina a la dosis convencional.

Los trombolíticos aplicados por catéter instalado cerca del trombo ha sido propuesta en pacientes con TVP ileofemoral oclusiva con la finalidad de remover rápidamente el trombo y restaurar el drenaje venoso. El catéter es insertado en la vena poplítea o tibial posterior a través de una venopunción guiada por ultrasonido. El más usado es el tPA y se asocia con sangrado local y sistémico, por lo cual debe reservarse esencialmente para salvar el miembro en casos aislados.

Interrupción de la vena cava. La interrupción de la vena cava inferior se lleva a cabo con la postura de filtros en la luz de la vena cava inferior en forma de paraguas, usualmente por debajo de la vena renal. El abordaje del catéter se hace a través de las vena yugular interna o de la vena femoral común y con la ayuda fluoroscópica. Está indicado en pacientes con TVP proximal cuando existe contraindicación o complicación con los anticoagulantes, hemorragias, trombosis venosa recidivante o embolismo pulmonar recurrente con hipertensión pulmonar, a pesar de una adecuada anticoagulación; además, trombocitopenia inducida por heparina, postoperatorios por embolectomía o endarterectomía pulmonar. Se recomienda anticoagulación después de la inserción del filtro debido a que *per se* no es un tratamiento efectivo ni definitivo para la TVP.

Trombectomía. La trombectomía venosa se emplea en pacientes con TVP proximal que cumplan con las siguientes características: menores de 40 años de edad, trombosis postraumática, postoperatoria o postparto (flegmasia cerúlea dolens). Se complica comúnmente con la formación recurrente de trombos y un alto porcentaje de pacientes requiere dilatación secundaria, reintervención y anticoagulación por largo plazo.

PREVENCIÓN. Las recomendaciones para prevenir los fenómenos tromboembólicos están basadas en el riesgo que confiere cada patología en particular y en los resultados de los ensayos clínicos. La clasificación de riesgo en pacientes que ameritan tratamiento médico o quirúrgico se resume a continuación.

Riesgo bajo. Paciente menor de 40 años sin factores de riesgo, trauma o enfermedad médica menor y cirugía menor no complicada

Riesgo intermedio. Paciente mayor de 40 años sin factores de riesgo y una cirugía mayor

Riesgo moderado: Edad > de 40 años con factores de riesgo como enfermedad cardiopulmonar (insuficiencia cardiaca, EPOC), cáncer o enfermedad inflamatoria del intestino, trauma mayor o quemaduras

Riesgo alto. Paciente mayor de 40 años para cirugía mayor con antecedentes de infarto del miocardio, insuficiencia cardiaca, ACV, inmovilización prolongada, parálisis, obesidad, várices o uso de estrógeno

Muy alto riesgo. Paciente mayor de 40 años para cirugía mayor con antecedentes de TVP o TEP previos, trombofilia, enfermedad maligna, cirugía ortopédica (fractura de cadera), ACV o lesión medular, parálisis de miembros inferiores, insuficiencia cardíaca o *shock.*

Los métodos preventivos pueden ser físicos y farmacológicos; los *físicos* están dirigidos a combatir un estasis venoso como movilización precoz, compresión neumática intermitente y medias de compresión decreciente, desde el pie hasta la cintura, que provoca aumento de la velocidad del retorno venoso. Su indicación relevante es cuando los anticoagulantes están contraindicados (cirugía intracraneal con riesgo hemorrágico, trombocitopenia y hemofilia). Es importante resaltar las medidas profilácticas para evitar la TVP en todo procedimiento que implique reposo prolongado en cama (cirugía, infarto del miocardio, insuficiencia cardiaca, traumatismos, quemaduras y postparto), y para eso es conveniente tomar en cuenta las siguientes medidas:

1. Deambulación precoz y fisioterapia: movimientos y masajes de las piernas y ejercicios respiratorios

2. Medias elásticas de alta presión (30-40 mmHg) hasta la rodilla, durante al menos dos años. Evitan hasta un 50% el síndrome postrombótico, se debe descartar que no haya obstrucción arterial o venosa proximal permanente

3. HBPM por vía subcutánea. Se ha demostrado que pequeñas cantidades son capaces de activar el inhibidor natural anti-Xa (ATT), hecho que evita la formación del trombo.

Los *métodos farmacológicos* incluyen el uso de HBPM, esta es efectiva en la prevención de trombosis con mínima incidencia de efectos colaterales.

Las dosis de la enoxoparina para *riesgo moderado*, 40 mg SC 2 horas antes de la intervención y cada 24 horas durante 7 a 10 días, y, *riesgo alto*, 40 mg SC 12 horas antes de la intervención y cada 24 horas durante 10 a 14 días, y si el riesgo persiste, hasta por 21 días. A continuación se señalan las recomendaciones terapéuticas en base a situaciones clínicas (Tabla 117).

TABLA 117. RECOMENDACIONES TERAPÉUTICAS EN BASE A SITUACIONES CLÍNICAS

Situaciones clínicas	Recomendaciones terapéuticas
Cirugía general en paciente de bajo riesgo	Movilización precoz
Cirugía general en paciente de moderado y alto riesgo	Medias de compresión elástica o compresión neumática intermitente. HBPM SC 2 horas antes de la cirugía y diariamente en el postoperatorio
Cirugía general en paciente de muy alto riesgo con múltiples factores de riesgo	HBPM más compresión neumática intermitente
Cirugía de reemplazo total de cadera (mínimo 10 a 14 días; se sugiere hasta 35 días)	HBPM o fondaparinux más compresión neumática intermitente
Cirugía de reemplazo de rodilla (mínimo 10 a 14 día, se sugiere hasta 35 días)	Elegir: HBPM, fondaparinux, rivaroxaban o dabigatrán o, compresión neumática intermitente
Pacientes para cirugía intracraneal	Medias elásticas, compresión neumática intermitente intraoperatoria
Pacientes con trauma espinal agudo	Profilaxis mecánica, preferible compresión neumática intermitente
Patologías médicas con factores de riesgo para TVP, especialmente con insuficiencia cardiaca o infección respiratoria baja	HBPM

REFERENCIAS

AGENO W ET AL. Cardiovascular risk factors and venous thromboembolism: A meta-analysis. Circulation. 2008; 117:93.

BARILLAS A. RAFAEL. Codificación general de las enfermedades del sistema vascular. ASCARDIO. 2000.

CONSENSO VENEZOLANO, Enfermedad tromboembólica venosa. Med Intern. 2001; 17(3):135-158.

CROWTHER MA, GINSBERG JS, JULIAN J, ET AL. A comparison of two intensities of warfarin for the prevention of recurrent thrombosis in patients with the antiphospholipid antibody syndrome. N Engl J Med. 2003; 349,1133-1138.

DENTALI F ET AL. Meta-analysis: Anticoagulan prophylaxis to prevent symptomatic thromboembolism in hospitalized medical patients. Ann Intern Med. 2007; 146: 278.

GORDON G, ELIE A, MARK C, GUTTERMAN D D. Scuunemann. American college of Chest Physicians Antithrombotic Therapy and Prevention of Thrombosis Panel. Antithrombotic therapy and Prevention of Thrombosis, 9th ed: American College of Chest Physicians Evidence- Based Clinical Practice Guidelines. Chest. 2012;141 (2):1S-736S.

SPENCER FA ET AL. Venous thromboembolism in the outpatient setting. Arch Intern Med. 2007; 167: 1471.

TROMBOEMBOLISMO PULMONAR

Adrianna Bettiol M.

INTRODUCCIÓN

El tromboembolismo pulmonar (TEP) es una urgencia cardiovascular relativamente común que consiste en el alojamiento de un coágulo sanguíneo en una rama de la arteria pulmonar con la consiguiente obstrucción del flujo sanguíneo al parénquima pulmonar. Constituye una causa frecuente de muerte súbita, al extremo de que los estudios *post mortem* arrojan una prevalencia que varía entre el 16 y 20%. En Estados Unidos, esta enfermedad ocurre en 139 personas por 100.000 habitantes (un total de 500.000 a 600.000 personas al año con 150.000 a 200.000 muertes anuales).

Aproximadamente el 90% de los émbolos pulmonares proviene de las venas profundas de los miembros inferiores y la pelvis; la mayor parte de los casos fatales se originan en las venas proximales (iliofemorales). Otros émbolos provienen de la vena cava inferior, de los miembros superiores y de los denominados "émbolos sépticos" que se desprenden de las venas pélvicas en la pelviperitonitis y del corazón derecho por la endocarditis bacteriana. Es importante resaltar que solo el 50% de los pacientes con TEP tiene manifestaciones clínicas y ecográficas de trombosis venosa profunda de los miembros inferiores, posiblemente porque los trombos de desplazan de las venas de las extremidades inferiores a las ilíacas y luego al pulmón. Otras causas menos frecuentes de embolismo pulmonar son la embolia grasosa observada los primeros días en fracturas de huesos largos (tibia, fémur), la embolia de líquido amniótico que se produce durante el parto natural o una operación cesárea, y la embolia gaseosa descrita en los buzos y submarinistas. Aunque el TEP puede ocurrir en pacientes sin ningún factor predisponente identificable (TEP idiopático o no provocado), normalmente es posible identificar uno o más factores predisponentes (TEP secundario), que son los mismos factores que predisponen a la trombosis venosa profunda de los miembros inferiores (TVPMI).

MANIFESTACIONES CLÍNICAS

En el 90% de los casos se sospecha de un TEP por la presencia de síntomas clínicos como disnea, cianosis, dolor torácico y síncope. Se presenta con hipotensión o *shock* en un 5-10% de los casos y un 50% de los pacientes sin hipotensión tiene evidencia ecocardiográfica de disfunción ventricular derecha, que obviamente se asocia a un peor pronóstico. Cuando ocurre un TEP agudo, las principales consecuencias son hemodinámicas y respiratorias. Los émbolos grandes o múltiples pueden aumentar abruptamente la resistencia vascular pulmonar hasta un nivel de sobrecarga del ventrículo derecho; la tensión sobre la pared ventricular comprime la arteria coronaria derecha que desencadena isquemia y necrosis miocárdica. Al mismo tiempo, el tabique interventricular se desplaza hacia el ventrículo izquierdo, lo comprime y limita el llenado diastólico que genera caída del gasto cardíaco, hipotensión arterial sistémica y mayor isquemia miocárdica, que puede culminar en un colapso circulatorio, síncope y muerte. En los enfermos que sobreviven al episodio embólico agudo, los sensores sistémicos activan el sistema simpático que produce estimulación inotrópica y cronotrópica del corazón; estos mecanismos incrementan la fuerza de Frank-Starling que lleva al aumento de la presión arterial pulmonar que contribuye a restablecer el flujo pulmonar en reposo, el llenado ventricular izquierdo y el gasto cardiaco, lo cual, junto a la vasoconstricción periférica, estabiliza la presión arterial. La obstrucción mecánica produce alteraciones del patrón de perfusión-ventilación pulmonar que provoca una redistribución pasiva del flujo sanguíneo pulmonar. El infarto pulmonar ocurre en menos del 10% de los pacientes con embolia pulmonar se debe a émbolos distales y de menor tamaño que ocasionan hemorragia pulmonar alveolar y origina hemoptisis, dolor pleurítico y derrame pleural.

Una pequeña proporción de pacientes con TEP (2-4%) desarrolla embolias pulmonares recurrentes que producen obstrucción vascular progresiva al extremo de causar hipertensión pulmonar tromboembólica crónica (grupo IV de Dana Point). Se inicia con síntomas intermitentes que se producen cuando resulta afectado más del 60% de la circulación pulmonar, como intolerancia al ejercicio y disnea, además de fatiga, dolor torácico, síncopes recurrentes durante el ejercicio o al toser, hemoptisis y vértigo. La evolución de la hipertensión pulmonar es episódica con períodos asintomáticos o leves denominados "luna de miel". El tratamiento definitivo es la tromboendarterectomía pulmonar, que solo se practica en centros muy especializados.

El TEP de *alto riesgo* es una urgencia que pone en riesgo la vida del paciente y requiere el diagnóstico y terapéutica inmediata, ya que presenta una mortalidad a corto plazo mayor del 15%. El TEP de *no alto riesgo* puede clasificarse a su vez en TEP *de riesgo intermedio* cuando al menos hay un marcador positivo de hipertensión del ventrículo derecho con daño miocárdico, con una mortalidad entre 3-15%, y en TEP de *bajo riesgo* cuando no hay disfunción del ventrículo derecho ni daño del miocardio, tiene una mortalidad <1%.

DIAGNÓSTICO

La sospecha de un embolismo pulmonar siempre debe estar presente en la mente del médico; la disnea, taquipnea y taquicardia inexplicable en pacientes de alto riesgo son altamente sugestivas; son frecuentes las "crisis de angustia nocturna" en enfermos encamados. Ante la poca sensibilidad y especificidad de los síntomas individuales, signos y pruebas diagnósticas basales, se han desarrollado diversas reglas explícitas de predicción clínica para el TEP. Así, contamos con la *Escala de Ginebra*, basada en variables clínicas y una de las más usadas; la regla canadiense de Wells, ampliamente validada con esquema de tres niveles, probabilidad clínica baja, moderada o alta, y un esquema de dos niveles: TEP probable o improbable (Tabla 118).

TABLA 118. REGLAS DE PREDICCIÓN CLÍNICA PARA EL TEP: SCORE DE GINEBRA Y SCORE DE WELLS

SCORE DE GINEBRA		SCORE DE WELLS	
Variable	Puntos	Variable	Puntos
Factores predisponentes		Factores predisponentes	
Edad >65 años	1	TVP o TEP previo	1,5
TVP o TEP previo	3	Cirugía reciente o inmovilización	1,5
Cirugía o fractura de un mes o menos	2	Cáncer	1
Malignidad activa	2	Malignidad	1
Síntomas		Síntomas	
Dolor unilateral en extremidades inferiores	3		
Hemoptisis	2	Hemoptisis	1

Signos clínicos		Signos clínicos	
Frecuencia cardiaca		Frecuencia cardiaca	
75-94 lat/min		>100 lat/min	1,5
≥95 lat/min	3	Signos clínicos de TVP	3
Dolor a la palpación en trayectos venosos	5	Juicio clínico	
en extremidades inferiores y edema		Otros diagnósticos menos	
unilateral	4	probables que TEP	3
		Probabilidad clínica (3 niveles)	Total
Probabilidad clínica	Total	Baja	0-1
Baja	0-3	intermedia	2-6
intermedia	4-10	Alta	≥7
Alta	≥11	Probabilidad clínica (2 niveles)	
		TEP improbable	0-4
		TEP probable	>4

Score de Ginebra. Interpretación de la puntuación de riesgo (probabilidad clínica de TEP)
< 0-3 puntos indica baja probabilidad de TEP (8%)
4 - 10 puntos indica probabilidad intermedia de TEP (28%)
≥11 puntos indica alta probabilidad de TEP (74%)

Score de Wells. Interpretación de la puntuación de riesgo (probabilidad de TEP)
>6 puntos: riesgo elevado (78.4%) +
2 a 6 puntos: riesgo intermedio (27.8%)
<2 puntos: riesgo bajo (3.4%)

Los exámenes que pueden contribuir a confirmar el diagnóstico de un TEP son las pruebas de laboratorio, Rx del tórax, electrocardiograma, ecocardiografía, angioTC pulmonar, gammagrafía pulmonar de ventilación-perfusión, angiografía por RM, angiografía pulmonar convencional y los procedimientos empleados para el diagnóstico de la TVPMI. Los exámenes de laboratorio son poco específicos, pero contribuyen a orientar el diagnóstico, como el dimero D y los gases arteriales.

Dimero D. Es un producto derivado de la degradación o clivaje de la fibrina por la plasmina en la sangre. Aparece durante la formación del trombo y su vida media es de 4 a 6 horas. La fibrinolisis continua del trombo aumenta los niveles de dimero D y permanecen por una semana, por lo que se presume que los falsos negativos se observen en el paciente estudiado más allá de una semana. El aumento de los niveles de dímero D, sobre todo en la fase aguda, es un indicador sensitivo de la fibrinólisis de un trombo; valores por encima de 500 ng/ml (VN= 220-740 ng/

ml FEU) por el método ELISA tienen una sensibilidad >95% y una especificidad del 40% para TEP, por lo que puede utilizarse para inclusión de pacientes con probabilidad baja o moderada. En la emergencia, un dímero D < 500 ng/ml, en un 95% excluye un TEP. Falsos positivos de dímero D se observan en infarto cardíaco, septicemia, CID, neumonías, cáncer, postoperatorio y embarazo. Hay múltiples métodos para medir el dimero D: ELISA, turbidimetría, inmunofiltración, aglutinación en látex y aglutinación de eritrocitos. La mejor sensibilidad la poseen el ELISA convencional (97%), turbidimetría (98%) y aglutinación en látex 76%; sin embargo, su especificidad no es suficientemente deseable.

Gases arteriales. Se puede observar hipoxemia, aunque una PaO_2 normal no excluye la enfermedad; el descenso del O_2 arterial se atribuye al *shunt* de derecha a izquierda, a atelectasias, a alteración en la ventilación/perfusión y a disminución de la capacidad de difusión alveolocapilar. La hiperventilación que se produce como respuesta a la hipoxemia conduce a una reducción de la $PaCO_2$ y a una moderada alcalosis respiratoria.

Radiografía del tórax. Comúnmente utilizada en la evaluación inicial de los pacientes con dolor torácico y disnea, no es la prueba adecuada para el diagnóstico o exclusión del TEP por su baja sensibilidad y especificidad. La mayoría de los pacientes que cursa con TEP presenta una radiografía de tórax normal; sin embargo, es posible observar anormalidades inespecíficas como atelectasias, infiltrados en el parénquima, elevación del diafragma, cardiomegalia y derrame pleural de poca cuantía. Se describe el signo de Westermark (área focal de avasculatura u oligoemia), el signo de Fleischer (arteria pulmonar prominente) y la joroba de Hampton (opacidad en forma de cuña periférica con base pleural), ninguno de los cuales tiene suficiente precisión diagnóstica para confirmar o excluir TEP.

Electrocardiograma. Aunque no es específico, puede ser de ayuda con un 20% de alteraciones, dados por hallazgos de sobrecarga ventricular derecha importante S en DI, Q en D III o T negativa en DIII, V1 a V4; *recordemos "S1, Q3, T3"*. También taquicardia sinusal, bloqueo completo o incompleto de la rama derecha del haz de His.

Ecocardiografía. La ecocardiografía es útil en pacientes críticos con sospecha de TEP, en estado de *shock* o hipotensión; la ausencia de signos ecocardiográficos de sobrecarga o disfunción del ventrículo derecho, prácticamente excluye el TEP como causa de deterioro hemodinámico. Puede presentarse hipocinesia de la pared libre del ventrículo derecho con movimiento normal de su ápice. El principal papel de la ecocardiografía en el TEP es la estratificación pronóstica de las categorías de riesgo intermedio o bajo (no alto riesgo).

AngioTC pulmonar. En el TEP, la TC pulmonar con medio de contraste endovenoso es el principal estudio de imágenes para el diagnóstico de la enfermedad, y tiene una sensibilidad de alrededor de un 70% y una especificidad del 90%. La TC espiral de múltiples detectores (TCMD) de alta resolución (< de 1 mm) tiene gran calidad de opacificación arterial y se ha convertido en el método de elección para visualizar la vasculatura pulmonar en la práctica clínica porque permite ver defectos de llenado intraarterial, oclusión brusca de los vasos, oligoemia o avascularidad segmentaria (pequeños vasos periféricos) con una sensibilidad del 83% y una especificidad del 96% (PIOPED II). Además, la TCMD permite diagnosticar el crecimiento del ventrículo derecho y su alta correlación con la mortalidad (cinco veces mayor) en los siguientes 30 días.

Gammagrafía pulmonar. La gammagrafía pulmonar ventilación/perfusión es un procedimiento de segunda opción para el diagnóstico del TEP. La gammagrafía por perfusión adquiere valor cuando la radiografía del tórax es normal, ya que una imagen hipocaptante en un segmento pulmonar "radiológicamente normal" es evidencia presuntiva de oclusión de la arteria de esa área. De igual manera, una gammagrafía normal podría excluir la existencia de TEP. La gammagrafía por ventilación con Xenón-133 (Xe 133) o Tecnecio 99 (99mTc) complementa el estudio de perfusión, de manera que en presencia de un embolismo pulmonar, la gammagrafía de perfusión es anormal y la de ventilación normal, mientras que la gammagrafía de perfusión y ventilación anormal descarta el embolismo pulmonar y se orienta más hacia un proceso del parénquima pulmonar (neumonía, neoplasia o atelectasia).

Angiografía por RM (MRA). Para esta técnica se usa gadolinio y es una alternativa en aquellos pacientes con alergia al contraste yodado endovenoso y mujeres embarazadas. La sensibilidad y especificidad de MRA con la técnica adecuada es de 78% y 99% respectivamente; permite visualizar trombos de grandes arterias pero no es fiable para la embolia pulmonar segmentaria.

Angiografía pulmonar convencional. La angiografía pulmonar convencional con contraste yodado fue de gran utilidad en el pasado, ya que es una técnica invasiva y no exenta de riesgos; hoy día se hace solo para la trombolisis directa de la arteria pulmonar en el TEP masivo, en la embolectomía con fragmentación percutánea con catéter y en la tromboendarterectomía del TEP crónico.

A fin de facilitar la aproximación diagnóstica de los pacientes con sospecha de TEP de alto riesgo y no alto riesgo, se han ideado algoritmos diagnósticos como el de la Sociedad Europea de Cardiología, 2008 (Figura 49).

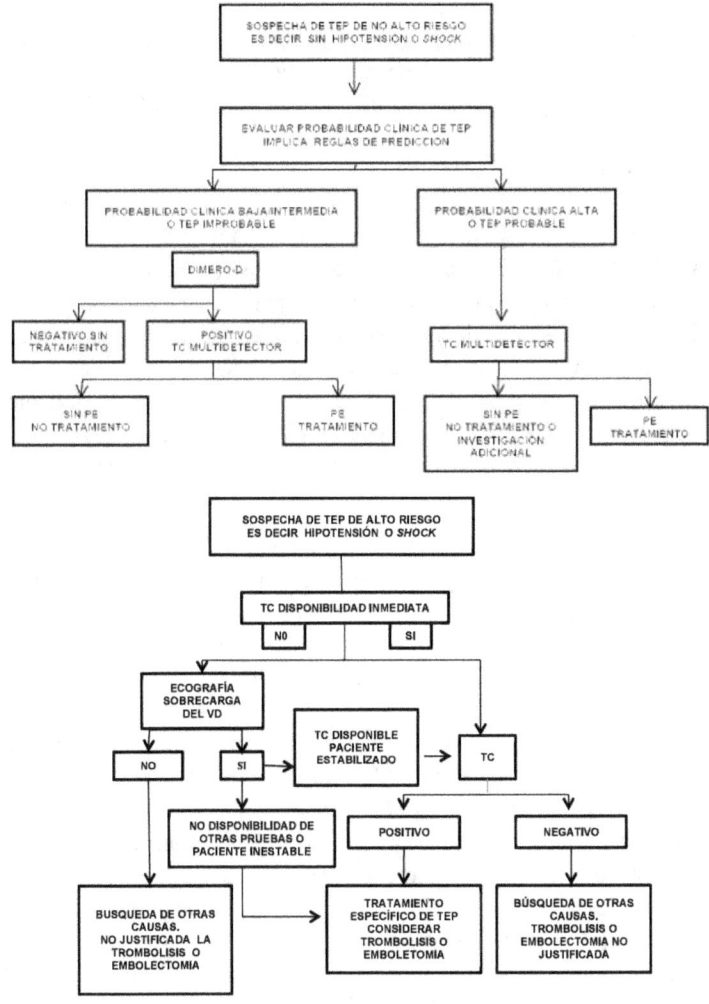

FIGURA 49. APROXIMACIÓN DIAGNÓSTICA DEL TROMBOEMBOLISMO PULMONAR

TRATAMIENTO

La mortalidad del TEP cuando no es tratado adecuadamente es del 30%. Debe llevarse a cabo un soporte respiratorio y hemodinámico en los pacientes con sospecha de TEP o confirmado, que presenten hipotensión arterial o *shock*. El tratamiento trombolítico es de primera elección en pacientes con TEP masivo de alto riesgo que se presentan con hipotensión arterial persistente o *shock* cardiogénico, con muy pocas contraindicaciones absolutas (ACV hemorrágico en cualquier momento, ACV isquémico en los últimos seis meses, lesión en el SNC, politraumatismo mayor, cirugía o traumatismo craneal reciente, hemorragia digestiva en el último mes, trastorno hemorrágico conocido). Estos medicamentos disuelven gran parte de los trombos en las arterias pulmonares, previenen la liberación de serotonina que exacerba la hipertensión pulmonar y disuelven los trombos de las venas ilíacas y periféricas disminuyendo así la posibilidad de recurrencias de TEP; se pueden usar hasta 14 días después de la trombosis. La ACCP, recomienda que el tratamiento trombolítico ideal es el tPA 100 mg EV en dos horas. También se ha usado un régimen acelerado de estreptoquinasa en infusión endovenosa en 2 horas (Grado 1B). Una vez administrados los trombolíticos se deben iniciar la heparina y la warfarina a la dosis convencional (ver capítulo sobre los antitrombóticos).

El tratamiento anticoagulante desempeña un papel crucial en el manejo de los pacientes con TEP y persigue prevenir tanto la muerte como los episodios recurrentes con una tasa mínima de complicaciones hemorrágicas. La anticoagulación rápida solo se consigue con los anticoagulantes parenterales como la HNF endovenosa, las HBPM subcutáneas o el fondaparinux subcutáneo (Grado 1A). Se debe considerar el tratamiento anticoagulante en pacientes con sospecha de TEP mientras se espera la confirmación diagnóstica definitiva. La HNF se prefiere en forma de bolo de 80 U/kg, seguido de una infusión continua de 18 U/kg/h; este régimen es la opción preferida en el TEP de alto riesgo, con inestabilidad hemodinámica, en los pacientes que presentan alta posibilidad de hemorragias (el efecto anticoagulante se puede revertir con rapidez) y pacientes con insuficiencia renal grave (la HNF no se elimina por los riñones). También se pueden usar las HBPM (enoxaparina, dalteparina y tinzaparina) en TEP de bajo riesgo. Deben administrarse con cuidado en pacientes con insuficiencia renal con ajuste de dosis; no se recomiendan en el TEP de alto riesgo con inestabilidad hemodinámica. La anticoagulación con warfarina se mantiene al menos por

6 meses si hubo un solo episodio de TEP y no existen riesgos persistentes, por 6-12 meses si existen factores mayores de riesgo e indefinidamente si hay TEP recurrentes y factores de riesgo continuo, como pacientes con estados de hipercoagulabiliad y cáncer.

Embolectomía y fragmentación percutánea con catéter. Esta es una técnica que puede considerarse una alternativa al tratamiento quirúrgico en los pacientes con TEP masivo agudo de alto riesgo cuando la trombolisis está absolutamente contraindicada o ha fallado.

Tromboendarterectomía pulmonar. Consiste en la extracción de trombos grandes de las arterias pulmonares principales; está indicada en los TEP recurrentes que desarrollan hipertensión pulmonar e insuficiencia cardíaca derecha. Se practica electivamente bajo circulación extracorpórea, en centros muy especializados, y tiene una mortalidad operatoria del 25 a 50%.

REFERENCIAS

EIKELBOOM JW, WEITZ JI. Update on AntiThrombotic Therapy. New Anticoagulants. Circulation. 2010;121:1523-1532.

EINSTEIN INVESTIGATORS. Oral Rivaroxaban for Syntomatic Venous Thromboembolism. N Eng J Med 2010;363:2499-2510.

HUNT JH, BULL TM. Clinical Review of Pulmonary Embolism: Diagnosis, prognosis and Treatment. Med Clin N Am 2011; 95:1203-1222.

KEARON,C, ET AL. Antitrhombotic Therapy for Venous Tromboembolic Disease: American College of Chest Physicians Evidence-Based Clinical Practice Guidelines (8th Edition). Chest 2008;133:454S-545S

KUCHER N, GOKDHABER SZ. Management of massive pulmonary embolism. Circulation. 2005; 112: e28.

LE GAL G,RIGHINI M, ROY PM, SANCHEZ O, AUJESKY D, ET AL. Prediction of pulmonary embolism in the emergency departamento:the revised Geneva score. Ann Intern Med. 2006;144:165-71.

MAGAÑA M, BERCOVITCH R, FEDULLO P. Diagnostic Approach to Deep Venous Thrombosis and Pulmonary Embolism in the Critical Care Setting. Crit Care Clin. 2011; 27:841-867.

MORRIS TA. Natural history of Venous Thromboembolism. Crit Care Clin. 2011; 27:869-884.

STEIN PD, MATTA F. Epidemiology and Incidence: The Score of the Problem and Risk Factors for Development of Venous Thromboembolism. Crit Care Clin. 2011;27:907-932.

SCHULMAN S, ET AL. Dabigatran versus Warfarin in the Treatment of Acute Venous Thromboembolism. N Eng J Med. 2009; 361:2342-52.

TAPSON VF. Acute Pulmonary Embolism. N Eng J Med. 2008; 358:1037-52.

TAPSON, V. Treatment of Pulmonary Embolism: Anticoagulation, Thrombolytic Therapy, and Complication of Therapy. Crit Care Clin. 2011; 27:825-839.

THE TASK FORCE for the Diagnosis and Management of Acute Pulmonary Embolism of the European Society Of Cardiology. Guidelines on the diagnosis and management of acute pulmonary embolism. European Heart J. 2008; 29: 2276-2315.

ENFERMEDAD ARTERIAL PERIFÉRICA

Carlos Guillermo Cárdenas D.
Nelsy C. González

INTRODUCCIÓN

La enfermedad arterial periférica es aquella que compromete las arterias desde la aorta abdominal hasta las extremidades inferiores y abarca las arterias renales y mesentéricas; sin embargo, los lineamientos europeos incluyen las arterias carótidas, vertebrales y extremidades superiores sin hacer énfasis en la aorta. En este capítulo se hace hincapié en la enfermedad arterial de miembros inferiores. La oclusión de las arterias periféricas es producida por múltiples factores; sin embargo, un 90% se debe a la ateroesclerosis que incluye los mismos factores de riesgo de la enfermedad cardiovascular (edad avanzada, diabetes mellitus, hipertensión arterial, dislipidemia y tabaquismo), el último de los cuales es considerado el factor más consistente en el desarrollo de la enfermedad arterial periférica y es dosisdependiente. Existe el consenso de que los pacientes con enfermedad coronaria requieren una evaluación vascular periférica por sus implicaciones pronósticas y terapéuticas. La gravedad de los síntomas depende del grado de estrechez, aunque algunos pacientes pueden permanecer asintomáticos durante gran parte de su vida. Las manifestaciones agudas están relacionadas con trombosis, embolismo u oclusión de una arteria principal.

MANIFESTACIONES CLÍNICAS

Es importante hacer hincapié en que la piedra angular de la evaluación vascular es una buena historia clínica. Es muy frecuente que la enfermedad sea asintomática en sus comienzos; sin embargo, cuando se compromete el flujo sanguíneo en las extremidades inferiores, al caminar se puede presentar dolor en la pantorrilla, fatiga, calambres y claudicación intermitente, que desaparecen con el reposo; al progresar la enfermedad, el dolor también ocurre durante el reposo y en la posición de pie. En los cuadros graves, la isquemia puede provocar gangrena y heridas de difícil cicatrización. En la extremidad superior puede haber dolor con la actividad del brazo, asociado a mareo y vértigo transitorios y ocasionado por el síndrome del "robo de la subclavia" ipsilateral; este se debe a la estenosis de la subclavia antes de la emergencia de la arteria vertebral, de manera que la irrigación del miembro superior se logra gracias al flujo arterial retrógrado del tronco vertebrobasilar (Figura 50). La afectación de las arterias mesentéricas ocasiona "angina abdominal" caracterizada por dolor postprandial, diarrea y pérdida de peso. La disfunción eréctil es una manifestación frecuente por compromiso de las arterias pudendas.

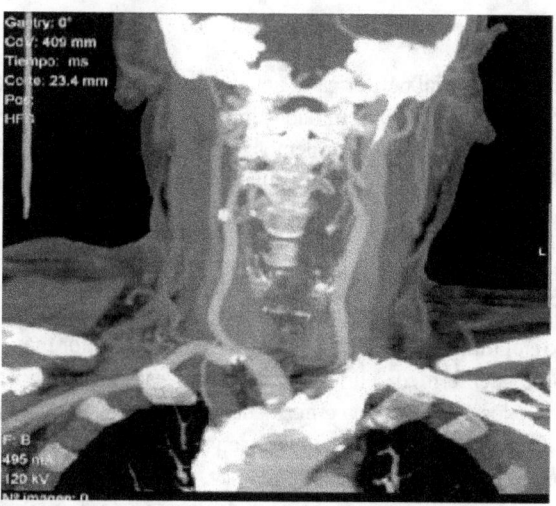

FIGURA 50. ESTENOSIS DE LA ARTERIA SUBCLAVIA DERECHA, INMEDIATA AL NACIMIENTO DE LA ARTERIA CARÓTIDA COMÚN

Las arteriopatías obstructivas son complejas y difíciles de ordenar, sin embargo existe una clasificación por estadios de Fontaine y categorías de Rutherford, muy útiles en la práctica clínica (Tabla 119).

TABLA 119. Clasificación de fontaine y rutherford

Fontaine		Rutherford		
Estado	Clínica	Grado	Categoría	Clínica
I	Asintomático	0	0	Asintomático
IIa	Claudicación leve	I	1	Claudicación leve
IIb	Claudicación moderada a severa	I	2	Claudicación moderada
		I	3	Claudicación severa
III	Dolor isquémico en reposo	II	4	Dolor isquémico en reposo
IV	Úlceras	III	5	Pérdida menor de tejidos
	Gangrena	IV	6	Úlcera o gangrena

La enfermedad arterial periférica puede presentarse según su etiopatogenia en trombosis sobre una arteria previamente lesionada, embolia de origen cardiovascular sobre una arteria normal, vasculitis y por agresión física. Una clasificación simplificada agrupa las arteriopatías obstructivas así (Tabla 120):

TABLA 120. Clasificación etiopatológica de las arteriopatías obstructivas

Arteriopatías degenerativas con trombosis arterial aguda

1. Ateroesclerosis obliterante

2. Displasia fibromuscular

3. Arterioesclerosis de Mönckeberg

Obstrucción arterial aguda por embolia de origen cardiovascular

1. Arritmias cardiacas, particularmente la fibrilación auricular

2. Valvulopatías y prótesis valvulares

3. Miocardiopatias y aneurismas ventriculares

4. Mixoma auricular

5. Aneurismas y ateromas de la aorta

6. Infarto del miocárdico con trombos parietales

Arteriopatías inflamatorias (vasculitis)

1. Tromboangeítis obliterante (Enfermedad de Burger)
2. Enfermedades del tejido conectivo
3. Enfermedad de Takayasu

Arteriopatías por agresión física

1. Traumatismos con o sin fracturas óseas
2. Medicamentos: norepinefrina, dopamina y los derivados del cornezuelo de centeno
3. Cateterismo arterial, inyecciones intraarteriales y trombosis de puentes arteriales

El consenso de la Intersociedad Transatlántica para el Tratamiento de la Arteriopatía Periférica establece una clasificación basada en las letras A, B, C y D para los pacientes con enfermedad ilíaca y femoropoplítea.

Tipo A
- Estenosis unilateral o bilateral de la arteria ilíaca común
- Estenosis unilateral o bilateral por lesión corta (£ 3cm) y única de la arteria ilíaca externa

Tipo B
- Estenosis corta (£ 3cm) de la aorta infrarrenal
- Oclusión unilateral de la arteria ilíaca común
- Estenosis única o múltiple que involucra en total 3-10 cm de la arteria ilíaca externa y no compromete la arteria femoral común
- Oclusión unilateral de la arteria ilíaca externa que no involucra el origen de la arteria ilíaca interna o la arteria femoral común

Tipo C
- Oclusión bilateral de la arteria ilíaca común
- Estenosis bilateral de 3-10 cm de longitud de la arteria ilíaca externa que no se extiende a la arteria femoral común
- Estenosis unilateral de la arteria ilíaca externa que se extiende a la arteria femoral común.

- Oclusión unilateral de la arteria ilíaca externa que involucra el origen de la arteria ilíaca interna y la arteria femoral común
- Oclusión por placa muy calcificada unilateral de la arteria ilíaca externa con o sin compromiso de la arteria ilíaca interna y/o arteria femoral común

Tipo D:

- Oclusión aortoilíaca infrarrenal
- Enfermedad difusa que involucra la aorta y ambas arterias ilíacas que amerita tratamiento
- Estenosis difusa y múltiple que compromete las arterias ilíaca común, ilíaca externa y femoral común
- Oclusión unilateral de ambas: arteria ilíaca común e ilíaca externa
- Oclusión bilateral de la arteria ilíaca externa
- Estenosis de la arteria ilíaca en pacientes con aneurisma de la aorta abdominal que requieren tratamiento, no es susceptible de endoprótesis o tiene lesiones que requieren reparación quirúrgica de la aorta o las ilíacas

Esta clasificación, aunque tiene algunos años, permanece vigente y se acopla al avance de la tecnológica para el tratamiento de estos pacientes. Las lesiones tipo A y B ofrecen buenos resultados con los métodos endovasculares, a menos que se requiera una revascularización quirúrgica para resolver otras lesiones asociadas en la misma área anatómica. En las lesiones tipo C se han demostrado resultados superiores a largo plazo con la revascularización abierta, comparada con la endovascular, que solo se utiliza en pacientes con alto riesgo para soportar una reparación abierta. En las lesiones tipo D se reserva como tratamiento de primera elección la reparación abierta, ya que no se observan buenos resultados con los métodos endovasculares.

La revascularización abierta ofrece diferentes técnicas quirúrgicas para la isquemia de miembros inferiores. La corrección con *bypass* representa el abordaje más común para tratar la enfermedad oclusiva difusa; se funda en crear nuevos conductos a través de rutas anatómicas o extraanatómicas; en algunas circunstancias se hace endarterectomía local con o sin restauración con parches. Existen diferentes materiales de injerto como venas o arterias autólogas, mejores opciones pero no siempre disponibles, por lo que se deben considerar las prótesis sintéticas como sustituto; los injertos de venas safenas han demostrado mayor tasa de éxitos que las prótesis de materiales sintéticos.

Los homoinjertos (procedentes de humanos) representan la tercera opción para la sustitución vascular, especialmente en el caso de complicaciones infecciosas.

En los pacientes con extensa necrosis o gangrena y en los que no puedan caminar, se debe evaluar la amputación primaria como posible opción y última etapa quirúrgica para resolver isquemias irreversibles de miembros inferiores porque permite salvar la vida del paciente, seguida de la rehabilitación y prótesis. La reconstrucción de la piel es útil para cubrir grandes áreas de tejido lesionado.

DIAGNÓSTICO

La evaluación clínica exhaustiva es obligatoria y hay que insistir en la palpación ordinaria de los pulsos arteriales en los puntos habituales para el diagnóstico precoz de las arteriopatías obstructivas. Hay que observar la palidez de la piel, la temperatura, las lesiones cutáneas, la ausencia de vello, el estado de las uñas y la presencia de soplos vasculares porque se puede producir palidez de la piel con la elevación del miembro y rubor con el declive. Las técnicas básicas no invasivas usadas para evaluar la circulación de un miembro son índice tobillo brazo, prueba de claudicación de los miembros inferiores, ultrasonido doppler, angiotomografía multidetector (angioTC) y angiorresonancia.

Índice tobillo brazo. Se usa para evaluar la magnitud del flujo arterial en los miembros inferiores y ha demostrado ser un predictor de morbimortalidad cardiovascular. Para calcularlo se toma como referencia la tensión arterial sistólica de la arteria humeral mediante palpación o doppler y se compara con la tensión arterial sistólica de la arteria tibial posterior; luego, se divide la tensión arterial registrada en el tobillo sobre la tensión de la arteria humeral. El valor normal es 1.00 a 1.40, el límite, 0.91 a 0.99 y el anormal ≤ 0.90; el último de los cuales habla de obstrucción arterial de los miembros inferiores. Un índice mayor a 1.40 indica arterias no compresibles, es decir, que hay esclerosis importante de la pared con disminución de la *compliance* arterial pero sin ocasionar estenosis.

Prueba de la claudicación de los miembros inferiores. Se utiliza para cuantificar el grado de incapacidad funcional debido al déficit de circulación arterial de los miembros inferiores y por lo general se relaciona con los valores del índice tobillo brazo antes y después del ejercicio. Se lleva a cabo en una banda sinfín (*treadmill*) haciendo caminar al paciente a una velocidad de 3.2 Km/hora con una inclinación de 10%, y debe ser supervisada para observar los síntomas durante la marcha. Esta prueba de esfuerzo es una excelente herramienta para obtener información funcional, fundamentalmente sobre la aparición de síntomas y la distancia máxima recorrida. Es útil en pacientes con índice tobillo brazo límite en reposo y síntomas sugestivos de isquemia. Ayuda también a distinguir la claudicación vascular de la neurogénica, ya que la vascular se caracteriza por la disminución de la presión de la pierna después del ejercicio, y un descenso de la presión mayor del 20% inmediatamente después del ejercicio confirma el origen arterial de los síntomas. En la claudicación neurogénica, por el contrario, la presión de la pierna permanece estable o aumenta. La prueba de esfuerzo estandarizada también evalúa el seguimiento (eficacia de la rehabilitación con el ejercicio, tratamientos farmacológicos y la revascularización). Si no tolera la prueba por 5 minutos se debe continuar con la exploración diagnóstica convencional.

Ecografía dúplex. Permite la evaluación vascular de las diferentes ramas y es a menudo el primer estudio solicitado tras la evaluación clínica. Es un método ampliamente disponible para la selección y diagnóstico de las lesiones vasculares. Inicialmente, a través de sus modalidades doppler continuo se identifican y cuantifican estenosis graves por las velocidades pico sistólicas. Asimismo, es posible la evaluación anatómica a través de la exploración en modo B, doppler pulsado, color y doppler *power*, con los cuales se pueden detectar y localizar lesiones vasculares y cuantificar su extensión y gravedad. También es útil el ultrasonido para la medición del espesor íntima-media, que ha sido estudiado (sobre todo en las arterias carótidas) y validado como un marcador de carga aterosclerótica, además de que se ha establecido como un predictor de morbilidad cardiovascular. No es un método ideal para evaluar obstrucciones en grandes arterias (aortoilíaca), arterias distales ni en individuos con limitaciones técnicas como la obesidad importante y anasarca.

Angiotomografía (angioTC). Es un examen de imagen robusto y eficaz que ha superado totalmente a la angiografía invasiva para el diagnóstico y se considera la exploración de referencia de las arterias periféricas. La angioTC se ha convertido en la exploración de primera línea para el diagnóstico definitivo de la enfermedad arterial periférica; puede revelar con certeza la extensión, naturaleza y calidad de la circulación colateral; ofrece mayor información, que la angiografía invasiva tradicional, sobre el diámetro arterial, longitud de la oclusión, la ubicación precisa de las calcificaciones (central o periférica) y su cuantificación exacta. El incremento en la cantidad de calcio en las arterias de los miembros inferiores se ha relacionado con mayor gravedad de la enfermedad, amputación y mortalidad. Con este procedimiento es posible medir el diámetro medio del segmento afectado y su relación con la arteria en el segmento previo y posterior a la oclusión, que en general es de menor calibre. Un diámetro menor de 5 mm puede deberse a un proceso trombótico o fibroesclerótico, que en última instancia podría complicar los procedimientos de recanalización. Un ejemplo ilustrativo es la patología aortoilíaca o síndrome de Leriche (Figura 51)

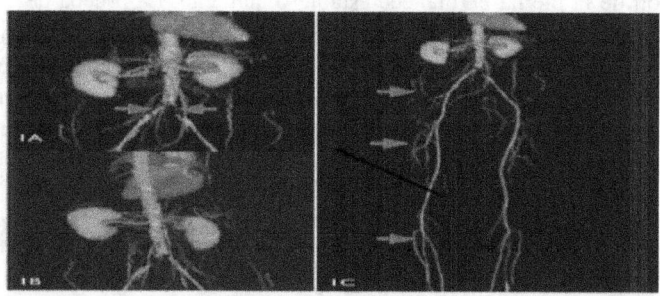

Figura 51. **IA.** Angiotomografía en reconstrucción 3D. Se observa la oclusión en el segmento aortoilíaco, que incluye el segmento proximal de ambas arterias ilíacas comunes (flechas). **IB.** Placas calcificadas distribuidas en forma dispersa. **IC.** Circulación colateral hipertófica, dilatada, con flujo distal en miembros inferiores

Angiorresonancia. Es una alternativa diagnóstica que facilita la evaluación del árbol arterial con el empleo del medio de contraste gadolinio (Figura 52 y 53). Ha demostrado ser precisa para la detección de estenosis vascular de los miembros inferiores; sin embargo, no detecta las características de las placa calcificada y hay riesgo latente de *fibrosis sistémica nefrogénica (FSN)*. La FSN ocurre en pacientes con enfermedad renal terminal, inclusive bajo diálisis; tiene una incidencia del 3 al 7% en enfermos con filtración glomerular <30mL/min y no tiene predilección por género, raza o edad. Cursa con edema de miembros inferiores, lesiones cutáneas simétricas, particularmente en las extremidades y el tronco, pero raramente en la cara; se caracteriza por edema, eritema, placas eritematosas de color café, pápulas y nódulos acompañados de prurito, dolor y rubor. Una fibrosis generalizada es el desenlace final; puede afectar múltiples órganos y desencadenar falla multiorgánica. En estos pacientes es posible hacer el estudio sin gadolinio a través de secuencias sincronizadas con el latido cardiaco y con excelentes resultados en la obtención de imágenes. Las contraindicaciones absolutas de la angiorresonancia incluyen pacientes con marcapasos, desfibriladores, neuroestimuladores, implante coclear y embarazo en el primer trimestre.

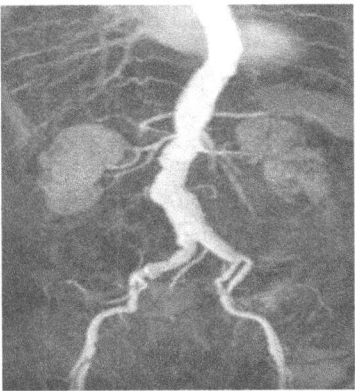

FIGURA 52. PROYECCIÓN CORONAL DE UNA ANGIORRESONANCIA DE LA AORTA ABDOMINAL, QUE INCLUYE EL SEGMENTO PROXIMAL DE LAS ARTERIAS FEMORALES COMUNES. SE OBSERVA LA LUZ DE LOS SEGMENTOS CON MÚLTIPLES IRREGULARIDADES (FLECHA) QUE NO CONDICIONAN ESTENOSIS SIGNIFICATIVA

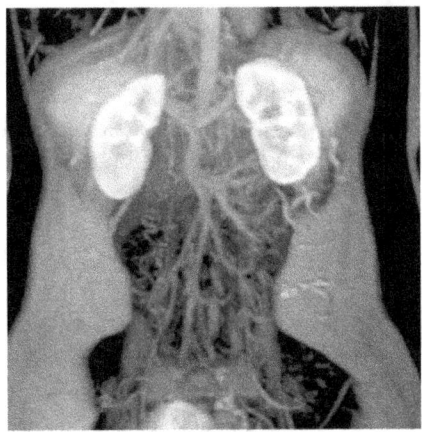

FIGURA 53. ANGIORRESONANCIA. PROYECCIÓN CORONAL EN MIP (MÁXIMA INTENSIDAD DE PROYECCIÓN). SE OBSERVA LA OCLUSIÓN DE LA AORTA A NIVEL DE LA BIFURCACIÓN AORTOILÍACA (FLECHA) CON GRAN DESARROLLO DE CIRCULACIÓN COLATERAL

Arteriografía convencional con medio de contraste. La angiografía por sustracción digital fue el *estándar de oro* para el estudio de la imagen vascular; sin embargo, por ser invasiva y de **múltiples riesgos** ha sido sustituida por otras técnicas de diagnóstico **más eficaces y** no invasivas. Actualmente se usa para procedimientos endovasculares y farmacológicos.

TROMBOSIS ARTERIAL AGUDA

La trombosis arterial aguda también denominada trombosis pseudoembólica, se desarrolla por lo general en personas de edad avanzada y en segmentos arteriales previamente afectados por ateroesclerosis. Es común el antecedente de isquemia crónica de la extremidad, claudicación intermitente y trastornos tróficos de la piel y, las manifestaciones clínicas son similares a la embolia arterial. En esta trombosis, la isquemia puede mejorar mediante la técnica de embolectomía, como en la embolia arterial aguda, pero con relativa frecuencia se produce la retrombosis que desencadena un cuadro dramático que termina en amputación. Lamentablemente, en algunos pacientes, ni las pruebas funcionales ni el examen arteriográfico en esta trombosis nos ofrecen la información suficiente. La evolución de la isquemia y el estado general del paciente orientan unas veces al uso de anticoagulantes por tiempo indefinido y otras, a la cirugía arterial directa, bien sea desobstructiva, derivativa con puentes o la combinación de ambas.

EMBOLIA ARTERIAL

Aproximadamente el 80% de los émbolos de las extremidades se origina de trombos sanguíneos provenientes del corazón como consecuencia de insuficiencia cardíaca, arritmias (fibrilación auricular), aneurismas ventriculares, valvulopatías (estenosis mitral), prótesis valvulares, mixoma auricular, endocarditis, placas de ateroma o aneurismas de los grandes troncos arteriales (ateroembolias). La obstrucción arterial ocurre generalmente en un vaso relativamente normal. Las manifestaciones clínicas se caracterizan por la presencia de dolor súbito severo en el territorio isquémico; la extremidad afectada se torna fría, pálida y luego cianótica. Con el transcurrir de las horas, de no practicarse una intervención de urgencia puede haber impotencia funcional del miembro, hipoestesia e, incluso, anestesia (signos de mal pronóstico). Cuando la embolia ocurre en una arteria previamente lesionada, la existencia de colaterales hace que el cuadro de embolia no sea tan aparatoso.

El tratamiento de una embolia arterial consiste en las siguientes alternativas, en orden de prioridad: trombolisis intraarterial, embolectomía con el catéter de Fogarty, anticoagulación inmediata con heparina no fraccionada en infusión continua o heparina de bajo peso molecular seguida de anticoagulantes orales y la intervención quirúrgica. La embolectomía se debe hacer en las primeras 8 horas y ofrece resultados excelentes para la recanalización de la arteria, aunque cualquiera que sea el tiempo transcurrido se debe intentar la extracción del émbolo, con la salvedad de que después de las 72 horas empeora el pronóstico. Este procedimiento está indicado y es más efectivo en las grandes arterias, y tan útil en los miembros inferiores como en los superiores. El uso indefinido de los anticoagulantes orales depende de la persistencia de la fuente embolígena.

Existe una condición en la cual pequeños coágulos de fibrina, plaquetas y colesterol provenientes de lesiones ateroescleróticas proximales, aneurismas o, después de procedimientos intraarteriales, obstruyen los pequeños vasos de los músculos y la piel de manera que los pulsos distales permanecen palpables. Clínicamente puede presentarse un ictus, insuficiencia renal o una isquemia de una extremidad y se conoce como ateroembolia o embolia de colesterol. La obstrucción vascular digital puede causar el síndrome de los dedos azules, especialmente en los pies. Los pacientes se quejan de dolor agudo, hay palidez y *livedo reticularis* en el sitio de la embolia y puede evolucionar a necrosis y gangrena de los dedos. El tratamiento es poco satisfactorio; aunque se ha sugerido el uso de estatinas.

TRATAMIENTO

El tratamiento de la enfermedad arterial periférica puede dividirse en tres aspectos fundamentales: medidas generales, tratamiento farmacológico y cirugía.

MEDIDAS GENERALES

1. Cese del hábito tabáquico. El riesgo de muerte, infarto del miocardio y amputación son sustancialmente mayores en pacientes que continúan fumando. Asimismo, las tasas de éxito en la permeabilidad del vaso luego de la revascularización quirúrgica o percutánea, son más bajas en las personas que continúan con el hábito tabáquico, además de que también disminuye el tiempo de ejercicio en ausencia de síntomas. En este sentido se recomienda incrementar los esfuerzos para lograr la abstención de fumar.

2. Ejercicio. Se debe insistir en caminatas diarias progresivas hasta presentar la claudicación, alternando con períodos de reposo de 1 a 2 minutos o hasta que desaparezca el dolor. Se debe insistir en caminatas de 30 min/día. La bicicleta y natación son excelentes alternativas.

3. Disminución de peso en los obesos. Lo ideal es mantener un índice de masa corporal £ 25 Kg/m^2 mediante una dieta hipocalórica.

4. Control de las hiperlipidemias. Disminuir el colesterol LDL por debajo de 100 mg/dl, o < 70 mg/dl en pacientes diabéticos.

5. Terapia antihipertensiva. Hacerla según los lineamientos establecidos, con disminución de la tensión arterial < 140/90 mmHg o por debajo de 130/80 mmHg en pacientes diabéticos. Es importante mencionar que en la hipertensión leve a moderada, los betabloqueantes no están absolutamente contraindicados y no interfieren con la capacidad de caminata, la aparición de síntomas o la claudicación.

6. Posición adecuada en la cama. Elevar la cabecera a 15 a 20 grados de la horizontal o descender los miembros afectados unos 20 a 30 grados por debajo de la cama con objeto de fomentar la irrigación del miembro afectado. Evitar esta medida cuando exista edema del miembro comprometido.

7. Cuidados locales. Para evitar úlceras o gangrenas se debe poner atención al aseo (recorte de las uñas, uso de cremas hidratantes, evitar temperaturas extremas con el uso de medias gruesas, usar calzado holgado, acolchonado y protector).

8. Tratamiento de las úlceras o gangrena:

    a. Cultivo y antibiograma de las secreciones para identificar y tratar adecuadamente las infecciones con antibióticos orales o parenterales

    b. Limpieza local con agua tibia o solución fisiológica y emplear luego soluciones antisépticas y astringentes, bien sea permanganato de potasio, agua de manzanilla o ácido bórico. Para cerrar la cura se han empleado antimicrobianos locales como rifampicina, bacitracina o nitrofurazona

    c. Utilizar el desbridamiento quirúrgico cuando exista material necrótico.

TRATAMIENTO FARMACOLÓGICO

Analgésicos. Se debe iniciar con analgésicos comunes e ir aumentando la potencia progresivamente hasta los opiáceos.

Trombolíticos intraarteriales. En nuestro país se emplea la estreptoquinasa y el activador del plasminógeno tisular (t-PA); este último es más efectivo y con menos efectos colaterales, pero su alto costo ha impedido su utilización masiva. Estas medicaciones actúan con más efectividad por la vía intraarterial mediante un catéter que llegue a la intimidad del trombo. Se han empleado en la trombosis arterial, aun de larga evolución, preferiblemente dentro de las dos primeras semanas. Sin embargo, el mayor éxito se ha logrado en la embolia arterial, sobre todo en las primeras 6 a 12 horas de iniciado el evento. Al usar estos agentes se debe continuar con la anticoagulación tradicional: heparina por dos a tres días y luego antiagregantes y/o anticoagulantes orales, si existe una fuente embolígena, por el tiempo que el paciente lo amerite. En caso de tratarse de una trombosis sobre una arteria enferma, luego de recanalizarse con trombolíticos se debe resolver definitivamente con angioplastia o cirugía de revascularización. La dosis recomendada de los trombolíticos por vía intraarterial son las siguientes:

Estreptoquinasa: 1.000 a 2.000 U cada 2, 3, 5 minutos con avances progresivos del catéter dentro del trombo; posteriormente se deja una infusión continua por la misma vía de 5.000 a 10.000 U/hora por 3 horas y simultáneamente se mantiene una infusión endovenosa continua de heparina 1.020 U/hora y se inicia de inmediato la warfarina.

Activador del plasminógeno tisular: 0.05 a 0.1 mg/Kg por hora (duración, 6 horas).

Uroquinasa: 3.000 U cada tres minutos por tres veces.

Pentoxifilina. Es un medicamento que actúa sobre la reología del eritrocito, análogo químico de la metilxantina e inhibidor de la *fosfodiesterasa*. Mejora la circulación al disminuir la viscosidad de la sangre y aumentar la deformidad de los eritrocitos, además de disminuir la agregabilidad plaquetaria. La dosis es de 400 mg VO BID o TID. En los procesos agudos se usan 400 mg diluidos en 250 ml de solución glucosada al 5% EV cada 8 horas.

Cilostazol. Es un inhibidor de la *fosfodiesterasa 3*. Se asocia con una mejoría absoluta de la caminata; incrementa la distancia máxima recorrida en un prome-dio de 36 m con dosis de 50 mg VO **día** y casi el doble (70 m) con la dosis de 100 mg/día. Mejora la calidad de vida y también retarda la claudicación. Debido a su propiedades farmacológicas se debe evitar en la insuficiencia cardíaca. Los efectos secundarios más frecuentes son cefalea, diarrea, mareos y palpitaciones.

Sulodexida. Es un glicosaminoglicano de origen natural que posee una leve actividad anticoagulante menor que la heparina con efecto antitrombótico para el tratamiento de patologías vasculares con riesgo de trombosis. La dosis es de 250 LSU BID (100 LSU corresponden a 5.000 mg/ml) y la dosis máxima es de 1.200 LSU/día. Se recomienda iniciar por vía parenteral durante 15 a 20 días y luego oral por 30 a 40 días.

Carnitina y L-propionil carnitina. Estos medicamentos son propensos a tener su efecto sobre el metabolismo del músculo isquémico, mejoran la distancia recorrida y la calidad de vida. Las dosis oscilan entre 500-1500 mg VO TID.

Antiagregantes plaquetarios. Se deben usar como medicamentos de mantenimiento para impedir futuros accidentes. La aspirina a dosis bajas, 81 a 150 mg VO diarios, ha demostrado ser suficiente para prevenir la agregación plaquetaria y, por consiguiente, la obstrucción arterial. El clopidogrel ha incrementado de forma significativa los beneficios en reducción anual de incidencia combinada de muerte cardiovascular, infarto de miocardio no fatal y accidente cerebrovascular no fatal, cuando se compara con la aspirina. La combinación de ambos antiplaquetarios no ha demostrado mejoría sustancial e incrementa los riesgos de sangrado.

TRATAMIENTO QUIRÚRGICO DE REVASCULARIZACIÓN

Es necesario cuando el tratamiento médico ha fallado, la arteriopatía limita la calidad de vida, impide la actividad física o existe inminencia de *shock* séptico y la vida del paciente peligra por la persistencia de la gangrena. Los procedimientos empleados son la angioplastia percutánea transluminal, la tromboembolectomía, los puentes (*bypass*) y la amputación del segmento comprometido.

Angioplastia percutánea transluminal. Es un procedimiento de baja mortalidad, económico y de pocas complicaciones, particularmente en casos bien seleccionados, con lesiones cortas y preferentemente únicas; además, se pueden utilizar las endoprótesis (*stents*) intraarteriales. La cirugía de la arteria (revascularización abierta) se deja para casos de lesiones múltiples y/o fracaso de la angioplastia.

Tromboembolectomía. Es una técnica útil para la desobstrucción de las grandes arterias (aorta, femorales y humerales), aunque cualquier arteria puede de ser intervenida y debe ir seguida de heparina en infusión. Se practica una sección proximal de la pared arterial y se remueven los trombos con el catéter de Fogarty. En casos de embolia o trombosis aguda debe acompañarse de un estudio angiográfico después de la tromboembolectomía para planificar algún otro procedimiento: angioplastia, tromboendarterectomía, arterioplastia con puente de safena autóloga o materiales sintéticos.

Puentes (bypass) arteriales. Se practican sobre el sitio de la obstrucción; los más empleados son las derivaciones aortofemoral, fémoroemoral, femorooplítea y axiloemoral. Pueden usarse segmentos de vena safena, dacrón, politetrafluoroetileno o teflón. Recordemos que se debe seguir con antiagregantes plaquetarios (para auto injertos y prótesis arteriales de gran calibre) o anticoagulantes orales por tiempo indefinido, esto último solo para pacientes con malos lechos arteriales distales y con un alto riesgo de obstrucción arterial. Este procedimiento proporciona una mejoría significativa en el estado de salud y calidad de vida a largo plazo.

Amputación. Cuando la isquemia no se ha podido resolver con las medidas anteriores y la necrosis e infección del miembro ponen en peligro la vida del paciente, hay que recurrir a la amputación del segmento comprometido. Las indicaciones son las siguientes:

a. Imposibilidad de hacer la reconstrucción quirúrgica vascular o si al practicarla es imposible corregir la irrigación del miembro.

b. Dolor isquémico en reposo, gangrena e infección importante que no cedan con el tratamiento médico.

El nivel de amputación de un miembro depende de varios factores: el sitio de la obstrucción determinado por la clínica y los exámenes complementarios, la presencia de gangrena, los signos clínicos de adecuada circulación colateral y el estado general del paciente. Es importante señalar que el sangrado que ocurre en el sitio de la incisión durante el acto quirúrgico es un buen índice de irrigación sanguínea y, por tanto, útil para corroborar el nivel de la amputación. En la práctica se usan 4 niveles de amputación: digital, transmetatarsiana, infrapatelar (por debajo de la rodilla) y por encima de la rodilla. No debe olvidarse la rehabilitación del paciente, inclusive en el postoperatorio inmediato es conveniente iniciar con movimientos suaves del muñón. El adiestramiento protésico debe comenzar lo antes posible al promover la deambulación con muletas e implantación de la prótesis.

REFERENCIAS

ACCF/AHA/ACR/SCAI/SIR/STS/SVM/SVN/SVS 2012. Key Data Elements and Definitions for Peripheral Atherosclerotic Vascular Disease. Circulation. 2012;125:395-467.

COMPILATION OF 2005 AND 2011 ACCF/AHA. Guideline Recommendations. Management of Patients With Peripheral Artery Disease. JACC. 2013; 61 (14): 1556-1570.

GORDON Y, PARTOVI S, MÜLLER-ESCHNER M, ET AL. Dynamic contrast-enhanced magnetic resonance imaging: fundamentals and application to the evaluation of the peripheral perfusión. Cardiovasc Diagn Ther. 2014;4(2):147-164.

GUIDELINES ON THE DIAGNOSIS AND TREATMENT OF PERIPHERAL ARTERY DISEASES. Document covering atherosclerotic disease of extracranial carotid and vertebral, mesenteric, renal, upper and lower extremity arteries. The Task Force on the Diagnosis and Treatment of Peripheral Artery Diseases of the European Society of Cardiology. European Heart J. 2011; 32: 2851-2906.

HUANG CH-L, WU I, WU YW ET AL. Association of Lower Extremity Arterial Calcification with Amputation and Mortality in Patients with Symptomatic Peripheral Artery Disease. 2014: 9 (2) e90201.

MONETA L, OLIN JW, STANLEY JC, ET AL. Guidelines College of Cardiology Foundation/American Heart Association Task Force on Practice. 2011 ACCF/AHA Focused Update of the Guideline for the Management of Patients With Peripheral Artery Disease (Updating the 2005 Guideline): A Report of the American College of Cardiology Foundation/American Heart Association Task Force on Practice Guidelines.

OHANA M, EL GHANNUDI S, GIRSOWICZ E, ET AL. Detailed cross-sectional study of 60 superficial femoral artery occlusions: morphological quantitative analysis can lead to a new classification. Cardiovasc Diag Therp. 2014;4(2):71-79.

PULLI R, DORIGO W, GUIDOTTI A, ET AL. The Role of Infrainguinal Bypass Surgery in the Endovascular Era. Ann Vasc Dis. 2014; 7 (1): 7-10

SIMPSON EL, KEARNS B, MATTHEW D STEVENSON MD, ET AL. Enhancements to angioplasty for peripheral arterial occlusive disease: systematic review, cost-effectiveness assessment and expected value of information analysis. Health technology assessment. 2014;18 (10): 1366-5278.

THIERFELDER KM, MEIMARAKIS G, NIKOLAOU K, ET AL. Non-Contrast-Enhanced MR Angiography at 3 Tesla in Patients with Advanced Peripheral Arterial Occlusive Disease. 2014; 9 (3) e91078. PLOS ONE 9(3): e91078. doi:10.1371/journal.pone.0091078.

ANDERSON JL, HALPERIN JL, ALBERT NM. Management of Patients With Peripheral Artery Disease (Compilation of 2005 and 2011 ACCF/AHA Guideline Recommendations) JACC. 2013; 61 (14): 1555–70.

TERAPIA ANTITROMBÓTICA

James Yurgaky Sarmiento

INTRODUCCIÓN

La prevalencia de enfermedades vasculares oclusivas, agudas y crónicas se ha incrementado notablemente en las últimas décadas como consecuencia de múltiples factores: aumento del promedio de vida, diabetes mellitus, hiperlipidemias, cáncer, uso excesivo de tabaco, corticosteroides, anticonceptivos orales, embarazo, accidentes y procedimientos invasivos cardiovasculares.

Desde hace más de 150 años, Virchow propuso que los desórdenes trombóticos estaban asociados a una tríada de anormalidades: alteraciones de la pared vascular (endotelio/endocardio), anormalidades del flujo sanguíneo (hemorreología y turbulencia sanguínea en las bifurcaciones de los vasos sanguíneos, como ateromas de la pared vascular) y alteraciones de los componentes de la sangre (plaquetas, coagulación y fibrinólisis).

El trombo que se forma en condiciones de flujo sanguíneo lento (circulación venosa y estasis en cámaras cardiacas, como ocurre en la fibrilación auricular) está constituido principalmente por glóbulos rojos y fibrina; es una especie de coágulo blando que frecuentemente es llamado llama "trombo rojo", mientras que el que se forma en condiciones de flujo sanguíneo rápido en el circuito arterial, está constituido por agregados plaquetarios y bandas de fibrina y se le llama "trombo blanco".

Actualmente se considera que la patogenia de la arterioesclerosis involucra mecanismos de inmunidad celular y humoral como los principales factores responsables de la disfunción endotelial, además de las alteraciones de la hemostasia primaria y secundaria. La ateroesclerosis puede condicionar una insuficiencia arterial crónica con claudicación intermitente o producir una trombosis aguda que constituye una urgencia vascular como la angina inestable, el infarto del miocardio, el ictus isquémico y la obstrucción de arterias periféricas. Por otra parte, múltiples alteraciones de la sangre contribuyen a la trombogénesis, como los estados de hipercoagulabilidad debidos a la deficiencia de factores plasmáticos (antitrombina, proteína C, S y plasminógeno), síndrome antifosfolípido, poliglobulia e hiperlipidemias.

El uso de los medicamentos antitrombóticos es crucial en el tratamiento de la patología tromboembólica, limitada obviamente por el riesgo de hemorragias. En la prevención, la estrategia depende de la etiología subyacente: antiagregantes plaquetarios en la etiología aterotrombótica arterial (trombo blanco) y anticoagulantes en la trombosis venosa o en la cardioembolia (trombo rojo). En el tratamiento agudo, una alternativa la constituyen los trombolíticos o fibrinolíticos. A continuación se describen los principales agentes antitrombóicos utilizados con fines profilácticos y terapéuticos en las diferentes patologías: enfermedad coronaria, enfermedad cerebrovascular, trombosis arterial de extremidades, trombosis venosa profunda y embolia pulmonar.

Antiagregantes plaquetarios: aspirina, triflusal, indobufeno, tienopiridinas (antagonistas del receptor de ADP: ticlopidina, clopidogrel, prasugrel y ticagrelor), dipiridamol, inhibidores de los receptores de glicoproteínas IIb/IIIa (tirofiban, abciximab y eptifibatida)

Modificadores de la flexibilidad de los glóbulos rojos*: cilostazol y pentoxifilina

Anticoagulantes: heparinas, warfarina, inhibidores directos de la trombina (dabigatrán), inhibidores del factor Xa (rivaroxabán, fondaparinux)

Trombolíticos*: estreptoquinasa, tPA (reteplasa, tenecteplasa y alteplasa), uroquinasa, prourouroquinasa, anistreplasa.

ANTIAGREGANTES PLAQUETARIOS

ASPIRINA. La aspirina o ácido acetilsalicílico (ASA) a dosis < de 1 g inhibe irreversiblemente, por acetilación, la actividad de la *prostaglandina sintetasa* (*ciclooxigenasa*) plaquetaria 1 (COX-1) responsable en las plaquetas de la conversión del ácido araquidónico a tromboxano A_2 (TxA_2), sustancia que favorece la agregación plaquetaria y produce vasoconstricción. Sin embargo, ASA, a dosis > de 1 g, inhibe la COX-2, que favorece la conversión del ácido araquidónico a prostaciclina o prostaglandina I_2 (PGI_2), potente vasodilatador e inhibidor de la agregación plaquetaria. La aspirina se absorbe rápidamente por el tubo digestivo, la concentración pico se alcanza en 15-20 minutos y su acción es efectiva a la hora; el efecto antiagregante dura 7-10 días (promedio de vida de las plaquetas), y al suspenderlo, luego de 5 días, el 50% de las plaquetas funciona normalmente. Los efectos colaterales son dosis dependientes como epigastralgia o pirosis por gastritis o úlcera péptica, hemorragia gastrointestinal, diarrea y equimosis, especialmente en miembros superiores, y exantema. Aun cuando la administración de la aspirina tiene una relación costo/efectividad muy favorable, la dosis óptima no está claramente establecida. La FDA recomienda dosis entre 50 y 325 mg para prevención de eventos vasculares, sin embargo, eventos vasculareS (l, cilostazol, sin embargo se ha observado que 30-40% de los pacientes presenta una trombosis vascular toman aspirina. Esto ha llevado al concepto de *resistencia a la aspirina*. Se ha estimado en exámenes de laboratorio una tasa de resistencia a la aspirina del 15-30% en los pacientes con pruebas de agregometría, función plaquetaria PFA-100 y determinación de tromboxano B_2. Algunos mecanismos se han planteado para explicar la resistencia a la aspirina: *Extrínsecos:* acentuación de trombosis plaquetaria por cigarrillo, incremento del recambio de la aspirina, dosis inadecuadas. *Intrínsecos:* pobre absorción, inhibición de COX-2 sin estar inhibida la COX1, polimorfismo de la COX-1, regeneración de la COX-1, polimorfismo de la glicoproteína IIb/IIIa. Cuando se emplea ASA en prevención secundaria, una conducta aceptable sería combinar la aspirina con dipiridamol o clopidogrel. La aspirina tiene hoy día indicaciones bien precisas en la prevención primaria y secundaria de las enfermedades cardiovasculares:

1. Pacientes mayores de 50 años como prevención secundaria de la enfermedad cardiovascular. Se usan dosis bajas, 75-100 mg/día (grado 2B)

2. Pacientes con enfermedad coronaria establecida después de un síndrome coronario agudo con revascularización, estenosis coronaria mayor de 50% por arteriografía coronaria y/o evidencia de isquemia cardiaca con pruebas no invasivas. Se recomienda por 12 meses dosis bajas de aspirina y clopidogrel (grado 1A).

3. Pacientes con síndrome coronario agudo sometidos a ICP electiva con colocación de *stent*, aspirina a dosis bajas más clopidogrel, 75 mg/día, prasugrel, 10 mg/día o ticagrelor, 90 mg/día durante un período mínimo de 6 meses para *stent* convencional y 12 meses para *stent* medicado (grado 1A). A partir de entonces se recomienda un solo antiplaquetario (grado 1B).

TRIFLUSAL. Es un agente antiplaquetario estructuralmente relacionado con la aspirina que ejerce su efecto antitrombótico semejante a esta; además, aumenta la síntesis de óxido nítrico en los neutrófilos, por lo cual tiene un potencial efecto vasodilatador. No debe ser administrado a pacientes con hipersensibilidad a los salicilatos. La eficacia de la aspirina (325 mg/día), comparada con triflusal (600 mg/día), es idéntica en la prevención de ictus isquémico no fatal, infarto agudo del miocardio no fatal o muerte vascular, con la ventaja de que el triflusal tiene una tasa significativamente más baja de complicaciones hemorrágicas.

INDOBUFENO. Tiene efecto antiagregante al inhibir la liberación de los constituyentes plaquetarios (ADP, serotonina, factor plaquetario 4 y trombomodulina). Se usa en casos de intolerancia a la aspirina a la dosis de 200 mg VO BID.

TIENOPIRIDINAS. Las tienopiridinas disminuyen la agregación plaquetaria inducida por el ADP (difosfato de adenosina) al bloquear el receptor plaquetario $P2Y_{12}$. También inhiben la respuesta plaquetaria a la trombina, colágeno, adrenalina y el factor activador de las plaquetas (von Willebrand). Además, las tienopiridinas inhiben la adhesividad plaquetaria *in vitro*, prolongan el tiempo de sangría e inhiben la retracción del coágulo. Disponemos de ticlopidina, clopidogrel, prasugrel y ticagrelor.

TICLOPIDINA. Es discretamente superior a la aspirina (9%) en la prevención de la trombosis, pero es más costosa y posee mayores efectos colaterales como diarrea, exantema, neutropenia reversible por anemia aplásica (entre el primer y tercer mes de tratamiento, con una incidencia de 1%) y, finalmente, aumento del colesterol total, la VLDL y los triglicéridos. No hay diferencias con la aspirina en cuanto a la frecuencia de fenómenos hemorrágicos (equimosis, petequias, epistaxis, hematuria microscópica y hemorragia subaracnoidea). Se ha demostrado que la ticlopidina sola o asociada a la aspirina reduce la frecuencia de ictus isquémico, angina inestable, infarto cardíaco, retrombosis de los puentes aortocoronarios y del *stent* coronario y, en las enfermedades vasculares periféricas. La dosis de ticlopidina es de 250 mg VO BID. Debido a sus efectos colaterales se ha restringido el uso y sustituido, en gran parte por las nuevas tienopiridinas.

CLOPIDOGREL. Es estructuralmente similar a la ticlopidina y tiene sus mismas indicaciones; es discretamente superior a la aspirina (13%) para prevenir eventos cerebrovasculares. Su acción se inicia dos horas de la administración oral, su vida media es de 8 horas y la función plaquetaria retorna a la normalidad a los 7 días después de la última dosis. Su principal ventaja con relación a la ticlopidina es la mínima incidencia de trombocitopenia o anemia aplásica. La dosis es de 75 mg/día VO. Los pacientes que son llevados a ICP deben recibir una dosis de carga inicial de 600 mg más ASA a dosis bajas durante un período mínimo de 6 meses para *stent* convencional y 12 meses para *stent* medicado (grado 1A). En el contexto de un síndrome coronario agudo se combina con dosis bajas de aspirina, al menos por un año.

PRASUGREL. Representa la tercera generación de las tienopiridinas. Tiene un inicio de acción más rápido, es más potente que el clopidogrel y produce una inhibición plaquetaria más constante. Se absorbe rápidamente por el tubo digestivo y se convierte rápidamente en su metabolito activo, que alcanza la concentración máxima a los 30 minutos de ser administrado. La absorción no se ve afectada por los alimentos. El metabolito activo tiene una vida media de 4 horas y la excreción renal es la principal vía de eliminación de este metabolito. Los mejores beneficios del prasugrel se producen en pacientes con infarto del miocardio con elevación del segmento ST, a la dosis de 60 mg VO como impregnación, seguida de 10 mg/día y hasta por 15 meses. Ha demostrado ser superior al clopidogrel en la reducción de muerte cardiovascular, IM, el ictus cerebral y la retrombosis de los *stents*.

TICAGRELOR. Este fármaco pertenece a la clase ciclopentil-triazolopirimidina, inhibidor directo reversible del receptor $P2Y_{12}$, de manera que bloquea la agregación plaquetaria inducida por ADP de una manera no competitiva, probablemente a través de un mecanismo alostérico. El fármaco tiene un inicio de acción rápido, no requiere conversión hepática a metabolito activo y en 30 minutos logra un nivel de inhibición plaquetaria superior a la obtenida con una dosis de carga de clopidogrel, por lo que se considera más efectivo. La vida media es de 6 a 12 horas, su eliminación es 30% renal y 70% por el tubo digestivo y el tiempo de recuperación plaquetaria al cesar su uso es de 3 a 5 días. El ticagrelor está indicado para la prevención de eventos trombóticos en pacientes con síndrome coronario agudo o infarto del miocardio con elevación del segmento ST y se debe combinar con aspirina. El efecto máximo inhibidor se logra a las 2 horas después de una carga de 180 mg de ticagrelor. La dosis de mantenimiento de 90 mg BID

DIPIRIDAMOL. Es un derivado pirimidopirimidina con propiedades vasodilatadoras y antiagregantes. Bloquea la degradación del AMP cíclico plaquetario al inhibir la *fosfodiesterasa*. La alta concentración de AMPc reduce el calcio intracelular e inhibe la agregación plaquetaria; además, aumenta la prostaciclina. Tiene la ventaja de que no produce trastornos gastrointestinales pero es más costoso que la aspirina. El dipiridamol se enlaza fuertemente a las proteínas plasmáticas (91-99%), sobre todo a la albúmina y también a la alfa-1-ácido glicoproteína. Es metabolizado en el hígado y se excreta por la bilis, básicamente como monoglucurónido. El dipiridamol y sus derivados pueden sufrir circulación enterohepática y eliminarse por las heces. Por vía renal se excretan pequeñas cantidades. La vida media es de aproximadamente 10 a 12 horas, lo cual permite una dosis dos veces al día. El dipiridamol no aumenta el riesgo de hemorragia y sus efectos secundarios son principalmente cefalea e, infrecuentemente, un fenómeno de robo coronario. Se ha demostrado su utilidad a largo plazo (enfermedad coronaria y cerebrovascular) solo cuando se combina con la aspirina. La tableta que combina 25 mg de aspirina y 200 mg de dipiridamol (liberación prolongada) se usa dos veces al día.

INHIBIDORES DE LOS RECEPTORES DE LA GLICOPROTEINAS IIb/IIIa. La agregación plaquetaria está mediada por las glicoproteínas IIb/IIIa (GP IIb/IIIa), una integrina de membrana encontrada únicamente en las plaquetas y megacariocitos; el paso final en la formación de un trombo plaquetario es su agregación mediada por los receptores GPIIb/IIIa. La activación plaquetaria induce un cambio en la conformación de los receptores de la GPIIb/IIIa que permite la unión del fibrinógeno y el factor von Willebrand. Estas moléculas multivalentes pueden unirse simultáneamente a los receptores GPIIb/IIIa de dos plaquetas diferentes, dando como resultado una unión cruzada y agregación plaquetaria intensa para generar un trombo, una fibrina resistente a la lisis, escasa retracción del coágulo, facilitar el entrecruzamiento fibrina-fibrina y plaquetas-fibrina mediados por el factor XIIIa y generar inhibidores de la fibrinolisis (PAI-1, alfa 2-antiplasmina). Estructuralmente, estos agentes se agrupan en tres categorías: anticuerpos monoclonales humano/ratón (abciximab), péptidos sintéticos (eptifibatida) y pequeñas moléculas (tirofibán, lamifiban, xemilofiban, orbofiban, sibrafiban).

Estos antiagregantes plaquetarios intravenosos se han desarrollado con la premisa de que el bloqueo de los receptores de las GPIIb/IIIa (vía final de la agregación plaquetaria) es de mayor eficacia que los antiplaquetarios convencionales, los cuales bloquean una sola vía de la activación plaquetaria. Durante la ICP se produce daño en la placa, lo que facilita el estímulo trombogénico, una situación que puede evolucionar a la abrupta obstrucción distal del vaso. El bloqueo de las GPIIb/IIIa reduce la acumulación plaquetaria en el sitio de la injuria vascular, disminuye la embolización de detritus de plaquetas/fibrina a la microcirculación distal y la liberación de aminas vasoactivas por las plaquetas activadas.

Estos medicamentos están aprobados por la FDA para los eventos coronarios agudos y la ICP para prevenir los trombos agudos de las prótesis endovasculares coronarias (*stents*). Pueden producir hemorragias, trombocitopenia, hipotensión arterial, vómitos y fiebre. Dada su eliminación renal, se debe reducir la dosis si hay disminución del aclaramiento de la creatinina. El tirofiban y la eptifibatida bloquean en 30 minutos el 90% de la agregación plaquetaria y su función se recupera 4 horas después de interrumpirlos. El abciximab bloquea la agregación plaquetaria por 4 a 6 días. El tirofiban se indica a una dosis de carga de 0.4 mg/kg/minuto EV en 30 min; de mantenimiento, 0.1 mg/Kg/minuto por 48-96 horas. El abciximab, 0.25 mg/Kg en bolo, seguida 0.125 mg/kg/minuto (máximo 10mg/minuto) durante 12-24 h, y la eptifibatida, 180 mg/kg en bolo, seguida de 2 mg/kg/minuto durante 72-96 horas.

CILOSTAZOL. Es un potente inhibidor de la *fosfodiesterasa III* y además inhibe la captación de adenosina dando como resultado un aumento de los niveles de AMPc. El cilostazol inhibe por tanto la agregación plaquetaria, tiene efecto antitrombótico, relaja el músculo liso e inhibe su mitogénesis y migración. En el corazón ejerce efecto inotrópico y cronotrópico positivo, por lo que tiene efectos adversos en pacientes con insuficiencia cardiaca crónica clase III-IV. El cilostazol disminuye los triglicéridos y aumenta discretamente el HDL-colesterol. Se metaboliza en el hígado y tiene una vida media de 10-13 horas. Es efectivo en la claudicación intermitente para prevenir eventos trombóticos en pacientes con enfermedad arterial periférica y para evitar reestenosis del *stent* de arterias periféricas y coronarias. En Japón se usa ampliamente en las manifestaciones de ateroesclerosis cerebral, pues aumenta el flujo sanguíneo del cerebro. La dosis más utilizada es de 50-100 mg/día, VO.

PENTOXIFILINA. Es un análogo químico de la metilxantina que favorece la circulación al disminuir la viscosidad de la sangre y mejorar el comportamiento reológico del eritrocito (aumenta su flexibilidad y disminuye la agregación), además de reducir la agregabilidad plaquetaria al aumentar el AMPc por disminución de su metabolismo. Se ha empleado con cierta eficacia en la claudicación intermitente de la arteriopatía obstructiva periférica. La dosis es de 600 mg VO BID o TID.

ANTICOAGULANTES

HEPARINA NO FRACCIONADA (HNF). La HNF es el ácido glicosaminoglicano, un mucopolisacárido sulfatado con un peso molecular 15.000 kDa que ejerce su acción anticoagulante al aumentar la actividad de la antitrombina (inhibidor natural de la trombina). La HNF se une eficientemente a la antitrombina para inactivar la trombina (factor II activado), además de inhibir los factores de la coagulación XI, X y IX activados. Obviamente, este fármaco no es efectivo en los pacientes con deficiencia congénita de antitrombina y paradójicamente tiene un efecto procoagulante al activar las plaquetas y los factores V y Vlll. La heparina tiene una vida media de 1-2 horas y la biodisponibilidad depende de la vía de administración. Los mecanismos de aclaramiento son por unión a receptores endoteliales y macrófagos y por excreción renal. Previene la propagación del coágulo y el embolismo pulmonar, pero no desintegra el trombo ya formado. Sus efectos secundarios más importantes son sangrado y trombocitopenia precoz benigna no inmune; afortunadamente, esta última no llega a niveles críticos en la mayoría de los pacientes y es reversible al suspender el medicamento; sin embargo, se ha observado una trombocitopenia importante inmune mediada por anticuerpos IgG entre el 5° y 15° día de tratamiento, razón por la que se debe insistir en el monitoreo periódico de las plaquetas. Otros efectos secundarios son hipersensibilidad cutánea local, necrosis de la piel en el sitio de inyección subcutánea, anafilaxis, hipoaldosteronismo, hiperkalemia y, frecuentemente, elevación de las aminotransferasas. Si el tratamiento se prolonga por más de 6 meses se ha observado osteoporosis con fracturas patológicas y alopecia.

La HNF se debe administrar con dosis ajustada hasta alcanzar y mantener una prolongación del tiempo parcial de tromboplastina activada (TPTa). La efectividad de la anticoagulación se controla con el TPTa, 4 a 6 horas posterior al inicio, este se debe llevar a un valor de 50 a 70 segundos, o a una relación paciente/control de 1.5 a 2.5, que corresponde a una actividad anti Xa de 0.3-0.7 UI/ml. Se bebe sospechar resistencia a la heparina en pacientes que requieren más de 40.000 U/día; esto se puede deber a un déficit congénito de antitrombina, unión de la heparina a los glóbulos blancos, células endoteliales y proteína reactantes de fase aguda, altas concentraciones de factor Vlll o incremento de la eliminación renal (estas desventajas no se observan con los nuevos anticoagulantes). En estos casos, se deben incrementar las dosis de heparina hasta lograr un anti Xa de heparina ideal (Tabla 121).

TABLA 121. AJUSTE DE LA DOSIS DE HEPARINA

TPTa (seg)	DOSIS
Dosis inicial	Bolo 60- 80 U/kg y luego una infusión 12-18 U/kg hora
< 35	Bolo 60- 80 U/kg aumentar infusión 4 U/kg hora
35-45	Bolo 40 U/kg aumentar infusión 2 U/kg hora
46 -70	Sin cambios
71-90	Disminuir la infusión 2 U/kg hora
> 90	Suspender por 1 hora la infusión y continuar con reducción de dosis de 3 U/kg hora

La heparina se emplea con seguridad en el embarazo (particularmente en el primer trimestre, las últimas 6 semanas y durante el parto) y lactancia. Se ha usado en diferentes modalidades (intermitente y continua), las dos con resultados satisfactorios; sin embargo, con el uso intermitente se presentan más hemorragias. El sangrado por el exceso de heparina se controla con la suspensión inmediata y la administración de sulfato de protamina (derivado del esperma de peces), 1 mg EV neutraliza 100 U de heparina. En líneas generales, la heparina se usa por 5 a 7 días, tiempo necesario para lograr una anticoagulación óptima con los anticoagulantes orales.

Heparina intermitente. Se inicia con un bolo de 10.000 a 15.000 U EV para aprovechar sus efectos antiplaquetarios y activar la fibrinolisis endógena. Después se continúa con 4.000 a 5.000 U EV cada 4 a 6 horas según la respuesta del paciente. El TPTa se controla antes del inicio del medicamento a las 6 horas de la primera dosis y se repite las veces que sea necesario para llegar al valor ideal; una vez establecida la dosis se puede controlar el TPTa diariamente en la mañana. Actualmente, esta vía está en desuso por lo poco práctica y la mayor incidencia de sangrado.

Heparina por infusión continua. En una persona promedio (peso, talla y edad) se aplica un bolo de 5.000 a 10.000 U y luego un promedio de 1.250 U cada hora (12-18 U/Kg/hora). Se debe hacer un control del TPTa a las 6 horas y repetirlo hasta alcanzar un nivel terapéutico óptimo. *Es la vía más recomendada debido a que mantiene niveles séricos más estables, ocasiona menos sangrados y es la más recomendada en el embolismo pulmonar masivo con inestabilidad hemodinámica.*

HEPARINAS DE BAJO PESO MOLECULAR (HBPM). Las HBPM son fragmentos de heparina estándar producida por su depolarización química o enzimática, poseen menos de 18 sacáridos y un peso molecular de 4.000 a 6.500 Dalton. Es el fármaco más popular en el tratamiento de la trombosis venosa profunda (TVP) por su acción inmediata y relativa seguridad. Ejercen su actividad anticoagulante al unirse directamente al factor Xa y catalizar su inhibición por la antitrombina sin unirse directamente a ella, poseen una vida media más prolongada que la HNF y el pico de anti-factor Xa ocurre 5 horas después de la primera dosis. Las dosis fijas proporcionan menos variabilidad en la respuesta anticoagulante, mejor relación entre la seguridad y eficacia no ameritan el control de los tiempos de coagulación, menor riesgo de trombocitopenia y pueden ser usadas en el embarazo y en el hogar. Debido a estas características farmacológicas se usan a dosis ajustadas al peso corporal, vía SC, una o dos veces al día y sin monitoreo. Sin embargo, en algunas situaciones clínicas como la obesidad mórbida, la insuficiencia renal severa y el embarazo, las dosis deben ser ajustadas según la depuración de creatinina y evaluar el nivel plasmático de anti Xa 4 horas después de su administración (aunque en estos pacientes es preferible la HNF). El rango terapéutico es de 1,0 TU/ml y 2,0 IU/ml cuando se usa dos veces diarias. Al comparar la HNF con las HBPM para el tratamiento inicial de TVP aguda no hay diferencia estadísticamente significativa para la recurrencia de la enfermedad tromboembólica y sangrado mayor. La gran ventaja de las HBPM radica en la comodidad de su administración y el relativo bajo costo al poder tratar a los pacientes en su hogar o egresarlos en corto tiempo. No hay diferencias en cuanto a la eficacia y la seguridad de las diferentes HBPM: enoxaparina, dalteparina, tinzaparina y nadroparina (Tabla 122).

Enoxaparina. Tiene una acción antifactor Xa de 100 UI por mg (1 mg = 100 UI). Como profiláctico de TVP en pacientes de alto riesgo (postcirugía, obstetricia e inmovilidad prolongada), 40 mg SC día mientras exista el riesgo, y para el tratamiento como anticoagulante de la TVP, 1 mg/Kg SC cada 12 horas. Si la creatinina es mayor de 2 mg/dl o la tasa de filtración glomerular es menor a 30 ml/min, se debe reducir la dosis al 50%.

Dalteparina. Uso profiláctico para TVP 2.500 a 5.000 U SC día. Como terapéutica para pacientes con TVP confirmada, 100 U/Kg SC cada 12 horas, y para adultos mayores de 75 años, disminuir la dosis en un 25%.

Tinzaparina: 175 U/kg SC una vez al día.

TABLA 122. HEPARINAS: INDICACIONES-DOSIS-COMENTARIOS

INDICACIONES	DOSIS	COMENTARIOS
Evento coronario agudo	Enoxaparina 1 mg/kg SC cada 12 horas o HNF por 5 días (independientemente de la terapia fibrinolítica)	Disminución de la mortalidad a los 30 días
Prevención de TVP	Enoxaparina, 40 mg SC día y 60 mg para pacientes obesos	Disminución de la tasa de eventos trombóticos
Evento trombótico en pacientes con neoplasia activa	Enoxaparina, 1 mg/kg SC cada 12 horas Dalteparina, 5.000 U SC cada 12 horas.	Mejor que warfarina, menor tasa de sangrados, disminución de la mortalidad y la tasa de retrombosis
Tratamiento de TVP	HNF 60-80 U/kg dosis inicial y luego infusión 12-18 U/kg/hora Enoxaparina 1 mg/kg SC cada 12 horas	Menor tasa de retrombosis Disminución de la mortalidad
Síndrome antifosfolípido	Enoxaparina, 1 mg/kg SC cada 12 horas	Menor tasa de pérdidas gestacionales Disminución de eventos trombóticos Disminución de la mortalidad

INHIBIDORES DIRECTOS DE LA TROMBINA. Los antitrombínicos son anticoagulantes con la propiedad de inhibir directamente la trombina libre y la unida a la fibrina; no requieren, como la heparina, de la antitrombina como cofactor ni se unen a las proteínas plasmáticas, por lo que se espera de ellos una acción más predecible. Forman un complejo que bloquea las enzimas proteolíticas que actúan sobre el fibrinógeno, además de inhibir los factores de la coagulación V, VIII y XIII. Al bloquear el factor V, inhiben el *complejo protrombinasa*, por lo que interrumpen la subsiguiente producción de trombina. Tienen la ventaja de que previenen la agregación plaquetaria inducida por la trombina, no son inactivadas por el factor plaquetario, carecen de inmunogenicidad y no producen trombocitopenia. Estos medicamentos han dado mejor resultado que la heparina y la han sustituido cuando se usan antes de los trombolíticos o de la ICP (angioplastia, implantación de *stent*) y puentes aortocoronarios. Los inhibidores directos de la trombina por vía parenteral más disponibles son bivalirudina, lepirudina y argatrobán.

La *bivalirudina*, análogo sintético de la hirudina, tiene una semivida plasmática de 25 min; es degradada por *peptidasas* y parcialmente por el riñón, y se controla con el tiempo de coagulación y el TPTa. Antes de la ICP se usa a la dosis de 0.5 mg/kg en bolo, seguida de un goteo lento de 1.75 mg/kg/hora. La *lepirudina* es una forma recombinante de la hirudina, tiene una semivida plasmática de 60 minutos por vía endovenosa y es eliminada por el riñón; también se controla con el TPTa.

El *argatrobán* es metablizado por el hígado, por lo que se puede usar en insuficiencia renal, semivida plasmática de 45 minutos y se controla con el TPTa.

FONDAPARINUX e IDRAPARINUX. Son inhibidores directos del factor X activado al unirse y activar la antitrombina, semejante a la heparina, y no cataliza la inhibición de la trombina. Ambos se eliminan por vía renal (contraindicada con una depuración de creatinina < de 30 ml/min), no es necesario el monitoreo de la anticoagulación ni existe un antídoto. Fondaparinux es un análogo sintético de la pentasacárido AT con un peso molecular de 1.728; tiene una actividad específica anti-Xa mayor que las HBPM (alrededor de 700 U/mg vs 100 U/mg respectivamente) y una vida media más larga que las HBPM (17 horas); su eficacia es comparable a las heparinas, no causa trombocitopenia como ellas y las tasas de hemorragias son similares. Para prevenir TVP, 2.5 mg SC OD. Para la TVP y embolismo pulmonar en pacientes con menos de 50 Kg, 5 mg SC OD; entre 50 y 100 Kg, 7,5 mg SC OD, y mayores de 100 Kg, 10 mg OD). Para síndrome coronario agudo, 2,5 mg SC OD; en la ICP, fondaparinux a la dosis de 2,5 mg/SC QID. El idraparinux tiene una vida media de 3 a 4 días; para la TVP se administran 2.5 mg SC una vez a la semana.

WARFARINA SÓDICA. Es un derivado de la hidroxicoumarina que inhibe la síntesis hepática de los factores de la coagulación dependientes de la vitamina K (II, VII, IX y X), involucrados en la transformación de protrombina a trombina, y su acción se basa en inhibir la carboxilación de estos factores en su porción N terminal. Curiosamente, interfiere con la actividad de las proteínas C y S (anticoagulantes naturales), por lo que puede inducir fenómenos procoagulantes durante 36-48 horas después de administrar la primera dosis.

La warfarina tiene una absorción gastrointestinal del 90%; el pico de acción anticoagulante ocurre después de los tres días de iniciado el tratamiento tras reducir los factores procoagulantes biológicamente activos, en especial la protrombina o factor II (Tabla 123). La mayor actividad terapéutica de la warfarina ocurre al sexto día y coincide con la depleción de los factores II, IX y X (el factor VII tiene una vida media de solo 7 horas), por cuya razón, en pacientes con fenómenos trombóticos agudos y de alto riesgo de eventos embólicos se recomienda el inicio concomitante de heparina hasta obtener un rango de anticoagulación adecuado con la warfarina.

TABLA 123. VIDA MEDIA DE FACTORES DE COAGULACIÓN

FACTOR	VIDA MEDIA (horas)
Factor Vll	2-5
Factor V	12-36
Factor X	32-48
Factor lX	20-52
Protrombina	72- 120

La unión de la warfarina a las proteínas plasmáticas es superior al 90% y debido a que solo la fracción libre es biológicamente activa, todo fármaco capaz de ocupar la albúmina y desplazar la warfarina potencia en forma considerable sus propiedades anticoagulantes. De igual manera, todos aquellos medicamentos con metabolismo a través del citocromo p450 tienen efectos en la concentración plasmática de warfarina por incremento o disminución de su metabolismo, por consiguiente, existe una interacción importante con drogas de uso rutinario (Tabla 124).

TABLA 124. INTERACCIONES COMUNES DE LA WARFARINA

AUMENTAN EL EFECTO ANTICOAGULANTE	DISMINUYEN EL EFECTO ANTICOAGULANTE
Acetaminofen	Azatioprina
Antiinflamatorios no esteroides	Colestipol y colestiramina
Corticoesteroides, esteroides anabólicos	Barbitúricos
Alopurinol	Metimazol
Amiodarona, propranolol, propafenona, quinidina	Carbamazepina
Antitrombóticos en general	Rifampicina
Isoniacida	Vitamina K (vegetales verdes)
Fluconazol, ketoconazol, itraconazol	Hormonas tiroideas
Metronidazol	Haloperidol
Macrólidos	Anticonceptivos hormonales
Cloranfenicol	Griseofulvina
Ciprofloxacina	Sucralfato
Cefefalosporinas de 2ª y 3ªgeneración	Diuréticos
Trimetoprim-sulfametoxazol	
Disulfiram	
Difenilhidantoína, primidona,	
Cimetidina, omeprazol	
Antidepresivos tricíclicos	
Clofibrato	
Vitamina E	
Tamoxifeno	
Testosterona	

Es conveniente mencionar algunos de los mecanismos frecuentes mediante los cuales se incrementa la posibilidad de sangrado en los pacientes anticoagulados con warfarina: disfunción plaquetaria (uso de antiagregantes plaquetarios), gastritis por AINES, interferencia en el metabolismo de la warfarina, disminución de la síntesis de vitamina K (antibióticos), interferencia con el metabolismo de vitamina K (acetaminofen). Se debe destacar que los menores efectos adversos son con los inhibidores de COX-2 selectivos (meloxicam, celecoxib) y pantoprazol. Otro factor a tener en cuenta es la dieta del paciente, por tanto se debe recordar que los vegetales verdes (espinacas, perejil, lechuga, repollo, acelgas, coles de bruselas y brócolis) tienen alto contenido de vitamina K, por lo que se debe orientar al paciente con respecto al consumo adecuado de dichos vegetales y recordar que la cantidad diaria permitida de vitamina K no debe sobrepasar de 85 mg/día.

La warfarina está contraindicada en el embarazo y lactancia; cruza la barrera placentaria con grandes consecuencias como hemorragias del neonato, desprendimiento prematuro de placenta, teratogenicidad como hipoplasia nasal, anormalidades de las epífisis y del SNC, por cuya razón se debe evitar en el primer trimestre del embarazo y en las últimas 6 semanas.

La warfarina sódica se debe comenzar el primer día de iniciada la heparina; esto disminuye el tiempo de hospitalización y se llega a niveles de anticoagulación más rápido. La dosis de ataque recomendada es de 5 mg VO OD, con cuya dosis se garantiza un adecuado rango de anticoagulación en la mayoría de los pacientes; no se recomiendan dosis mayores por el riesgo de producir un estado de hipercoagulabilidad transitorio debido a la disminución brusca y simultánea de las proteínas C y S inducida por la warfarina. El control se hace con el INR (relación internacional normalizada); esta se obtiene con el tiempo de protrombina y la sensibilidad de la tromboplastina usada para el tiempo de protrombina (TP). El INR se hace diariamente los primeros días y advertir al bioanalista que el paciente recibe warfarina (para que use una tromboplastina de alta sensibilidad), luego, semanalmente, y por último cada mes. Las recomendaciones de rangos de INR para las diferentes patologías son las siguientes:

1. Reemplazo valvular aórtico (origen biológico): 2.0-3.0

2. Reemplazo valvular mitral (origen biológico), en pacientes con bajo riesgo de sangrado: 2.5 -3.5

3. Trombosis venosa profunda y embolismo pulmonar: 2.0-3.0

4. Síndrome antifosfolípido, prótesis valvular mecánica y embolias recurrentes: 2.5-3.0 (pacientes con bajo riesgo de sangrado: 3-3.5)

5. Fibrilación auricular (prevención de la embolia arterial sistémica): 2.0-3.0

6. Disfunción ventricular severa con fracción de eyección inferior a 30% o con trombos intracavitarios, documentado por ecocardiografía: 2.0 a 3.0

El tiempo recomendado de la anticoagulación oral depende de la severidad y persistencia de los factores de riesgo. Generalmente es de alrededor de 6 meses en un episodio de trombosis aislada secundaria a un factor de riesgo transitorio, hasta un tiempo indefinido, como ocurre con los estados de hipercoagulabilidad, síndrome antifosfolípido, cáncer y eventos tromboembólicos recurrentes.

GUÍA PRÁCTICA PARA LA ANTICOAGULACIÓN

1. Iniciar con HNF 5.000 a 10.000 U EV en bolo

2. Mantener la heparina en infusión continua o intermitente según el TPTa

3. Hacer el TPTa cada 24 horas y mantener la dosis una vez que dos controles consecutivos se encuentren en rango terapéutico (no es necesario con el uso de la HBPM)

4. Iniciar simultáneamente warfarina, 5 mg VO OD los primeros días y luego modificar la dosis según el INR

5. Mantener la heparina y warfarina simultáneamente hasta que el INR esté en rango terapéutico entre 2,0 a 3,0

6. Continuar la heparina hasta que el INR llega al rango terapéutico por lo menos en 2 días consecutivos

7. Continuar warfarina por 3 a 12 meses (según las patologías) y monitorear el INR 3 veces en la primera semana, 2 veces en la segunda y luego cada 2 semanas

8. Obtener previamente niveles de Hb, contaje plaquetario, PT y TPTa, así como repetir el contaje plaquetario cada dos días hasta que la heparina sea suspendida.

PACIENTE QUIRÚRGICO. En la mayoría de pacientes que van a ser sometidos a una intervención quirúrgica mayor, es apropiado suspender la warfarina 5 días previos al procedimiento y, según el riesgo de eventos trombóticos, usar HBPM a dosis anticoagulantes antes y después de la cirugía. Si la inmovilidad postoperatoria es prolongada, usar dosis antitrombóticas de HBPM. Algunas cirugías menores no requieren suspender la warfarina como procedimientos dentales simples y periodontal, intervención dermatológica menor. Al suspender la warfarina, el rango seguro del INR para cualquier procedimiento debe ser menor de 1.5. Hay conductas para pacientes que reciben warfarina, van a ser sometidos a intervenciones quirúrgicas mayores y deben recibir anticoagulación. Para ellos se prefiere usar la HNF debido a que esta es más fácil de revertir (Tabla 125).

TABLA 125. USO DE WARFARINA Y CIRUGÍA

TIEMPO	PACIENTES DE BAJO RIESGO	PACIENTES DE ALTO RIESGO
Antes de la cirugía	Retirar warfarina 5 días antes Noche antes del procedimiento: si INR > 2 administrar 1.5 mg de vitamina K EV Día cirugía: INR < 1.5 llevar a cirugía. Mayor de 1.5 administrar plasma 10-15 ml/ kg	Retirar warfarina 5 días antes 48-72 horas antes del procedimiento iniciar HNF o HBPM a dosis anticoagulantes Si usa HNF suspender 4-6 horas antes; en el caso de HBPM 24 horas antes de la cirugía
Posterior a la cirugía	Iniciar warfarina a la dosis previas 12 horas posterior al procedimiento Usar prevención de trombosis a las dosis usuales	Iniciar warfarina tan pronto como sea posible Iniciar heparina 12 horas del post- operatorio. Si usa HNF llevar TPTa 1.5 veces. Suspender heparina 48 horas después de lograr el objetivo de INR

La hemorragia ha sido la complicación más temida en los pacientes tratados con warfarina. La necrosis cutánea resulta de un descenso en la actividad del la proteína C y S que puede llegar hasta un 50% durante las primeras 24 horas de tratamiento; esta complicación se asocia frecuentemente a procesos malignos, déficit innato o adquirido de proteína C, S y mutación del factor V de Leiden. El tratamiento consiste en suspender el medicamento, continuar con HNF en infusión continua hasta obtener rangos de anticoagulación, y en caso en que la extensión de la necrosis persista y a pesar de suspender la warfarina, considerar el uso de concentrados de proteína C. El síndrome del primer dedo azul de uno o ambos pies es una rara complicación del uso de warfarina y es descrita en pacientes con enfermedad vascular ateroesclerótica subyacente. Estos pacientes pueden presentar además de *livedo reticularis*, gangrenas, dolor abdominal e infarto renal. Los índices de riesgo para identificar la probabilidad de hemorragias en pacientes ambulatorios son útiles para adoptar estrategias preventivas (Tabla 126).

TABLA 126. ÍNDICE HEMORRÁGICO

FACTOR	AUSENTE	PRESENTE
Enfermedad hepática o renal Creatinina > 1.5 mg/dl	0	1
Abuso de alcohol	0	1
Edad > 75 años	0	1
Malignidad	0	1
Trombocitopenia y uso de AINES	0	1
Sangrado previo	0	2
Hipertensión arterial no controlada	0	1
Anemia (Hto menor de 30%)	0	1
Factores genéticos (mutaciones de CYP 2C9)	0	1
Riesgo alto de caídas, enfermedad neuropsiquiátrica	0	1
Ictus previo	0	1

Riesgo de sangrado expresado en relación a 100 pacientes año.

0 puntos: 1.9; 1 punto: 2.5; 2 puntos: 5.3; 3 puntos: 8.4; 4 puntos: 10.4; mayor o igual a 5 puntos: 12.3

Los sitios de sangrado con más frecuencia son tracto gastrointestinal, urinario y tejidos blandos. El riesgo de sangrado se presenta generalmente cuando el INR pasa de 4 y un valor superior a 5.0 se ha relacionado a hemorragias. Sin embargo, en la hemorragia gastrointestinal y genitourinaria debe sospecharse de una enfermedad estructural subyacente (cáncer), razón por la que se debe investigar. El tratamiento de esta complicación está directamente relacionado con la presencia de hemorragia activa, su severidad y los valores de INR (Tabla 127).

TABLA 127. CONDUCTA SOBRE HEMORRAGIAS Y DOSIS DE WARFARINA

CONDICIÓN	TRATAMIENTO
INR menor de 5 sin sangrado significativo	Omitir la warfarina, reanudar anticoagulación una vez que se obtenga el rango terapéutico (generalmente 2 días), considerar reducción de la dosis previa
INR > 5.0 < 9.0, sin hemorragia significativa	Omitir la warfarina. Reiniciar dosis reducida cuando el INR esté en rango terapéutico (2-3 días). Para pacientes de alto riesgo de sangrado, suspender la warfarina y administrar 1.0-1.25 mg de vitamina K VO, IM o EV y reiniciar warfarina (3-4 días), con dosis reducida y un INR en rango terapéutico
INR > 9.0 hemorragia menor	Omitir la warfarina. Administrar vitamina K 2.5 a 5 mg VO o EV. Repetir vitamina K si es necesario. Solicitar el INR cada 12-24 horas y reiniciar tratamiento cuando el INR alcance el rango terapéutico (4-5 días)
Hemorragia mayor	Vitamina K 10 mg EV. Plasma fresco congelado 15 ml/kg. Concentrados de factores dependientes de vitamina K 50 U/kg/día. Readministrar vitamina K cada 12 horas
Hemorragia que amenaza la vida del paciente	Vitamina K 10 mg EV. Plasma fresco congelado 15 ml/kg. Transfusión de concentrado globular. Concentrados de factores dependientes de vitamina K a la dosis de 50 U/kg/día. Readministrar vitamina K cada 12 horas

Hemorragia menor (epistaxis, gingivorragia): evento este que no requiere valoración médica o estudios adicionales

Hemorragia mayor (hematemesis, hematoquezia): requiere tratamiento médico y/o transfusión de al menos 2 unidades de concentrado de glóbulos rojos

Hemorragia que amenaza la vida (cerebral, hematemesis masiva): genera inestabilidad de signos vitales, secuelas neurológicas irreversibles y requiere procedimientos quirúrgicos para su control

NUEVOS ANTICOAGULANTES ORALES

DABIGATRÁN. Es un profármaco oralmente absorbible, inhibidor directo selectivo e irreversible de la trombina. El dabigatrán etexilato está formulado para conservar la absorción intestinal incluso en un pH gástrico alto. Su vida media es de 14 a 17 horas y la eliminación es 80% renal. Se usa para la prevención y tratamiento de la TVP de miembros inferiores, la cirugía de reemplazo de rodilla y cadera y la prevención de embolia cerebral o sistémica en la fibrilación auricular no valvular. Para prevenir la TVPMI y en pacientes con FA no valvular, la dosis es de 150 mg VO BID; en enfermos mayores de 75 años, reducir la dosis a 110 mg BID. Está contraindicado con una depuración de creatinina < de 30 ml/min.

RIVAROXABÁN. Es un inhibidor directo del factor Xa altamente selectivo que no inhibe la trombina ni tiene efectos sobre las plaquetas. Ha demostrado ser tan efectivo como las HBPM y warfarina para prevenir eventos trombóticos y las complicaciones hemorrágicas son comparables. Su absorción intestinal es rápida (alcanza la C máx en 2-4 horas), con una alta biodisponibilidad (80-100%); su farmacocinética es lineal, la unión a proteínas plasmáticas es de hasta 95% y la semivida de eliminación está entre 7 y 11 horas. De la dosis administrada, un tercio se elimina inalterado por los riñones y los dos restantes se metabolizan mediante CYP3A4, CYP2J2 y mecanismos independientes del CYP; sus metabolitos resultantes son inactivos. No amerita monitorización de la anticoagulación y carece de antídoto. Su uso ha sido aprobado en la profilaxis de la TVP, tras la cirugía de reemplazo total de rodilla y cadera, a la dosis de 10 mg/día VO, y en la profilaxis de embolismo cerebral o sistémico en fibrilación auricular no valvular, hasta 20 mg/día (no usar con una depuración de creatinina < de 30 ml/min). También se ha empleado para el tratamiento de la TVPMI a la dosis de 15 mg VO BID por tres semanas, y luego, 20 mg OD hasta por 12 meses.

TROMBOLÍTICOS. El sistema fibrinolítico es importante para mantener la fluidez de la sangre, particularmente en los vasos pequeños. Los trombolíticos o fibrinolíticos tienen la propiedad de activar la transformación del plasminógeno (proenzima inactiva) a plasmina (enzima proteolítica), potente fibrinolítico natural con propiedades de lisar la fibrina y, en menor grado, el fibrinógeno circulante a 9,5. El plasminógeno unido a la fibrina es más susceptible de activarse a plasmina que el circulante en el plasma. El plasminógeno es convertido continuamente a plasmina por el tPA; ambos, la plasmina y el tPA, son permanentemente inactivados por la alfa2-antiplasmina y el inhibidor del activador del plasminógeno tisular (I-tPA) respectivamente. La plasmina, unida a la fibrina, no es atacada por la alfa2- antiplasmina, pero sí la plasmina libre circulante.

Los trombolíticos se dividen en dos clases, los de primera generación (estreptoquinasa y uroquinasa) y los de segunda generación, el activador del plasminógeno tisular (tPA) y sus nuevas moléculas por ingeniería recombinante (reteplasa, tenecteplasa y alteplasa), prouroquinasa (activador del plasminógeno tipo uroquinasa de una sola cadena o scu-PA) y la anistreplasa (complejo acilado activador plasminógeno-estreptoquinasa o APSAC). Unos actúan predominantemente sobre el plasminógeno circulante (estreptoquinasa y uroquinasa) y los demás sobre el plasminógeno unido a la fibrina; sin embargo, ambos grupos tienen algún grado de acción dual.

Las contraindicaciones para el uso de los trombolíticos son *absolutas*: sangrado interno, historia de menos de dos meses de un ictus, y *relativas*: ictus mayor de 2 meses, neurocirugía o cirugía oftalmológica menor de 1 mes, cirugía o biopsia reciente menor de 10 días, sangrado gastrointestinal menor de 10 días, hipertensión arterial no controlada (> de 180/110 mm Hg), embarazo, punción arterial en los 14 días previos, politraumatismos menores de 15 días, resucitación cardiopulmonar prolongada, trombocitopenia menor de 100.000 mm^3 y tiempo de protrombina menor del 50% del normal. Con el uso de los trombolíticos ocurren hemorragias mayores en un 5%; hemorragia intracraneal 0.62% y fiebre 15 a 25%. Son infrecuentes las reacciones alérgicas cutáneas, la insuficiencia renal y la disfunción hepática. En líneas generales, si se excluyen los pacientes contraindicados y se evitan los procedimientos invasivos, los sangrados son tan iguales con el uso de trombolíticos que con heparina. Para el control de las hemorragias se usa el plasma fresco.

ESTREPTOQUINASA. Es una proteína no enzimática que activa indirectamente el plasminógeno; se obtiene del *Streptococcus β-hemolítico* del grupo C y se combina con el plasminógeno circulante para formar un complejo intermedio; posteriormente origina una enzima lítica o plasmina activa, que lisa directamente la fibrina y el fibrinógeno. Posee un efecto trombolítico sistémico y su vida media es de 20 minutos. Tiene el inconveniente de los efectos antigénicos con reacciones alérgicas, exantema, fiebre, escalofríos, vómitos, hipotensión y anafilaxia. Si el paciente ha sufrido infecciones estreptocócicas o ha recibido estreptoquinasa en los últimos 6 meses, puede tener anticuerpos antiestreptoquinasa que hacen poco efectivo el medicamento, razón por la que se debe sustituir por otro trombolítico o duplicar las dosis de ser necesario.

ACTIVADOR DEL PLASMINÓGENO TISULAR (tPA). Es producido endógenamente por muchos tejidos, incluyendo el endotelio vascular, y se puede sintetizar por la técnica del DNA recombinante. Se une más al plasminógeno del coágulo de fibrina, es más rápido y fisiológico. Su vida media es de 5 a 10 minutos pero es inactivo en ausencia de fibrina. El tPA produce menos fibrinolisis sistémica, pero los sangrados son iguales que otros trombolíticos; se usa como excelente alternativa de la estreptoquinasa y es tan efectivo como ella en el infarto del miocardio porque produce menos insuficiencia cardiaca y restablece el flujo coronario rápidamente.

UROQUINASA. Es una enzima producida por las células tubulares del riñón y eliminada por la orina. Se combina directamente con el plasminógeno (unido a la fibrina y el libre) para formar plasmina que causa la fibrinogenolisis sistémica. Tiene la propiedad de no ser antigénica ni pirógena, es más efectiva que la estreptoquinasa y se puede usar las veces que sean necesarias. Lamentablemente es de 7 a 10 veces más costosa que la estreptoquinasa.

PRO-UROQUINASA (uroquinasa de una sola cadena o scu-PA). Es una proteína natural, aunque también se obtiene por el método del DNA recombinante. Es un activador sanguíneo natural de la fibrinolisis que induce la lisis del trombo al unirse específicamente a la fibrina del coágulo y con una alta afinidad por el plasminógeno. Es una verdadera enzima que activa pequeñas cantidades de plasminógeno a plasmina, y esta, a su vez, convierte la prouroquinasa en uroquinasa activa. Es inactivada por la trombina y no es potenciada por la heparina. Tiene pocas complicaciones hemorrágicas.

ANISTREPLASA (APSAC). Es una combinación acilada del activador del plasminógeno más estreptoquinasa. Es una proteína natural, aunque también se obtiene por el método del DNA recombinante. Tiene predilección por la fibrina del coágulo y una sobrevida de 100 minutos y es altamente antigénica como la estreptoquinasa, y dado su alto costo es de poco uso.

Las indicaciones más importantes de los trombolíticos son en infarto del miocardio, ictus isquémico agudo, trombosis venosa profunda de los miembros inferiores, trombosis arterial y embolia pulmonar.

Infarto del miocardio. El uso de los trombolíticos ha mejorado la sobrevida y función ventricular de los pacientes con infarto del miocardio, dolor torácico con elevación del segmento ST o bloqueo de la rama izquierda del haz de His de reciente aparición. Su uso está indicado en las primeras 3 horas de haberse iniciado los síntomas, aun cuando puede haber beneficio hasta las 12 horas. Los más usados son la estreptoquinasa, tPA, la reteplasa (rPA) y la tenecteplasa (TNK), que son más eficaces que la estreptoquinasa para restaurar la perfusión completa y prolongar la supervivencia. El tPA es superior a la estreptoquinasa en pacientes jóvenes, infarto muy reciente, antecedente de infarto y cuando se haya usado previamente la estreptoquinasa. Las complicaciones que se presentan con el uso de los agentes trombolíticos son las arritmias ventriculares por reperfusión, hipotensión arterial severa y sangrados.

La *estreptoquinasa* se usa a la dosis de 1.500.000 U EV a pasar en una hora. *El tPA* se inicia con un bolo de 15 mg, luego, 0.75 mg/Kg (máximo 50 mg) EV en 30 minutos, y finalmente, 0.5 mg/Kg (máximo 35 mg) en una hora (la dosis total no debe exceder de 100 mg; este tiene una eficacia de reperfusión del 52 al 75%, es más rápido que la estreptoquinasa pero implica mayor riesgo de retrombosis; también se puede administrar directamente en las coronarias a través de la ICP. La *reteplasa* activador del plasminógeno no glicosilado dura 3 a 4 veces más que el tPA; la dosis es de 10 U por 2-3 min seguida de 10 U en 30 min. La TNK, 0.53 mg/Kg en 10 segundos. Una vez empleados estos medicamentos es recomendable usar la heparina a dosis anticoagulantes por 3-5 días; además del uso previo de antiagregantes plaquetarios: aspirina, 325 mg VO día más clopidogrel.

Los otros trombolíticos son de poco uso; la uroquinasa, 1.5 millones EV en bolo, y luego, 1.5 millones U en 90 minutos. Esta produce reperfusión coronaria en un 64%, disminuye la mortalidad intrahospitalaria en un 50% y no hay ventajas de la uroquinasa sobre la estreptoquinasa. La pro-uroquinasa se usa a la dosis de 100 mg EV en 90 min y produce una reperfusión del 71%. La anistreplasa 30 U EV en 5 minutos logra una reperfusión del 60%.

Ictus isquémico agudo. El rtPA es ampliamente recomendado para pacientes seleccionados y deben ser tratados dentro de 3 horas de iniciado el ictus isquémico; sin embargo, puede haber beneficios hasta las 4,5 horas de de haber comenzado los síntomas. La determinación del subtipo del ictus (cardioembolia, oclusión de una gran arteria o de una pequeña arteria) no es un prerrequisito para la administración de rtPA. La dosis es de 0,9 mg/kg/EV, máximo, 90 mg, a pasar 10% en un bolo en 1 minuto y el 90% restante en infusión en 60 minutos. Los pacientes con ictus mayores y alteración de la conciencia tienen pobre pronóstico; en casos seleccionados pueden beneficiarse con el rtPA, aunque presentan mayor riesgo de hemorragia. Pacientes cuya tensión arterial pueda ser disminuida sin una infusión de nitroprusiato sódico son elegibles para el tratamiento, pero hay que confirmar la estabilidad de la tensión arterial antes de administrar el tratamiento. Lamentablemente, por el tiempo limitado de 3 horas, la mayoría de los hipertensos severos no puede ser incluida en el protocolo. Si el paciente convulsiona, todavía puede ser incluido, pero hay que estar seguro de que el déficit neurológico es por el ictus y no por la convulsión.

Con el *doppler* transcraneal se ha encontrado que un 1/3 de los pacientes presenta reoclusión de la arteria luego de la trombolisis; los pacientes con recanalización parcial son los que presentan mayor probabilidad de reoclusión y peor evolución neurológica. Se están investigando nuevos agentes trombolíticos como la reteplasa y tenecteplasa.

Trombosis venosa profunda de los miembros inferiores (TVPMI). Debido a los riesgos de complicaciones hemorrágicas, la trombolisis está indicada en casos de trombosis venosa profunda a nivel iliofemoral, en pacientes jóvenes o en individuos con trombosis extensa que ocasiona compromiso de todo el miembro inferior (flegmasia cerúlea dolens). El cuadro clínico debe ser confirmado por métodos auxiliares no invasivos como el ecosonograma *doppler* y los niveles séricos elevados del dímero D. Los mejores resultados se han obtenido cuando se emplean en las primeras horas de instalado el evento y si es la primera vez. Los trombolíticos tienen la ventaja sobre la heparina de no dejar válvulas venosas anormales y causar menos secuelas (úlceras y fenómenos postrombóticos). Se recomienda seguir los pasos siguientes para el uso de los trombolíticos:

1. Obtener estudios básicos de la coagulación (TP y TPTa)

2. Administrar estreptoquinasa, 250.000 U EV en 30 minutos, y luego, 50.000 a 100.000 U hora por 24-72 horas. Cuando el trombo tiene más de una semana se debe prolongar hasta por 7 días. En caso de fiebre o reacciones alérgicas se indica acetaminofen o hidrocortisona, 100 mg EV cada 6 horas. También puede emplearse el tPA en dosis de 100 mg en infusión endovenosa en un lapso de 2 horas. Una vez terminados los trombolíticos se inicia una infusión con heparina, 1.200 U/hora (sin dosis de impregnación) por 3 días, y simultáneamente, warfarina sódica por 6 meses.

Trombosis arterial periférica. La terapia trombolítica intraarterial es efectiva cuando ocurre una oclusión arterial aguda causada por un trombo en un vaso ateroesclerótico o en un cortocircuito (*bypass*) arterial. Otras indicaciones incluyen oclusiones arteriales distales en vasos pequeños o pacientes con contraindicaciones quirúrgicas. Los mejores resultados (67% de éxito) se han obtenido con el uso intraarterial de los trombolíticos en las primeras 24 horas de iniciado el evento. Actualmente son preferibles las dosis bajas con igual efectividad y menos complicaciones de sangrado. Se introduce un catéter (5,6 o 7 F) en la arteria femoral común, se lleva a la intimidad del coágulo y cada 2, 3 y 5 minutos se instila estreptoquinasa, 1.000 a 2.000 U, y luego, 5.000 a 10.000 U/hora por 3 horas. El rtPA de 0.05 a 0.1 mg/Kg/hora por un promedio de 6 horas. La uroquinasa, 3.000 U cada 3 minutos por 3 oportunidades. Si al final del procedimiento se logra confirmar una estenosis arterial, se intenta la angioplastia con balón, seguida por heparina en 24 a 48 horas. Posteriormente se recomienda continuar indefinidamente con ASA, 25 mg, más dipiridamol, 200 mg VO BID. Si el paciente tiene una fuente embolígena se indica warfarina indefinidamente.

Embolia pulmonar. En pacientes con embolia pulmonar aguda masiva, asociada con hipotensión (tensión arterial sistólica <90 mm Hg) y sin riesgo de sangrado, se recomienda la administración sistémica de agentes trombolíticos; estos pacientes no desarrollan hipertensión pulmonar ni respuesta anormal al ejercicio y su recuperación es más rápida. Cabe destacar que la reducción es igual que la heparina, y aunque la gammagrafía de perfusión pulmonar mejora más rápidamente el primer día, a los 7 días no hay diferencias con la heparina. Los regímenes trombolíticos aprobados son:

Estreptoquinasa: 250.000 UI EV de dosis de carga durante 30 min, seguido de 100.000 UI/h durante 12-24 horas. Régimen acelerado: 1.5 millones UI EV durante 2 horas. Cuando el trombo tiene más de una semana se debe prolongar hasta por 7 días.

tPA: 100 mg durante 2 horas o 0,6 mg/Kg durante 15 min (dosis máxima, 50 mg), seguido de la anticoagulación con heparina y warfarina a la dosis convencional.

Uroquinasa: 4.400 UI/Kg como dosis de carga durante 10 min, seguida por 4.400 UI/Kg/h durante 12-24 horas. Régimen acelerado: 3 millones UI durante 2 horas.

REFERENCIAS

AL-YASEEN E, WELLS P, ANDERSON J, MARTIN J, KOVACS M. The safety of dosing dalteparin based on actual body weight for the treatment of acute venous thromboembolism in obese patients. J Thromb Haemost. 2005; 3:100-2.

CONNOLLY SJ ET AL. Dabigatran versus warfarin in patients with atrial fibrillation. N Engl J Med. 2009; 361: 1139.

DAVID G, PATRONO C. Platelet activation and atherotrombosis. N Engl J Med. 2007; 357:2482–2494.

EIKELBOOM JW, WEITZ JI. New anticoagulants. Circulation. 2010; 121: 1523.

GORDON H, GUYATT GH, CROWTHER M; for the American College of Chest Physicians. Antithrombotic Therapy and Prevention of Thrombosis, 9th ed: American College of Chest Physicians Evidence-Based Clinical Practice Guidelines. Chest. 2012; 141(2)(Suppl):7S–47S.

HIRSH, J, BAUER, K, DONATI M, ET AL. Parenteral anticoagulants: American College of Chest Physicians Evidence-Based Clinical Practice Guidelines (8th Edition). Chest 2008; 133:141S.

HYLEK E, REGAN S, HENAULT L, GARDNER M ET AL. Abciximab in patients with acute coronary syndromes undergoing percutaneous coronary intervention after clopidogrel pretreatment: the ISAR-REACT 2 randomized trial. JAMA 2006; 295:1531–1538.

INTERNATIONAL WARFARIN PHARMACOGENETICS CONSORTIUM: Estimation of the warfarin dose with clinical and pharmacogenetic data. N Engl J Med. 2009; 360: 753.

KEARON, C, KAHN, SR, AGNELLI, G, ET AL. Antithrombotic therapy for venous thromboembolic disease: American College of Chest Physicians Evidence-Based Clinical Practice Guidelines (8th Edition). Chest 2008; 133:454S.

MACKMAN N. Triggers, targets and treatments of thrombosis. Nature. 2008; 451: 914.

PATRONO C, BAIGENT C, HIRSH J, ROTH G. Chest Physicians Evidence-Based Clinical Antiplatelet Drugs: American College of Chest Physicians Evidence-Based Clinical Practice Guidelines (8th Edition). *Chest* 2008; 133; 199-233.

POLLAK AW AND MCBANE II RD. Succinct Review of the New VTE Prevention and Management Guidelines.

MAYO CLIN PROC. 2014;89(3):394-408.

WALLENTIN L ET AL. Ticagrelor versus clopidogrel in patient with acute coronary syndromes. N Engl J Med. 2009; 361: 1045.

CALCIOANTAGONISTAS

Marcos L. Troccoli H.

INTRODUCCIÓN

Los calcioantagonistas o "bloqueadores de los canales del calcio" (canales tipo L) tienen la propiedad de inhibir la entrada a la célula del ión calcio necesario para la interacción de la actina y miosina en la contracción del músculo liso y miocárdico. Estos fármacos, al actuar sobre las células musculares lisas de las arteriolas, provocan vasodilatación arterial periférica y coronaria. Igualmente, su acción sobre las células miocárdicas y el sistema de conducción de los nódulos sinusal y auriculoventricular produce inotropismo y cronotropismo negativos respectivamente. Estos medicamentos pueden ser divididos en tres clases principales: dihidropiridinas, fenilalquilaminas y benzotiazepinas.

Dihidropiridinas. Se identifican por el sufijo *pina*. Son potentes vasodilatadores con un efecto directo relativamente pequeño sobre el corazón. La vasodilatación arteriolar puede provocar taquicardia refleja y desencadenar una angina pectoris en pacientes con enfermedad coronaria. La taquicardia se ha reducido con las nuevas moléculas de acción prolongada para ser usadas una vez al día como la *nifedipina* de liberación sostenida (oros): 30-120 mg OD, *amlodipina*: 2,5-10 mg OD, *felodipina*: 2,5-10 mg OD, *lercanidipina*: 10-20 mg OD. Otros agentes lipofílicos, con inicio de acción lenta y larga vida media son *isradipina:* 2,5-10 mg BID, *nicardipina*: 20-40 mg TID, *nitrendipina*: 10-40 mg OD. Otro calcioantagonista de este grupo y que tiene una gran afinidad por los vasos cerebrales es la *nimodipina,* útil en los pacientes con hemorragia subaracnoidea; su mecanismo de acción se basa en la liberación del vasoespasmo que genera el componente isquémico, hecho que ensombrece el pronóstico de estos pacientes. Se recomienda iniciar el uso de las dihidropiridinas con dosis bajas, especialmente en ancianos, e incrementarlo progresivamente. Los efectos adversos incluye mareos, cefalea, "bochorno" o fogaje facial, edema en miembros inferiores, estreñimiento e hipertrofia gingival. El edema en los miembros inferiores, probablemente es causado por una acción directa sobre la microcirculación local y la circulación linfática, y no refleja necesariamente una retención intravascular de sodio y líquidos, ya que no responde prontamente a los diuréticos.

Fenilalquilaminas. Son relativamente cardioselectivas: deprimen la fracción de eyección del ventrículo izquierdo, el automatismo y la conducción, liberan el espasmo coronario con mínimo efecto vasodilatador periférico, reducen la frecuencia cardiaca en la fibrilación auricular crónica, pueden revertir el *flütter* auricular y la taquicardia supraventricular paroxística. El agente disponible es el *verapamil.* La presentación en tabletas de liberación convencional (no sostenida) se usa en dosis de 40-160 mg TID y las de liberación sostenida 240 mg OD (dosis máxima 480 mg). Las contraindicaciones para su uso son el síndrome de nodo sinusal enfermo, bloqueos aurículoventriculares de 2° y 3° grado, TA sistólica <90 mmHg, disfunción severa del ventrículo izquierdo, *shock* cardiogénico, insuficiencia cardiaca crónica, pacientes con *flütter* o fibrilación auricular y un tracto accesorio, así como pacientes con taquicardia ventricular. Su uso debe ser evitado en ancianos que reciben digoxina. Los efectos adversos más frecuentes incluyen estreñimiento, náuseas, rinitis, "bochorno", cefalea, mareos, fatiga, edema periférico, bloqueos AV, bradicardia, hipotensión y parestesia.

Benzotiazepinas. Tienen propiedades intermedias entre las dihidropiridinas y las fenilalquilaminas. Su efecto cronotrópico negativo previene la taquicardia refleja en respuesta a la vasodilatación inducida por estos fármacos. Se usan como antihipertensivos y en el tratamiento de la angina pectoris. El agente disponible es el *diltiazem* a la dosis usual de 180-240 mg/día, repartidos en 2 a 3 tomas (dosis máxima 360 mg/día). Los efectos adversos más comunes incluyen cefalea, mareos, astenia, bochorno, náuseas, exantema, edema, bloqueo AV de 1er grado, bradicardia. Las contraindicaciones son semejantes a las señaladas para el verapamil.

A continuación se describen las situaciones clínicas en las cuales resultan útiles los calcioantagonistas:

Angina de pecho. Los calcioantagonistas son útiles en la insuficiencia coronaria: angina de Prinzmetal, isquemia miocárdica silente y anginas estable e inestable. El medicamento de elección es el *diltiazem*; sin embargo, cuando coexiste insuficiencia coronaria con hipertensión arterial se recomiendan las dihidropiridinas. Cuando se asocian arritmias supraventriculares se sugiere usar el verapamilo.

Hipertensión arterial. Los calcioantagonistas tienen múltiples ventajas como antihipertensivos: escasa o ninguna reducción del flujo sanguíneo cerebral, producen discreta o nula hipotensión ortostática y tienen una gran compatibilidad con otras drogas antihipertensivas. En pacientes con insuficiencia renal y proteinuria las dihidropiridinas son menos protectoras renales que los inhibidores de la enzima convertidora de angiotensina y de los antagonistas de los receptores de angiotensina, sin embargo son buenos coadyuvantes para alcanzar un buen control de la tensión arterial. Los medicamentos de elección son los agentes del tipo dihidropiridina por su gran acción vasodilatadora y el escaso efecto sobre la contractilidad y conductibilidad miocárdica. La dosis total diaria, repartida cada 12 horas, de estos calcioantagonistas es felodipina (2.5 a 10 mg) y nicardipina (20 a 100 mg). Los calcioantagonistas de una sola dosis diarias son nifedipina de acción prolongada (30 a 120 mg), isradipina (2,5 a 10 mg), nitrendipina (5 a 40 mg) y amlodipina (2.5 a 10 mg). Las dihidropiridinas de acción corta no deben ser usadas para tratar la hipertensión arterial debido a que ocasionan una caída brusca de la presión arterial con una activación simpática refleja, lo cual puede precipitar una isquemia miocárdica, infarto, ictus cerebral y muerte.

Arritmias cardíacas. El más indicado es el *verapamilo* de acción prolongada. Deprime la conducción de los nódulos sinusal y auriculoventricular. Se debe evitar en la insuficiencia cardíaca y bloqueos auriculoventriculares o asociarlo a otros agentes con efecto inotrópico negativo como los betabloqueadores. Se emplea en la taquicardia supraventricular paroxística (taquicardia auricular paroxística y taquicardia nodal), además de en la fibrilación auricular y el aleteo (flüter) auricular con respuesta ventricular rápida. La dosis del verapamilo en condiciones de emergencia es de 5 a 10 mg EV en 2 a 3 minutos, que se puede repetir a los 30 minutos si no hay respuesta. Para la prevención de las arritmias supraventriculares recidivantes 80 a 120 mg VO repartidas en 2 tomas.

Hemorragia subaracnoidea. El más empleado es una dihidropiridina liposoluble, la *nimodipina*, la cual atraviesa la barrera hematoencefálica. Actúa electivamente en la circulación cerebral y no disminuye la tensión arterial, la frecuencia cardíaca ni la contractilidad del miocardio. Es notable la mejoría del déficit neurológico por el espasmo arterial secundario a un aneurisma cerebral accidentado, además de ser es útil en los infartos cerebrales o encefalopatía hipóxica por paro cardíaco al impedir el efecto nocivo del calcio en el interior de la célula nerviosa. La dosis máxima es de 360 mg VO diarios repartidos cada 4 a 6 horas por 4 semanas.

REFERENCIAS

ALLHAT COLLABORATIVE RESEARCH GROUP: Major outcomes in high-risk hypertensive patients randomized to angiotensin converting enzyme inhibitor or calcium channel blocker vs diuretic. JAMA. 2002; 288: 2981-2997.

DAHLOF B, SEVER P, POULTER N, ET AL. Prevention of cardiovascular events with antihypertensive regimen of amlodipine adding perindopril as required vs atenolol adding bendroflumethiazide as required. Lancet. 2005; 366: 895-906.

JAMERSON K, WEBER M, BAKRIS G, ET AL. Benazepril plus amlodipine or hydrochlorothiazide for hypertension in high-risk patients. N Engl J Med. 2008; 359: 2417- 2428.

JULIUS S, KJELDSEN S, WEBER M, ET AL. Outcomes in hypertensive patients at high cardiovascular risk treated with regimens based on valsartan or amlodipine. Lancet. 2004; 363: 2022-2031.

WEBER M, MATERSON B. Hypertension guidelines: A major reappraisal critically examines the available evidence. J Clin Hyperten. 2010; 12: 229.

CARDIOPATÍA EN EL EMBARAZO

Virginia Salazar Matos

INTRODUCCIÓN

Los progresos en el diagnóstico y tratamiento de las enfermedades cardiacas congénitas durante la infancia y adolescencia han determinado que una cantidad creciente de pacientes llegue a la edad reproductiva. En la actualidad, las pacientes embarazadas con cardiopatías congénitas igualan a las gestantes con enfermedades cardiacas adquiridas.

Los cambios hormonales, la relajación del músculo liso, la formación de la placenta y la circulación fetal determinan un incremento del volumen sanguíneo materno, que se inicia en la 5ª semana de la gestación y alcanza alrededor de un 50% al final del embarazo, aumento este mayor en los embarazos múltiples. La resistencia vascular sistémica (RVS) y la presión arterial disminuyen; la frecuencia cardiaca en reposo aumenta de 10 a 20 latidos/min. El resultado final es un aumento en un 30 a 50% del gasto cardíaco (GC) logrado principalmente por incremento del volumen latido. Durante el trabajo de parto y el periodo expulsivo se produce otro aumento del GC, se eleva la presión arterial e incrementa el consumo de oxígeno, particularmente durante las contracciones uterinas. El GC se eleva nuevamente durante el postparto inmediato debido a la sangre adicional que alcanza la circulación materna por la contracción uterina, hecho que determina finalmente un aumento significativo de la precarga, que explica por qué las pacientes con riesgo cardiovascular desarrollan a menudo insuficiencia cardiaca (IC) y edema pulmonar en ese momento.

Idealmente, las pacientes con cardiopatías congénitas deberían ser asesoradas antes del embarazo, ya que son menos capaces de soportar las condiciones sobreimpuestas de este y, por consiguiente, mayor riesgo de complicaciones materno-fetales. En líneas generales, en pacientes con enfermedades cardiacas preexistentes, el pronóstico materno-fetal se relaciona directamente con los siguientes factores:

1. Estado funcional. El índice de mortalidad materna es de 0,5% en las clases funcionales I y II (según la clasificación de la New York Heart Association-NYHA), y se eleva a 7%, en la III y IV.

2. Tipo de lesión cardiaca. Las lesiones obstructivas presentan mayor incidencia de IC (30%) y las cardiopatías cianógenas son las de peor pronóstico. Los hijos de estas madres, generalmente son pretérmino, con limitaciones en el crecimiento intrauterino o fallecen por el SDRA. La presencia la hipertensión pulmonar como en el síndrome de Eisenmenger, es especialmente preocupante porque el índice de mortalidad materna llega hasta el 50%. Otras cardiopatías de alto riesgo de mortalidad materno-fetal son la estenosis aórtica severa, el síndrome de Marfan con afectación de la raíz aórtica y las cardiopatías clase funcional III y IV.

3. Cirugía correctiva paliativa. La cirugía correctiva previa es responsable de la reducción significante de complicaciones cardiovasculares durante la gestación. La tetralogía de Fallot no tratada tiene un riesgo de mortalidad materna de 4% y fetal 30%, y si se hace corrección quirúrgica completa, la mortalidad es igual al de la población obstétrica general. Sin embargo, la cirugía paliativa con disfunción cardiaca residual presenta riesgo de complicaciones.

4. Factores de riesgo adicionales. Las pacientes con antecedentes de IC o arritmias tienen mayor probabilidad de descompensarse durante el embarazo. Las portadoras de válvulas protésicas poseen mayor riesgo de hemorragias, complicaciones tromboembólicas, IC y endocarditis infecciosa. El uso de medicamentos teratogénicos como warfarina, IECAS o ARA II, o los que produzcan alteraciones del crecimiento fetal, como betabloqueantes y diuréticos, interfieren con el curso normal del embarazo.

5. Expectativa de vida de la madre y su capacidad para cuidar al niño.

6. Riesgo de recurrencia de la cardiopatía congénita en la descendencia. En la mayoría de las cardiopatías congénitas hay riesgo de recurrencia del 3 al 5% en una paciente de primer grado. Sin embargo, el riesgo de recurrencia de la tetralogía de Fallot es del 13% y en el síndrome de Marfan hasta de un 50%.

CARDIOPATÍAS CONGÉNITAS

Cardiopatías de alto riesgo. Toda paciente en clase funcional III o IV durante el embarazo es de alto riesgo, independientemente de su condición basal, debido al déficit de la reserva cardiovascular. A continuación se describen las condiciones de alto riesgo como hipertensión pulmonar, obstrucción severa del tracto de salida del ventrículo izquierdo y enfermedades cardiacas cianógenas.

HIPERTENSIÓN PULMONAR PRIMARIA. La enfermedad vascular pulmonar severa con defecto septal (síndrome de Eisenmenger) o sin él, es asumida ampliamente como la condición que acarrea el mayor riesgo de mortalidad materna (30 a 50%). Esto se debe principalmente al incremento de la resistencia vascular pulmonar por la trombosis y necrosis fibrinoide de las arteriolas pulmonares, que rápidamente se exacerban durante el período peri y postparto y puede conducir a resultados fatales incluso en quienes previamente presentan poca o ninguna discapacidad. En el síndrome de Eisenmenger, el *shunt* de derecha a izquierda aumenta durante el embarazo debido a la vasodilatación sistémica y la sobrecarga del ventrículo derecho; además, disminuye el flujo sanguíneo pulmonar, aumenta la cianosis y la muerte súbita puede llegar hasta un 70%. En el síndrome de Eisenmenger se debe indicar profilaxis contra trombosis por cursar con eritrocitosis secundaria e hiperviscosidad sanguínea.

OBSTRUCCIÓN SEVERA DEL TRACTO DE SALIDA DEL VENTRÍCULO IZQUIERDO. La resistencia del tracto de salida del VI es incapaz de soportar el aumento del GC producido durante el embarazo, hecho que genera frecuentemente falla cardiaca, aumento de la presión capilar pulmonar y edema pulmonar. La valvulotomía con balón puede mejorar las embarazadas sintomáticas que no se logren compensar con tratamiento médico, y debe hacerse preferiblemente durante el 2° trimestre de gestación. Este procedimiento está contraindicado si la válvula está calcificada o si hay regurgitación significante, en cuyos casos la cirugía es la alternativa de elección. El *bypass* cardiopulmonar puede conducir a una mortalidad fetal del 20%, por lo que se debe hacer el esfuerzo por continuar y mantener el embarazo hasta que el feto sea viable y el parto se produzca por cesárea antes de recurrir a la cirugía cardiaca.

ENFERMEDAD CARDÍACA CIANÓGENA. En la mayoría de estas condiciones, la mortalidad materna está alrededor del 2%, con alto riesgo de complicaciones como endocarditis infecciosa, arritmias e IC (30%). El pronóstico fetal es también muy pobre debido al riesgo incrementado de abortos espontáneos (50%), partos pretérminos (30-50%) y recién nacidos con bajo peso por hipoxia materna.

TRATAMIENTO

El embarazo no es recomendado en pacientes con cardiopatías de alto riesgo. Si la gestación ocurre se debe advertir sobre el riesgo materno termine o no el embarazo (mortalidad 8-35% y morbilidad 50%). La cesárea electiva debe ser recomendada en las embarazadas con cardiopatías congénitas de alto riesgo. A pesar que el GC aumenta con la anestesia (general o epidural), el incremento es menor (30%) que durante un parto espontáneo (50%). A continuación se describen las conductas a seguir con estas pacientes.

1. Restringir la actividad física e indicar reposo en cama si presenta síntomas de IC

2. Administrar oxígeno en caso de hipoxia. En cardiopatías cianógenas severas es muy importante el monitoreo de la saturación de oxígeno

3. Hospitalizar los pacientes al final del 2° trimestre de gestación

4. Administrar heparina o heparina de bajo peso molecular como profilaxis de tromboembolismo, particularmente en pacientes cianóticas

5. Monitoreo hemodinámico invasivo durante el parto o cesárea en pacientes con hipertensión pulmonar importante, síndrome de Marfan con afectación aórtica, estenosis aórtica o mitral severa, lesiones cianógenas no corregidas o pacientes en clase funcional III y IV.

Cardiopatías de bajo riesgo. Las pacientes con *shunts* de pequeños a moderados sin hipertensión arterial pulmonar (HAP) o regurgitación valvular leve a moderada, se benefician de la disminución de la resistencia vascular periférica que ocurre durante el embarazo. Las enfermas con obstrucción del tracto de salida del VI de leve a moderada también toleran bien el embarazo, así como las que presentan obstrucción del tracto de salida del VD (estenosis pulmonar) de moderada a severa; estas, rara vez necesitan intervención durante el embarazo.

La mayoría de las pacientes que tienen cirugía cardiaca previa sin prótesis valvular puede tolerar bien el embarazo; sin embargo, pueden quedar defectos residuales (2 a 50%), por lo que necesitan ser evaluadas clínicamente y con ecocardiograma durante la gestación. Las embarazadas con cardiopatías de bajo riesgo deben ser evaluadas desde el punto de vista cardiovascular cada trimestre y a la detección de enfermedad cardiaca congénita en el feto se llega con la ecocardiografía fetal (semana 20 de gestación).

COMUNICACIÓN INTERAURICULAR (CIA). El defecto del *ostium secundum* es el más frecuente y responsable del 40% de todos los casos de cardiopatía congénita, en adultos mayores de 40 años. La mayoría de los defectos del tabique interauricular son aislados, sin embargo, en un 20 a 30% se documenta además prolapso de la válvula mitral. Generalmente, la CIA conduce a una sobrecarga progresiva de volumen del ventrículo derecho, bien tolerada por pacientes entre 20 a 40 años; sin embargo, es frecuente que por la hipervolemia asociada al embarazo se descubra una CIA hasta ese momento oculta. Las pacientes con CIA toleran por lo general bien el embarazo si no sobreviene hipertensión pulmonar. La CIA sin complicaciones no requiere profilaxis contra endocarditis bacteriana.

COMUNICACIÓN INTERVENTRICULAR (CIV). Las pacientes con CIV, por lo general toleran bien el embarazo, sobre todo si el defecto es pequeño y aislado. Los defectos moderados no complicados solo requieren profilaxis antibiótica para la endocarditis bacteriana. Los defectos grandes no corregidos predisponen al desarrollo de IC y arritmias con un riesgo de mortalidad materna de 5,5%.

PERSISTENCIA DEL CONDUCTO ARTERIOSO. Representa el 5 a 10% de las cardiopatías congénitas. Las pacientes con esta patología no corregida y *shunt* importante de izquierda a derecha, a menudo desarrollan IC e hipertensión pulmonar durante la infancia o la edad adulta temprana, así como un riesgo aumentado de muerte durante el embarazo. Las mujeres adultas con persistencia del conducto arterioso de escasa magnitud toleran bien el embarazo y ameritan tratamiento profiláctico contra endocarditis durante el trabajo de parto.

ESTENOSIS VALVULAR PULMONAR. La obstrucción del tracto de salida del VD tiende a ser bien tolerada durante el embarazo, a pesar de que la sobrecarga de volumen gestacional impone una adicional sobrecarga de presión al VD. Cuando la estenosis es severa, el embarazo puede precipitar insuficiencia cardiaca derecha, arritmia auricular o regurgitación tricuspídea, en cuyos casos, la valvulotomía con balón es una opción.

TETRALOGIA DE FALLOT. El embarazo en pacientes con tetralogía de Fallot corregida favorece el riesgo de complicaciones maternas y fetales vinculadas directamente al grado de cianosis materna. El riesgo de complicaciones es mayor cuando la saturación de oxígeno es menor de 85%. El aumento del volumen sanguíneo y del retorno venoso a la aurícula derecha con la caída de la resistencia vascular sistémica, aumenta el *shunt* de derecha a izquierda y la cianosis, por lo cual es necesario un estricto control de la presión arterial y gases arteriales durante el parto.

El riesgo del embarazo en pacientes con esta cardiopatía corregida depende de su estado hemodinámico. Todos los pacientes con tetralogía de Fallot deben recibir asesoramiento genético preconcepcional para evaluar el síndrome de deleción 22q11 a través de hibridización fluorescente *in situ*. En ausencia de esta, el riesgo del defecto en el feto es de 4%.

COARTACIÓN AÓRTICA. Es una cardiopatía congénita poco frecuente (9%) durante la gestación. Idealmente debe ser corregida antes del embarazo. El tratamiento de la hipertensión arterial es difícil en embarazadas con esta alteración cardiaca y la ruptura aórtica es la causa más común de muerte. El aumento del volumen sanguíneo y el GC son las mayores causas de riesgo de disección aórtica durante el embarazo. La corrección quirúrgica es rara vez indicada durante el embarazo, a menos que la HTA sistólica no sea controlada y la IC esté presente.

ARRITMIAS CARDIACAS ASOCIADAS A CARDIOPATÍAS CONGÉNITAS. Debido a los cambios hemodinámicas, hormonales y emocionales del embarazo, la incidencia de arritmias, supraventriculares y ventriculares se incrementa en las pacientes con CC y se pueden desarrollar en más de un 80% de los casos. Además, los cambios fisiológicos del embarazo pueden alterar la absorción, excreción y concentración plasmática efectiva de todas las drogas antiarrítmicas. La digoxina es usualmente la primera droga prescrita para prevenir episodios de arritmias, pero en ocasiones es poco efectiva. La quinidina, el verapamil y los betabloqueantes han sido usados en tratamientos a largo plazo de arritmias ventriculares y supraventriculares sin evidencia de efectos teratogénicos en fetos. La amiodarona es un excelente antiarrítmico que solo debe ser usado cuando otras terapias han fracasado. Los episodios de taquicardia sostenida o *flutter* auricular, que son los más comunes del adulto con CC, generalmente no son bien tolerados, ya que causan hipoperfusión fetal, por lo cual es recomendable la conversión cardiovascular de emergencia para restaurar el ritmo sinusal. Si la taquicardia es hemodinámicamente bien tolerada se puede intentar con medicamentos.

SÍNDROME DE MARFAN. Es un serio desorden del tejido conectivo relacionado con el déficit de fibrilina-1. De carácter hereditario autosómico dominante, afecta principalmente el ojo, huesos y corazón. El 80% de los pacientes con este síndrome presenta compromiso cardiaco: prolapso de la válvula mitral y su regurgitación, arritmias, aneurisma y disección aórtica; esta última es la causa más común de muerte. El embarazo en estas pacientes es de alto riesgo, puesto que la frecuencia de disección aórtica es mayor, principalmente en el último trimestre o en el postparto inmediato. Si el diámetro de la raíz aórtica es mayor de 4 cm, el riesgo de disección en el embarazo es del 10%, y si es mayor de 4,5 cm se debe indicar cesárea. La disección aguda de la aorta ascendente es una emergencia quirúrgica.

CARDIOPATIAS VALVULARES ADQUIRIDAS. La enfermedad valvular cardiaca reumática es el mayor problema de salud pública de los países en vías de desarrollo.

ENFERMEDAD VALVULAR CARDÍACA REGURGITANTE. La regurgitación aórtica y mitral severa en mujeres jóvenes es frecuentemente de origen reumático. El pronóstico del embarazo en jóvenes con prolapso de la válvula mitral (PVM) es excelente, a menos que la regurgitación sea severa y pobremente tolerada. El aumento del volumen sanguíneo y del GC durante el embarazo puede elevar la sobrecarga de volumen sobre el VI e incrementar la regurgitación; sin embargo, existe una compensación por la disminución de la resistencia vascular periférica que reduce la fracción regurgitante. En la insuficiencia aórtica, el acortamiento de la diástole como consecuencia de la taquicardia contribuye también a reducir el volumen regurgitante. Esto explica por qué el embarazo es frecuentemente bien tolerado en pacientes con insuficiencia valvular, aunque sea severa. Los pacientes pueden desarrollarla progresivamente, por lo general en el tercer trimestre de la gestación. El parto vaginal es seguro en la mayoría de las pacientes. La cirugía cardiaca debe ser evitada por el riesgo fetal y solo considerarla en casos de IC refractaria al tratamiento médico.

En estas pacientes se deben administrar vasodilatadores (nitratos o calcioantagonistas dihidropiridínicos) para reducir la postcarga, a menos que la presión arterial sea muy baja. Los IECAS y ARA II están contraindicados durante el embarazo. El monitoreo hemodinámico solo es necesario en casos muy severos. Se debe emplear la antibióticoprofilaxis para endocarditis infecciosa en todos los casos, con excepción del prolapso de la válvula mitral sin insuficiencia.

ENFERMEDAD VALVULAR CARDÍACA CON ESTENOSIS. El incremento del GC a través de una válvula estenosada puede determinar un aumento sostenido en el gradiente de presión transvalvular y el embarazo ser pobremente tolerado en pacientes con estenosis aórtica o mitral severa. El comienzo del empeoramiento funcional ocurre frecuentemente en el segundo trimestre de la gestación.

Estenosis mitral. Es la enfermedad valvular más frecuente en las embarazadas y su origen es generalmente reumático. El gradiente transmitral aumenta particularmente en el segundo y tercer trimestre, y la taquicardia, al acortar la diástole, contribuye a un mayor aumento de la presión en la aurícula izquierda. En pacientes con un área de la válvula mitral menor de 1,5 cm^2, el embarazo genera riesgo de IC, edema pulmonar, arritmias auriculares (fibrilación o *flutter*) y retardo de crecimiento intrauterino por el bajo gasto. El tratamiento con betabloqueantes debe ser iniciado en pacientes sintomáticos o con elevada presión arterial pulmonar (>50 mmHg). La elección de agentes selectivos como el atenolol o metoprolol, baja el riesgo de interacción con las contracciones uterinas. Los diuréticos se agregan si los signos de congestión pulmonar persisten. Si las manifestaciones clínicas no mejoran, se debe liberar la estenosis. El riesgo de muerte fetal durante la cirugía del corazón abierta es de alrededor 20-30%, por cuya razón, la valvulotomía mitral cerrada (valvulotomía percutánea con balón) es considerada el procedimiento de elección durante el embarazo porque es segura para la madre a pesar de implicar un riesgo de mortalidad fetal de 2-12%.

Estenosis aórtica. Es menos frecuente que la estenosis mitral en el embarazo. La mayoría de los casos es congénita. El parto es seguro cuando la tolerancia funcional es buena. En los casos severos con signos de IC, el índice de mortalidad materna es cerca del 17% como consecuencia de la disminución del volumen minuto, isquemia miocárdica o cerebral y muerte súbita, particularmente al final del embarazo o en el parto. En estos casos, la valvulotomía aórtica percutánea con balón debe ser intentada durante la gestación para evitar el reemplazo valvular aórtico.

PRÓTESIS VALVULAR. La tolerancia hemodinámica del embarazo y el parto es generalmente buena en estas pacientes; el problema es la necesidad de terapia anticoagulante en pacientes con prótesis mecánica. En general se recomienda que la reparación valvular se haga en lo posible antes de la concepción y considerar para eso los sustitutos biológicas (prótesis biológica).

Los cumarínicos atraviesan la placenta y aumentan el riesgo de abortos, embriopatías y prematuridad, por lo que su administración debe suspenderse antes del embarazo. Los efectos teratogénicos de la warfarina (embriopatía por warfarina) se observan hasta en un 30% con la exposición al fármaco entre la 6ª y 9ª semana de la gestación. Se describe hipoplasia nasal, anormalidades esqueléticas (condrodisplasia *punctata*) y múltiples alteraciones del SNC. La exposición en el segundo y tercer trimestre de gestación se asocia también con aumento del riesgo de defectos del SNC y hemorragia fetal durante el parto (2-5%).

El anticoagulante de elección durante el embarazo es la heparina, la cual no atraviesa la placenta, sin embargo, el ajuste de su dosis es difícil y aumenta considerablemente el riesgo de eventos tromboembólicos para la madre. Por este motivo se ha intentado el uso de warfarina durante el segundo y tercer trimestre de la gestación cuando sus efectos teratogénicos son menores. Las heparinas de bajo peso molecular se han empleado exitosamente durante la gestación y su administración supera en ventajas a las heparinas no fraccionadas. La eficacia de las heparinas de bajo peso molecular se ha demostrado en embarazadas con tromboembolismo venoso y pacientes con prótesis valvular. El parto vaginal con anestesia epidural es seguro en pacientes con prótesis valvular. En mujeres anticoaguladas, la heparina debe retirarse 4 horas antes de la cesárea, o al empezar el trabajo de parto, y reanudarse 6 a 12 horas después. En pacientes de alto riesgo con endocarditis infecciosa previa o prótesis valvular, la antibióticoprofilaxis debe ser indicada al comenzar el trabajo de parto, durante este y en el postparto. La lactancia no está contraindicada en las pacientes anticoaguladas. La heparina no es secretada en la leche materna y la cantidad de warfarina es muy baja.

ENFERMEDAD CORONARIA. Es poco común en el embarazo y cuando se presenta, la mortalidad materna alcanza 35-45%. Estas embarazadas pueden desarrollar angina durante el embarazo y necesitan tratamiento para mantener un adecuado flujo coronario y preservar el embarazo. Este consiste en oxigenoterapia, alivio del dolor con morfina, vasodilatadores y betabloqueantes. La angioplastia coronaria inmediata e implantación de *stent* pueden considerarse. Los trombolíticos no deben ser administrados en el embarazo.

MIOCARDIOPATÍA *PERIPARTUM*. Es una forma de miocardiopatía dilatada en pacientes previamente sanas que ocurre en el período periparto. Generalmente se desarrolla en el último mes de gestación o dentro de los cinco primeros meses del postparto, aunque el momento más frecuente de presentación es en los primeros días del postparto. Se produce una disfunción sistólica ventricular izquierda inexplicable que debe confirmarse por ecocardiografía. Las pacientes que la desarrollan, usualmente se presentan con IC y, con menos frecuencia, con eventos tromboembólicos o arritmias. La falla cardiaca puede ser fulminante y ameritar inotrópicos, asistencia ventricular y trasplante cardiaco. La mortalidad materna varía de un 25 a 50%, y la fetal, entre un 10 y 30%. Los casos menos severos necesitan terapia convencional para IC y los anticoagulantes son importantes debido al riesgo de tromboembolismo sistémico. Del porcentaje de pacientes que se recupera, un 50% tiene recurrencia en embarazos subsecuentes. La biopsia cardiaca muestra usualmente miocarditis aguda de etiopatogenia desconocida, posiblemente por reacción autoinmune por el feto (ajeno), por cuya razón la terapia inmunosupresora con inmunoglobulina EV se ha intentado con aparente beneficio, en un pequeño grupo de pacientes. Otras causas que podrían estar implicadas son la viral, isquémica o infiltración por amiloide.

ENDOCARDITIS INFECCIOSA. Es rara en el embarazo y se presenta en un 0,1% durante el parto. Los antibióticos deben ser seleccionados para asegurar la vida de la madre, pero sobre todo para evitar el daño fetal. La necesidad de tratamiento quirúrgico debe hacerse tomando en cuenta el riesgo de la pérdida del infante, pero su elección no debe ser demorada; la indicación es por regurgitación valvular aguda, obstrucción pulmonar con *shunt* o si el paciente se encuentra en estado tóxico por *S. aureus,* que no responde al tratamiento médico. La antibióticoprofilaxis es la misma que en la no embarazada. La incidencia de bacteremia después del parto normal es entre 0-5% y de un 20% durante la cesárea.

ARRITMIAS. Tanto los latidos ectópicos como las arritmias sostenidas son frecuentes durante el embarazo. En general, su tratamiento es igual a la no embarazada, pero tan conservadora como sea posible, reservando el tratamiento definitivo, hasta después del parto. La cardioversión eléctrica no está contraindicada y debe ser aplicada en cualquier taquicardia sostenida que cause inestabilidad hemodinámica y atente contra la seguridad materno-fetal. Las drogas betabloqueantes selectivas son la primera elección para la profilaxis. El verapamil es efectivo pero tiende a causar bradicardia fetal. Si un antiarrítmico clase III se hace necesario, la amiodarona es preferible al sotalol, sin embargo, su uso prolongado puede causar hipotiroidismo neonatal (9%) y bocio e hipertiroidismo materno, por lo que solo debe ser indicado cuando otras terapias han fracasado. El marcapasos externo para aliviar la bradicardia sintomática puede ser implantado en cualquier etapa del embarazo con el uso de ecoguía.

REFERENCIAS

ADAMSON-DAWN L, NELSON-PIERCY C. Managing palpitations and arrhythmias during pregnancy. Heart. 2007; 93:1630-1636

BOZKURT B, VILLANUEVA FS, HOLUBKOV R, ET AL. Intravenous Immune globulin in the therapy of peripartum cardiomyopathy. J Am Coll Cardiol. 1999; 34:177-80.

CHAN WS, ANAND S, GINBERG JS. Anticoagulation of pregnancy women with mechanical heart valves: a systematic review of the literature. Arch Intern Med. 2000; 160:191-6.

ELKAYAM U, TUMMALE PP, RAO K, ET AL. Maternal and fetal outcome of subsequent pregnancies in women with peripartum cardiomyopathy. N Eng J Med. 2001; 344:1567-71.

ERBEL F, ALFONSO F, BOILEAU C, ET AL. Task Force report: diagnosis and management of aortic dissection. Eur Heart J. 2001; 22: 1642-81.

HAMEED A, KARAALF IS, TUMMALE PP, ET AL. The effect of valvular Herat disease on maternal and fetal outcome during pregnancy. J Am Coll Cardiol. 2001; 37: 893-9.

JINDAL RAVI, KAUR BAJWA S, ET AL. Pregnancy in cardiac disease: clinical, obstetric and anaesthetic concerns. Sri Lanka Journal of Obstetrics and Gynaecology. 2011; 33:174-182.

MONTALESCOT G, POLLE V, COLLET JP, ET AL. Low molecular weight heparin after mechanical heart valve replacement. Circulation. 2000; 101:1083-6.

PEARSON GD, VEILLE JC. Peripartum cardiomyopathy: Nacional Heart, Lung and Blood Institute and Office of Rare disease workshop recommendations and review. JAMA. 2000; 283:1183-8

REPORT OF THE AMERICAN COLLEGE OF CARDIOLOGY/AMERICAN HEART ASSOCIATION TASK FORCE ON PRACTICE GUIDELINES (Writting COMMITTE

TO Revise the 1998 Guidelines for the Management of Patients with Valvular Heart Disease. ACC/AHA 2006 Guidelines for the Management of Patients With Valvular Heart Disease. Journal of the American College of Cardiology. 2006; 48(3):e1-148.

TAN HL, LIE KI. Treatment of tachyarrythmias during pregnancy and lactation. Eur Heart J. 2001: 22; 458-64.

THE TASK FORCE on the Management of cardiovascular disease of the European Society of Cardiology (ESC). ESC Guidelines on the management of Cardiovascular Disease during pregnancy. European Heart Journal 2011; 32: 3147-3197.

WARNES CA ET AL.ACC/AHA 2008 Guidelines for the Management of adults with congenital heart disease. Circulation. 2008; 118: e714.

MIOCARDIOPATÍAS

Marcos Troccoli H.
Nelsy Coromoto González

INTRODUCCIÓN

Las miocardiopatías son enfermedades que afectan al músculo cardíaco en forma exclusiva o como parte de una enfermedad sistémica. Hoy día se acepta el término *miocardiopatía* como un grupo heterogéneo de enfermedades del miocardio, asociadas usualmente a disfunción mecánica y eléctrica, que cursan con hipertrofia o dilatación ventricular. Para su diagnóstico es necesario descartar previamente las miocardiopatías como consecuencia de hipertensión arterial sistémica o pulmonar, la enfermedad coronaria, las valvulopatías y las cardiopatías congénitas. Como se puede apreciar, las miocardiopatías son patologías de *exclusión diagnóstica.*

La OMS clasifica las miocardiopatías en dos grandes grupos, *miocardiopatías primarias*, o enfermedades intrínsecas del miocardio, en las que el único órgano afectado es el corazón, y *miocardiopatías secundarias o de causas específicas,* que incluyen afectación del músculo cardiaco como parte de enfermedades sistémicas.

CLASIFICACIÓN DE LAS MIOCARDIOPATÍAS

MIOCARDIOPATÍAS PRIMARIAS

Genéticas

1. Miocardiopatía hipertrófica
2. Displasia arritmogénica del ventrículo derecho
3. Ventrículo izquierdo no compacto (esponjoso)

4. Canalopatías (iónicas): síndrome de QT largo y QT corto, síndrome de Brugada, taquicardia ventricular polimórfica catecolaminérgica, síndrome de fibrilación ventricular idiopática
5. Miopatías mitocondriales
6. Defectos de conducción
7. Enfermedades por depósito de glucógeno

Adquiridas: miocarditis (inflamatoria), asociada al estrés (*tako-tsubo*), alcohol, periparto, inducida por taquicardia, hijos de madres diabéticas insulinodependientes

Mixtas (genética y adquirida)

1. Miocardiopatía dilatada
2. Miocardiopatía restrictiva

MIOCARDIOPATÍAS SECUNDARIAS

Infiltrativa: amiloidosis, enfermedad de Gaucher, síndrome de Hurler

Depósito: hemocromatosis, enfermedad de Fabry

Toxicidad: fármacos, metales pesados

Endomiocárdicas: fibrosis endomiocárdica, síndrome hipereosinofílico

Inflamatorias: sarcoidosis

Endocrinas: diabetes mellitus tipo 2, hipertiroidismo, feocromocitoma

Nutricional: beriberi, pelagra

Autoinmune: LES, esclerosis sistémica, artritis reumatoide

Alteraciones electrolíticas: deficiencia de potasio, fosfato y magnesio

Radio y quimioterapia para el cáncer: antraciclinas (doxorrubicina).

En un 30% de los pacientes con miocardiopatías no se puede demostrar su etiopatogenia y la generación del daño miocárdico crónico y progresivo, razón por la que actualmente, para identificarlas se insiste en los estudios de defectos genéticofamiliares e imagenológicos. Entre los más estudiados están las alteraciones de la sarcómera, disco Z y citoesqueleto, desmosoma, membrana nuclear y acoplamiento de excitación-contracción. En las miocardiopatías restrictivas se buscan las enfermedades de depósito (glucógeno, PRKAG2 defectuosa). Por su frecuencia e importancia clínica, en este capítulo se describen básicamente las miocardiopatías dilatadas, restrictivas, hipertróficas, displasia arritmogénica del ventrículo derecho, síndrome de Brugada, miocardiopatía por estrés (*tako-tsubo*), alcohólica, periparto y secundarias a la terapia del cáncer.

MIOCARDIOPATÍAS DILATADAS

Es la variedad más frecuente de las miocardiopatías en general y representa más del 90% de los casos, con una tasa de mortalidad alta y una mediana de supervivencia de 1,7 años para los hombres y de 3,2 años para las mujeres. Es una enfermedad progresiva y costosa con una discapacidad y morbilidad que está entre las más altas. Desde el punto de vista etiológico se clasifica en dos grandes grupos, isquémica y no isquémica; recordar que las arterias coronarias angiográficamente normales no son suficientes para excluir la cardiopatía isquémica como causa subyacente. La RM cardiaca con técnica de reforzamiento tardío es útil para determinar si la disfunción del ventrículo izquierdo es de origen isquémico; la mayoría de pacientes con miocardiopatía dilatada por infarto previo muestra reforzamiento tardío por fibrosis, esta compromete el endocardio (aunque puede afectar todo el grosor de la pared) y sigue la distribución de una arteria coronaria. Solo un 13% de los pacientes de con miocardiopatía dilatada por infarto previo muestra reforzamiento tardío; esto puede deberse a recanalización espontánea después de un evento coronario oclusivo, vasoespasmo o embolización de una placa mínimimamente estenótica pero inestable.

La miocardiopatía dilatada no isquémica puede ser primaria o secundaria a otras patologías. La primaria incluye la mayoría de este grupo; sin embargo, se deben investigar las secundarias, potencialmente reversibles. Las causas secundarias más comunes se enumeran a continuación.

1. Enfermedades inflamatorias. Pueden ser de etiología infecciosa y no infecciosa.

Infecciosas (*miocarditis*): virus (coxsackie, adenovirus, echovirus, influenza, VIH); bacterias (difteria), rickettsia (fiebre Q), espiroquetas (*Borrelia burgdorferi* en la enfermedad de Lyme), micobacterias, hongos, parasitosis (toxoplasmosis, tripanosomiosis, esquistosomiosis, triquinosis).

Una vez que los virus penetran por la vía respiratoria o gastrointestinal, se acoplan a ciertos receptores específicos, por ej., coxsackie-adenovirus en el corazón. Las proteasas del virus degradan la proteína *distrofina* de la membrana del miocito, que ocasionan lisis y daño del miocardio. Por su parte, los productos antigénicos generan una respuesta inmune en el paciente para "contener" el virus, pero lamentablemente inducen la producción de linfocitos T citotóxicos, citoquinas y anticuerpos inespecíficos que atacan y destruyen las proteínas de la célula miocárdica. Aunado a esto se asocian factores genéticos que directa o indirectamente favorecen la aparición de la miocardiopatía.

No infecciosas: miocardiopatía periparto, enfermedades autoinmunes (lupus eritematoso sistémico, polimiositis-dermatomiositis, esclerosis sistémica, miocarditis de células gigantes), rechazo de trasplante cardiaco, sarcoidosis.

2. **Tóxicas:** miocardiopatías por alcohol, cocaína, anfetaminas, cobalto, plomo, mercurio, monóxido de carbono, fenotiazinas, cloroquina, antineoplásicos (doxorubicina, trastuzumab, bleomicina, 5-fluoracilo, interferón, radiación) y fármacos antirretrovirales (zidovudina, didanosida, zalzitabina).

3. **Metabólicas.** Deficiencias nutricionales (tiamina, selenio, carnitina); alteraciones electrolíticas (hipocalcemia, hipofosfatemia, uremia); patologías endocrinas (hipertiroidismo, feocromocitoma, diabetes mellitus, enfermedad de Cushing); patologías del músculo estriado (enfermedad de Duchenne y Becker) y hemocromatosis.

Fisiopatológicamente, la miocardiopatía dilatada se caracteriza en los casos avanzados por disfunción contráctil sistólica y dilatación ventricular, generalmente izquierda, aunque puede ser biventricular y raras veces solo del ventrículo derecho. La dilatación ventricular es generalmente severa y la cámara cardiaca adopta una forma anormal esférica en lugar de la ovoide, hecho este que disminuye la función sistólica por pérdida de la disposición espiral de las fibras miocárdicas. Las paredes del corazón se adelgazan aunque la masa ventricular izquierda aumenta debido a que se produce una hipertrofia excéntrica producto del remodelado adverso cardíaco. La dilatación cardiaca puede causar una distensión del anillo mitral que produce insuficiencia mitral, de manera que parte de la eyección ventricular se desvía hacia la aurícula izquierda.

Las manifestaciones clínicas consisten en una fase inicial asintomática y una etapa avanzada con un cuadro clínico clásico de insuficiencia cardíaca crónica (ICC): disnea progresiva, edema, ingurgitación yugular, hepatomegalia, ritmo de galope, soplos de insuficiencia tricuspídea y mitral por dilatación de los anillos valvulares y tendencia a la hipotensión arterial sistémica. Una vez instalada la ICC, la sobrevida no supera el 50% a los 5 años. En estos pacientes es frecuente la trombosis venosa de los miembros inferiores que puede generar un tromboembolismo pulmonar (TEP). Las arritmias se observan en etapas avanzadas cuando ya existe un daño miocárdico importante. Las causas frecuentes de muerte son ICC refractaria al tratamiento médico, embolia pulmonar y muerte súbita por arritmias cardíacas o por bloqueo aurículoventricular completo. El diagnóstico de las miocardiopatías dilatadas se orienta por los hallazgos del electrocardiograma, la radiografía del tórax, el ecocardiograma, los estudios de imagen cardiovascular no invasiva y la biopsia miocárdica.

Electrocardiograma. Puede mostrar una taquicardia sinusal y trastornos difusos e inespecíficos de la repolarización (segmento ST y onda T), además de fibrilación auricular crónica, arritmias supraventriculares y ventriculares complejas, bloqueo de rama izquierda del haz de His, bloqueo AV completo y criterios de hipertrofia ventricular. Es necesario identificar las arritmias y controlar la respuesta al tratamiento mediante la monitorización electrocardiográfica ambulatoria con el uso del *holter.*

Tele-radiografía del tórax. Evidencia una cardiomegalia que al principio ocurre a expensas del ventrículo izquierdo y luego se hace global acompañada de hipertensión venosa capilar pulmonar.

Ecocardiograma bidimensional y doppler. Confirma el diagnóstico al verificar la dilatación de las cavidades ventriculares y la disminución de la fracción de eyección por la hipocinesia global, usualmente <45%, además de permitir la visualización de trombos intracavitarios, patología valvular estructural o derrame pericárdico. Es frecuente encontrar asociada una disfunción diastólica. El grosor de las paredes del ventrículo izquierdo suele estar disminuido o normal. El estudio *doppler* permite estimar la severidad de la insuficiencia mitral y tricuspídea de tipo funcional. En casos seleccionados, si hay dudas acerca de una alteración de la movilidad regional, se hace un ecocardiograma de estrés con dobutamina, el cual contribuye además a excluir una enfermedad coronaria.

Estudios de imagen cardiovascular no invasiva. La imagen no invasiva desempeña un papel importante en el diagnóstico, tratamiento y pronóstico de los pacientes con miocardiopatías. Las guías del American College of

Cardiology (ACC) resaltan la necesidad preliminar de averiguar la fracción de eyección, estructura del ventrículo izquierdo y alteraciones de otras áreas (pericardio, válvulas y el ventrículo derecho) que podrían ser la causa o contribuir a esta patología. La RM cardiovascular (RMC) permite estudiar las características morfológica y funcional de las estructuras cardiacas; además, con la administración de gadolinio se valora la presencia de reforzamiento tardío (RT) y su distribución. La TC multicorte permite descartar con excelente precisión la etiología isquémica de la miocardiopatía por su alcance para estudiar la anatomía de las arterias coronarias.

La RM para el diagnóstico de miocarditis, que secundariamente genera miocardiopatía dilatada, se basa en los siguientes hallazgos (criterios de Lake-Louis) (Figura 54):

1. Áreas hiperintensas en la secuencia T2
2. Reforzamiento temprano (incremento en la acumulación de gadolinio en el miocardio durante la fase temprana).
3. Reforzamiento tardío que clásicamente afecta el subepicardio. Este puede tener distribución difusa o focal y el segmento más frecuentemente afectado es el inferolateral.

Si los tres criterios están presentes en la RM se diagnostica daño miocárdico y/o fibrosis causada por inflamación del miocardio. El realce tardío persistente después de 4 semanas de iniciados los síntomas es predictor del estado funcional y clínico del paciente.

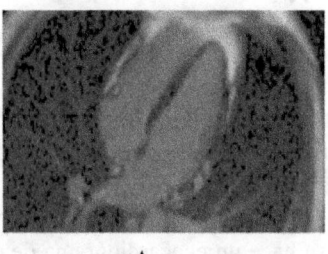 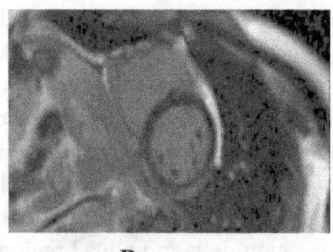

A   **B**

FIGURA 54. PACIENTE MASCULINO DE 35 AÑOS DE EDAD QUE PRESENTA DOLOR TORÁCICO, ENZIMAS CARDIACAS ELEVADAS Y TRASTORNOS DE CINESIA REGIONAL EN EL ECOCARDIOGRAMA TRANSTORÁCICO; CORONARIAS NORMALES. **A.** REALCE TARDÍO SUBEPICÁRDICO DE LA CARA ÍNFEROLATERAL EN 4 CÁMARAS. **B.** LOS MISMOS HALLAZGOS EN EJE CORTO

Biopsia del miocardio. Existe el consenso de que la biopsia endomiocárdica no debe emplearse sistemáticamente en la miocardiopatía dilatada. Aunque el riesgo en manos expertas es bajo, la información anatomopatología es de poca utilidad clínica por no observase hallazgos específicos y no contribuir a un tratamiento en particular. En líneas generales existe una destrucción progresiva de las miofibrillas, fibrosis, alteración de tipo degenerativo de las organelas subcelulares y, en ocasiones, infiltración de mononucleares como expresión de miocarditis.

Tratamiento. Es básicamente sintomático debido a que en la mayoría de los pacientes se desconoce el agente etiológico; no obstante, en pacientes isquémicos, el tratamiento específico está dirigido a la resolución del problema. Se deben tratar la insuficiencia cardíaca, las arritmias y los fenómenos tromboembólicos (ver capítulos específicos). Los antiarrítmicos solo se usan cuando aparecen arritmias ventriculares complejas, deterioro hemodinámico o síncopes; es de hacer notar que estos medicamentos no prolongan la vida del paciente y muchos de ellos tienen propiedades proarrítmicas o inotrópicas negativas que agravan la insuficiencia cardíaca. El antiarrítmico más recomendable es la amiodarona, cuyo efecto se inicia a las dos semanas de haberlo comenzado y la acción dura 6 meses después de suspenderlo; la dosis inicial es de 400 a 800 mg VO diarios por una semana y luego 200 mg VO diarios 5 veces a la semana. Cuando se produce bloqueo AV completo o el síndrome del nódulo sinusal enfermo asociado a descompensación hemodinámica, es necesario el implante de un marcapaso definitivo. Cuando se presentan arritmias ventriculares complejas que ponen en peligro la vida del paciente se prefiere implantar un defibrilador.

Los medicamentos inmunosupresores y los corticoesteroides se indican cuando la clínica, los estudios de imagen y la biopsia revelan una miocarditis aguda; los corticoesteroides son útiles en la miocardiopatía por sarcoidosis. Los quelantes se emplean para la hemocromatosis y los agentes metabólicos específicos en casos de deficiencia de carnitina, tiamina o fosfato. En centros especializados se ha empleado el trasplante cardíaco, tratamiento de elección en los pacientes en fase terminal, ya que prolonga la sobrevida en más de 70% a los 5 años. También se usa la cardiomioplastia, que consiste en insertar parte del músculo dorsal ancho alrededor del ventrículo izquierdo y la resección de zonas posteriores del ventrículo izquierdo (operación de Batista) con objeto de optimizar la relación masa contráctil-volumen del ventrículo izquierdo.

MIOCARDIOPATÍAS RESTRICTIVAS

Es la menos frecuente de las miocardiopatías; puede ser primaria (idiopática o familiar) o por amiloidosis, la última de las cuales es la causa principal de las miocardiopatías restrictivas; a menudo es primaria por el depósito de sustancia amiloide, sobre todo alrededor del sistema de conducción y las arterias coronarias. Otra causa importante de miocardiopatía fibrótica es debida a la radiación del tórax por cáncer de mama, pulmón y linfomas. Una entidad rara en nuestro medio es la fibrosis endomiocárdica, relativamente frecuente en algunas regiones del África ecuatorial y norte del Brasil.

La característica histopatológica de la miocardiopatía restrictiva es inespecífica, con áreas de fibrosis intersticial distribuidas irregularmente. Fisiopatológicamente se presenta rigidez con dificultad del llenado ventricular, presión diastólica ventricular izquierda elevada y volumen diastólico reducido de ambos ventrículos. No se produce hipertrofia ni dilatación cardiaca y se confunde clínicamente con la pericarditis constrictiva. El volumen de ambos ventrículos es normal o disminuido y hay dilatación biauricular; las válvulas auriculoventriculares y la función sistólica están conservadas.

Se pueden producir manifestaciones de insuficiencia cardíaca izquierda o derecha según el predominio del daño miocárdico o subendocárdico, y comparada las otras miocardiopatías no es constante la cardiomegalia. Puede haber manifestaciones de insuficiencia mitral y/o tricuspídea por compromiso fibrótico de los músculos papilares que, de hecho, son de naturaleza endomiocárdica. Inicialmente, los pacientes se presentan con signos de insuficiencia cardiaca derecha e ingurgitación yugular, que aumenta durante la inspiración (signo de Kussmaul), con un descenso profundo de la onda "Y" del pulso venoso. El apex no está desplazado ni es hiperdinámico o sostenido como en las otras miocardiopatías. A la auscultación, el componente pulmonar del segundo ruido puede estar aumentado por hipertensión pulmonar. Si el ritmo cardiaco es sinusal se puede auscultar un cuarto ruido con ritmo de galope.

El *electrocardiograma* es casi siempre anormal pero muy inespecífico, puede revelar bajos voltajes, dilatación auricular, arritmias auriculares, poca o ninguna evidencia de hipertrofia ventricular izquierda, bloqueo de rama a predominio izquierdo y bloqueos AV. Los pacientes con amiloidosis presentan con frecuencia arritmias ventriculares o supraventriculares que pueden causar muerte súbita o severo deterioro hemodinámico. El *ecocardiograma* puede mostrar engrosamiento endomiocárdico, grandes dilataciones auriculares, cavidades ventriculares no dilatadas, disfunción diastólica, función sistólica normal o ligeramente disminuida (30-50%) con espesor de la pared normal en los casos idiopáticos y aumentado en los procesos infiltrativos. El pericardio suele ser normal, aunque pueden detectarse pequeños derrames. La *biopsia* presenta en el interior del miocardio infiltración total o parcial de sustancias extrañas como amiloide, glucógeno b, nódulos por sarcoidosis, fibrosis del endocardio, y en el endomiocardio subyacente, infiltrados eosinofílicos, como ocurre en la fibrosis endomiocárdica.

La RMC es extremadamente útil en la identificación de amiloidosis cardiaca; aproximadamente un 75% de estos pacientes presenta un patrón de realce tardío, este es más frecuente es el subendocárdico, aunque puede ser transmural global, y los segmentos más involucrados son los medioventriculares. Otra característica es que resulta difícil anular la intensidad de señal del miocardio normal debido a grados menores de depósito de amiloide. El realce tardío se encuentra inclusive en pacientes a quienes aún no se les ha manifestado el engrosamiento de la pared, de manera que puede identificar el compromiso cardiaco antes de presentarse las anormalidades morfológicas. La extensión transmural del realce tardío se correlaciona significativamente con el volumen telediastólico y telesistólico del ventrículo izquierdo. Los segmentos con extensión transmural en >50% presentan trastornos de la movilidad segmentaria. La presencia de realce tardío es predictor de mortalidad

La sarcoidosis es una enfermedad granulomatosa multisistémica de causa desconocida que afecta el corazón en un 20-30% de los casos y presenta mayor incidencia en ciertas razas como la japonesa (> del 50%). La característica histopatológica de la sarcoidosis cardiaca incluye infiltrados del miocardio en parches con tres etapas sucesivas: edema, formación de granulomas con células epiteliodes, no caseificantes y fibrosis; deja como secuela cicatrices postinflamatorias. La clínica se inicia con un cuadro restrictivo y en etapas avanzadas se expresa con manifestaciones de dilatación. Las técnicas de imagen cardiovascular pueden mostrar características de la sarcoidosis cardiaca como adelgazamiento parietal, dilatación de los ventrículos izquierdo/derecho, disfunción sistólica y derrame pericárdico. Si el compromiso cardiaco se presenta posterior a una sarcoidosis con manifestaciones generales, el diagnóstico es relativamente fácil, pero si ocurre una falla cardiaca en el contexto de una manifestación aislada de la enfermedad constituye realmente un desafío. Los granulomas reemplazan las porciones de la pared miocárdica y frecuentemente ocurre muerte súbita, por lo que su detección precoz es necesaria. La RM puede identificar los 3 estadios histopatológicos comentados anteriormente, es posible hacer secuencias especiales para identificar edema, la nitidez de las imágenes y la posibilidad de cubrir todo el corazón, incluyendo ápex o todo el VD para no dejar pasar ningún área en donde se podría encontrar un granuloma y, por supuesto, la secuencia de realce tardío con gadolinio muestra un incremento de la señal en el corazón afectado por esta enfermedad. Las secuencias en T1 muestran imágenes hipointensas, en T2, áreas hiperintensas, y en las secuencias de realce tardío, captación del contraste por su componente fibrótico. La RMC y la TC multicorte cardiovascular, además de demostrar la existencia del compromiso miocárdico, descartan el pericardio engrosado en la pericarditis constrictiva, lo cual evita la toracotomía exploradora para establecer el diagnóstico diferencial de ambas entidades (Figura 55).

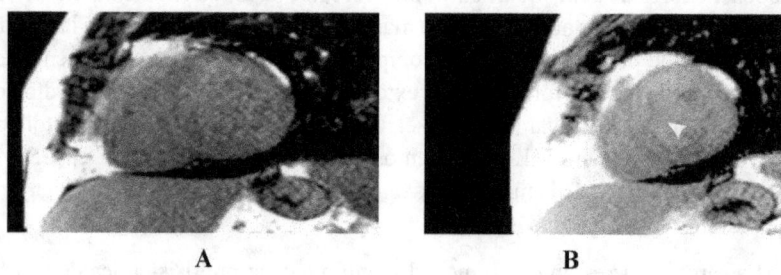

A   B

FIGURA 55. VISTA EN EJE CORTO DE UNA SECUENCIA DE REFORZAMIENTO TARDÍO POR RMC. SE OBSERVA EL COMPROMISO TRANSMURAL DIFUSO DEL MIOCARDIO CON DIFICULTAD PARA ANULAR LA INTENSIDAD DE SEÑAL DEL MIOCARDIO NORMAL. **A:** TERCIO BASAL DEL VENTRÍCULO IZQUIERDO. **B:** TERCIO MEDIO. OBSERVE LOS MÚSCULOS PAPILARES (FLECHA)

En líneas generales no existe terapéutica específica para este tipo de miocardiopatía. En la fase aguda de la enfermedad endomiocárdica, la infiltración eosinofílica puede responder a inmunosupresores como la azatioprina a la dosis de 2 mg Kg VO diarios. En la etapa crónica se ha intentado con éxito la resección de las capas fibróticas endomiocárdicas (endomiocardiectomía). El reemplazo de la válvula mitral es a veces necesario. Los calcioantagonistas son útiles y se deben evitar los vasodilatadores y digitálicos.

MIOCARDIOPATÍA HIPERTRÓFICA

Es una miocardiopatía primaria de origen genético transmitida en forma autosómica dominante. Hasta el momento se conocen 11 genes sarcoméricos, con 400 mutaciones en cada uno de ellos, que pueden causar la enfermedad. Más del 80% de las mutaciones se localizan en la cadena pesada de la miosina ß, en la proteína C que se liga a la miosina o en la troponina T cardiaca.

La miocardiopatía hipertrófica se detecta fundamentalmente durante la segunda a tercera década de la vida; se caracteriza por un engrosamiento excesivo de la pared, particularmente del ventrículo izquierdo, que usualmente afecta de manera predominante el *septum* interventricular que ocasiona una hipertrofia septal asimétrica; el ventrículo derecho puede estar afectado en un 20% de los pacientes. En esta entidad, la hipertrofia ocurre en ausencia de una postcarga aumentada como la observada en la hipertensión arterial o estenosis aórtica. La hipertrofia involucra con frecuencia la parte superior del *septum* y además se produce una alteración de la alineación de las fibras musculares del miocardio que crea una actividad eléctrica anormal con arritmias, como la fibrilación auricular (esta es un marcador de enfermedad avanzada). Esta miocardiopatía es la principal causa de muerte súbita de origen cardiaco en jóvenes, aun cuando la hipertrofia no sea importante. Es relativamente isquémica, pues la angiogénesis no puede llenar los requerimientos del miocardio hipertrófico. Fisiopatológicamente se produce también una disminución de la distensibilidad ventricular como consecuencia de la hipertrofia, de tal manera que el llenado diastólico se dificulta.

La miocardiopatía hipertrófica puede ser obstructiva y no obstructiva según afecte o no la base del *septum* interventricular y cause obstrucción del tracto de salida del ventrículo izquierdo; esta última se presenta en un 25% de los casos y tradicionalmente ha recibido el nombre de *miocardiopatía hipertrófica asimétrica obstructiva o estenosis subaórtica hipertrófica idiopática*. La obstrucción del tracto de salida es causada por el contacto entre la valva anterior de la válvula mitral y el septum interventricular durante la sístole ventricular. Muchos pacientes que no presentan la obstrucción al flujo en reposo lo hacen durante situaciones fisiológicas o ejercicio que reducen el volumen sistólico final del ventrículo izquierdo o factores que aumentan la contractilidad ventricular izquierda como la maniobra de Valsalva, inhalación de nitrito de amilo o administración endovenosa de agentes inotrópicos. Esta fisiopatología facilita que el gasto cardíaco se reduzca drásticamente y produzca síncopes e insuficiencia cardíaca. La hipertrofia muscular condiciona un exceso en la demanda de oxígeno con isquemia relativa del miocardio, particularmente con el ejercicio, que ocasiona un angor de esfuerzo típico.

El examen físico revela un pulso arterial con doble impulso (pulso *bisferiens*), el primero de ascenso normal o rápido, un descenso después y finalmente un segundo impulso menos amplio, hecho que lo diferencia de la estenosis aórtica, en la cual el segundo impulso es mayor que el primero. El ápex se encuentra desplazado hacia abajo y a la izquierda, es sostenido y da una sensación de un doble latido sistólico; este fenómeno se debe a que en la segunda mitad de la sístole, la obstrucción se hace más severa y se reduce el flujo de sangre hacia la aorta, de manera que ocurre una fase rápida y otra lenta. A la auscultación, el primer ruido es normal, se oye un soplo mesosistólico de eyección aórtica en el borde esternal izquierdo (aumenta con las maniobras que disminuyen el volumen ventricular, como la maniobra de Valsalva o ponerse de pie desde la posición en cuclillas, y disminuye al aumentar el volumen ventricular, como la posición de cuclillas o aumentar la resistencia periférica al apretar los puños). A veces se acompaña de un soplo holosistólico de regurgitación mitral. Es frecuente auscultar un cuarto ruido prominente.

El ECG confirma la hipertrofia ventricular izquierda y se observan ondas Q en las derivaciones septales izquierdas (V_1-V_3) indicativas de hipertrofia septal y alteraciones de la repolarización (segmento ST y onda T). La Rx de tórax revela discreta cardiomegalia a expensas del ventrículo y la aurícula izquierda.

El ecocardiograma ayuda a confirmar el diagnóstico; hay hipertrofia del ventrículo izquierdo, mucho mayor en el septum que en la cara posterior y se confirma por un grosor $\geq$ 15 mm en algún segmento del ventrículo. Típicamente se observa un movimiento sistólico anterior de la válvula mitral con un contacto de la valva anterior con el septum interventricular durante la sístole, usualmente asociado a regurgitación mitral cuya severidad está en relación con el grado de obstrucción del tracto de salida del ventrículo izquierdo. La mayoría de los pacientes con miocardiopatía hipertrófica presenta evidencia ecocardiográfica de disfunción diastólica y dilatación de la aurícula izquierda.

El cateterismo cardíaco es raramente requerido para el diagnóstico; sin embargo, este permite hacer la diferenciación con la estenosis de la válvula aórtica, medir presiones intracardiacas y excluir una enfermedad arterial coronaria coexistente en pacientes con dolor torácico. La biopsia del miocardio demuestra una hipertrofia miofibrilar, zonas de fibrosis y una curiosa disposición de las fibras en forma de "remolino". No obstante, en la actualidad, estos procedimientos cardiovasculares invasivos están quedando solo para terapéutica debido a que son sustituidos por métodos de imagen cardiovascular con gran precisión para el diagnóstico de estas entidades.

La RMC permite definir la ubicación exacta de la hipertrofia y precisa el sitio y grado de la hipertrofia (grosor de cada segmento). Un espesor de la pared mayor de 30 mm es indicador de pronóstico importante en estos pacientes. La RMC también evalúa las anormalidades del músculo papilar que se ha asociado con la obstrucción en la vía de salida del VI, independientemente del espesor de pared. Con la secuencia de realce tardío se identifican zonas de fibrosis (depósito de colágeno) que existen no solo en la miocardiopatía hipertrófica grave, sino también (aunque con menos frecuencia) en regiones con espesor de pared normal. El patrón de realce tardío característico es intramiocárdico en parches en el *septum* interventricular, principalmente en los sitios de unión con el VD; tambien puede ubicarse en el ápex en la variante apical de la enfermedad. La presencia de realce tardío se asocia con arritmias ventriculares y muerte cardiaca súbita (Figura 56).

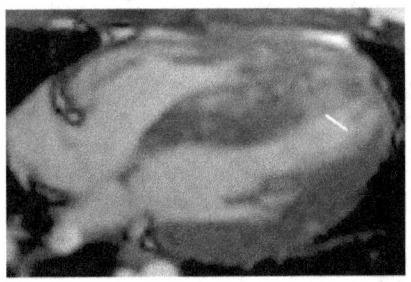
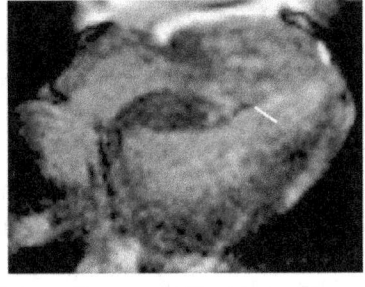

A   B

FIGURA 56. MIOCARDIOPATÍA HIPERTRÓFICA. VISTA APICAL DE 4 CÁMARAS: **A**. SE OBSERVA INCREMENTO EN EL GROSOR DE PARED DEL SEPTUM INTERVENTRICULAR. **B**. SECUENCIA DE INVERSIÓN RECUPERACIÓN. SE PUEDE OBSERVAR REALCE TARDÍO CARACTERÍSTICO EN PARCHES

El tratamiento de la miocardiopatía hipertrófica se basa en disminuir la fuerza de contracción del ventrículo izquierdo y mejorar su llenado con el objeto de reducir o eliminar la obstrucción y normalizar la circulación venosa capilar pulmonar. Es importante que los pacientes eviten los deportes competitivos y ejercicios físicos intensos. Betabloqueadores y calcioantagonistas son efectivos para controlar los síntomas en un 50% de los pacientes, pero no reducen la elevada incidencia de muerte súbita. La amiodarona, antiarrítmico con efecto inotrópico negativo débil, es útil en pacientes con arritmias supraventriculares, especialmente fibrilación auricular. Los medicamentos más usados en esta patología son el propranolol, 160-320 mg VO día; como alternativa, el verapamilo, 480 mg VO día, o el diltiazem, 360 mg/día. No se recomienda la combinación de betabloqueadores y calcioantagonistas no dihidropiridínicos por la posibilidad de producir bradicardia y, eventualmente, edema pulmonar. Si el paciente presenta insuficiencia cardiaca se recomienda tratarlo en la forma usual, pero hay que tener cuidado con los diuréticos y digitálicos, ya que estos agentes disminuyen el volumen sistólico del ventrículo izquierdo y aumentan la obstrucción.

El implante de desfibriladores como medida preventiva de muerte súbita es útil en los pacientes con miocardiopatía hipertrófica que presenten dos o más de los siguientes factores de riesgo: antecedentes familiares de muerte súbita cardiaca en menores de 40 años, hipertrofias severas (grosor de la pared del ventrículo izquierdo >30 mm), síncope inexplicado, respuesta hipotensora al ejercicio, taquicardia ventricular no sostenida demostrada por *holter* o con una prueba de esfuerzo. La implantación de marcapasos secuenciales en los pacientes sintomáticos refractarios al tratamiento médico constituye una alternativa terapéutica, especialmente en aquellos con gradientes intraventriculares importantes.

La *ablación septal* es una técnica que consiste en crear un "infarto septal controlado" con la inyección de etanol en una arteria septal, es en definitiva una miomectomía química percutánea. Su utilidad es solo para pacientes refractarios al tratamiento convencional, debe practicarse en centros con alta experiencia y su utilidad se debe confirmar con un seguimiento continuo. En pacientes que no responden al tratamiento médico (clase funcional III y IV) se puede practicar una miomectomía (técnica de Morrow) en la parte superior del tabique y prótesis de la válvula mitral; la primera ofrece mejores resultados porque alivia la obstrucción.

DISPLASIA ARRITMOGÉNICA DEL VENTRÍCULO DERECHO. Se observa una tendencia familiar a esta patología que se caracteriza por reemplazo progresivo de tejido fibroadiposo del ventrículo derecho originando arritmias y muerte súbita en personas jóvenes relativamente sanas. Las RMC, a través de criterios estandarizados en las diferentes secuencias y los estudios electrofisiológicos, son esenciales para el diagnóstico. La biopsia endomiocárdica puede contribuir en casos no diagnosticados por métodos no invasivos.

SÍNDROME DE BRUGADA. Es un tipo de miocardiopatía primaria de origen genético considerada una canalopatía, de la cual se han descrito formas familiares autosómicas dominantes y también casos esporádicos. Fue descrita en 1992 y se asocia a muerte súbita de origen cardiaco en personas jóvenes. El síndrome se identifica por un patrón electrocardiográfico consistente en un bloqueo de la rama derecha del haz de His y una elevación del segmento ST en las derivaciones precordiales anteriores (V1-V3). El patrón electrocardiográfico característico puede desaparecer tras la administración de bloqueadores de los canales de sodio como la procainamida y flecainida.

MIOCARDIOPATIA POR ESTRÉS *(TAKO-TSUBO)*. Es una entidad clínica descrita en Japón caracterizada por una disfunción sistólica ventricular izquierda aguda y reversible; se asocia a un profundo estrés psicológico y es de evolución benigna, aunque un 10% puede reaparecer. Típicamente afecta a mujeres después de los 50 años e involucra especialmente la porción distal del ventrículo izquierdo con un "balonamiento" apical e hipercontractilidad basal que toma la forma de un cántaro de cuello angosto (*tako-tsubo*). El ECG presenta una elevación del ST que semeja un infarto agudo del miocardio. La RMC revela las alteraciones segmentarias típicas de la motilidad del ventrículo izquierdo y la ausencia de realce descarta la etiología isquémica.

MIOCARDIOPATIA ALCOHÓLICA. El alcohol directamente y el acetaldehído, su metabolito primario, afectan la fibra miocárdica. Es una causa relativamente frecuente de miocardiopatía dilatada. El consumo moderado de alcohol aumenta las HDL y disminuye la tensión arterial, pero su ingesta excesiva puede afectar el corazón por toxicidad sobre los miocitos, inflamación y fibrosis; además, indirectamente, el abuso del alcohol puede causar hipertensión arterial y deficiencia de vitamina B_1, ambos deletéreos para el miocardio. Una miocardiopatía por alcohol no requiere que el consumo sea prolongado, ya que un solo día de ingestión exagerada en un no bebedor puede ser suficiente para causar fibrilación auricular (corazón festivo o *Holiday heart syndrome*) o insuficiencia cardiaca en pacientes con daño estructural. Para el diagnóstico es necesario un alto índice de sospecha, los síntomas suelen ser insidiosos y el paciente niega frecuentemente su calidad de consumidor excesivo de alcohol debido al estigma social. El tratamiento incluye suplementos de vitamina B_1 y la abstinencia completa del consumo alcohólico, la cual suele ser muy difícil, pero si se logra, la mejoría de la disfunción ventricular izquierda suele ser muy satisfactoria.

MIOCARDIOPATÍA PERIPARTO. Se caracteriza por una disfunción sistólica global del ventrículo izquierdo que se presenta en el último mes del embarazo o en los primeros 5 meses del postparto. La causa es desconocida pero se sospechan mecanismos autoinmunes y tóxicos relacionados con el embarazo y el feto. Entre los factores de riesgo se incluyen episodios similares previos, obesidad y desnutrición, especialmente si hay hábitos alcohólicos y tabáquicos. Clínicamente hay manifestaciones de insuficiencia cardiaca y el ecocardiograma revela la disfunción sistólica del ventrículo izquierdo con una fracción de eyección deprimida. En la RM, los hallazgos característicos son incremento de los volúmenes ventriculares y disfunción sistólica; en las imágenes ponderadas en T2 se observan zonas hiperintensas (indicativas de edema miocárdico). Generalmente no hay realce tardío y en caso de encontrarse, su patrón es inespecífico. Muchos casos van de leves a moderados y autolimitados, pero puede recurrir en los próximos embarazos. El tratamiento es el mismo de la insuficiencia cardiaca, pero hay que tener en cuenta que durante el embarazo, los IECAS están contraindicados.

MIOCARDIOPATÍA POR TERAPIA DEL CÁNCER. Varios agentes usados en el tratamiento del cáncer han sido implicados como causantes de miocardiopatía. El más frecuente es la doxorrubicina (adriamicina); otros involucrados son la ciclofosfamida, trastuzumab (anticuerpo monoclonal) y las radiaciones. La toxicidad de la doxorubicina se manifiesta como una miocardiopatía dilatada y disfunción sistólica global; se presenta inmediatamente después del tratamiento o tras un período de latencia de 2-3 años, esta última es de peor pronóstico. El determinante más notable de cardiotoxicidad es la cantidad total administrada, y la mayor peligrosidad ocurre con una dosis $>400mg/m^2$ de superficie corporal. El deterioro del ventrículo izquierdo es gradual, por lo que el seguimiento periódico de estos pacientes se debe hacer por ecocardiografía. Se sugiere suspender el tratamiento si la fracción de eyección del ventrículo izquierdo disminuye a <45% o si sufre una disminución >20% del basal, aunque permanezca por encima de 45%. Si se produce una miocardiopatía dilatada, es irreversible.

REFERENCIAS

Austin BA, Tang W, Rodriguez R, et al. Delayed Hyper-Enhancement Magnetic Resonance Imaging Provides Incremental Diagnostic and Prognostic

Utility in Suspected Cardiac Amyloidosis. J Am Coll Cardiol Img 2009; 2:1369 -77.

CUMMINGS KW, BHALLA S, JAVIDAN-NEJAD C, ET AL. A Pattern-based Approach to Assessment of Delayed Enhancement in Nonischemic Cardiomyopathy at MR Imaging. RadioGraphics. 2009; 29:89-103.

GRUPO DE TRABAJO DE DIAGNÓSTICO Y TRATAMIENTO DE LA INSUFICIENCIA CARDIACA AGUDA Y CRÓNICA 2012 DE LA SOCIEDAD EUROPEA DE CARDIOLOGÍA. Guía de práctica clínica de la ESC sobre diagnóstico y tratamiento de la insuficiencia cardiaca aguda y crónica 2012. Rev Esp Cardiol. 2012; 65(10): 938.e1-e59.

JESSUP M. 2009 focused update: ACCF/AHA Guidelines for the Diagnosis and Management of Heart Failure in adults: a report of the American College of Cardiology Foundation/American Heart Association Task Force on Practice Guidelines: Developed in collaboration with the International Society for Heart and Lung Transplantation. Circulation. 2009; 119: 1977.

KARAMITSOS TD, FRANCIS JM, MYERSON S, ET AL. The Role of Cardiovascular Magnetic Resonance Imaging in Heart Failure. J Am Coll Cardiol.2009; 54:1407-24.

LARAUDOGOITIA E, DIEZ I. Miocarditis y Miocardiopatías. Rev Esp Cardiol. 2006;6(Supl E):21-9.

MARON BJ, ET AL. Contemporary and classification of the Cardiomyopathies: An American Heart Associations Scientific Statement From the council on clinical Cardiology, Heart Failure and trasplantation Committee. Circulation. 2006; 13:1807-1816.

MCCROHON JA, MOON JC, PRASAD SK, ET AL. Differentiation of heart failure related to dilated cardiomyopathy and coronary artery disease using gadolinium-enhanced cardiovascular magnetic resonance. Circulation. 2003; 108: 54-9.

MOUQUET F, LIONS C, DE GROOTE P, ET AL. Characterization of peripartum cardiomyopathy by cardiac magnetic resonance imaging. Eur Radiol. 2008

PERUGINI E, RAPEZZI C, PIVA T, ET AL. Non-invasive evaluation of the myocardial substrate of cardiac amyloidosis by gadolinium cardiac magnetic resonance. Heart. 2006; 92:343-349.

Renz DM, Röttgen R, Habedank D, et al. New Insights Into Peripartum Cardiomyopathy Using Cardiac Magnetic Resonance Imaging. Rofo. 2011;183(9):834-841.

Shah DJ, Judd RM, Kim RJ. Myocardial viability. In: Edelman RR, Hesselink JR, Zlatkin MB, Crues JV, editors. Clinical Magnetic Resonance Imaging. 3rd edition. New York, NY: Elsevier, 2006.

Towbin JA, Vatta M. Genetis and genomics of dilated cardiomyopathy , in Cardiovascular Genetis and Genomics, American Heart Association Clinical Series, D Rodin (ed). Oxford, Wiley-Blackwell, 2009.

Yancy Clyde, et al. 2013 ACCF/AHA Guideline for the management of Heart Failure: a report of the American College of Cardiology Foundation/ American Heart Association Task Force on Practice Guidelines. Circulation, published online June 5, 2013.

Yeh ET. Bickford CL. Cardiovascular complications of cancer therapy: Incidence, pathogenesis, diagnosis and management. J Am Coll Cardiol. 2009; 53: 2231.

ANEXOS

ANTIBIÓTICOS

TIPO, VÍA DE ADMINISTRACIÓN, DOSIS E INTERVALO DE INDICACIÓN

TIPO	VÍA de administración	DOSIS	INTERVALO de indicación (horas)
Aciclovir	EV	10 mg/Kg	8
Amikacina	EV	7.5 mg/Kg	12
Amoxicilina	EV/VO	0.5-1g	8-12
Amoxicilina/Clavulánico	VO	500-875/125 mg	8-12
Ampicilina/Sulbactan	EV	1.5-3 g	6
Ampicilina	EV	1-2 g	4-6
Azitromicina	EV / VO	500 mg	24
Aztreonam	EV	1-2 g	6-8
Cefadroxilo	VO	0.5-2 g	12
Cefalexina	VO	0.25-1 g	6-8
Cefazolina	EV/IM	0.5-2 g	8-12
Cefepima	EV	1-2 g	8
Cefixima	VO	400 mg	24
Cefoperazona	EV	1-2 g	12
Cefotaxima	EV	1-2 g	6
Cefotetan	EV	2-3 g	12
Cefoxitina	EV/IM	1-3 g	6-8
Cefradina	VO	0.5-1g	6
Ceftazidima	EV	1-2 g	8
Ceftibuten	VO	400 mg	24
Ceftizoxima	EV/IM	1-3	8-12
Ceftriaxona	EV	1-2 g	12-24
Cefuroxima	VO	750-1500 mg	8-12
Cepodoxima	VO	100-400 mg	12

Ciprofloxacina	EV/VO	500-750 (VO) 200-400 mg (EV)	12
Claritromicina	EV/VO	0.5 g	12
Clindamicina	EV/VO	300-600 mg	6
Cloxacilina y dicloxacilina	EV/VO	0.5-2 g	4-6
Doripenem	EV	0.5-1 g	8
Doxiciclina	VO	100 mg	12
Eritromicina	VO	250-1000 mg	6
Ertapenem	EV/IM	1 g	24
Fosfomicina	VO	3 g	72
Ganciclovir	EV	5 mg/Kg	12 (inicio) 24 (mantenimiento)
Gentamicina y tobramicina	EV	12 mg/Kg	8
Imipenen	EV	500 mg	6
Levofloxacina	EV/VO	500-750 mg	24
Linezolid	EV/VO	600 mg	12
Lomefloxacina	VO	400 mg	24
Mandelato de metenamina	VO	1 g	6
Meropenen	EV	1-2 g	8
Metronidazol	EV/VO	500 mg	6
Minociclina	VO	100 mg	12
Moxifloxacina	VO	400 mg	24
Nitrofurantoína	VO	100 mg	6
Norfloxacina	VO	400 mg	12
Ofloxacina	EV/VO	200-400 mg	12
Oxacilina y Nafcilina	EV/VO	0.5-2 g	4-6
Penicilina cristalina	EV	4-6 millones U.	4-6
Penicilina benzatínica	IM	600.000 -1.200 000 U.	Semanal

Penicilina G procaínica	IM	400.000 a 800.000 U.	24
Penicilina V	VO	250-500 mg	6
Piperacilina/ Tazobactatan	EV	4/0,5 g	4-6
Rifampicina	VO	300 mg	12
Teicoplanina	EV/IM	6 mg/kg	12-24
Telitromicina	VO	800 mg	24
Tetraciclina	VO	250-500 mg	6
Tigeciclina	EV	100 mg (dosis inicial) 50 mg	12
Trimetoprim/ Sulfametoxazol*	VO/EV	80/400-160/800 mg (VO) 8-10 mg/Kg (EV), basado en trimetoprim	12
Vancomicina	EV (lentamente)	500 mg	6

Fuente: The Sanford Guide to Antimicrobial Therapy 2014. Todos requieren ajuste dependiendo de la función renal, excepto: azitromicicina, ceftriaxona, moxifloxacina, clindamicina y linezolid.

*P. carinii: (SMX 800 mg/TMP 160 mg) VO BID; 8-10 mg por kg (componente TMP) EV por día, dividido cada 6, 8 o 12 h. Para shigellosis: 2.5 mg por kg EV c/6

ABREVIATURAS

AAF	Anticuerpo antifosfolípido
ACC/AHA	American College of Cardiology/American Heart Association
ACTH	Hormona adrenocorticotropa
ACV	Accidente cerebrovascular
ADH	Hormona antidiurética
ADN	Ácido desoxirribonucleico
AFB	Anfotericina B
AINES	Anti-inflamatorios no esteroideos
ALT	Alanina aminotransferasa (anteriormente SGPT)
AM	Anticuerpos antimitocondria
AMPc	Adenosina monofosfato cíclico
ANCA	Anticuerpos anticitoplasma de neutrófilos
Anti-HBc IgG e IgM	Anticuerpos IgG e IgM contra el antígeno central del virus de la hepatitis B
Anti-HBe	Anticuerpo anti-e (nucleocápsida) del virus de la hepatitis B
Anti-HBsAg	Anticuerpo anti-antígeno de superficie del virus de la hepatitis B
Anti-LKM	Anticuerpos contra microsomas hepáticos y renales
Anti-RNP	Anticuerpos anti-ribonucleoproteínas
Anti-VHA IgG e IgM	Anticuerpo IgG e IgM contra el virus de la hepatitis A
Anti-VHC	Anticuerpo anti-virus de la hepatitis C
AR	Artritis reumatoide
ARA II	Antagonistas de los receptores de angiotensina II
ASLO o ASO	Antiestreptolisina O
AST	Aspartato aminotransferasa (anteriormente SGOT)
ATP	Adenosina trifosfato
AVP	Arginina vasopresina
BCG	Bacilo de Calmette-Guérin
BID	Cada 12 horas
BRA	Bloqueadores de los receptores de angiotensina II
BUN	Nitrógeno de la urea sanguínea
C3	Fracción 3 del complemento
C4	Fracción 4 del complemento
C°	Grados centígrados
Ca^{++}	Calcio sérico ionizado

cap	Capítulo
cGy	Centigray
CH50	Complemento hemolítico total
CI	Curio
CIA	Comunicación interauricular
CID	Coagulación intravascular diseminada
CIM	Concentración inhibitoria mínima
CK-MB	Creatina-quinasa (isoenzima MB)
CK-MM	Creatina-quinasa (isoenzima MM)
CK-T	Creatina-quinasa total
Cl	Cloro
cm	Centímetro
CMHC	Concentración de hemoglobina corpuscular media
CO	Monóxido de carbono
CO$_2$	Dióxido de carbono o anhídrido carbónico
CPRE	Colangiopancreatografía retrógrada endoscópica
CRH	Hormona liberadora de ACTH
DDAVP	1-desamino-8-D-arginina-vasopresina
dl	Decilitros (100 ml)
DNA	Ácido desoxirribonucleico
ECA	Enzima convertidora de la angiotensina
ECG	Electrocardiograma
EDS	Endoscopia digestiva superior
EEG	Electroencefalograma
ELISA	Enzyme Linked lmmuno Asorbent Assay (prueba de inmunoabsorción ligada a enzima)
EPO	Eritropoyetina
EPOC	Enfermedad pulmonar obstructiva crónica
EV	Vía endovenosa
FA	Fosfatasa alcalina o fibrilación auricular
FC	Frecuencia cardiaca
FDA	Administración de Alimentos y Medicamentos de Estados Unidos *(Food and Drug Administration)*
FENA	Fracción de excreción de sodio
FEV$_1$	Volumen espiratorio forzado en 1 segundo
FIO$_2$	Fracción de oxígeno inspirado
FNT	Factor de necrosis tumoral

FOD	Fiebre de origen desconocido
FR	Factor reumatoide
FTA-ABS	Prueba fluorescente de absorción de anticuerpos antitreponémicos
FV	Fibrilación ventricular
g	Gramo
G-CSF	Factor estimulante de colonias granulocíticas
g/dl	Gramos por decilitro
GGTP	Gamma-glutamil transpeptidasa (transferasa)
GI	Gastrointestinal
GLP-1	Pétido similar al glucagón 1
G6PD	Glucosa-6-fosfato-deshidrogenasa
Gy	Gray
H$^+$	Hidrogeniones
HAD	Hormona antidiurética
HAP	Hipertensión arterial pulmonar
Hb	Hemoglobina
HBA$_1$c	Hemoglobina glucosilada
HB-DNA polimerasa	DNA polimerasa del virus de la hepatitis B
HBcAg	Antígeno c (central o core) del virus de la hepatitis B
HBeAg	Antígeno e (nucleocápsida) del virus de la hepatitis B
HBsAg	Antígeno de superficie del virus de la hepatitis B
HBPM	Heparinas de bajo peso molecular
HCM	Hemoglobina corpuscular media
HCl	Ácido clorhídrico
HCO$_3^-$	Ión bicarbonato
H$_2$CO$_3$	Ácido carbónico
HDL-C	Colesterol de la lipoproteína de densidad alta
HDS	Hemorragia digestiva superior
HDV	Hemorragia digestiva variceal
Hg	Mercurio
HLA	Antígeno del leucocito humano; complejo principal de histocompatibilidad humano (*human leucocyte antigen*)
Hto	Hematocrito
Hz	Herzio (ciclos/segundo)
ICC	Insuficiencia cardiaca crónica
IDL-C	Colesterol de la lipoproteína de densidad intermedia

IECA	Inhibidores de la enzima convertidora de la angiotensina
IFI	Inmunofluoresencia indirecta
Ig	Inmunoglobulina
IIR	Índice de insuficiencia renal
IM	Vía intramuscular o infarto del miocardio
IMCEST	Infarto del miocardio con elevación del segmento ST
INR	Razón internacional normalizada
IPPB	Respiración con presión positiva inspiratoria
IRMA	Análisis inmunorradiométrico o radioinmunoanálisis
ITU	Infección del tracto urinario
J	Joules
K	Potasio
Kcal	Kilocaloría (caloría alimenticia)
KCl	Cloruro de potasio
Kg	Kilogramo
L	Litro
LCR	Líquido cefalorraquídeo
LDH	Deshidrogenasa láctica
LDL-C	Colesterol de la lipoproteína de densidad baja
LES	Lupus eritematoso sistémico
LLA	Leucemia linfoide aguda
LLC	Leucemia linfoide crónica
LMA	Leucemia mieloide aguda
LMC	Leucemia mieloide crónica
m²	Metro cuadrado
mcg	Microgramo
mEq/L	Miliequivalentes por litro
Mg	Magnesio
mg	Miligramo
mCi	Microcurio
min	Minuto
ml	Mililitro
mm	Milímetro o milimicra (= nanómetro)
mmHg	Milímetros de mercurio
mm³	Milímetro cúbico
MO	Médula ósea
mosmol/L	Miliosmol por litro

Na⁺	Sodio
NAC	Neumonía adquirida en la comunidad
NaCl	Cloruro de sodio
NH$_4$	Ión amonio
ng	Nanogramo (= milimicrogramo)
nm	Nanómetro (= milimicra)
nmol	Nanomol
NN	Neumonía nosocomial
NTA	Necrosis tubular aguda
O$_2$	Oxígeno
OD	Una vez al día
OMS	Organización Mundial de la Salud
ORL	Otorrinolaringología
PA	Presión arterial
PaCO$_2$	Presión arterial de dióxido de carbono
PAI	Inhibidor del activador del plasminógeno
PaO$_2$	Presión arterial de oxígeno
PAS	Ácido peryódico-reactivo de Schiff
PCAP	Presión en cuña de la arteria pulmonar
PCR	Proteína C reactiva o reacción en cadena de la polimerasa
PEEP	Presión positiva al final de la espiración
PET	Tomografía por emisión de positrones
pg	Picogramo (= micromicrogramo)
pH	Concentración de iones de hidrógeno
PMN	leucocito polimorfonuclear
pOs	Osmolaridad plasmática
PPD	Tuberculina *(purified protein derivative)*
ppm	Partes por millón
PTH	Hormona paratifoidea
PVC	Presión venosa central
QID	Cuatro veces al día
RIA	Radioinmunoanálisis
RCP	Reanimación cardiopulmonar
RM	Resonancia nuclear magnética
RNA	Ácido ribonucleico
RPPI	Respiración con presión positiva intermitente
Rx	Radiografía

SaO_2	Saturación arterial de oxígeno
SAV	Soporte avanzado de vida
SC	Vía subcutánea
SCA	Síndrome coronario agudo
SDRA	Síndrome de dificultad respiratoria agudo
seg	Segundo
SFM	Sistema fagocítico mononuclear
SGOP	Transaminasa glutámico pirúvica (sinonimia: ALT)
SGOT	Transaminasa glutámico oxalacética (sinonimia: AST)
SIDA	Síndrome de inmunodeficiencia adquirida
SNC	Sistema nervioso central
SOS	Si es necesario
STAT	Una sola vez
Stem cel	Célula madre
TBC	Tuberculosis
TBG	Proteínas transportadoras de las hormonas tiroideas
TA	Tensión arterial
T_3	Triyodotironina
T_3L	T_3 libre
T_4	Tiroxina
T_4L	T_4 Libre
TC	Tomografía axial computarizada
TCD	Túbulo contorneado distal
tCO_2	Concentración total de dióxido de carbono
TCP	Túbulo contorneado proximal
TIBC	Capacidad total de unión del hierro a la transferrina
TID	Tres veces al día (cada 8 horas)
TIPS	Derivación portosistémica intrahepática transyugular
TMP-SMX	Trimetoprim-sulfametoxazol
TNF	Factor de necrosis tumoral
TnC	Troponina C
TnI	Troponina I
TnT	Troponina T
TORCH	Toxoplasmosis, rubéola, citomegalovirus y herpes simple (prueba)
TP	Tiempo de protrombina
tPA	Activador del plasminógeno tisular

TRH	Hormona estimulante de la tirotropina
TRM	Traumatismo raquimedular
TSH	Hormona estimulante de la tiroides (tirotropina)
TT	Tiempo de trombina
TTPa	Tiempo de tromboplastina parcial activada
TV	Taquicardia ventricular
TVSP	Taquicardia ventricular sin pulso
UCI	Unidad de cuidados intensivos
U	Unidades
UI	Unidades internacionales
U/L	Unidades por litro
U/ml	Unidades por mililitro
uOs	Osmolaridad urinaria
VCM	Volumen corpuscular medio
VDRL	Venereal Diseases Research Laboratory
VHA	Virus de hepatitis A
VHB	Virus de hepatitis B
VHC	Virus de hepatitis C
VIH	Virus de la inmunodeficiencia humana
VMA	Ácido vainillimandélico
VN	Valores normales
VO	Vía oral
VSG	Velocidad de sedimentación globular

ÍNDICE ALFABÉTICO

B

G

H

M

diagnóstico, 170
manifestaciones clínicas, 169
respuesta al tratamiento, 174
tratamiento, 171

Q

Queratolíticos, 1161
Quetiapina, 526
Quilomicronemia familiar, 687
Quinolonas, 1093
    efectos colaterales, 1094
    indicaciones, 1094
    propiedades farmacológicas, 1093

R

Raloxifeno, 1336
Ranson, criterios, 268
Raynaud, fenómeno, 1314
Reacción de Jarisch-Herxheimer, 991
Reflujo gastroesofágico, 296
Renal, carcinoma, 790
Repaglinida, 722
Resinas fijadoras de ácidos biliares, 699
Resincronización cardiaca, 1561
Retaplasa, 1687
Reticulocitario, índice, 51
Retinoiodes, 1162
Retinopatía
    diabética, 713, 738
    hipertensiva, 1502
Reumatismo de tejidos blandos, 1367
    listado, 1369
Reumatológicas, emergencias, 1413
Rivabirina, 227
Rifampicina, 919
Risperidona, 527
Rituximab, 62
Rivaroxabán, 1684
Rivastigmina, 497
Roflumilast, 1443
Romiplostin, 173
Rosácea, 1143, 1146
Rubéola, 1027
    vacuna, 1029

S

Sales (de)
    calcio, 641, 1338
    ferrosas, 37
Sangre completa, 208
Sarampión, 1025

vacuna, 1027
Sarna, 1149
Saxagliptina, 725
Selegilina, 453
Shunt
    peritoneo-venoso, 253
    portocavo, 253
SIDA, 1005
    antirretrovirales, 1011
    complejo de demencia, 495
    diagnóstico, 1009
    embarazo, 1013
    enfermedades oportunistas, 1007
    estadios, 1007
    manifestaciones clínicas, 1006
    prevención, 1012
    tratamiento, 1010
Sífilis, 985
    cardiovascular, 988
    diagnóstico, 989
    embarazo, 988
    fases, 986
    gomatosa, 988
    latente, 987
    meningovascular, 988
    neurosífilis, 987
    primaria, 986
    secundarismo, 986
    terciaria, 987
    tratamiento, 990
Sildenafil, 740
Simpaticolíticos, 1505, 1510
Síndrome,
    abstinencia alcohólica, 461, 472
    activación macrofágica, 1422
    adrenogenital, 664
    anémico, 27
    anserino, 1373
    anticuerpos antifosfolípidos, 1403
    antifosfolípido catastrófico, 1413
        manifestaciones clínicas, 1414
        tratamiento, 1415
    anti-Ro, 1421
    Asherman, 754
    Behçet, 1353
    Bernard-Horner, 1452
    Brugada, 1720
    climatérico, 765
    cola de caballo, 1362
    Churg-Strauss, 1351
    Cogan, 1346
    Cushing, 647
    dependencia alcohólica, 471
    depresivo, 501
    diarreico, 315
    doloroso,
        miofascial, 1376

W

X

Y

Z

www.ingramcontent.com/pod-product-compliance
Lightning Source LLC
Chambersburg PA
CBHW071840200526
45167CB00016B/1